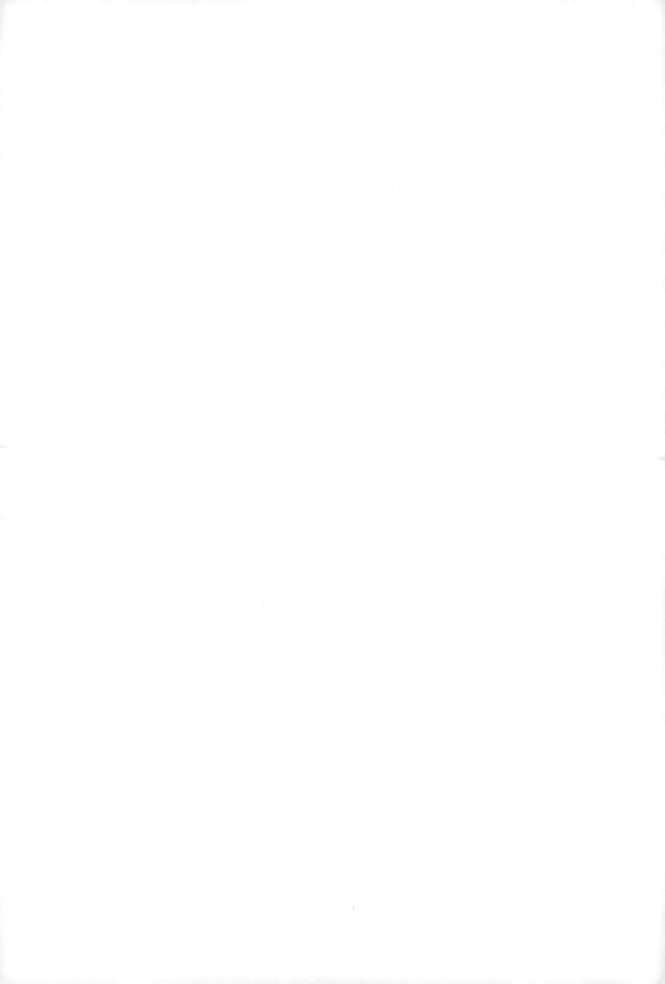

老年重症医学

The Very Old Critically Ill Patients

Lessons from the ICU

主　编　Hans Flaatten　Bertrand Guidet
　　　　Hélène Vallet

主　审　严　静　覃铁和

主　译　李　莉　蔡国龙　朱建华

副主译　刘亚林　宋晓华　周苏明
　　　　赵双平　叶继辉

人民卫生出版社
·北　京·

版权所有，侵权必究！

图书在版编目（CIP）数据

老年重症医学 /（挪）汉斯·弗莱顿
（Hans Flaatten），（法）伯特兰·吉代
（Bertrand Guidet），（法）埃莱娜·瓦莱
（Hélène Vallet）主编；李莉，蔡国龙，朱建华主译
. —北京：人民卫生出版社，2024.4
　　ISBN 978-7-117-36235-1

Ⅰ.①老… Ⅱ.①汉…②伯…③埃…④李…⑤蔡
…⑥朱… Ⅲ.①老年病–险症–诊疗 Ⅳ.
①R592.059.7

中国国家版本馆 CIP 数据核字（2024）第 085219 号

人卫智网	www.ipmph.com	医学教育、学术、考试、健康，
		购书智慧智能综合服务平台
人卫官网	www.pmph.com	人卫官方资讯发布平台

图字：01-2023-0202 号

老年重症医学
Laonian Zhongzheng Yixue

主　　译：李　莉　蔡国龙　朱建华
出版发行：人民卫生出版社（中继线 010-59780011）
地　　址：北京市朝阳区潘家园南里 19 号
邮　　编：100021
E - mail：pmph @ pmph.com
购书热线：010-59787592　010-59787584　010-65264830
印　　刷：北京华联印刷有限公司
经　　销：新华书店
开　　本：787 × 1092　1/16　　印张：31　　字数：774 千字
版　　次：2024 年 4 月第 1 版
印　　次：2024 年 5 月第 1 次印刷
标准书号：ISBN 978-7-117-36235-1
定　　价：198.00 元

打击盗版举报电话：010-59787491　E-mail：WQ @ pmph.com
质量问题联系电话：010-59787234　E-mail：zhiliang @ pmph.com
数字融合服务电话：4001118166　E-mail：zengzhi @ pmph.com

主审简介

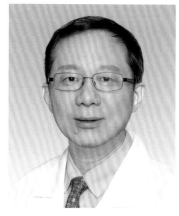

严 静

教授、主任医师、博士生导师
中国老年医学学会副会长
中国老年医学学会重症医学分会会长
浙江省医师协会重症医学医师分会会长
浙江省医学会重症医学分会前任主任委员
浙江省 ICU 质量控制中心主任
国家临床重点专科学科带头人
浙江省重症医学科技创新团队 首席科学家
享受国务院政府特殊津贴
国家卫生计生突出贡献中青年专家
浙江省卫生领军人才

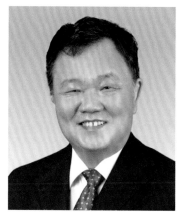

覃铁和

教授、主任医师
广东省老年医学研究所所长
广东省人民医院东病区主任
中国老年医学学会重症医学分会副会长
广东省医学会重症医学分会主任委员
中国医师协会老年医学医师分会常务委员
中国医师协会重症医学医师分会第一、二、三届副会长
中国病理生理学会危重病医学专业委员会第三、四、五届
副主任委员

主译简介

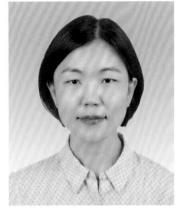

博士，主任医师，博士生导师
中国老年医学学会重症医学分会常务委员兼总干事
中国医师协会重症医学医师分会青年委员
浙江省医学会重症医学分会青年副主任委员
浙江省中西医结合学会重症医学分会委员
浙江省发明协会康复医学专业委员会委员
浙江省卫生高层次创新人才
浙江省151人才工程第二层次
第一届浙江省医坛新秀

李 莉

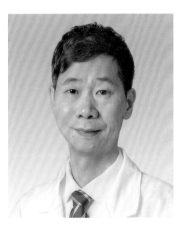

主任医师、博士生导师
浙江医院重症医学科主任
中国老年医学学会重症医学分会副会长
中华医学会重症医学分会重症肾脏委员
中国医师协会体外生命支持分会委员
浙江省医学会重症医学分会副主任委员
浙江省医师协会重症医学医师分会副会长
浙江省医学会营养与代谢分会副主任委员
浙江省有突出贡献中青年专家
浙江省151人才工程第二层次
浙江省卫生高层次创新人才
浙江省重点学科《脓毒症学》学科带头人

蔡国龙

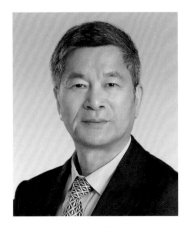

主任医师
宁波市第一医院重症医学科主任
宁波市医学会重症医学分会前任主任委员
宁波市医学会和医师协会常务理事
浙江省医学会重症医学分会副主任委员
浙江省医师协会重症医学分会副会长
中国医师协会重症医学分会委员
中国医师协会体外生命支持专委会委员
全国医卫系统"创先争优先进个人"
浙江省"优秀医师奖"
宁波市突出贡献专家

朱建华

译者名单

主　审　严　静（浙江医院）
　　　　覃铁和（广东省人民医院）

主　译　李　莉　蔡国龙　朱建华

副主译　刘亚林　宋晓华　周苏明　赵双平　叶继辉

译　者（以姓氏笔画为序）
　　　　王中华（广东省人民医院）
　　　　王首红（广东省人民医院）
　　　　王娟娟（宁波大学附属第一医院）
　　　　王鹏宇（中南大学湘雅医院）
　　　　方　坤（浙江医院）
　　　　尹敏慧（中南大学湘雅医院）
　　　　叶继辉（宁波大学附属第一医院）
　　　　冯　喆（北京医院）
　　　　朱建华（宁波大学附属第一医院）
　　　　刘亚林（北京医院）
　　　　孙　敏（宁波大学附属第一医院）
　　　　李　洁（广东省人民医院）
　　　　李　洁（宁波大学附属第一医院）
　　　　李　莉（浙江省人民医院）
　　　　李丹辉（宁波大学附属第一医院）
　　　　李汉彪（广东省人民医院）
　　　　吴志雄（复旦大学附属华东医院）
　　　　宋晓华（复旦大学附属华东医院）
　　　　张步瑶（中南大学湘雅医院）
　　　　范　震（宁波大学附属第一医院）
　　　　周苏明（江苏省人民医院）
　　　　赵双平（中南大学湘雅医院）
　　　　赵昌云（浙江医院）
　　　　侯琴兰（中南大学湘雅医院）
　　　　郭伟新（广东省人民医院）
　　　　黄　敏（江苏省人民医院）
　　　　梁　骏（广东省人民医院）
　　　　董进中（宁波大学附属第一医院）

韩　冰（复旦大学附属华东医院）

温剑艺（广东省人民医院）

虞意华（浙江医院）

蔡国龙（浙江医院）

廖小龙（广东省人民医院）

缪生辉（浙江医院）

樊　恒（宁波大学附属第一医院）

颜默磊（浙江医院）

魏学标（广东省人民医院）

编者名单

Atul Anand Royal Infirmary of Edinburgh, NHS Lothian, Edinburgh, UK
Centre for Cardiovascular Science, University of Edinburgh, Edinburgh, UK
atul.anand@ed.ac.uk

Antonio Artigas CIBER de Enfermedades Respiratorias, Instituto de Salud Carlos III, Madrid, Spain
Critical Care Center, Corporació Sanitaria Universitaria Parc Tauli, and Autonomous University of Barcelona, Sabadell, Spain
aartigas@tauli.cat

Margaux Baqué Sorbonne Université, Assistance Publique-Hôpitaux de Paris (APHP), Groupe Hospitalier Pitié-Salpêtrière-Charles Foix, Unit of Peri-Operative Geriatric Care (UPOG), Paris, France
margaux.baque@aphp.fr

Michael Beil Department of Medical Intensive Care, Hadassah Medical Center and Faculty of Medicine, Hebrew University of Jerusalem, Jerusalem, Israel
beil@doctors.org.uk

Arie Ben-Yehuda Department of Medical Intensive Care, Hadassah Medical Center and Faculty of Medicine, Hebrew University of Jerusalem, Jerusalem, Israel
BENYEHUDA@hadassah.org.il

Mette M. Berger Service of Adult Intensive Care, Lausanne University Hospital (CHUV), Lausanne, Switzerland
Mette.Berger@chuv.ch

Gabriella Bettelli 2nd Level Master in Perioperative Geriatric Medicine, San Marino University, Città di San Marino, San Marino
gabriella.bettelli@unirsm.sm

Céline Bianco Hôpital Saint Antoine, Unité de Gériatrie Aiguë, Assistance Publique Hôpitaux de Paris, Paris, France
celine.bianco@aphp.fr

Hubert Blain Department of Internal Medicine and Geriatrics, University Hospital of Montpellier, Montpellier University, Centre Antonin Balmes, Montpellier, France
h-blain@chu-montpellier.fr

Jacques Boddaert Sorbonne Université, Assistance Publique-Hôpitaux de Paris (APHP), Groupe Hospitalier Pitié-Salpêtrière-Charles Foix, Unit of Peri-Operative Geriatric Care (UPOG), Paris, France
jacques.boddaert@aphp.fr

Fabrizio Brau UOS Riabilitazione Post-acuzie, Fondazione Policlinico Universitario A. Gemelli IRCCS, Rome, Italy

Department of Geriatrics and Orthopaedics, Università Cattolica del Sacro Cuore, Rome, Italy

Matteo Cesari Department of Clinical Sciences and Community Health, University of Milan, Milan, Italy

Geriatric Unit, IRCCS Istituti Clinici Scientifici Maugeri, Milan, Italy

Raphaël Chancel Centre de Ressource Autisme Languedoc-Roussillon et Centre d'Excellence sur l'Autisme et les Troubles Neurodéveloppementaux, CHU Montpellier, Montpellier, France

Faculté de Médecine, Université de Montpellier, Montpellier, France
r-chancel@chu-montpellier.fr

Michelle Chew Department of Anaesthesia and Intensive Care, Biomedical and Clinical Sciences, Linköping University, Linköping, Sweden
michelle.chew@liu.se

Benjamin G. Chousterman AP-HP, CHU Lariboisière, Department of Anesthesia and Critical Care, DMU Parabol, FHU PROMICE, Paris, France

Université de Paris, INSERM U942 MASCOT, Inserm, Paris, France
benjamin.chousterman@aphp.fr

A. Clegg Bradford Teaching Hospitals NHS Foundation Trust, Leeds, UK
a.p.clegg@leeds.ac.uk

Lahaye Clement Université Clermont Auvergne, INRAE, Unité de Nutrition Humaine, CRNH Auvergne, CHU Clermont-Ferrand, service de Gériatrie, Clermont-Ferrand, France

Alan A. Cohen Department of Family Medicine, Research Center on Aging and Research Center of CHUS, Faculty of Medicine and Health Sciences, University of Sherbrooke, Sherbrooke, QC, Canada
Alan.cohen@usherbrooke.ca

Judith Cohen-Bittan Sorbonne Université, Assistance Publique-Hôpitaux de Paris (APHP), Groupe Hospitalier Pitié-Salpêtrière-Charles Foix, Unit of Peri-Operative Geriatric Care (UPOG), Paris, France
judith.cohen-bitan@aphp.fr

Dylan de Lange Intensive Care, University Medical Center Utrecht, Utrecht, The Netherlands
D.W.deLange-3@umcutrecht.nl
D.W.deLange@umcutrecht.nl

N. Efstathiou School of Nursing, University of Birmingham, Birmingham, UK
n.efstathiou@bham.ac.uk

H. Fanebust   Haukeland University Hospital, Bergen, Norway
runefane@online.no

Hans Flaatten   Faculty of Medicine, Department of Clinical Medicine and Department of Anaesthesia and Intensive Care, University of Bergen and Haukeland University Hospital, Bergen, Norway
Hans.Flaatten@uib.no

Tamas Fulop   Research Center on Aging, Division of Geriatrics, Department of Medicine, Faculty of Medicine and Health Sciences, University of Sherbrooke, Sherbrooke, QC, Canada
tamas.fulop@usherbrooke.ca

Vincenzo Galluzzo   UOS Riabilitazione Post-acuzie, Fondazione Policlinico Universitario A. Gemelli IRCCS, Rome, Italy

Department of Geriatrics and Orthopaedics, Università Cattolica del Sacro Cuore, Rome, Italy

Silvia Giovannini   UOS Riabilitazione Post-acuzie, Fondazione Policlinico Universitario A. Gemelli IRCCS, Rome, Italy

Department of Aging, Neurological, Orthopaedic and Head-Neck Sciences, Fondazione Policlinico Universitario A. Gemelli IRCCS, Rome, Italy

Department of Geriatrics and Orthopaedics, Università Cattolica del Sacro Cuore, Rome, Italy
silvia.giovannini@policlinicogemelli.it

Sandrine Greffard   Geriatric Center, Pitie Salpetriere Hospital (AP-PH, Medecine Sorbonne University), Paris, France
sandrine.greffard@aphp.fr

Florent Guerville   CHU de Bordeaux, Pôle de Gérontologie Clinique, Bordeaux, France
florent.guerville@chu-bordeaux.fr

Bertrand Guidet   Sorbonne Université, INSERM, Institut Pierre Louis d'Epidémiologie et de Santé Publique, AP-HP, Hôpital Saint Antoine, Paris, France
bertrand.guidet@aphp.fr

Katsuiku Hirokawa   Department of Diagnostic Pathology, Institute of Health and Life Science, Tokyo Medical and Dental University, Tokyo and Nitobe Memorial Nakanosogo Hospital, Tokyo, Japan
hirokawa@nakanosogo.or.jp

Claire Anne Hurni   Service of Adult Intensive Care, Lausanne University Hospital (CHUV), Lausanne, Switzerland
1unknown@meteor.com

Jeremy M. Jacobs   Department of Geriatric Rehabilitation, Hadassah Medical Center, Hebrew University of Jerusalem, Jerusalem, Israel
jacobsj@hadassah.org.il

Michael Joannidis   Division of Intensive Care and Emergency Medicine, Department of Internal Medicine, Medical University Innsbruck, Innsbruck, Austria
michael.joannidis@i-med.ac.at

Gavin M. Joynt   Department of Anaesthesia and Intensive Care, The Chinese University of Hong Kong, Hong Kong, China
gavinmjoynt@cuhk.edu.hk

Abdelouahed Khalil   Research Center on Aging, Division of Geriatrics, Department of Medicine, Faculty of Medicine and Health Sciences, University of Sherbrooke, Sherbrooke, QC, Canada
Abdelouahed.khalil@usherbrooke.ca

Antoine Lamblin   Anesthesiology and Critical Care Medicine, Edouard Herriot Hospital, Hospices Civils de Lyon, Lyon, France
unknwwn1@meteor.com

Anis Larbi   Singapore Immunology Network (SIgN), Agency for Science Technology and Research (A*STAR), Immunos Building, Biopolis, Singapore, Singapore

T. Lawton   Bradford Teaching Hospitals NHS Foundation Trust, Leeds, UK
Tom.Lawton@bthft.nhs.uk

Nazir I. Lone   Usher Institute, University of Edinburgh, Edinburgh, UK
Royal Infirmary of Edinburgh, NHS Lothian, Edinburgh, UK
nazir.lone@ed.ac.uk

José A. Lorente   CIBER de Enfermedades Respiratorias, Instituto de Salud Carlos III, Madrid, Spain
Servicio de Medicina Intensiva, Hospital Universitario de Getafe, Madrid, Spain
Universidad Europea, Madrid, Spain
joseangel.lorente@salud.madrid.org

Marta Lorente-Ros   Department of Medicine, Mount Sinai Morningside and Mount Sinai West, Icahn School of Medicine at Mount Sinai, New York, NY, USA

Lozano Vicario Lucia   Department of Geriatric Medicine, Complejo Hospitalario de Navarra, Pamplona, Spain
lucia.lozano.vicario@navarra.es

Gutiérrez-Valencia Marta   Servicio Navarro de Salud, Sección de Innovacióny Organización, Pamplona, Spain
marta.gutierrez.valencia@navarra.es

I. Martin-Loeches   Saint James's Hospital, Intensive Care, Dublin, Ireland

Timo Mayerhöfer　Division of Intensive Care and Emergency Medicine, Department of Internal Medicine, Medical University Innsbruck, Innsbruck, Austria
timo.mayerhoefer@i-med.ac.at

J. Mellinghoff　School of Sport and Health Sciences, University of Brighton, Brighton, UK

Stéphanie Miot　Department of Internal Medicine and Geriatrics, University Hospital of Montpellier, Montpellier University, Centre Antonin Balmes, Montpellier, France
CESP, INSERM U1178, Centre de recherche en Epidemiologie et Santé des Populations, Paris, France
s-miot@chu-montpellier.fr

Rui Moreno　Hospital de São José, Centro Hospitalar Universitário de Lisboa Central E.P.E., Lisbon, Portugal
Faculdade de Ciências Médicas de Lisboa, Nova Medical School, Lisbon, Portugal
Faculdade de Ciências de Saúde, Universidade da Beira Interior, Covilhã, Portugal
r.moreno@mail.telepac.pt

Louis Morisson　AP-HP, CHU Lariboisière, Department of Anesthesia and Critical Care, DMU Parabol, FHU PROMICE, Paris, France
Université de Paris, INSERM U942 MASCOT, Inserm, Paris, France

Tiziano Nestola　ASP IMMeS Pio Albergo Trivulzio, Milan, Italy

Martínez-Velilla Nicolas　Department of Geriatric Medicine – Navarrabiomed, Complejo Hospitalario de Navarra, Pamplona, Spain
nicolas.martinez.velilla@navarra.es

Laura Orlandini　ASP IMMeS Pio Albergo Trivulzio, Milan, Italy

Olivier Pantet　Service of Adult Intensive Care, Lausanne University Hospital (CHUV), Lausanne, Switzerland
unknown2abc111@meteor.com

Fabian Perschinka　Division of Intensive Care and Emergency Medicine, Department of Internal Medicine, Medical University Innsbruck, Innsbruck, Austria
fabian.perschinka@student.i-med.ac.at

Carmen A. Pfortmueller　Department of Intensive Care Medicine, Inselspital, Bern University Hospital, University of Bern, Bern, Switzerland
carmen.pfortmueller@insel.ch

Saskia Rietjens　University Medical Center Utrecht, Dutch Poisons Information Center (DPIC), Utrecht, The Netherlands
S.Rietjens@umcutrecht.nl

Thomas Rimmele Anesthesiology and Critical Care Medicine, Edouard Herriot Hospital, Hospices Civils de Lyon, Lyon, France
thomas.rimmele@chu-lyon.fr

Claire Roubaud-Baudron CHU de Bordeaux, Pôle de Gérontologie Clinique, Bordeaux, France
claire.roubaud@chu-bordeaux.fr

Lisa Salisbury Queen Margaret University, Edinburgh, UK
LSalisbury@qmu.ac.uk

Joerg C. Schefold Department of Intensive Care Medicine, Inselspital, Bern University Hospital, University of Bern, Bern, Switzerland
joerg.schefold@insel.ch

G. Schwarz Anaesthesia and Intensive Care, Haukeland University Hospital, Bergen, Norway
gabriele.leonie.schwarz@helse-bergen.no

Florent Sigwalt Anesthesiology and Critical Care Medicine, Edouard Herriot Hospital, Hospices Civils de Lyon, Lyon, France
unknwwn2@meteor.com

E. Skaar Department of Heart Disease, Haukeland University Hospital, Bergen, Norway
elisabeth.skaar@helse-bergen.no

Jochanan Stessman Department of Geriatric Rehabilitation, Hadassah Medical Center, Hebrew University of Jerusalem, Jerusalem Institute for Aging Research, Jerusalem, Israel
jochanans@ekmd.huji.ac.il

Sigal Sviri Department of Medical Intensive Care, Hadassah Medical Center and Faculty of Medicine, Hebrew University of Jerusalem, Jerusalem, Israel
Sigals1@hadassah.org.il

Sara Thietart Geriatric Center, Pitie Salpetriere Hospital (AP-PH, Medecine Sorbonne University), Paris, France
Sorbonne Université, Assistance Publique-Hôpitaux de Paris (APHP), Groupe Hospitalier Pitié-Salpêtrière-Charles Foix, Unit of Peri-Operative Geriatric Care (UPOG), Paris, France
sara.thietart@aphp.fr

Caroline Thomas Hôpital Saint Antoine, Unité de Gériatrie Aiguë, Assistance Publique Hôpitaux de Paris, Paris, France
caroline.thomas@aphp.fr

Hélène Vallet Sorbonne Université, Hôpital Saint Antoine, Unité de Gériatrie Aiguë, Assistance Publique Hôpitaux de Paris, Paris, France
helene.vallet@aphp.fr

P. Vernon van Heerden Department of Anesthesia, Intensive Care and Pain Medicine, Hadassah Medical Center and Faculty of Medicine, Hebrew University of Jerusalem, Jerusalem, Israel
veron@hadassah.org.il

Lenneke van Lelyveld-Haas Intensive Care, Diakonessenhuis Utrecht, Utrecht, The Netherlands
lvlelyveld@diakhuis.nl

M. van Mol Intensive Care Adults, Erasmus MC, Rotterdam, The Netherlands
m.vanmol@erasmusmc.nl

Marc Verny Geriatric Center, Pitie Salpetriere Hospital (AP-PH, Medecine Sorbonne University), Paris, France
Geriatric Center, UMR8256 (CNRS), Team Neuronal Cell Biology & Pathology, Paris, France
marc.verny@aphp.fr

R. Walford Bradford Teaching Hospitals NHS Foundation Trust, Leeds, UK
Rebecca.Walford@bthft.nhs.uk

Sten M. Walther Department of Cardiovascular Anaesthesia and Intensive Care, Heart Centre, Linköping University Hospital, Linköping, Sweden
Department of Medical and Health Sciences, Faculty of Medicine and Health Sciences, Linköping University, Linköping, Sweden
sten.walther@telia.com

Yoram G. Weiss Hadassah Medical Center and Faculty of Medicine, Hebrew University of Jerusalem, Jerusalem, Israel
weiss@hadassah.org.il

Jacek M. Witkowski Department of Pathophysiology, Medical University of Gdansk, Gdansk, Poland
jacek.witkowski@gumed.edu.pl

Lorène Zerah Sorbonne Université, Assistance Publique-Hôpitaux de Paris (APHP), Groupe Hospitalier Pitié-Salpêtrière-Charles Foix, Unit of Peri-Operative Geriatric Care (UPOG), Paris, France
lorene.zerah@aphp.fr

Patrick Zuercher Department of Intensive Care Medicine, Inselspital, Bern University Hospital, University of Bern, Bern, Switzerland
patrick.zuercher@insel.ch

中文版序言

对"老年重症"的认识

作为一名医生，我们在临床常常会遇到以下两种不同的情况。一是患者年龄已经很大了，但是子女希望医生不计一切代价，尽量挽救老人的生命。二是有时候，我们会遇到老人家害怕受苦，希望有尊严地走，拒绝进入重症医学病房（intensive care unit, ICU）进一步治疗。

需要强调的是，虽然老龄是重症患者预后不佳的一个危险因素，但是年龄作为单独的因素，患者较差的预后可能是由于患者的合并症和衰弱增加导致的。因此，年龄作为预测入住 ICU 预后的单一因素，不应该用于评估预后或确定个体患者的治疗方案。尤其，年龄本身不应成为入住 ICU 的禁忌证。仅基于年龄而不考虑其他预后因素的治疗决策，可能导致大量老年患者无法从加强治疗（包括入住 ICU）中获益。

虽然生存是最重要的预后，但幸存者的生活质量也很重要。在 ICU 诊疗这些老年患者时，不仅关注死亡率，还要考虑其他因素，包括功能结局和合并症（如高血压、糖尿病、慢性阻塞性肺疾病、认知障碍等）的发病率等。在诊疗这部分患者时，应综合应用衰老生理学、现有证据并将患者及其家属也纳入诊疗的范畴，进行综合考虑。另外，还需要进一步了解可能会影响老年重症患者生活质量的疾病的发病危险因素。

与年轻人相比，入住 ICU 的老年人呈现出特有的生理学效应。除了急性疾病外，虚弱和身体机能差、共病和老年综合征影响预后，需要加以考虑，还必须考虑其他因素，如多重用药、营养不良、认知障碍、代谢降低、肌少症、免疫衰老、心肺肾等重要脏器储备功能下降、损伤风险增加等。

老年人在急性期还存在以下特点：非特异性主诉多、缺乏特异性临床表现，容易误诊、漏诊。病情反复急性发作，进展快，免疫功能低下，病变易扩散，多合并营养不良，容易发展为持续性炎症、免疫抑制和分解代谢综合征。因此，对老年人，病情变化时更突出"疑病从重或假定高危"和"降阶梯"的诊治流程，分清轻重缓急。在入住 ICU 期间，尤其注意"调节与平衡""适度和代偿"，避免失代偿、避免再损伤。

老年重症需要解决老年人的身体、功能、社会、心理等综合性的问题。每位患者的情况千差万别，需要实施个案管理。老年重症患者的管理也不应局限于 ICU，而是涉及养老机构的照护、医疗机构、急诊评估、分诊、ICU 治疗、ICU 后治疗、康复机构、家庭参与等多个环节的全流程管理。

老年重症患者的管理非常有挑战。老年人常常合并多种疾病、共病、衰弱，衰老的生理变化会影响多个器官或系统，ICU 医生需要接受老年医学领域的培训和教育。重症患者的管理，似乎超过了老年科医生的管理能力，老年科医生也有必要接受重症医学知识和技能的培训，尤其在管理围手术期和急性病患者的时候。对于其他专科医生，面临的老年患者也越来越多，接受一定程度的老年科理念和重症思维培养也是必要的。

　　关于老年重症,绝不仅仅停留于争论老年人是否应该收治 ICU,而是应该重点围绕以下几点探讨如何为他们提供更适合、更优质的医疗服务:①采用具有循证医学支持的工具或方法,早期识别高危的老年重症患者,对器官功能损伤早期预警,避免加重甚至不可逆。②组建老年重症多学科团队,在保证救治的同时,更好地处理患者的生理、心理和社会问题。③衰弱筛查。通过有效的筛查工具将衰弱老人筛选出来,保证衰弱老人不被忽视,也为医护人员评估预后提供参考。④针对性的老年评估。为老年重症患者进行更有针对性的老年评估,而非一般的老年综合评估。⑤治疗团队和患者、家属定期沟通,制订后续治疗方案。当治疗反应差时,与患者、家庭成员讨论是否转为姑息治疗。当治疗反应较好时,需要与后续治疗单元或医疗机构进行良好的沟通,保证治疗的连续性。⑥康复和随访。老年人转出 ICU 更多伴有机体和功能的下降,更多需要康复,合并症需要随访、慢病管理。⑦为终末期患者提供安宁疗护。

严　静　李　莉

2023 年 12 月

中文版前言

随着全球人口老龄化，重症医学病房（ICU）的需求增加。中国是老年人口数量最多的国家，国内医院和 ICU 患者中的高龄患者也呈升高趋势，老年重症成为 ICU 领域新的关注点与挑战。如何对高龄重症患者进行合适的干预是两难问题。国内亦缺乏对老年尤其高龄重症患者管理的系统性研究和指导意见。如何以一种既尊重生命又尊重死亡的方式管理这一群体？

本书是欧洲重症医学会教材系列的一部分，不但系统讲述了衰老相关的生理改变，还重点阐述了老年重症患者的流行病学特点、老年综合征、各系统和重症脏器功能的改变，诊断、监测和治疗，以及老年重症患者尤其高龄重症患者在选择治疗方案时需要关注的关键问题。本书内容丰富，为老年重症患者的管理提供了切实可靠的指导。本书除了原版英文版外，目前已被翻译为西班牙语等版本。

本书的翻译汇集了来自浙江医院、广东省人民医院、浙江省人民医院、北京医院、复旦大学附属华东医院、江苏省人民医院、中南大学湘雅医院、宁波大学附属第一医院等老年重症领域的国内知名专家团队，不但对老年重症患者的诊断和治疗有着丰富的经验，而且了解国内外发展现状。翻译团队秉承科学严谨的态度，在坚持忠于原著的基础上，将原著的精髓中文化，确保语言流畅。

总之，本书是一本质量较高、实用性强的著作，相信重症医学、急诊医学、老年医学、内科学、全科医学等专业的医生和护士阅读此书后，将收获颇多。

尽管本书历经多次校稿和审校，仍然可能存在不少瑕疵，希望得到各位专家和读者的批评和指正，不胜感激。

李　莉　蔡国龙　朱建华
2023 年 8 月

原著前言

纵观古今,相较其他人群,老年人群常被区别对待。有些文化中,老年人因其知识和技能而备受尊崇。而在另一些文化中,老年人则被认为存活意义小。例如,在古代维京文化中,当他们被认为是部落的负担,会被期望"消失"。如今,许多现代社会实行另一种形式的"消失",即老年人在养老院等类似机构由社会福利系统照护。这样,他们往往与家人分开,并处于社会边缘地带。

文化差异可能影响我们对待老年重症患者的方式。在我们"现代社会",关于延长八旬老人寿命的大量资源是否可以有更好地利用方式的问题,仍有许多争议。例如,我们最近观察到 COVID-19 大流行早期,一些国家因为患者太多而不堪重负,选择了简单的分诊方法:仅将年龄作为重症医学病房(ICU)入住和治疗的标准。

显而易见,如果仅从现实主义的角度出发来利用 ICU 的医疗资源,老年人的预期寿命肯定比年龄较小的患者短,他们也总是会因此受到不公平的对待。但是,在没有传染病大流行的日常工作中推行这样的理念是非常危险的。

在未来 30~40 年,老年患者的增加将超过其他 ICU 亚人群。如果现在不做好准备,我们最终将不断面临"危机",届时只能使用一些临时解决方案,而不是进行根本性的变革。因此,我们编写和修订了这本书,希望临床医生增强对 ICU 内这一群体的认识,他们应该受到我们的认真对待。

尽管我们也承认,对于许多老年人来说,避免入住 ICU 可能更好,但目前并没有统一的证据表明入住 ICU 对于大多数老年患者来说是没有好处的。因此,我们坚定地认为许多老年重症患者值得得到更好的医疗服务。

本书的主要受众目标是经常面对老年重症患者的重症医学执业医师。与其他患者一样,为老年重症患者提供及时、充分的医疗服务非常重要。我们希望本书能够为读者提供此类医疗服务的新知识。老年患者的监护治疗可能与其他需要提供全面支持的 ICU 患者不同的是有时接受姑息性治疗是更好的选择。急诊医师因需抉择老年患者是否收住 ICU,因此我们相信急诊医师可能也会从此书受益。事实上,这是 ICU 医生所不知道的第一个分诊步骤。老年医学科医师参与了 ICU 后的医疗,他们可能是另一个受众目标。

我们要感谢各位作者们在疫情暴发前接下了编写任务,并在 ICU 患者剧增和完成繁重临床任务的同时完成了他们的章节,感谢! 我们也很高兴欧洲重症医学会(European Society of Intensive Care Medicine, ESICM)将这个主题纳入了"ICU 课程"系列,非常感谢你们的信任!

Hans Flaatten   Bertrand Guidet   Hélène Vallet
(缪生辉 译,严静　李莉 审校)

缩写词

ACP	Advance care planning	预先医疗照护计划
AF	Atrial fibrillation	心房颤动
AKI	Acute kidney injury	急性肾损伤
BIA	Bioimpedance analysis	生物电阻抗分析
BSI	Bloodstream infection	血流感染
CIRCI	Critical illness-related cortico-steroid insufficiency	危重病相关糖皮质激素不足
CO	Cardiac output	心输出量
DRI	Daily recommended intakes	每日推荐摄入量
DVT	Deep vein thrombosis	深静脉血栓
EDV	End-diastolic volume	舒张末期容积
EE	Energy expenditure	能量消耗
EN	Enteral nutrition	肠内营养
ESICM	European Society of Intensive Care Medicine	欧洲重症医学会
GCP	Graduated compression stockings	弹力袜
GI	Gastrointestinal	胃肠的
H_2EAs	Histamine-2 receptor antagonists	组胺 -2 受体拮抗剂
HB	Harris and Benedict equation	哈里斯和本尼迪克特方程
HES	Hydroxyethyl starch	羟乙基淀粉
HFNO	High flow nasal oxygen therapy	经鼻高流量氧疗
hMPV	Human metapneumovirus	人类偏肺病毒
ICU	Intensive care unit	重症医学病房
IHD	Ischemic heart disease	缺血性心脏病
IPC	Intermittent pneumatic compression	间歇性充气加压泵
LBM	Lean body mass	瘦体重
LOS	Length of stay	住院时间
LST	Life-sustaining treatment	生命支持治疗
MAP	Mean arterial pressure	平均动脉压
MDRO	Multidrug-resistant organism	多重耐药菌
MNA-SF	Mini Nutritional Assessment-Short Form	微型营养评定简表
NIV	Non-invasive mechanical ventilation	无创机械通气
NRS	Nutritional Risk Screening score	营养风险筛查评分
ONS	Oral nutrition supplements	口服营养补充剂
PCR-ESI-MS	Polymerase chain reaction/electrospray ionization-mass spectrometry	聚合酶链反应 / 电喷雾电离 - 质谱法

PD	Pharmacodynamics	药效学
PE	Pulmonary embolism	肺栓塞
PICCO	Pulse Contour Cardiac Output	脉搏指示连续心输出量
PK	Pharmacokinetics	药物代谢动力学
PN	Parenteral nutrition	肠外营养
POC	Point of care	即时检测
PPI	Proton pump inhibitors	质子泵抑制剂
PPV	Pulse pressure variation	脉压变异度
RFS	Refeeding syndrome	再喂养综合征
SGA	Subjective Global Assessment	主观全面评定
SIRS	Systemic inflammatory response syndrome	全身性炎症反应综合征
SOFA	Sequential Organ Failure Assessment	序贯性器官衰竭评分
SSC	Surviving Sepsis Campaign	拯救脓毒症运动
sTREM-1	soluble triggering receptor expressed on myeloid cells-1	可溶性髓系细胞触发受体 -1
TIA	Transient ischemic attack	短暂性脑缺血发作
TTE	Transthoracic echocardiography	经胸超声心动图

目录

第一篇　高龄重症患者

1

第1章　老龄化和高龄重症患者的人口统计学

Hans Flaatten, Bertrand Guidet, and Hélène Vallet

目录

🏠 **学习目标**

本章概述了未来 20～30 年内的老龄人口统计学。我们已经非常清楚未来这段时间内的人口将如何构成，大多数国家的老年和高龄人口的数量将大幅增加。在发达国家，还同时伴随着 20 岁以下人口减少，劳动力减少会导致社会负担增加。而在欠发达国家，老年和高龄人口也将增加。

在 ICU 中，70 岁以上的患者数量也在增长，这很快将是欧洲 ICU 患者的中位年龄。在一些国家，该人群患者的增长超过了同一人群的人口增长。

本章描述了老年人群的"正常"发展，他们伴随着大多数慢性疾病、痴呆症和营养不良的患病率增加，身体活动的减少。

最后，简述了社会在应对老年重症患者增加时的不同选择。

1.1 引言：老龄人口统计学

除了全球气候变化之外，世界范围内的主要变化之一就是人口老龄化。这几乎涉及所有国家，在欧洲和美国最为明显。

两个重要问题值得讨论：高收入和低收入国家之间的差异以及年龄组之间的差异。在低收入国家，到 2100 年总人口很可能会持续增长，这主要是由于 25～64 岁年龄组的增长，而从 2050 年开始，65 岁以上的患者将缓慢增长。在高收入国家，情况有所不同，从 2025 年开始人口总体增长接近零，而在整个时期，65 岁以上年龄组人口却在持续增长。这意味着年轻一代人数减少，因此，最终结果是老年人口的绝对和相对增长。

1.2 欧洲的多样性

在欧洲（2018 年），不仅 60 岁人群的预期寿命从 26 年（法国）到 17 年（摩尔多瓦）不等，而且 60 岁人群的预期健康寿命也从 21 年（法国）到 14 年（摩尔多瓦）不等。加上出生率的下降，使得所谓的年龄金字塔和不同年龄组的人口构成发生了明显变化（图 1.1）。我们清楚地看到，欧洲未来 30 年将发生最为明显的变化，65 岁以上的居民将占人口的 30%。2050年，高龄人群（≥80 岁）的绝对数量将比现在增加 1 倍。

这种人口显著变化的总体影响可能还没有完全显现出来，讨论仅限于表面的计划或准备，尤其医疗保健方面。其后果可以描述为年龄抚养比，即儿童（0～14 岁）及老年人（65 岁及以上）与传统工作年龄组（15～64 岁）之间的比值。在最近一项欧盟的研究中，这一比值将因移民政策和延长工龄所致的劳动力增加而有所不同，增加劳动年龄上限，意味着退休年龄更高[1]。如果不采取任何措施，生产力将降低，并带来广泛影响，尤其是医疗保健。在挪威的一项研究中，Gregersen 公布了两个时期内不同年龄组的医疗保健支出估算，提示老年患者医疗保健的高成本和随时间的增长（图 1.2）[2]。

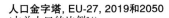

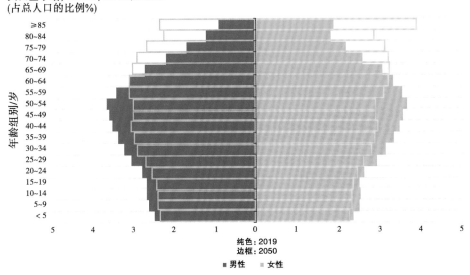

注：截至2019年1月1日的所有数据：估计和临时数据。2050年：根据2019年预测的人口，基线变量（EUROPOP2019）
Source: Eurostat (online data codes: demo_pjangroup and proj_19np)

图 1.1　欧洲人口金字塔从 2019 年到 2050 年的变化

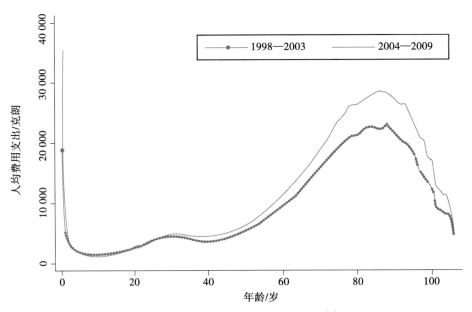

图 1.2　以挪威克朗计算的按年龄的人均住院费用[2]（Reproduced according to The Creative Commons CC BY）

1.3　高龄的一般健康问题

另一个主要问题是老龄人口的健康状况。从医疗保健角度看,如果越来越多的老年人拥有"健康"生活,那人们就不需要担心医疗保健资源的不断增长。而现有的许多关于健康状况的信息,我们大多数人都很熟悉的是,"一切"似乎都随着年龄的增长而增加:

- 大多数慢性病的患病率[3]
- 痴呆症发病率的增加[4]
- 体力活动的减少[5]
- 营养不良[6]

90 岁后继续生存的预测因素包括女性、更高的社会经济地位、更好的行动能力和功能状态、没有虚弱、更少的慢性疾病和更低的炎症状态[7-9]。

成功老龄化的全球目标是无残疾和无功能限制地延长寿命。近年来,无残疾的预期寿命有所增加,但有残疾的预期寿命也有所增加。在英国,预计 65 岁的总预期寿命将从 2015 年的 20.1 年增加到 2025 年的 21.8 年。行为能力正常的预期寿命将由 15.4 年增加到 16.4 年,不幸的是,丧失行为能力的预期寿命从 4.7 年仅增长到 5.4 年[10]。在最高年龄组(大于 90 岁)中,女性的寿命比男性长(3.7 年 vs 3 年),但残疾和多病持续时间更长(2 年比 10 个月)[11]。总之,在未来几十年中,这些发展可能会在未来几十年中绝对或相对地对医疗保健带来极大挑战。

1.4　高龄患者的 ICU 收治

一些文章专门研究了入住 ICU 的高龄患者,但很少有人将这一队列与普通人群的数据进行比较。我们的老年人口已经有所增加,尽管大的增长还没有到来。即使如此,研究 ICU 内老年 / 高龄老人的数量是否随着人口老龄化而增加也是很有意义的。使用预期增长数据预测了这种增长,并假设未来 ICU 患者的情况将与之类似[12]。在法国最近的一项研究中,比较了 2006 年至 2016 年 ICU 收治老年人呼吸道感染的情况[13]。他们发现,在 85～89 岁和 ≥90 岁的患者中,ICU 资源的使用增加了 3.3～5.8 倍。同样,英国的一项大型研究比较了 1997 年至 2016 年的 ICU 住院情况,发现 ≥75 岁年龄组在 ICU 住院床日数中的占比增加,而该年龄组在总人口中的比例相应增加更多[14]。另一方面,来自美国和苏格兰的研究表明,入住 ICU 老年人的人数相对减少[15,16],而来自丹麦的一项研究表明,2005 年至 2011 年,ICU ≥80 岁患者的人数略有增加,但没有对人口变化进行校正[17]。

因此,在未来 30 年中,入住 ICU 的老年人的人数将如何增长尚不清楚,因为这是一个复杂的局面。经验表明,不同国家可能会出现不同情况。在一些国家,我们可能会看到"预期"的增长与老年群体的增长成正比;而在某些国家,这种增长可能高于预期,有些国家却低于预期(图 1.3)。

归根到底,基本上所有这些情况均很可能会增加 ICU 患者的数量,如果不采取补救措施,我们的 ICU 将面临更大的压力。尤其当我们将经历如图所示的成比例增长,将是一个挑战。

为了应对这一增长,各国没有太多选择,从概念上讲,这些选择可分为 3 类:

1. 增加 ICU 病床的总体数量,以满足增长的需求。增加中级护理床位(如高依赖性或

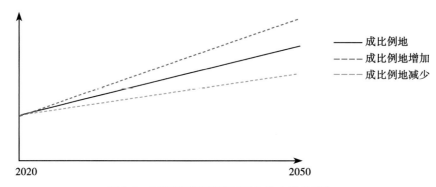

图 1.3 3 种不同情况下 ICU 收治人数的增加

升级床位)可能也是一种选择,能够容纳更多患者,同时避免了 ICU 床位花费增加个人经济负担。

2. 更有效地使用现有 ICU 床位。这可能包括通过更有效的治疗、更严格的 ICU 前分诊和增加使用限时 ICU 试验,以缩短住 ICU 的时间[18]。

3. 更合理地分配重症监护床位。如分配给那些生存概率高、一定生活质量的患者。

鉴于人口结构变化不仅包括老年人口增加,年轻人口也很可能会减少,因此劳动力会减少,这可能会对卫生部门造成巨大压力,并可能使第一项选择的价值受到质疑,因为可能没有足够的技术人员。一些文献讨论了欧洲和其他地区对医疗保健工作者的预计需求,结论是这一问题极难预测,因为有很多不同的影响因素,有些已知,有些未知。预防措施对人口的影响、更有效的治疗和药物的开发、日间手术和微创手术的增加等都可能会对未来住院产生影响。未知的移民问题也是一个令人困惑的因素。是否会有移民愿意为医疗服务作出贡献[19]?

1.5 ICU 中的高龄患者

高龄患者除了可能是 ICU 中最大的亚组,也给 ICU 医务人员带来了独特的挑战。其中一些与医学问题有关,如年龄引起的正常生理变化及其对大部分急性疾病或创伤的后果,但一些也与家庭沟通有关,通常来自下一代,以及与重症监护的入院和治疗相关的伦理问题。大量 ICU 高龄患者在医疗期间获得有限的生命支持治疗,最近发现欧洲四分之一以上的高龄 ICU 患者存在这一情况[20]。我们预计这一情况可能会随着 ICU 床位的短缺而增加,这一发展将需要许多利益相关者的参与,以确保 ICU 临终关怀具有坚实基础。

结论

以上是我们 ICU 医生和护士非常关心的问题,但显然我们可做的很少。面对越来越多的高龄重症患者,我们能做的一件事是增加我们对高龄重症患者特征的了解[20]。这本书可能有助于完成这样一项任务,凭借知识无论患者是否入住 ICU 我们均有望为他们提供最佳治疗。

本书有几个部分,每个部分都可以独立阅读。这些章节都是由该领域公认的专家撰写的,通常由重症医学专家和老年病学专家组成。我们坚信这两个医学领域之间的相互沟通是改善老年重症患者医疗的一种方式。作为了解老年疾病的基础,我们必须认识到随着年龄增长,身体功能的正常和病理衰退。我们将在第 3、4、5、6、7、8 和 9 章中讨论这些重要器官功能,以及免疫功能和代谢。

另外,我们将探讨老年综合征。多病和多药治疗均与年龄密切相关,再加上虚弱、肌少症、营养不良和功能状态等因素,都可能对重症治疗产生影响。本章节最后讨论了老年综合评估,也被认为是评估老年患者的黄金标准。

我们将进一步探讨入住 ICU 前和 ICU 住院期间分诊的复杂性,以及该人群中常用风险评分的相关性。

大多数常见的 ICU 治疗措施也可能适用于高龄病人,但需要更多关注。常用的有创和无创通气,以及血管活性药物等。尽管我们看到急性肾衰竭在老年人中并不罕见,但肾脏替代治疗(renal replacement therapy,RRT)在这一群体中尚未得到普遍接受,并且 RRT 的使用率低于 ICU 年轻患者。我们将讨论这些内容,以及最先进的镇痛镇静和营养支持。

许多老年患者的 ICU 治疗措施被限制或撤离,这已经不是什么秘密,我们将在第 24 章进行充分讨论。

生存、功能状态和认知方面的结局将在各单独的章节讨论,其中还包括特定的康复治疗,目前其需求巨大且未得到满足。

在最后一章,我们将讨论导致老年患者收治 ICU 的常见急性疾病,如急性呼吸衰竭、脓毒症、肾衰竭、创伤和术后管理,其中还包括有关谵妄的特殊章节,也对高龄患者新型冠状病毒大流行的情况做了更新。

我们希望这本书将在欧洲和世界其他地区的 ICU 阅读和使用。读者会从中获益良多,而后惠及高龄重症患者。

(冯喆 译,刘亚林 审校)

参考文献

1. Guillaume M, Bélanger A, Lutz W. Population aging, migration, and productivity in Europe. Proc Natl Acad Sci. 2020;117(14):7690–5.
2. Gregersen FA. The impact of ageing on health care expenditures: a study of steepening. Eur J Health Econ. 2014;15(9):979–89.
3. Jaul E, Barron J. Age-related diseases and clinical and public health implications for the 85 years old and over population. Front Public Health. 2017;5:335.
4. Yang Z, Slavin MJ, Sachdev PS. Dementia in the oldest old. Nat Rev Neurol. 2013;9(7):382–93.
5. McPhee JS, French DP, Jackson D, et al. Physical activity in older age: perspectives for healthy ageing and frailty. Biogerontology. 2016;17(3):567–80.
6. Griffin A, O'Neill A, O'Connor M, et al. The prevalence of malnutrition and impact on patient outcomes among older adults presenting at an Irish emergency department: a secondary analysis of the OPTI-MEND trial. BMC Geriatr. 2020;20:455.
7. Tiainen K, Luukkaala T, Harvonen A, et al. Predictors of mortality in men and women aged 90 and older. Age Ageing. 2013;42(4):468–75.
8. Enroth L, Raitanen J, Hervonen A, et al. Is socioeconomic status a predictor of mortality in nonagenarians? Ageing. 2015;44(1):123–9.
9. Enroth L, Raitanen J, Hervonen A, et al. Cardiometabolic and inflammatory biomarkers as mediators between educational attainment and functioning at the age of 90 years. J Geront A Biol Sci Med Sci. 2016;71(3):412–9.
10. Guzman-Castillo M, Ahmadi-Abhari S, Bandosz P, et al. Forecasted trends in disability and life

expectancy in England and Wales up to 2025: a modelling stud. Lancet Public Health. 2017;2(7):e307–13.

11. Hoogendijk EO, van der Noordt M, Onwuteaka-Philipsen BD, et al. Sex differences in healthy life expectancy among nonagenarians: a multistate survival model using data from the vitality 90+ study. Exp Gerontol. 2019;116:80–5.

12. Laake JH, Dybwik K, Flaatten HK, Fonneland I-L, Kvåle R, Strand K. Impact of the post-World War II generation on intensive care needs in Norway. Acta Anaesthesiol Scand. 2010;54(4):479–84.

13. Laporte L, Hermetet C, Jouan Y, et al. Ten-year trends in intensive care admissions for respiratory infections in the elderly. Ann Intensive Care. 2018;8(1):84.

14. Jones A, Toft-Petersen AP, Shankar-Hari M, Harrison DA, Rowan KM. Demographic shifts, case mix, activity, and outcome for elderly patients admitted to adult general ICUs in the United Kingdom, Wales, and Northern Ireland. Crit Care Med. 2020;48(4):466–74.

15. Weissman GE, Kerlin MP, Yuan Y, et al. Population trends in intensive care unit admissions in the United States among Medicare beneficiaries, 2006–2015. Ann Intern Med. 2019;170:213–5.

16. Docherty AB, Anderson NH, Walsh TS, et al. Equity of access to critical care among elderly patients in Scotland: a National Cohort Study. Crit Care Med. 2016;44(1):3–13.

17. Nielsson MS, Christiansen CF, Johansen MB, Rasmussen BS, Tønnesen E, Nørgaard M. Mortality in elderly ICU patients: a cohort study. Acta Anaesthesiol Scand. 2014;58(1):19–26.

18. Quill TE, Holloway R. Time-limited trials near the end of life. JAMA. 2011;306:1483–4.

19. Guidet B, Gerlach H, Rhodes A. Migrant crisis in Europe: implications for intensive care specialists. Intensive Care Med. 2016;42(2):249–51.

20. Guidet B, Flaatten H, Boumendil A, et al. Withholding or withdrawing of life-sustaining therapy in older adults (≥80 years) admitted to the intensive care unit. Intensive Care Med. 2018;44(7):1–12.

第 2 章　高龄重症患者的管理目标

Margaux Baqué, *Sara Thietart*, *Judith Cohen-Bittan*, *Marc Verny*, *Lorène Zerah*, *and Jacques Boddaert*

目录

🏠 **学习目标**

- 1+2+3 模型解释了老年综合征的概念,并帮助医生了解老年患者为什么会变得脆弱,易受疾病和器官衰竭的影响。
- 依据老年患者的特殊性,用工具来辅助入院决策,确定治疗级别和 ICU 管理目标。
- 重症医生、急诊医生和老年病医生之间的密切合作是必要的。

2.1 引言

目前尚未确定老年患者的明确年龄阈值。根据世界卫生组织(World Health Organization, WHO)2021 年的定义,老年患者是指 65 岁或 65 岁以上的老人。关于 ICU 收治老年患者的研究采用的年龄阈值在 50 岁到 90 岁之间,大多数文章包括了 80 岁以上的患者。老年人的管理建议适用于 75 岁以上的患者,尽管年龄的权重低于共病和失能的风险的权重。

75 岁以上患者的比例正在增加,对医疗系统是一个巨大的挑战。到 2030 年,12% 的法国人口将超过 75 岁,预计这一比例将继续增长[1]。老龄化对医疗资源的影响是未来几年的一个主要问题。

2.2 高龄患者的特点

没有一个独特的“老年患者”原型。一些 80 岁患者的身体和认知功能与 20 岁患者相同,而另一些患者的功能下降更早。每个个体的下降速度不同,部分原因是生理储备减少,但主要原因是共病的累积。进化生物学家将衰老定义为“内在生理功能的年龄依赖性或年龄渐进性下降,导致特定年龄死亡率的增加和特定年龄生育率的降低。”虽然衰老似乎是生命的一个普遍特征,但人与人之间的寿命差异很大。个体的生理储备存在很大的异质性,主要是由于随着时间推移,实际年龄和生物年龄之间的差异。已经有人试图描述和量化生物年龄,但尚未建立用于研究或临床目的的基于证据的定量测量方法。

稳态是身体维持内部平衡的过程。衰老是各个器官的整体功能和生理储备逐渐减少的原因。当患者受到急性疾病的侵袭时,衰老会导致其恢复能力下降。随着时间的推移,各个系统的稳态调节逐渐减缓。此外,当经受运动、创伤、感染或手术等打击时,机体会利用生理储备来维持机体平衡。因此,当患者暴露于急性疾病时,需要更多的生理储备来维持体内平衡,进而抵抗力下降。打击越大,需要的生理储备就越多。因此,对于年轻器官很容易克服的急性情况,可能会超越老年器官的生理极限,并导致急性损伤。

1+2+3 模型(图 2.1)总结了生理储备随年龄增长而减少的概念。这一模型解释了为什么老年患者会变得虚弱,易受疾病和器官衰竭的影响,并且更难从急性状况中恢复。1984 年,Bouchon 使用 1+2+3 模型(图 2.1)定义了老年综合征的概念,该模型代表导致器官储备下降的 3 个因素:①生理性器官老化;②病理性器官老化;③急性应激因素。只有因素②和③会

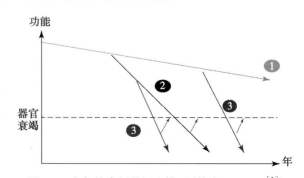

图 2.1 老年综合征的概念模型(摘自 Bouchon[2])

导致器官衰竭。

随着年龄的增长，所有器官都会失去其功能储备，但不同器官下降速度不同，其下降速度的差异性还取决于患者的共病、生活方式和遗传背景。与年龄相关的生理变化将在下一章详细描述。

当老年患者在 ICU 住院时，其基线能量消耗增加。因此，其能量储备减少，不足以应对其他额外的打击，如术后。能量需求和能量储备之间的失衡，会因其他因素的存在而增加，如共病、医疗、社会因素和心理状况等。出于这个原因，ICU 常常拒绝老年患者入住，仅仅是基于他们的年龄。人口老龄化导致了这种态度的改变，80 岁或以上患者的 ICU 入住人数增加。然而，这一人群的具有较高的 ICU 住院死亡率、并发症和功能丧失。因此，老年患者的最佳分诊和 ICU 治疗仍然是一个挑战。

2.3　高龄患者的 ICU 收治

2.3.1　收治标准：年龄问题？

尚未建立有效的量表来确定哪些患者应入住 ICU。重症医学医生在考虑是否收治老年患者时使用多种标准：共病、需要 ICU 治疗的器官功能障碍、需要进行的侵入性手术以及患者的意愿。尽管医学界认同年龄不应是唯一需要考虑的标准，但是更高年龄与更高的 ICU 拒绝入住风险相关。一项对 25 个中心 1 009 名患者进行的前瞻性研究发现，283 名患者（28%）被拒绝入住 ICU。拒绝入住 ICU 与更高的年龄（>65 岁）和健康状况不佳独立相关[3]。在一项单中心、前瞻性研究中也发现了类似的结果，38% 年龄超过 65 岁未入住 ICU 的患者与该结果相关[4]。然而，这些研究并未专门针对老年患者。一项前瞻性研究描述了180 名 80 岁以上患者的分诊过程，26% 的患者入住 ICU[5]，拒绝入住 ICU 的原因是患者或家人的意愿，以及患者病情过重或过轻。另一项研究进行多变量分析，发现拒绝入住 ICU的原因是年龄 >65 岁和 ICU 床位不足[6]，其中 1 981 人被拒绝入住 ICU，理由是病情过重或过轻；被认为"病情过轻"患者的住院死亡率为 8%，入住 ICU 的患者住院死亡率为 33%，而被认为"病情过重"的患者死亡率为 68%。被认为"病情过轻"不适合入住 ICU 的患者 6 个月死亡率与入住 ICU 的患者相似（41% vs 48%）[7]。

在分诊过程中必须考虑其他因素。在一项前瞻性研究中，2 646 名 80 岁以上的急性病患者，理论上需要入住 ICU，其中只有 31% 的患者由急诊医生向 ICU 医生提出了建议，最终 16% 患者入住 ICU。未建议收治 ICU 的相关因素包括年龄、进展期癌症、缺乏有关生活方式的信息、近期住院、基础功能状态和精神药物的使用等[8]。根据医院和病房的政策与习惯，ICU 老年患者的入住率差异很大。一项研究发现，老年患者的入住率在 6%~30% 之间，未找到原因来解释这些差异[8]。

入住 ICU 的老年患者比例正在增加。Haas 及其同事观察到，荷兰 ICU 中 80 岁以上患者的比例有所增加，2005 年至 2009 年从 13.4% 上升至 13.9%[9]。其他国家也发现了类似的结果：丹麦在 2005 年至 2011 年从 11.7% 上升到 13.8%[10]，奥地利在 1998 年至 2008 年从11.5% 上升到 15.3%[11]，澳大利亚和新西兰在 2000 年至 2005 年每年上升 5.6%[12]。唯一一项研究，由 Docherty 及其同事[13]发表，显示这一比例在 2005 年到 2009 年，从 10% 下降到8.4%。另一项队列研究发现，ICU 住院患者的平均年龄在 10 年内增加了 5 岁，而预期寿命增加了 2.5 年[14]。在该队列中,12% 入住 ICU 患者年龄超过 80 岁。然而,从一个中心到另一个中心观察到了重要的异质性,这可能是由于地域的特殊性或不同的收治政策。

2.3.2 老年 ICU 患者的预后评估工具

最近,关于老年患者不良预后(如死亡率和发病率)相关因素的研究取得了一些进展。在最新的疾病严重程度评分系统中,年龄和既往疾病的权重已达到 50%。另外,在预测预后时,也应考虑到患者的脆弱性,即老年患者应对急性和严重疾病的能力,应增加生理年龄而不是生物年龄的影响。这种脆弱性可以通过老年人衰弱的概念来解释[15]。诊断衰弱的金标准是将其视为老年综合评估(comprehensive geriatric assessment, CGA)的一部分,该评估基于特定领域,包括身体、功能、认知、行动、情感、社会、营养和肌少症等部分。但这较为复杂,不适合紧急情况。对于急性和紧急情况,一些工具已被使用和验证[16-18],尽管最佳方法仍有待确定。Haas 等[19]对收治 ICU 的高龄患者前瞻性队列研究发现,年龄(增加 5 岁)以及脆弱性和器官功能障碍严重程度与 6 个月的死亡率独立相关。但对于 ICU 老年患者的管理,仍需要开发一套可靠的床边工具来评估衰弱程度,该工具也可以整合到预后模型中,用来预测结局。尚不确定该工具是否具有足够的辨别力,以用于老年患者的分诊。目前,只有整合了多个变量(年龄、功能能力、合并症、急性疾病)的多学科决策流程才能用于 ICU 医生的分诊。

2.3.3 收治标准和入住 ICU 前的分诊

ICU 床位有限,需要在入住 ICU 前进行分诊:由急诊科医生决定是否向 ICU 医生推荐患者,并由 ICU 医生本人进行分诊。Eldicus 研究[20]发现年龄与未入住 ICU 率之间存在量效关系(45 岁以下的未入住率为 12%,超过 85 岁的未入住率为 36%),入住 ICU 率随年龄增加而增加,患者入住 ICU 后的生存率也在增加。尽管年龄是进行分诊时需要考虑的一个关键因素,但确定将患者收住 ICU 的预期效益也很重要。一项法国研究发现,与那些被拒绝收住 ICU 的患者相比,75 岁以上患者入住 ICU 没有益处[21]。

对于老年患者,分诊过程基于医生评估患者能否存活的能力、避免严重功能衰退和维持正常生活质量的能力,还必须考虑患者的意愿。它实际上是基于急性病情、共病和功能状态的判断。预测死亡率的量表,如急性生理学和慢性健康评估(acute physiology and chronic health evaluation, APACHE)、简化急性生理学评分(simplified acute physiology score, SAPS)和死亡概率模型(mortality probability model, MPM)也有助于预测死亡率,尽管这些量表不是专门为老年患者设计的。还有其他评分量表,主要用于评估 ICU 住院期间器官功能障碍及其严重程度,如序贯器官衰竭评估(sequential organ failure assessment, SOFA)和多器官功能障碍评分(multiple organ dysfunction score, MODS)。尽管这些评分广泛用于 ICU 住院患者,但它们不是为入住 ICU 前的分诊而设计[22]。衰弱评估也有助于 ICU 医生分诊,但其仍缺乏入住 ICU 的数据,因为它是生物年龄的重要标志,也是预后的重要预测因素。这个概念在 1994 年由 Fried[15]提出,但最近才被 ICU 医生使用。虽然衰弱与年龄增长有关,但并非所有老年人都是衰弱的。衰弱被定义为一种临床状态,即对年龄相关的储备和多种生理系统功能下降的敏感性增加[23]。

2.4　高龄患者 ICU 管理的目标

重症患者存在长期后遗症,认知障碍、功能残疾,以及死亡的风险增加[24,25],经质量调整的生存率降低[26],且与入院年龄无关。老年患者受这些长期后遗症的影响,并且由于深镇静、长时间机械通气、约束、营养不良等原因,其对老年患者的影响可能比年轻患者更大。老年 ICU 患者脆弱性和功能下降的风险均较高。法国一项 ICU 80 岁以上患者的队列研究显示,63% 的患者出现死亡或功能下降[27]。加拿大一项队列研究追踪了 610 名入住 ICU 超过 24 小时的老年患者,结果显示,与年龄和性别匹配的对照组相比,3 个月和 12 个月后功能下降增加[28]。在这项研究中,接受或拒绝入住 ICU 的患者 1 年死亡率相似。然而,Hoffman 及其同事[29]观察发现这两项研究的长期生活质量都很差,但与年龄匹配的人群相似,表明老年患者入住 ICU 仍有益处。一个尚未实现的重要目标是预测哪些老年患者在 ICU 出院后具有较高的长期生存率和良好的生活质量。在所有年龄组的 ICU 患者中,与预后相关的因素包括疾病严重程度、社会经济状况、共病、入院时的衰弱和生命支持治疗的限制[30]。在老年 ICU 患者中,基线功能状态和衰弱对预后的影响大于疾病严重程度[31]。在这项研究中,年龄似乎也与不良预后有独立相关性。在一项评估 6 205 名社区获得性肺炎患者 30 天死亡率的研究中[32],总体死亡率为 8%,并且随着年龄的增长而增加。在这项研究中,在有一种或无合并症的患者亚组中,65 岁以下患者和 65～79 岁患者的死亡率相似。然而,在该亚组中,80 岁以上患者的死亡率仍然较高。这些结果表明,在评估不良预后风险因素时,80 岁似乎比 65 岁更合适。

2.4.1　何时转入 ICU 后老年病房?

75 岁以上患者入住 ICU 后的 1 年死亡率 40%～70%[33]。年龄与 1 年死亡率相关,与入住 ICU 原因(感染、呼吸衰竭、休克)无关。目前,在 ICU 住院的老年患者由 ICU 医生与相关的老年医学医生或内科医生共同管理。专门的老年 ICU 很少[34],大多数患者从未接受过老年医学专家的评估。在存在多病和功能损伤风险的情况下,老年医学医生将发挥重要和额外的作用。首先,在入住 ICU 之前,有一个院内会诊。其次,在 ICU 住院期间,老年医学医生参与 ICU 治疗。最后,在转出 ICU 之后,老年医学医生在专门的急性老年病病房为患者提供治疗。这种类型的病房,称为老年 ICU 监护后病房,需要中等强度的治疗水平,也可以用作 ICU 的替代。同样,临床路径方法可能是 ICU 管理老年患者的下一个基石和挑战。路径包括经急诊科转入或直接收入 ICU,再转入老年病房和康复病房,以及进入老年 ICU 监护后病房,这将确保管理的连续性,特别是针对共病、药物相关问题和功能预后等情况。在髋关节骨折手术后,使用专门的老年病房进行围手术期管理与老年患者更好地临床结局相关[35,36]。因此,创建老年 ICU 监护后病房的项目正在进行中,该项目将管理多种合并症,预防和治疗后续的并发症,并进行早期康复[37]。ICU 医生、急诊科医生和老年医学科医生之间的密切合作是必要的。合作的目的是使用针对老年人群明确有效的预后评估工具优化患者分诊,使用适当的催眠药物给予老年患者合适的重症治疗,并在 ICU 住院后立即开展康复治疗。

实践

    — 由于死亡率下降以及婴儿潮一代的老龄化，人口正在老龄化。因此，预计入住ICU的老年患者数量将继续增加。

    — 老年患者具有的生物学特点和功能特殊性，其应对紧急情况的能力下降。因此，ICU治疗可能会在老年患者救治中找到它们的位置，而不是使其大部分的特殊治疗措施都能获益。

    — 尚无有效的评分系统适用于老年重症患者的分诊。大多数判断是依据年龄做出的。需要基于功能状态和生物年龄的评分工具。

    — ICU住院死亡率增加，应在ICU住院之前、期间和之后提出具体的老年综合管理措施。

结论

没有一个专门的老年患者标准。每个患者都必须考虑ICU住院期间所需的评估工具、治疗程度和治疗目标。即使离开ICU，后ICU病房可以优化老年重症患者的管理并改善其预后。

要点

    — 重症监护需求增加和ICU床位短缺使ICU医生在分诊时处于两难境地。由于老年患者预期寿命有限，因此面对需要ICU的老年患者时尤其如此。许多国家都面临着ICU能否改善长期生存的问题。

    — 年轻患者和老年患者在入住ICU前的分诊过程不同。目前还没有针对老年人的理想预后评估工具来预测入住ICU的益处。

    — 老年综合征，如衰弱、肌少症、谵妄和认知障碍，可能对预后起主要作用。

（冯喆 译，刘亚林 审校）

参考文献

1. Nathalie Blanpain et Guillemette Buisson, division Enquêtes et études démographiques, Insee. Projections de population à l'horizon 2070: Deux fois plus de personnes de 75 ans ou plus qu'en 2013. https://www.insee.fr/fr/statistiques
2. Bouchon JP. 1+2+3 ou comment tenter d'être efficace en gériatrie ? Rev Prat. 1984;34:888–92.
3. Azoulay E, Pochard F, Chevret S, Vinsonneau C, Garrouste M , Cohen Y et al.; PROTOCETIC Group. Compliance with triage to intensive care recommendations. Crit Care Med. 2001; 29: 2132–6.
4. Joynt GM, Gomersall CD, Tan P, Lee A, Cheng CA, Wong EL. Prospective evaluation of patients refused admission to an intensive care unit: triage, futility and outcome. Intensive Care Med. 2001;27:1459–65.
5. Garrouste-Orgeas M, Tabah A, Vesin A, Philippart F, Kpodji A, Bruel C, Grégoire C, Max A, Timsit JF, Misset B. The ETHICA study (part II): simulation study of determinants and variability of ICU physician decisions in patients aged 80 or over. Intensive Care Med. 2013;39:1574–83.
6. Garrouste-Orgeas M, Timsit JF, Montuclard L, Colvez A, Gattolliat O, Philippart F, Rigal G, Misset B, Carlet J. Decision-making process, outcome, and 1-year quality of life of octogenarians

referred for intensive care unit admission. Intensive Care Med. 2006;32:1045–51.

7. Boumendil A, Angus DC, Guitonneau AL, Menn AM, Ginsburg C, Takun K, et al. Variability of intensive care admission decisions for the very elderly. PLoS One. 2012;7(4):e34397.

8. Garrouste-Orgeas M, Boumendil A, Pateron D, Aergerter P, Somme D, Simon T, Guidet B. Selection of intensive care unit admission criteria for patients aged 80 years and over and compliance of emergency and intensive care unit physicians with the selected criteria: an observational, multicenter, prospective study. Crit Care Med. 2009;37:2919–28.

9. Haas LEM, Karakus A, Holman R, Cihangir S, Reidinga AC, de Keizer NF. Trends in hospital and intensive care admissions in the Netherlands attributable to the very elderly in an ageing population. Crit Care. 2015;19:353.

10. Nielsson MS, Christiansen CF, Johansen MB, Rasmussen BS, Tønnesen E, Nørgaard M. Mortality in elderly ICU patients: a cohort study. Acta Anaesthesiol Scand. 2014;58(1):19–26.

11. Ihra GC, Lehberger J, Hochrieser H, Bauer P, Schmutz R, Metnitz B, et al. Development of demographics and outcome of very old critically ill patients admitted to intensive care units. Intensive Care Med. 2012;38(4):620–6.

12. Bagshaw SM, Webb SA, Delaney A, George C, Pilcher D, Hart GK, Bellomo R. Very old patients admitted to intensive care in Australia and New Zealand: a multi-centre cohort analysis. Crit Care. 2009;13(2):R45.

13. Docherty AB, Anderson NH, Walsh TS, Lone NI. Equity of access to critical care among elderly patients in Scotland: a national cohort study. Crit Care Med. 2016;44(1):3–13.

14. Guidet B, Boumendila A, Garrouste-Orgeas M, Pateron D. Admission en réanimation du sujet âgé à partir du service des urgences État des lieux Admitting elderly patients in intensive-care unit An emergency-department perspective. Réanimation. 2008;17(8):790–801.

15. Fried LP. Frailty. In: Hazzard WR, Bierman EL, Blass JP, Ettinger WH, Halter JB, editors. Principles of geriatric medicine and gerontology. 3rd ed. New York: McGraw-Hill, Inc; 1994. p. 1149–56.

16. Rockwood K, Song X, MacKnight C, et al. A global clinical measure of fitness and frailty in elderly people. CMAJ. 2005;173(5):489–95.

17. Le Manach Y, Collins G, Rodseth R, Le Bihan-Benjamin C, Biccard B, Riou B, Devereaux PJ, Landais P. Preoperative score to predict postoperative mortality (POSPOM): derivation and validation. Anesthesiology. 2016;124(3):570–9.

18. Moppett IK, Parker M, Griffiths R, Bowers T, White SM, Moran CG. Nottingham hip fracture score: longitudinal and multi-centre assessment. Br J Anaesth. 2012;109:546–50.

19. Haas LEM, Boumendil A, Flaatten H, Guidet B, Ibarz M, Jung C, Moreno R, Morandi A, Andersen FH, Zafeiridis T, Walther S, Oeyen S, Leaver S, Watson X, Boulanger C, Szczeklik W, Schefold JC, Cecconi M, Marsh B, Joannidis M, Nalapko Y, Elhadi M, Fjølner J, Artigas A, de Lange DW, VIP2 study group. Frailty is associated with long-term outcome in patients with sepsis who are over 80 years old: results from an observational study in 241 European ICUs. Age Ageing. 2021;50(5):1719–27.

20. Sprung CL, Artigas A, Kesecioglu J, Pezzi A, Wiis J, Pirracchio R, et al. The Eldicus prospective, observational study of triage decision making in European intensive care units. Part II: intensive care benefit for the elderly. Crit Care Med. 2012;40:132–8.

21. Le Guen J, Boumendil A, Guidet B, Corvol A, Saint-Jean O, Somme D. Are elderly patients' opinions sought before admission to an intensive care unit? Results of the ICE-CUB study. Age Ageing. 2016;45(2):303–9.

22. Guidet B, Thomas C, Leblanc G, Boumendil A, Pateron D. Postoperative admission to the intensive care unit. Perioperative care of the elderly. Cambridge University Press; 2018. p. 277–82.

23. Qian-Li X. The frailty syndrome: definition and natural history. Clin Geriatr Med. 2011;27(1):1–15.

24. Pandharipande PP, Girard TD, Jackson JC, Morandi A, Thompson JL, Pun BT, Brummel NE, Hughes CG, Vasilevskis EE, Shintani AK, Moons KG, Geevarghese SK, Canonico A, Hopkins RO, Bernard GR, Dittus RS, Ely EW, The BRAIN-ICU Study Investigators. Long-term cognitive impairment after critical illness. N Engl J Med. 2013;369:1306–16.

25. Iwashyna TJ, Ely EW, Smith DM, Langa KM. Long-term cognitive impairment and functional disability among survivors of severe sepsis. JAMA. 2010;304:1787–94.

26. Angus DC, Musthafa AA, Clermont G, Griffin MF, Linde-Zwirble WT, Dremsizov TT, Pinsky MR. Quality-adjusted survival in the first year after the acute respiratory distress syndrome. Am J Respir Crit Care Med. 2001;163:1389–94.

27. Boumendil A, Aegerter P, Guidet B, CUB-Rea Network. Treatment intensity and outcome of patients aged 80 and older in intensive care units: a multicenter matched-cohort study. J Am Geriatr Soc. 2005;53:88–93.

28. Heyland DK, Garland A, Bagshaw SM, Cook D, Rockwood K, Stelfox HT, et al. Recovery after

critical illness in patients aged 80 years or older: a multi-center prospective observational cohort study. Intensive Care Med. 2015;41:1911–20.

29. Hoffman KR, Loong B, Haren FV. Very old patients urgently referred to the intensive care unit: long-term outcomes for admitted and declined patients. Crit Care Resusc. 2016;

30. Flaatten H, de Lange DW, Artigas A, et al. The status of intensive care medicine research and a future agenda for very old patients in the ICU. Intensive Care Med. 2017;43:1319–28. https://doi.org/10.1007/s00134-017-4718-z.

31. Boumendil A, Somme D, Garrouste-Orgeas M, Guidet B. Should elderly patients be admitted to the intensive care unit? Intensive Care Med. 2007;33:1252–62.

32. Kaplan V, Clermont G, Griffin MF, Kasal J, Watson RS, Linde-Zwirble WT, Angus DC. Pneumonia: still the old man's friend? Arch Intern Med. 2003;163(3):317–23.

33. Boumendil A, Latouche A, Guidet B, ICE-CUB Study Group. On the benefit of intensive care for very old patients. Arch Intern Med. 2011;171:1116–7.

34. Zeng A, Song X, Dong J, Mitnitski A, Liu J, Guo Z, et al. Mortality in relation to frailty in patients admitted to a specialized geriatric intensive care unit. J Gerontol A Biol Sci Med Sci. 2015;70:1586–94.

35. Boddaert J, Cohen-Bittan J, Khiami F, Le Manach Y, Raux M, Beinis J-Y, et al. Postoperative admission to a dedicated geriatric unit decreases mortality in elderly patients with hip fracture. PLoS One. 2014;9(1):e83795.

36. Moyet J, Deschasse G, Marquant B, et al. Which is the optimal orthogeriatric care model to prevent mortality of elderly subjects post hip fractures? A systematic review and meta-analysis based on current clinical practice. Int Orthop (SICOT). 2019;43:1449–54.

37. Vallet H, Cohen-Biitan J, Boddaert J. Lifelines of intensive care medicine in elderly patients. Reanimation. 2015;24:351–3.

2

第二篇 与年龄相关的生理变化

第3章 与年龄相关的生理变化：中枢神经系统功能

Stéphanie Miot, Raphaël Chancel, and Hubert Blain

目录

🏠 学习目标

中枢神经系统（central nervous system，CNS）是一个由许多细胞组成的神经网络系统，是具有各种功能的复杂整体。本章中，我们将从分子、细胞和功能水平 3 个层次来阐述中枢神经系统的正常老化，以便更好地理解中枢神经系统与年龄相关变化的相互依存关系，并从大脑的角度强调老年人的重症监护问题。

3.1　引言

衰老是一个复杂的过程。表型是表型基因（基因组）和长期暴露（暴露体）之间相互作用的结果。如果说基因组是天生的，那么暴露则取决于生命的长短。存活时间越久，则暴露的因素就越多。所以人类的表型异质性在老年人身上更加明显，因为变老意味着更长期和更多的环境暴露。由于血脑屏障（brain-blood barrier，BBB）的选择性，CNS 暴露于复杂环境，神经元存活时间越长，暴露因素就越多，且对低水平的慢性暴露高度敏感[1]。这种特异性导致了 CNS 衰老的异质性。

根据侧重于一个元素或网络的不同，CNS 的功能可以从分子、组织、神经解剖学等不同层面来考虑。这种多模态和综合功能也可以解释老年人正常 CNS 老化的不一致性。此外，CNS 不仅参与 CNS 的认知功能，而且还参与对运动、情感以及应激等过程的调节。

所以正常衰老包括一系列复杂的变化过程，并有相应的临床表现。在这里，这个问题将被人为地探索，以使问题更加清晰。首先，我们需要了解 CNS 在细胞和神经解剖水平上的老化问题。其次，考虑到基本的生理过程，理解正常衰老的生理改变对 CNS（认知、运动和情感方面）的继发改变。

3.2　中枢神经系统衰老

3.2.1　大脑中与年龄相关的一般细胞变化

衰老及一些由衰老引起的分子变化进程会影响整个大脑结构及功能的改变。

3.2.1.1　β- 淀粉样蛋白和 Tau 蛋白的积累

β- 淀粉样蛋白沉积和 Tau 蛋白在脑组织中聚集是中枢神经系统衰老的特征。

Aβ（1-40）和 Aβ（1-42/43）肽是由分泌酶作用于 β- 淀粉样前体蛋白产生的。这些 Aβ 蛋白富集在 β 片段中，这使得它们更易自聚集，导致细胞外 β- 淀粉样蛋白沉积。这些淀粉样斑块在老年人更常见，甚至是在那些认知功能完好的老年人中[2]。神经纤维缠结（neurofibrillary tangles，NFT）是细胞内过度磷酸化 Tau 蛋白的堆积，导致细胞骨架结构减弱[3]。神经纤维缠结能在正常衰老过程中观察到，而且其数量与认知能力下降相关，尤其是在海马区、内嗅皮质和 9 区[4]。此外，β- 淀粉样蛋白聚集物增强神经纤维缠结并参与老化过程中的神经活动减退[5]。β- 淀粉样蛋白聚集物和神经纤维缠结的清除是由小胶质细胞和星形胶质细胞完成的[6]，它们的积累阶段似乎是正常大脑和病理大脑衰老之间的过渡阶段。

3.2.1.2 自噬

细胞废物的回收也是细胞生存所必需的。这种转化是由自噬过程中的溶酶体提供,自噬在正常衰老过程中减少[7],这导致改变的蛋白质聚集为路易小体或神经纤维,以及由受损的脂质形成的脂褐素也称细胞内色素等的聚集[8]。这种自噬失调影响神经元及小胶质细胞,并与神经炎症有关[9]。

3.2.1.3 氧化应激

氧化应激在衰老过程中很常见[10]。在大脑中,氧化损伤诱导线粒体 DNA 突变积累[11],与认知能力下降相关的脂质过氧化[12],以及与记忆障碍相关的海马羰基积累的蛋白质氧化[13]。此外,这种氧化应激在神经炎症和小胶质细胞激活的双向过程中起着关键作用。慢性活性氧的产生会诱导小胶质细胞活化,而长时间的炎症会导致小胶质细胞中保留的抗氧化防御能力耗尽[14]。

3.2.1.4 神经炎症

CNS 老化的另一个挑战是神经炎症过程。急性炎症反应在外周水平产生一些促炎细胞因子如 IL-1β、TNF-α 或 IL-6,并且这些因子会进入大脑,从而激活小胶质细胞。在年轻人中,这种促炎反应温和且短暂,而在老年人中则更强、更长[15]。在稳定状态下,我们可以观察到促炎细胞因子如 IL-1β 和 IL-6 的过表达[16],抗炎细胞因子如 IL-4 或 IL-10[17] 的减少,以及衰老大脑中的小胶质细胞敏感性增强,会导致外周或中枢损伤的高反应性。神经炎症参与多种分子过程(如自噬或氧化应激),同时许多脑细胞也参与神经炎症。在急性或慢性神经炎症期间,神经元、星形胶质细胞或小胶质细胞这 3 种细胞类型之间有着复杂的相互作用。由于脑细胞的寿命很长,这种神经炎症似乎具有累积效应,最终导致衰老和功能丧失[18]。

3.2.2 大脑中特定细胞类型与年龄相关的变化

人类的大脑由数十亿个神经元和非神经细胞组成[19],它们受到衰老过程各种不同的影响。

3.2.2.1 神经元

神经元长期以来被认为是大脑的主要组成部分,在细胞和神经网络水平上受到衰老的影响。

神经元内注入电流会诱导一个去极化为特征的动作电位,接着发生后超极化(afterhyperpolarisation, AHP),此时膜电位低于静息电位,然后增加至静息状态。AHP 越大,则不应期越长。所以这个 AHP 振幅决定了神经元产生放电活动能力的大小。在衰老的神经元中,AHP 振幅增加,尤其是海马神经元[20],导致神经元体外兴奋性和可塑性降低。即使在体内没有观察到这种减弱的放电,或者只有当啮齿动物暴露在一个新的环境中[21],尤其当暴露在极端刺激下时,它可能会降低神经元的可塑性。在衰老的神经元中也观察到较弱的突触可塑性,由于更长的和更强的 AHP[22] 和突触后受体(如 NMDA)激活减少[23],

导致长时程增强(long-term potentiation，LTP)激活阈值较高。

年龄相关的改变会影响神经元连通性，甚至增加神经毒性[24]。神经元的生成随着年龄的增长而减少[25]，并出现神经元的丢失。神经元生成的减缓现象在海马中发生较早并且剧烈[26]，而且在成人的所有神经发生区域(如脑室下区和嗅觉上皮)也都可或多或少地观察到[27,28]。这种大脑衰老不仅受到应激和糖皮质激素的影响[29]，而且受到一些神经递质(如谷氨酸)[30]和炎症[31]的复杂平衡和阈值效应的影响。然而，即使在老化的大脑中，运动和丰富的环境仍会上调神经生成[32,33]。

所有这些神经元老化机制主要在海马体中进行了大量研究，并对记忆产生影响。这种神经元的丢失似乎是与大脑区域相关，并定位于皮质[34]，而皮质下萎缩本质上是由于神经胶质细胞衰老引起的轴突损伤。

3.2.2.2　神经胶质细胞

在中枢神经系统中，由少突胶质细胞组成包绕轴突形成绝缘的髓鞘结构，可以实现更快的去极化传输。在透射电镜下，老化的髓鞘显示出与蛋白酶体积累[35]相对应的细胞质电子致密袋，并与认知能力下降[36]相关。在衰老的大脑中可以观察到神经纤维的丧失[37]。但与少突胶质细胞活性相关的基因上调有利于通过髓鞘再生过程[38]来补偿髓鞘退化。然而，随着髓鞘层变薄，异常的副节环，节间长度增加[39]，少突胶质细胞持续生产髓鞘的效率较低，从而导致髓鞘可塑性下降[40]。

神经元微环境也由星形胶质细胞组成，与突触和毛细血管接触。星形胶质细胞随年龄增长而肥大，胞质中可见髓鞘包裹体[41]，表明其具有吞噬活性。它们还在衰老过程中的氧化应激和神经炎症反应中发挥着重要作用，特别是谷胱甘肽产生[42]和自噬活动[43]。星形胶质细胞也是释放细胞因子的免疫细胞。它们通过释放神经营养因子如GDNF[44]，控制小胶质细胞的运输，从而预防神经退行性变，并能够激活小胶质细胞以促进炎症反应[45]。

3.2.2.3　小胶质细胞

小胶质细胞活性由星形胶质细胞调节，同时它也能调节星形胶质细胞的活性[46]。小胶质细胞与星形胶质细胞一样，在中枢神经系统中具有随年龄增长而增强吞噬的功能[47]。小胶质细胞可被脑损伤、卒中、创伤、神经毒性蛋白或促炎细胞因子激活。它们具有终生进化的特异性特征[48,49]，并在免疫反应和大脑稳态中发挥关键作用。在正常成年小鼠的大脑中，小胶质细胞消失不影响行为和认知[50]。另外，小胶质细胞可以因兴奋性中毒而调节谷氨酸转运蛋白的表达[51]，继而影响突触活性[52]；而神经元产生一些神经递质、嘌呤或细胞因子，作为小胶质细胞表型的激活剂或抑制剂[53,54]。破坏小胶质细胞和神经元之间的这种开关平衡会导致认知功能障碍[54,55]。此外，衰老诱导小胶质细胞从"非炎症"状态转化为激活或"启动"状态，减少神经保护并增加神经炎症反应[56]。老化的脑组织小胶质细胞对促炎刺激更加敏感，因此慢性神经炎症持续时间更长，水平更高[42]。

小胶质细胞也在神经发生中发挥作用。如上所述，神经发生包括产生新的神经元，将它们整合到已经存在的神经元网络中而不死亡[57]。星形胶质细胞对于在突触回路中包含新神经元至关重要[58]，同时小胶质细胞通过释放生长因子[59]和调节神经炎症以一种不多[60]也不少激活的复杂平衡来促进神经元生存[61]。

3.2.2.4 血管单元

大脑主要由神经元、神经胶质细胞(少突胶质细胞、星形胶质细胞和小胶质细胞)和血管组成。微血管密度、可塑性和完整性随着年龄的增长而降低,导致灌注降低而通透性提高[62]。年龄相关微血管损伤与 β- 淀粉样蛋白聚集物[63]、氧化应激[64]和神经炎症[65]有关。星形胶质细胞对于神经元和血管细胞之间的联系至关重要,因此它们的衰老也可能对衰老的中枢神经系统中血管单位的功能产生影响[66]。与年龄相关的血管对神经元活动反应的适应性丧失,称为神经血管脱耦联,这与认知能力下降相关[67]。此外,血脑屏障通透性随着年龄的增长而增加,并与神经炎症相关[68]。

因此,在中枢神经系统衰老过程中观察到各种分子和细胞与年龄相关的变化,并与环路过度激活密切相关。

3.2.3 大脑中与年龄相关的特殊解剖变化

与年龄相关的分子和细胞变化在大脑中普遍存在,因此我们可以观察到随着皮质萎缩和连通性下降,在衰老过程中出现一些整体解剖变化。另外,由于对能量或神经发生的依赖,一些区域更容易受到衰老的影响。

3.2.3.1 衰老相关整体变化

功能性 MRI 研究显示,年龄对皮质灰质和白质体积的减少有显著影响[69]。

随着年龄增长,灰质变薄,脑室和脑脊液体积增大[70]。这种灰质萎缩在额叶和颞叶皮质以及纹状体和丘脑中更明显[71]。初级运动皮质和感觉皮质似乎也受到影响[70]。这种灰质损伤似乎更多是由于树突分支和突触减少,而不是神经元本身减少[72]。

在大脑的所有区域都能观察到白质减少[73],比灰质减少晚但快[74]。这是由于神经纤维长度减少 10%~45%[75],特别是在额叶[76]和胼胝体[77],呈前后梯度改变[78,79]。这导致了与认知能力下降相关的大脑连接中断[80,81]。这种白质损伤反映了衰老大脑中的髓鞘损伤[79]。

某些大脑区域更容易衰老,或者说它们与年龄相关的活动性减少在临床上更加明显。

3.2.3.2 前额叶皮质与多巴胺系统

前额叶皮质(prefrontal cortex, PFC)和奖赏回路是受衰老影响最大的大脑区域。在观察到的结构性下降中,灰质体积减小最多[82],估计在 20 岁后每十年减少约 5%[83]。将多巴胺传入 PFC 的纹状体也显示出与年龄相关的灰质体积减小,每十年减少约 3%[84]。PFC 和胼胝体前部的白质也比其他大脑区域的白质改变更多[85]。当老年人接受复杂的认知任务时,也会观察到 PFC 功能的下降。例如,在一项简单的工作记忆任务中,老年人需要比年轻人更多的 PFC 激活才能获得相同的表现水平[86]。但这种补偿现象对于困难的工作记忆任务是不够的[87]。同时,在老年人中还观察到多巴胺系统的下降,在 40 岁后,包括纹状体和 PFC 在内的奖赏回路中多巴胺转运体(dopamine transporter, DAT)和 D_2 受体的表达持续下降[88-90]。最后,这是整个前额 - 纹状体 - 丘脑回路的结构、功能和连通性,似乎在老年人中受损,可能是未来认知能力下降的生物标志物[91]。

3.2.3.3　海马与胆碱能系统

海马是大脑中另一个对认知至关重要的区域。其体积在阿尔茨海默病患者中显著减少，大多数研究并未发现健康老年人的海马体积受损[92]。与年龄相关的海马变化似乎尤其会影响它的功能。因此，海马脑血管反应性随着年龄的增长而下降，并与老年人的认知障碍有关[93]。更全面地说，包括海马在内的胆碱能系统在衰老的大脑中被变更。

来自基底前脑的胆碱能信号调节海马中的认知[94]，以及丘脑和中脑腹侧被盖区（central tegmental area，VTA）的清醒状态和行为（特别是焦虑）[95]。这些胆碱能神经元似乎对衰老相关的能量缺失更敏感[96]，这在一定程度上解释了衰老过程中的记忆障碍。事实上，胆碱能系统还包含表达胆碱能受体的非神经元细胞：小胶质细胞和星形胶质细胞[97]。胆碱能神经元与这些神经胶质细胞之间存在双向关系：胆碱能神经元的损失会过度激活小胶质细胞并诱导慢性炎症，而乙酰胆碱释放通过激活由星形胶质细胞和小胶质细胞表达的胆碱能受体 α7nAChR 而起到抗炎作用[98]。因此，与衰老相关的胆碱能通路损伤对认知和情绪有直接影响，同时因过度激活神经炎症产生更广泛的影响。胆碱能系统的促炎和抗炎作用之间的稳态被破坏，以及胆碱能传递的丧失引起的恶性循环，解释了随着年龄增长而神经退行性疾病发生率增高的现象。

因此，在中枢神经系统衰老中观察到整体和特定的与年龄相关的解剖变化。相较于特定区域，功能系统更受影响，按前后梯度地改变。并且这里潜在的分子和细胞过程涉及神经炎症。

3.3　衰老对中枢神经系统功能的影响

3.3.1　认知概况

由于大脑结构和功能因脑区和个体而异，与年龄相关的认知功能变化并不统一。某些认知功能更容易受到衰老的影响，比如注意力或记忆力，但衰老往往也会影响整个大脑功能。

3.3.1.1　注意力

我们将注意力描述为以下几种亚型。

选择性注意是指有效、快速地处理一个相关信息来完成一项任务的能力。主体需要区分目标和干扰因素。当我们在一个复杂的环境中寻找一个特定的物体时，这种选择性注意可能是有意的（例如洗衣篮里的粉红色袜子）；当我们的注意力被外部刺激激活时，这种选择性注意可能是无意的（例如你儿子在生日聚会上的喧闹声）。在研究中，选择性注意可以通过视觉搜索来评估，特别是字母或单词。与寻找袜子相比，参与者需要在干扰物中找出一个字母或单词（这些干扰物在物理或概念上有密切的相似性）。收集到的延迟和错误数在老年人中明显更高[99]。但这种差异可能是由于感知障碍或认知和运动速度放缓，所以老年人的选择性注意力可能是完整的。

此外，老年人与年轻的参与者一样，如果提前知道任务，他们能够预测刺激物的选择[100]。测试之间的信息积累也可以提高表现，并且这种感知启动存在于健康的老年人中[101]。最后，抑制，即排除干扰的能力，也称为 Stroop 效应，在老年人中效率较低[102]。但当参与者的注意力受到环境输入的引导时,年轻人和老年人之间的差异会消失[103]。因此,调节选择性注意的过程似乎在老年人中基本保留了下来。

分散性注意力是指同时注意多个信息的能力,例如在洗衣篮中寻找粉红色的袜子和绿色的 T 恤。老年人可以在环境中整合多个目标,即使这些物体在运动中,但他们的整合速度仍较慢,同时需要注意的目标比年轻人要少[104]。

持续性注意力本质为在进行注意力任务时捕捉罕见事件的警惕性。几乎所有的研究都表明,老年人持续注意力下降[105]。

随着年龄的增长,注意力或多或少受损,这对其他认知功能也有重要影响,比如记忆或决策能力。

3.3.1.2　记忆

记忆分为工作记忆、情景记忆、语义记忆、内隐记忆和程序记忆。工作记忆指能够存储和处理某些信息来实现当前任务的能力,例如在购物时必须记住买新的粉红色袜子。其他四种记忆都是长期记忆:情景记忆(与个人经历有关)和语义记忆(对应于知识存储)为陈述性记忆,内隐记忆(非故意)以及有助于表现的程序性记忆(感知、运动和认知技能)为非陈述性记忆。这些不同记忆的衰老是不同的和异质性的。

工作记忆在衰老过程中受损并下降[106],但这种下降的机制存在争议,这可能是因为以前研究中使用的认知任务非常多样化,所评估的工作记忆调节因子也不同。注意力受损可以解释编码困难[107]。衰老导致注意力整体缓慢会影响工作记忆[108],特别是抑制性控制下降[109]。但外部支持仍然能够改善老年人的工作记忆[110]。

情景记忆在衰老过程中最易受损。它与编码和存储相关,因此它会受工作记忆影响。这也意味着检索过程会随着年龄的增长而衰退[111]。这种情景记忆障碍导致错误认知[112],尤其是当老年人感知相似事物时[113]。

语义记忆虽然在测试中有明显更高的延迟,但在衰老过程中保持相对完整[114]。

内隐记忆和**程序记忆**可视为其他认知或运动的启动物。对此探索复杂多样,导致研究结果相互矛盾[101,115,116],但与内隐记忆相关的内隐学习能力在老年人中基本完好[117]。

3.3.1.3　决策

在更高的复杂程度上,决策可能会受到认知老化的影响。这个认知过程包括注意力、工作记忆、情景记忆、灵活性和情感方面。实验表明,与衰老相关的能力下降与策略选择的异质性变化相关[118]。调节因子在健康的老年人,特别是注意力训练中仍然有效[119]。

认知功能基本上取决于受衰老影响最大的大脑区域前额叶皮质结构和功能的衰退以及海马体的功能衰退[111],也与衰老导致的连接障碍相关[120]。在健康老年人中,PFC 白质完整性破坏与处理速度、注意力控制(特别是 Stroop 任务)和记忆力下降有关[121,122]。此外,这些认知功能大多依赖于对特定任务已有的专业知识水平、认知储备[123,124]和行动能力[125,126],这可能是健康老年人临床异质性的起源。

3.3.2　运动

运动是另一个会因衰老而受损的中枢神经系统功能。轻度的运动体征被认为是健康的老龄化，步态和运动协调性下降或运动减慢。此外，老年人伴随多变的动作，效率也会下降[127]。除了周围神经和神经肌肉系统，衰老还会影响中枢对运动的控制。

3.3.2.1　运动中枢神经系统活动的功能分散

在健康老龄化中也可以观察到 CNS 运动系统的结构性损伤：运动皮质和纹状体的萎缩（章节 3.2.3）。白质减少也可能对老年人的运动产生影响。例如，运动技能的学习似乎依赖于新的少突胶质细胞的产生[128]，因此衰老导致的髓鞘可塑性降低可能会降低这种运动学习能力。

在功能水平上，与年轻人相比，老年人在运动任务中某些运动大脑区域的活跃性更高。例如，当他们移动右手时，他们的左侧运动皮质比年轻人更活跃[129]。在更复杂的运动任务中，与年轻人相比，老年人也观察到非运动系统的激活[130]。这种过度激活和过度招募可以用去分化理论和补偿理论来解释。首先，老年人使用相关神经元网络完成运动任务的能力较弱[131]，这种过度招募将成为他们非特定反应的一种背景噪声。其次，健康老年人运动网络之间的连通性增加[132]。运动和认知功能区域如前额叶和感觉运动皮质的招募[133,134]通过提高注意力和综合功能也可以在老年人中获得相同的表现[135,136]。这些现象可以补偿内稳态破坏后外周和初级中枢运动系统的损伤。

3.3.2.2　运动与认知

如果胆碱能系统参与认知，那么多巴胺对运动是必不可少的。老年人平衡和精细运动能力下降与纹状体多巴胺系统受损有关[137,138]。此外，情绪状态可以通过影响动机来影响运动，例如抑郁症引起的精神运动减缓[139]。认知也与多巴胺、思维、执行功能和运动密切相关。

事实上，运动不仅仅是运动控制的问题。当一些大脑区域，特别是前额叶皮质已经被单一任务过度招募时[140]，由于神经资源的可用性降低，健康的老年人更难完成涉及运动和认知活动的双重任务[141]。

具身认知是一个新兴的概念，是运动和认知的融合。具身认知指的是认知过程、情绪、身体感知和运动关系。现有证据表明，具身认知似乎受到衰老的影响[142]。这种具身认知缺陷会影响运动、方向、注意力、移情和社交能力。运动障碍、处理速度、注意力和多感觉集成下降可以解释这种与衰老相关的具身认知障碍[143]。镜像神经元是具身认知所必需的，其前后方变性也可能影响具身认知[144]。

因此，在衰老过程中从前到后的基因表达梯度和多巴胺系统损伤在运动功能中处于中心地位，更广泛地体现了与衰老相关的衰退。

3.3.3　情感

中枢神经系统还涉及一种更复杂的功能，其中包括与运动和认知思想相关的功能：情感和情绪表型。

3.3.3.1　迟发性疾病

认知储备概念可以解释认知老化轨迹的个体间异质性。事实上，在老年人认知能力下降的程度差异中,只有50%可以用神经病理学来解释[145]。另一半可能与认知储备有关,导致了暴露组(从环境到终身经历)与基因组之间的相互作用[146]。个体异质性控制着大脑的抵抗或维持能力,也就是说,大脑对损伤的修复能力。另外,个体异质性还控制着大脑的弹性,也即大脑适应病理过程的能力。此外,这种认知储备与前额叶皮质活动密切相关[147]。

在精神病学中,许多疾病都与前额叶皮质低髓磷脂化、功能障碍和神经炎症有关[148,149]。患有早发性双相情感障碍或精神分裂症的患者罹患神经认知障碍[150]的风险很高,特别是额颞叶痴呆[148],因为衰老过程与额叶受损和炎症同步累积。此外,一些没有任何精神病史的患者有表现为额叶脆弱的迟发性精神障碍[148]。此外,有时很难确定这些迟发性精神障碍是否只是神经认知障碍的前驱症状[151,152],特别是额颞叶痴呆。因此,认知储备和预先存在的PFC可塑性可以调节早发性精神障碍的病理性衰老和迟发性精神障碍的出现。老年人的认知储备越少,在衰老过程中在认知和情感层面的适应能力就越弱。再次强调,前后神经退行性变梯度和神经炎症似乎起着关键作用。随着年龄增长,稳态可能会被破坏,老年人可能会"倒下"患上这种疾病。

3.3.3.2　性格

由于难以鉴别正常状态以及疾病状态之间的边界,可以运用多种手段来研究老年人在疾病状态下的性格改变。性格特征决定人类情绪、个人交际、态度以及完成目标的驱动力[153]。性格可被定义为5个理论模型,包括5种性格影响因素:神经性(易被负面情绪所影响);外向性(倾向于感受乐观情绪同时乐于社交);开放性;亲和性(容易产生同理心,愉悦感);以及尽责性(小心谨慎,完美主义,有远见,但更具有强迫症倾向以及更为固执己见)[154]。性格会随着年龄增长而改变,老年人具备更高的尽责性,更好的亲和性,以及更少的外向性[155]。老年人更为神经性,这个特征也预示着老年人更容易表现为迟发抑郁[156]以及更容易罹患神经源性的认知障碍[157]。大脑特定区域的结构和功能与这些性格特点存在关联性,其中包括大脑特定区域的灰质与白质以及前额叶皮质兴奋性[158-160]。前额叶皮质可能与特定老年人外向性以及神经质性格特点存在关联[158,160,161],同时至少在某种程度上调节着伴随年龄增长而出现的性格改变。

3.3.3.3　幸福体验悖论

自身性格也与幸福感存在关联[162]。矛盾的是,即使老龄化意味着生理功能下降以及丧亲之痛,老年人较之年轻人对应激反应更不强烈[163],但由于健康老年人更有韧性,更不容易产生负面感受[164,165]。伴随着年龄的增长,老年人会产生更多积极、正向情感,尽可能不去体验悲观情绪。这种幸福体验悖论取决于老年人的应对方式[166]、不同文化背景[167],但同时也取决于大部分仍保留有语言自述记忆认知功能的健康老年人[168]。其他认知功能并不影响主观上的幸福体验感,导致老年人的这种能力仍然很稳定[169]。由于提升幸福体验感可以改善预期寿命[170],最长寿人群会表达较高的生活满意度,这导致所有研究会过度关注这一类人群,没有纳入其他老年人入组,因此这种解释会产生幸存者偏差。

综上所述,年龄带来的性格改变以及神经炎症反应是理解老年人情感以及情绪特点的关键。

实践

— 老年人中枢神经系统的衰老表现在比机体其他系统更难区分正常生理状态和病理状态之间的界限。老年人中枢神经系统的衰老应被视为一种连续的过程，伴随脑功能储备能力下降，生理稳态极为脆弱。同时，老年人的大脑处于一种高度敏感状态，更容易受到应激状态的影响。

— 由于胆碱能系统受损，抗胆碱能药物应谨慎使用。

— 一旦治疗健康老年人，医疗人员需要考虑老年人可能存在更长的治疗时间，更容易产生虚弱状态，认知功能更难恢复。

— 当脑功能需求过高，例如频繁发作的躁狂症、紧张性神经症，或者执行能力下降等症状出现的时候，脆弱的前额叶系统会导致特定功能障碍。

— 为了能够更好照料经历过一次急性打击的老年人，加速其病情康复，医护人员需要评估老年人的耐受性以及老年人的生活环境。

结论

ICU 住院治疗对患者而言是个强烈的应激反应，同时对老年人中枢神经系统而言更是一个巨大的挑战。老年人的小胶质细胞过度激活，反应过度。由于慢性应激产生过氧化应激反应，需要频繁使用糖皮质激素，使老年人的脑功能更为脆弱[171]。一些逐渐累积的暴露因素会使我们的基因对压力过度表达并且加速后天逐渐形成的衰老[172]。因此，在衰老加速进展过程中，老年人神经系统反应过度会瓦解自身生理稳态并且造成更为严重更为迅速的生理功能下降。

这种更加脆弱的特点依赖于相互依存的过程，伴随着神经元、胶质细胞、血管单元复杂的交互效应，但同时也伴随在细胞（例如神经元激活下降）、网状结构（例如多巴胺、胆碱或前额叶系统功能下降）以及最后的功能（认知功能或情感能力）水平上适应性下降。

最后，老年人中枢神经系统衰老显示了人的一生从正常生理状态到病理状态的连续发展过程。由于前额叶系统是胚胎发育的最后阶段，如果对衰老更为敏感，其对环境暴露因素同样也会更为敏感[173,174]。环境也有助于减少衰老对中枢神经系统脆弱的影响，因为它可以改善涉及衰老的许多过程，如神经元分裂、神经发生、注意能力、工作记忆或幸福感。它能维持神经系统亚兴奋阈值，可以让老年人对疾病更有韧性。这种过程被心理学家称为"超越老化"[175]。

要点

— 在中枢神经系统正常老化的过程中可以观察到分子、细胞和功能过程之间存在复杂的协同作用。而神经炎症反应以及大脑前后区域细胞损害的不同程度起到关键作用。

— 从多模态和相互依赖的角度来看，这种正常衰老不仅具有认知后果，还具有运动和情感后果。

— 脑储备可以解释中枢神经系统老化的异质性，也可以解释迟发性疾病的出现和大脑对急性和慢性应激的易感性。

申明 无利益冲突。

（王鹏宇 译，赵双平 审校）

参考文献

1. Heffernan AL, Hare DJ. Tracing environmental exposure from neurodevelopment to neurodegeneration. Trends Neurosci. 2018;41(8):496–501.

2. Gold G, Bouras C, Kovari E, Canuto A, Glaria BG, Malky A, et al. Clinical validity of Braak neuropathological staging in the oldest-old. Acta Neuropathol. 2000;99(5):579–82; discussion 83–4.

3. Maccioni RB, Cambiazo V. Role of microtubule-associated proteins in the control of microtubule assembly. Physiol Rev. 1995;75(4):835–64.

4. Bouras C, Hof PR, Morrison JH. Neurofibrillary tangle densities in the hippocampal formation in a non-demented population define subgroups of patients with differential early pathologic changes. Neurosci Lett. 1993;153(2):131–5.

5. Zhang K, Mizuma H, Zhang X, Takahashi K, Jin C, Song F, et al. PET imaging of neural activity, beta-amyloid, and tau in normal brain aging. Eur J Nucl Med Mol Imaging. 2021;

6. Clayton KA, Van Enoo AA, Ikezu T. Alzheimer's disease: the role of microglia in brain homeostasis and proteopathy. Front Neurosci. 2017;11:680.

7. Wong SQ, Kumar AV, Mills J, Lapierre LR. Autophagy in aging and longevity. Hum Genet. 2020;139(3):277–90.

8. Keller JN, Dimayuga E, Chen Q, Thorpe J, Gee J, Ding Q. Autophagy, proteasomes, lipofuscin, and oxidative stress in the aging brain. Int J Biochem Cell Biol. 2004;36(12):2376–91.

9. Plaza-Zabala A, Sierra-Torre V, Sierra A. Autophagy and microglia: novel partners in neurodegeneration and aging. Int J Mol Sci. 2017;18(3)

10. Harman D. Aging: a theory based on free radical and radiation chemistry. J Gerontol. 1956;11(3):298–300.

11. Santos RX, Correia SC, Zhu X, Smith MA, Moreira PI, Castellani RJ, et al. Mitochondrial DNA oxidative damage and repair in aging and Alzheimer's disease. Antioxid Redox Signal. 2013;18(18):2444–57.

12. Pratico D, Sung S. Lipid peroxidation and oxidative imbalance: early functional events in Alzheimer's disease. J Alzheimers Dis. 2004;6(2):171–5.

13. Nicolle MM, Gonzalez J, Sugaya K, Baskerville KA, Bryan D, Lund K, et al. Signatures of hippocampal oxidative stress in aged spatial learning-impaired rodents. Neuroscience. 2001;107(3):415–31.

14. Gemma C, Vila J, Bachstetter A, Bickford PC. Oxidative stress and the aging brain: from theory to prevention. In: Riddle DR, editor. Brain aging: models, methods, and mechanisms. Frontiers in neuroscience. Boca Raton (FL); 2007.

15. Barrientos RM, Kitt MM, Watkins LR, Maier SF. Neuroinflammation in the normal aging hippocampus. Neuroscience. 2015;309:84–99.

16. Kuzumaki N, Ikegami D, Imai S, Narita M, Tamura R, Yajima M, et al. Enhanced IL-1beta production in response to the activation of hippocampal glial cells impairs neurogenesis in aged mice. Synapse. 2010;64(9):721–8.

17. Nolan Y, Maher FO, Martin DS, Clarke RM, Brady MT, Bolton AE, et al. Role of interleukin-4 in regulation of age-related inflammatory changes in the hippocampus. J Biol Chem. 2005;280(10):9354–62.

18. Desplats P, Gutierrez AM, Antonelli MC, Frasch MG. Microglial memory of early life stress and inflammation: susceptibility to neurodegeneration in adulthood. Neurosci Biobehav Rev. 2020;117:232–42.

19. Azevedo FA, Carvalho LR, Grinberg LT, Farfel JM, Ferretti RE, Leite RE, et al. Equal numbers of neuronal and nonneuronal cells make the human brain an isometrically scaled-up primate brain. J Comp Neurol. 2009;513(5):532–41.

20. Turner DA, Deupree DL. Functional elongation of CA1 hippocampal neurons with aging in Fischer 344 rats. Neurobiol Aging. 1991;12(3):201–10.

21. Wilson IA, Ikonen S, Gallagher M, Eichenbaum H, Tanila H. Age-associated alterations of hippocampal place cells are subregion specific. J Neurosci. 2005;25(29):6877–86.

22. Kumar A, Foster TC. Enhanced long-term potentiation during aging is masked by processes involving intracellular calcium stores. J Neurophysiol. 2004;91(6):2437–44.

23. Barnes CA, Rao G, McNaughton BL. Functional integrity of NMDA-dependent LTP induction mechanisms across the lifespan of F-344 rats. Learn Mem. 1996;3(2–3):124–37.

24. Kelly KM, Nadon NL, Morrison JH, Thibault O, Barnes CA, Blalock EM. The neurobiology of aging. Epilepsy Res. 2006;68 Suppl 1:S5–20.

25. Kaplan MS. Formation and turnover of neurons in young and senescent animals: an electronmicroscopic and morphometric analysis. Ann N Y Acad Sci. 1985;457:173–92.

26. Gould E, Reeves AJ, Fallah M, Tanapat P, Gross CG, Fuchs E. Hippocampal neurogenesis in adult Old World primates. Proc Natl Acad Sci U S A. 1999;96(9):5263–7.

27. Freundlieb N, Francois C, Tande D, Oertel WH, Hirsch EC, Hoglinger GU. Dopaminergic substantia nigra neurons project topographically organized to the subventricular zone and stimulate precursor cell proliferation in aged primates. J Neurosci. 2006;26(8):2321–5.

28. Nibu K, Kondo K, Ohta Y, Ishibashi T, Rothstein JL, Kaga K. Expression of NeuroD and TrkB in developing and aged mouse olfactory epithelium. Neuroreport. 2001;12(8):1615–9.

29. Saaltink DJ, Vreugdenhil E. Stress, glucocorticoid receptors, and adult neurogenesis: a balance between excitation and inhibition? Cell Mol Life Sci. 2014;71(13):2499–515.

30. Nacher J, Alonso-Llosa G, Rosell DR, McEwen BS. NMDA receptor antagonist treatment increases the production of new neurons in the aged rat hippocampus. Neurobiol Aging. 2003;24(2):273–84.

31. Conde JR, Streit WJ. Microglia in the aging brain. J Neuropathol Exp Neurol. 2006;65(3):199–203.

32. van Praag H, Christie BR, Sejnowski TJ, Gage FH. Running enhances neurogenesis, learning, and long-term potentiation in mice. Proc Natl Acad Sci U S A. 1999;96(23):13427–31.

33. Speisman RB, Kumar A, Rani A, Pastoriza JM, Severance JE, Foster TC, et al. Environmental enrichment restores neurogenesis and rapid acquisition in aged rats. Neurobiol Aging. 2013;34(1):263–74.

34. Smith DE, Rapp PR, McKay HM, Roberts JA, Tuszynski MH. Memory impairment in aged primates is associated with focal death of cortical neurons and atrophy of subcortical neurons. J Neurosci. 2004;24(18):4373–81.

35. Dickson DW, Crystal HA, Mattiace LA, Masur DM, Blau AD, Davies P, et al. Identification of normal and pathological aging in prospectively studied nondemented elderly humans. Neurobiol Aging. 1992;13(1):179–89.

36. Wang DS, Bennett DA, Mufson EJ, Mattila P, Cochran E, Dickson DW. Contribution of changes in ubiquitin and myelin basic protein to age-related cognitive decline. Neurosci Res. 2004;48(1):93–100.

37. Peters A, Sethares C. Aging and the myelinated fibers in prefrontal cortex and corpus callosum of the monkey. J Comp Neurol. 2002;442(3):277–91.

38. Blalock EM, Chen KC, Sharrow K, Herman JP, Porter NM, Foster TC, et al. Gene microarrays in hippocampal aging: statistical profiling identifies novel processes correlated with cognitive impairment. J Neurosci. 2003;23(9):3807–19.

39. Sugiyama I, Tanaka K, Akita M, Yoshida K, Kawase T, Asou H. Ultrastructural analysis of the paranodal junction of myelinated fibers in 31-month-old-rats. J Neurosci Res. 2002;70(3):309–17.

40. Chen D, Huang Y, Shi Z, Li J, Zhang Y, Wang K, et al. Demyelinating processes in aging and stroke in the central nervous system and the prospect of treatment strategy. CNS Neurosci Ther. 2020;26(12):1219–29.

41. Peters A, Sethares C. Is there remyelination during aging of the primate central nervous system? J Comp Neurol. 2003;460(2):238–54.

42. Wolf SA, Boddeke HW, Kettenmann H. Microglia in physiology and disease. Annu Rev Physiol. 2017;79:619–43.

43. Wang JL, Xu CJ. Astrocytes autophagy in aging and neurodegenerative disorders. Biomed Pharmacother. 2020;122:109691.

44. Rocha SM, Cristovao AC, Campos FL, Fonseca CP, Baltazar G. Astrocyte-derived GDNF is a potent inhibitor of microglial activation. Neurobiol Dis. 2012;47(3):407–15.

45. Farina C, Aloisi F, Meinl E. Astrocytes are active players in cerebral innate immunity. Trends Immunol. 2007;28(3):138–45.

46. Jha MK, Jo M, Kim JH, Suk K. Microglia-astrocyte crosstalk: an intimate molecular conversation. Neuroscientist. 2019;25(3):227–40.

47. Streit WJ, Sammons NW, Kuhns AJ, Sparks DL. Dystrophic microglia in the aging human brain. Glia. 2004;45(2):208–12.

48. Matcovitch-Natan O, Winter DR, Giladi A, Vargas Aguilar S, Spinrad A, Sarrazin S, et al. Microglia development follows a stepwise program to regulate brain homeostasis. Science. 2016;353(6301):aad8670.

49. Benmamar-Badel A, Owens T, Wlodarczyk A. Protective microglial subset in development, aging, and disease: lessons from transcriptomic studies. Front Immunol. 2020;11:430.

50. Elmore MR, Najafi AR, Koike MA, Dagher NN, Spangenberg EE, Rice RA, et al. Colony-stimulating factor 1 receptor signaling is necessary for microglia viability, unmasking a microglia progenitor cell in the adult brain. Neuron. 2014;82(2):380–97.

51. Lopez-Redondo F, Nakajima K, Honda S, Kohsaka S. Glutamate transporter GLT-1 is highly expressed in activated microglia following facial nerve axotomy. Brain Res Mol Brain Res. 2000;76(2).429–35.

52. Akiyoshi R, Wake H, Kato D, Horiuchi H, Ono R, Ikegami A, et al. Microglia enhance synapse activity to promote local network synchronization. eNeuro. 2018;5(5).

53. Biber K, Neumann H, Inoue K, Boddeke HW. Neuronal 'On' and 'Off' signals control microglia. Trends Neurosci. 2007;30(11):596–602.

54. Cox FF, Carney D, Miller AM, Lynch MA. CD200 fusion protein decreases microglial activation in the hippocampus of aged rats. Brain Behav Immun. 2012;26(5):789–96.

55. Sheridan GK, Wdowicz A, Pickering M, Watters O, Halley P, O'Sullivan NC, et al. CX3CL1 is up-regulated in the rat hippocampus during memory-associated synaptic plasticity. Front Cell Neurosci. 2014;8:233.

56. Deczkowska A, Keren-Shaul H, Weiner A, Colonna M, Schwartz M, Amit I. Disease-associated microglia: a universal immune sensor of neurodegeneration. Cell. 2018;173(5):1073–81.

57. Vivar C, van Praag H. Functional circuits of new neurons in the dentate gyrus. Front Neural Circ. 2013;7:15.

58. Sultan S, Li L, Moss J, Petrelli F, Casse F, Gebara E, et al. Synaptic integration of adult-born hippocampal neurons is locally controlled by astrocytes. Neuron. 2015;88(5):957–72.

59. Kreisel T, Wolf B, Keshet E, Licht T. Unique role for dentate gyrus microglia in neuroblast survival and in VEGF-induced activation. Glia. 2019;67(4):594–618.

60. Monje ML, Toda H, Palmer TD. Inflammatory blockade restores adult hippocampal neurogenesis. Science. 2003;302(5651):1760–5.

61. Ziv Y, Ron N, Butovsky O, Landa G, Sudai E, Greenberg N, et al. Immune cells contribute to the maintenance of neurogenesis and spatial learning abilities in adulthood. Nat Neurosci. 2006;9(2):268–75.

62. Kalaria RN, Hase Y. Neurovascular ageing and age-related diseases. Subcell Biochem. 2019;91:477–99.

63. del Zoppo GJ. Aging and the neurovascular unit. Ann N Y Acad Sci. 2012;1268:127–33.

64. Toth P, Tarantini S, Tucsek Z, Ashpole NM, Sosnowska D, Gautam T, et al. Resveratrol treatment rescues neurovascular coupling in aged mice: role of improved cerebromicrovascular endothelial function and downregulation of NADPH oxidase. Am J Physiol Heart Circ Physiol. 2014;306(3):H299–308.

65. Meszaros A, Molnar K, Nogradi B, Hernadi Z, Nyul-Toth A, Wilhelm I, et al. Neurovascular Inflammaging in health and disease. Cell. 2020;9(7).

66. Tarantini S, Tran CHT, Gordon GR, Ungvari Z, Csiszar A. Impaired neurovascular coupling in aging and Alzheimer's disease: contribution of astrocyte dysfunction and endothelial impairment to cognitive decline. Exp Gerontol. 2017;94:52–8.

67. Sorond FA, Kiely DK, Galica A, Moscufo N, Serrador JM, Iloputaife I, et al. Neurovascular coupling is impaired in slow walkers: the MOBILIZE Boston Study. Ann Neurol. 2011;70(2):213–20.

68. Elahy M, Jackaman C, Mamo JC, Lam V, Dhaliwal SS, Giles C, et al. Blood-brain barrier dysfunction developed during normal aging is associated with inflammation and loss of tight junctions but not with leukocyte recruitment. Immun Ageing. 2015;12:2.

69. Haeger A, Mangin JF, Vignaud A, Poupon C, Grigis A, Boumezbeur F, et al. Imaging the aging brain: study design and baseline findings of the SENIOR cohort. Alzheimers Res Ther. 2020;12(1):77.

70. Salat DH, Buckner RL, Snyder AZ, Greve DN, Desikan RS, Busa E, et al. Thinning of the cerebral cortex in aging. Cereb Cortex. 2004;14(7):721–30.

71. Fjell AM, Walhovd KB. Structural brain changes in aging: courses, causes and cognitive consequences. Rev Neurosci. 2010;21(3):187–221.

72. Jacobs B, Driscoll L, Schall M. Life-span dendritic and spine changes in areas 10 and 18 of human cortex: a quantitative Golgi study. J Comp Neurol. 1997;386(4):661–80.

73. Pakkenberg B, Gundersen HJ. Neocortical neuron number in humans: effect of sex and age. J Comp Neurol. 1997;384(2):312–20.

74. Ge Y, Grossman RI, Babb JS, Rabin ML, Mannon LJ, Kolson DL. Age-related total gray matter and white matter changes in normal adult brain. Part I: volumetric MR imaging analysis. AJNR Am J Neuroradiol. 2002;23(8):1327–33.

75. Marner L, Nyengaard JR, Tang Y, Pakkenberg B. Marked loss of myelinated nerve fibers in the human brain with age. J Comp Neurol. 2003;462(2):144–52.

76. Takahashi T, Murata T, Omori M, Kosaka H, Takahashi K, Yonekura Y, et al. Quantitative evalu-

ation of age-related white matter microstructural changes on MRI by multifractal analysis. J Neurol Sci. 2004;225(1–2):33–7.

77.　Ota M, Obata T, Akine Y, Ito H, Ikehira H, Asada T, et al. Age-related degeneration of corpus callosum measured with diffusion tensor imaging. NeuroImage. 2006;31(4):1445–52.

78.　Davis SW, Dennis NA, Buchler NG, White LE, Madden DJ, Cabeza R. Assessing the effects of age on long white matter tracts using diffusion tensor tractography. NeuroImage. 2009;46(2): 530–41.

79.　Zahr NM, Rohlfing T, Pfefferbaum A, Sullivan EV. Problem solving, working memory, and motor correlates of association and commissural fiber bundles in normal aging: a quantitative fiber tracking study. NeuroImage. 2009;44(3):1050–62.

80.　Dennis EL, Thompson PM. Functional brain connectivity using fMRI in aging and Alzheimer's disease. Neuropsychol Rev. 2014;24(1):49–62.

81.　de Groot JC, de Leeuw FE, Oudkerk M, van Gijn J, Hofman A, Jolles J, et al. Cerebral white matter lesions and cognitive function: the Rotterdam Scan Study. Ann Neurol. 2000;47(2): 145–51.

82.　Resnick SM, Pham DL, Kraut MA, Zonderman AB, Davatzikos C. Longitudinal magnetic resonance imaging studies of older adults: a shrinking brain. J Neurosci. 2003;23(8):3295–301.

83.　Raz N, Gunning-Dixon F, Head D, Rodrigue KM, Williamson A, Acker JD. Aging, sexual dimorphism, and hemispheric asymmetry of the cerebral cortex: replicability of regional differences in volume. Neurobiol Aging. 2004;25(3):377–96.

84.　Gunning-Dixon FM, Head D, McQuain J, Acker JD, Raz N. Differential aging of the human striatum: a prospective MR imaging study. AJNR Am J Neuroradiol. 1998;19(8):1501–7.

85.　Pfefferbaum A, Adalsteinsson E, Sullivan EV. Frontal circuitry degradation marks healthy adult aging: evidence from diffusion tensor imaging. NeuroImage. 2005;26(3):891–9.

86.　Rypma B, D'Esposito M. Isolating the neural mechanisms of age-related changes in human working memory. Nat Neurosci. 2000;3(5):509–15.

87.　Rypma B, Berger JS, Genova HM, Rebbechi D, D'Esposito M. Dissociating age-related changes in cognitive strategy and neural efficiency using event-related fMRI. Cortex. 2005;41(4): 582–94.

88.　Volkow ND, Logan J, Fowler JS, Wang GJ, Gur RC, Wong C, et al. Association between age-related decline in brain dopamine activity and impairment in frontal and cingulate metabolism. Am J Psychiatry. 2000;157(1):75–80.

89.　Kaasinen V, Kemppainen N, Nagren K, Helenius H, Kurki T, Rinne JO. Age-related loss of extrastriatal dopamine D(2) -like receptors in women. J Neurochem. 2002;81(5):1005–10.

90.　Chen PS, Yang YK, Lee YS, Yeh TL, Lee IH, Chiu NT, et al. Correlation between different memory systems and striatal dopamine D2/D3 receptor density: a single photon emission computed tomography study. Psychol Med. 2005;35(2):197–204.

91.　Bonifazi P, Erramuzpe A, Diez I, Gabilondo I, Boisgontier MP, Pauwels L, et al. Structure-function multi-scale connectomics reveals a major role of the fronto-striato-thalamic circuit in brain aging. Hum Brain Mapp. 2018;39(12):4663–77.

92.　Sullivan EV, Marsh L, Pfefferbaum A. Preservation of hippocampal volume throughout adulthood in healthy men and women. Neurobiol Aging. 2005;26(7):1093–8.

93.　Catchlove SJ, Parrish TB, Chen Y, Macpherson H, Hughes ME, Pipingas A. Regional cerebrovascular reactivity and cognitive performance in healthy aging. J Exp Neurosci. 2018;12: 1179069518785151.

94.　Boskovic Z, Meier S, Wang Y, Milne MR, Onraet T, Tedoldi A, et al. Regulation of cholinergic basal forebrain development, connectivity, and function by neurotrophin receptors. Neuronal Signals. 2019;3(1):NS20180066.

95.　Mena-Segovia J. Structural and functional considerations of the cholinergic brainstem. J Neural Transm (Vienna). 2016;123(7):731–6.

96.　Szutowicz A, Bielarczyk H, Jankowska-Kulawy A, Pawelczyk T, Ronowska A. Acetyl-CoA the key factor for survival or death of cholinergic neurons in course of neurodegenerative diseases. Neurochem Res. 2013;38(8):1523–42.

97.　Maurer SV, Williams CL. The cholinergic system modulates memory and hippocampal plasticity via its interactions with non-neuronal cells. Front Immunol. 2017;8:1489.

98.　Gamage R, Wagnon I, Rossetti I, Childs R, Niedermayer G, Chesworth R, et al. Cholinergic modulation of glial function during aging and chronic neuroinflammation. Front Cell Neurosci. 2020;14:577912.

99.　Hommel B, Li KZ, Li SC. Visual search across the life span. Dev Psychol. 2004;40(4):545–58.

100.　Madden DJ, Whiting WL, Cabeza R, Huettel SA. Age-related preservation of top-down attentional guidance during visual search. Psychol Aging. 2004;19(2):304–9.

101.　Zhivago KA, Shashidhara S, Garani R, Purokayastha S, Rao NP, Murthy A, et al. Perceptual priming can increase or decrease with aging. Front Aging Neurosci. 2020;12:576922.

102. Belanger S, Belleville S, Gauthier S. Inhibition impairments in Alzheimer's disease, mild cognitive impairment and healthy aging: effect of congruency proportion in a Stroop task. Neuropsychologia. 2010;48(2):581–90.

103. Cohen-Shikora ER, Diede NT, Bugg JM. The flexibility of cognitive control: age equivalence with experience guiding the way. Psychol Aging. 2018;33(6):924–39.

104. Trick LM, Perl T, Sethi N. Age-related differences in multiple-object tracking. J Gerontol B Psychol Sci Soc Sci. 2005;60(2):P102–5.

105. Vallesi A, Tronelli V, Lomi F, Pezzetta R. Age differences in sustained attention tasks: a meta-analysis. Psychon Bull Rev. 2021;

106. Spencer WD, Raz N. Differential effects of aging on memory for content and context: a meta-analysis. Psychol Aging. 1995;10(4):527–39.

107. Brown LA, Brockmole JR. The role of attention in binding visual features in working memory: evidence from cognitive ageing. Q J Exp Psychol (Hove). 2010;63(10):2067–79.

108. Salthouse TA. The processing-speed theory of adult age differences in cognition. Psychol Rev. 1996;103(3):403–28.

109. Crawford TJ, Higham S, Mayes J, Dale M, Shaunak S, Lekwuwa G. The role of working memory and attentional disengagement on inhibitory control: effects of aging and Alzheimer's disease. Age (Dordr). 2013;35(5):1637–50.

110. Cheke LG. What-where-when memory and encoding strategies in healthy aging. Learn Mem. 2016;23(3):121–6.

111. Koen JD, Yonelinas AP. The effects of healthy aging, amnestic mild cognitive impairment, and Alzheimer's disease on recollection and familiarity: a meta-analytic review. Neuropsychol Rev. 2014;24(3):332–54.

112. Sauzeon H, N'Kaoua B, Pala PA, Taillade M, Auriacombe S, Guitton P. Everyday-like memory for objects in ageing and Alzheimer's disease assessed in a visually complex environment: the role of executive functioning and episodic memory. J Neuropsychol. 2016;10(1):33–58.

113. Burnside K, Hope C, Gill E, Morcom AM. Effects of perceptual similarity but not semantic association on false recognition in aging. PeerJ. 2017;5:e4184.

114. Heine MK, Ober BA, Shenaut GK. Naturally occurring and experimentally induced tip-of-the-tongue experiences in three adult age groups. Psychol Aging. 1999;14(3):445–57.

115. Ward EV, Berry CJ, Shanks DR, Moller PL, Czsiser E. Aging predicts decline in explicit and implicit memory: a life-span study. Psychol Sci. 2020;31(9):1071–83.

116. Davis EE, Foy EA, Giovanello KS, Campbell KL. Implicit associative memory remains intact with age and extends to target-distractor pairs. Neuropsychol Dev Cogn B Aging Neuropsychol Cogn. 2021;28(3):455–71.

117. Schwab JF, Schuler KD, Stillman CM, Newport EL, Howard JH, Howard DV. Aging and the statistical learning of grammatical form classes. Psychol Aging. 2016;31(5):481–7.

118. Duverne S, Lemaire P. Arithmetic split effects reflect strategy selection: an adult age comparative study in addition comparison and verification tasks. Can J Exp Psychol. 2005;59(4):262–78.

119. Schmicker M, Menze I, Koch D, Rumpf U, Muller P, Pelzer L, et al. Decision-making deficits in elderly can be alleviated by attention training. J Clin Med. 2019;8(8)

120. Duchek JM, Balota DA, Thomas JB, Snyder AZ, Rich P, Benzinger TL, et al. Relationship between Stroop performance and resting state functional connectivity in cognitively normal older adults. Neuropsychology. 2013;27(5):516–28.

121. Gunning-Dixon FM, Raz N. The cognitive correlates of white matter abnormalities in normal aging: a quantitative review. Neuropsychology. 2000;14(2):224–32.

122. Soderlund H, Nilsson LG, Berger K, Breteler MM, Dufouil C, Fuhrer R, et al. Cerebral changes on MRI and cognitive function: the CASCADE study. Neurobiol Aging. 2006;27(1):16–23.

123. Lavrencic LM, Richardson C, Harrison SL, Muniz-Terrera G, Keage HAD, Brittain K, et al. Is there a link between cognitive reserve and cognitive function in the oldest-old? J Gerontol A Biol Sci Med Sci. 2018;73(4):499–505.

124. Lavrencic LM, Churches OF, Keage HAD. Cognitive reserve is not associated with improved performance in all cognitive domains. Appl Neuropsychol Adult. 2018;25(5):473–85.

125. Arida RM, Teixeira-Machado L. The contribution of physical exercise to brain resilience. Front Behav Neurosci. 2020;14:626769.

126. Blanchet S, Chikhi S, Maltais D. The benefits of physical activities on cognitive and mental health in healthy and pathological aging. Geriatr Psychol Neuropsychiatr Vieil. 2018;16(2):197–205.

127. Contreras-Vidal JL, Teulings HL, Stelmach GE. Elderly subjects are impaired in spatial coordination in fine motor control. Acta Psychol. 1998;100(1–2):25–35.

128. Xiao L, Ohayon D, McKenzie IA, Sinclair-Wilson A, Wright JL, Fudge AD, et al. Rapid pro-

duction of new oligodendrocytes is required in the earliest stages of motor-skill learning. Nat Neurosci. 2016;19(9):1210–7.

129. Carp J, Park J, Hebrank A, Park DC, Polk TA. Age-related neural dedifferentiation in the motor system. PLoS One. 2011;6(12):e29411.

130. Mattay VS, Fera F, Tessitore A, Hariri AR, Das S, Callicott JH, et al. Neurophysiological correlates of age-related changes in human motor function. Neurology. 2002;58(4):630–5.

131. Ward NS, Swayne OB, Newton JM. Age-dependent changes in the neural correlates of force modulation: an fMRI study. Neurobiol Aging. 2008;29(9):1434–46.

132. Wang L, Zhang Y, Zhang J, Sang L, Li P, Yan R, et al. Aging changes effective connectivity of motor networks during motor execution and motor imagery. Front Aging Neurosci. 2019;11:312.

133. Li SC, Brehmer Y, Shing YL, Werkle-Bergner M, Lindenberger U. Neuromodulation of associative and organizational plasticity across the life span: empirical evidence and neurocomputational modeling. Neurosci Biobehav Rev. 2006;30(6):775–90.

134. Heuninckx S, Wenderoth N, Swinnen SP. Systems neuroplasticity in the aging brain: recruiting additional neural resources for successful motor performance in elderly persons. J Neurosci. 2008;28(1):91–9.

135. Heuninckx S, Wenderoth N, Debaere F, Peeters R, Swinnen SP. Neural basis of aging: the penetration of cognition into action control. J Neurosci. 2005;25(29):6787–96.

136. Li KZ, Lindenberger U. Relations between aging sensory/sensorimotor and cognitive functions. Neurosci Biobehav Rev. 2002;26(7):777–83.

137. Cham R, Perera S, Studenski SA, Bohnen NI. Striatal dopamine denervation and sensory integration for balance in middle-aged and older adults. Gait Posture. 2007;26(4):516–25.

138. Emborg ME, Ma SY, Mufson EJ, Levey AI, Taylor MD, Brown WD, et al. Age-related declines in nigral neuronal function correlate with motor impairments in rhesus monkeys. J Comp Neurol. 1998;401(2):253–65.

139. Bonin-Guillaume S, Hasbroucq T, Blin O. [Psychomotor retardation associated to depression differs from that of normal aging]. Psychol Neuropsychiatr Vieil. 2008;6(2):137–44.

140. Reuter-Lorenz PA, Lustig C. Brain aging: reorganizing discoveries about the aging mind. Curr Opin Neurobiol. 2005;15(2):245–51.

141. Harada T, Miyai I, Suzuki M, Kubota K. Gait capacity affects cortical activation patterns related to speed control in the elderly. Exp Brain Res. 2009;193(3):445–54.

142. Costello MC, Bloesch EK. Are older adults less embodied? A review of age effects through the lens of embodied cognition. Front Psychol. 2017;8:267.

143. Kuehn E, Perez-Lopez MB, Diersch N, Dohler J, Wolbers T, Riemer M. Embodiment in the aging mind. Neurosci Biobehav Rev. 2018;86:207–25.

144. Farina E, Baglio F, Pomati S, D'Amico A, Campini IC, Di Tella S, et al. The mirror neurons network in aging, mild cognitive impairment, and Alzheimer disease: a functional MRI study. Front Aging Neurosci. 2017;9:371.

145. Boyle PA, Yu L, Wilson RS, Leurgans SE, Schneider JA, Bennett DA. Person-specific contribution of neuropathologies to cognitive loss in old age. Ann Neurol. 2018;83(1):74–83.

146. Stern Y, Arenaza-Urquijo EM, Bartres-Faz D, Belleville S, Cantilon M, Chetelat G, et al. Whitepaper: defining and investigating cognitive reserve, brain reserve, and brain maintenance. Alzheimers Dement. 2020;16(9):1305–11.

147. Colangeli S, Boccia M, Verde P, Guariglia P, Bianchini F, Piccardi L. Cognitive reserve in healthy aging and Alzheimer's disease: a meta-analysis of fMRI studies. Am J Alzheimers Dis Other Dement. 2016;31(5):443–9.

148. Maas DA, Valles A, Martens GJM. Oxidative stress, prefrontal cortex hypomyelination and cognitive symptoms in schizophrenia. Transl Psychiatry. 2017;7(7):e1171.

149. Jackowski AP, Araujo Filho GM, Almeida AG, Araujo CM, Reis M, Nery F, et al. The involvement of the orbitofrontal cortex in psychiatric disorders: an update of neuroimaging findings. Braz J Psychiatry. 2012;34(2):207–12.

150. Fischer CE, Aguera-Ortiz L. Psychosis and dementia: risk factor, prodrome, or cause? Int Psychogeriatr. 2018;30(2):209–19.

151. Gossink FT, Vijverberg E, Krudop W, Scheltens P, Stek ML, Pijnenburg YAL, et al. Predicting progression in the late onset frontal lobe syndrome. Int Psychogeriatr. 2019;31(5):743–8.

152. Mendez MF, Parand L, Akhlaghipour G. Bipolar disorder among patients diagnosed with frontotemporal dementia. J Neuropsychiatry Clin Neurosci. 2020;32(4):376–84.

153. Mischel W. Toward an integrative science of the person. Annu Rev Psychol. 2004;55:1–22.

154. Goldberg LR. An alternative "description of personality": the big-five factor structure. J Pers Soc Psychol. 1990;59(6):1216–29.

155. Roberts BW, Walton KE, Viechtbauer W. Patterns of mean-level change in personality traits across the life course: a meta-analysis of longitudinal studies. Psychol Bull. 2006;132(1):1–25.

156. Sadeq NA, Molinari V. Personality and its relationship to depression and cognition in older adults: implications for practice. Clin Gerontol. 2018;41(5):385–98.

157. Wilson RS, Fleischman DA, Myers RA, Bennett DA, Bienias JL, Gilley DW, et al. Premorbid proneness to distress and episodic memory impairment in Alzheimer's disease. J Neurol Neurosurg Psychiatry. 2004;75(2):191–5.

158. Wright CI, Feczko E, Dickerson B, Williams D. Neuroanatomical correlates of personality in the elderly. NeuroImage. 2007;35(1):263–72.

159. DeYoung CG, Hirsh JB, Shane MS, Papademetris X, Rajeevan N, Gray JR. Testing predictions from personality neuroscience. Brain structure and the big five. Psychol Sci. 2010;21(6):820–8.

160. Kapogiannis D, Sutin A, Davatzikos C, Costa P Jr, Resnick S. The five factors of personality and regional cortical variability in the Baltimore longitudinal study of aging. Hum Brain Mapp. 2013;34(11):2829–40.

161. Wright CI, Williams D, Feczko E, Barrett LF, Dickerson BC, Schwartz CE, et al. Neuroanatomical correlates of extraversion and neuroticism. Cereb Cortex. 2006;16(12):1809–19.

162. Anglim J, Horwood S, Smillie LD, Marrero RJ, Wood JK. Predicting psychological and subjective well-being from personality: a meta-analysis. Psychol Bull. 2020;146(4):279–323.

163. Jeste DV, Oswald AJ. Individual and societal wisdom: explaining the paradox of human aging and high well-being. Psychiatry. 2014;77(4):317–30.

164. Kunzmann U, Little TD, Smith J. Is age-related stability of subjective well-being a paradox? Cross-sectional and longitudinal evidence from the Berlin Aging Study. Psychol Aging. 2000;15(3):511–26.

165. Windsor TD, Anstey KJ. Age differences in psychosocial predictors of positive and negative affect: a longitudinal investigation of young, midlife, and older adults. Psychol Aging. 2010;25(3):641–52.

166. Mayordomo T, Viguer P, Sales A, Satorres E, Melendez JC. Resilience and coping as predictors of well-being in adults. J Psychol. 2016;150(7):809–21.

167. Blanco-Molina M, Pinazo-Hernandis S, Tomas JM. Subjective Well-being key elements of successful aging: a study with lifelong learners older adults from Costa Rica and Spain. Arch Gerontol Geriatr. 2019;85:103897.

168. Rathbone CJ, Holmes EA, Murphy SE, Ellis JA. Autobiographical memory and well-being in aging: the central role of semantic self-images. Conscious Cogn. 2015;33:422–31.

169. Braun T, Schmukle SC, Kunzmann U. Stability and change in subjective well-being: the role of performance-based and self-rated cognition. Psychol Aging. 2017;32(2):105–17.

170. Zaninotto P, Steptoe A. Association between subjective well-being and living longer without disability or illness. JAMA Netw Open. 2019;2(7):e196870.

171. Costantini D, Marasco V, Moller AP. A meta-analysis of glucocorticoids as modulators of oxidative stress in vertebrates. J Comp Physiol B. 2011;181(4):447–56.

172. Zannas AS, Arloth J, Carrillo-Roa T, Iurato S, Roh S, Ressler KJ, et al. Lifetime stress accelerates epigenetic aging in an urban, African American cohort: relevance of glucocorticoid signaling. Genome Biol. 2015;16:266.

173. Rapoport SI. Integrated phylogeny of the primate brain, with special reference to humans and their diseases. Brain Res Brain Res Rev. 1990;15(3):267–94.

174. Dong BE, Chen H, Sakata K. BDNF deficiency and enriched environment treatment affect neurotransmitter gene expression differently across ages. J Neurochem. 2020;154(1):41–55.

175. Wong GH, Yap PL. Active ageing to gerotranscendence. Ann Acad Med Singap. 2016;45(2):41–3.

第4章 与年龄相关的生理变化：高龄重症患者的心血管功能

E. Skaar, H. Fanebust, and G. Schwarz

目录

📖 学习目标

与心血管老化相关的生理变化对心血管衰竭以及其他需要进入重症监护室的疾病表现有影响。在老年患者中，不同类型的休克经常同时发生，因为心脏受累经常伴随着其他器官衰竭。因此，心血管病理生理学对于循环不稳定老年患者的休克诊断和监测也有广泛的意义。

在本章节，我们将描述老年患者心血管系统最常见的生理变化。

此外，我们将为临床实践提供建议，这些变化可能会影响到循环系统受损的老年患者的诊断方法和血流动力学监测。

4.1 引言

在衰老过程中，心脏变化可能不会影响老年人的日常生活；然而，在老年重症患者中，与年龄相关的器官功能储备下降对机体具有重要影响。衰老可能导致多个器官的功能退化，即使在没有患特定疾病的情况下也是如此。心房、心肌、瓣膜和血管（包括冠状动脉）以及心脏传导系统的功能和结构变化均会导致心血管功能储备下降。在正常衰老和病理变化之间有一个逐渐转变的过程。由于非心脏原因而进入 ICU 的老年人可能会出现失代偿和 / 或在其原发疾病的基础上发展出心脏病，常会出现不典型的临床表现。在这一章中，我们将概述心血管系统中与年龄相关的最重要的变化，以及如何诊断和监测老年重症患者休克的实用建议。

4.2 对重症治疗有临床意义的衰老相关的心血管生理学

4.2.1 心房

心房顺应性很强，在静脉血压较低时允许心房和心室之间的血液流动[1]。左心房与年龄有关的主要变化是腔径（容积）的增加。年龄相关的心房纤维化与传导和收缩功能受损有关[2]。心房扩大增加了心房纤颤的风险。患有房颤的老年人可能出现心输出量减少和呼吸困难[3]。静止状态下，心房收缩对心室充盈的贡献相对较低，左心房对左心室有效搏出量的贡献为 10%～20%，在体育锻炼或诸如危重病期间的高代谢需求等压力下可上升到 20%～30%[4]。年龄的增加与左心房充盈和排空的减少有关[2]，这是由于心房腔的顺应性降低（左心房僵硬度增加）导致的。心房还具有内分泌功能，对机体体液平衡至关重要，其中最重要的是分泌心房利钠肽（atrial natriuretic peptide，ANP）。随着年龄增长，血清 ANP 水平升高[5]。在血流动力学压力下，分泌性 ANP 颗粒随着心房细胞牵张的增加而释放。ANP 是一种可有效抑制肾脏水盐排泄，并调节血管平滑肌张力和血压的激素[1]。

4.2.2 心室

在老化生理过程中，左心室会变得肥厚；然而，当室间隔厚度增加超过了游离壁厚度，就会导致左心室（left ventricle，LV）的形状发生变化（图 4.1）。左心室从拉长的立体椭圆形转变得更接近球形，这是由于更高的室壁张力降低了收缩效率，从而产生更高的后负荷[3]。

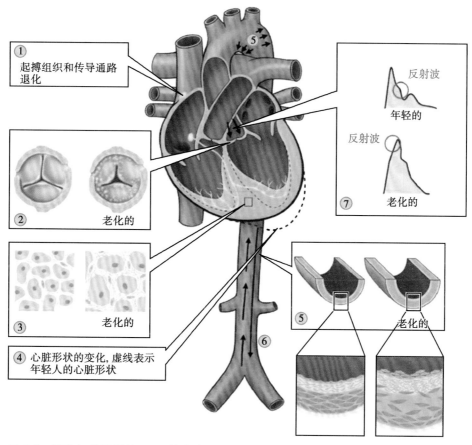

图 4.1　随着年龄的增长，心血管会发生变化。这是衰老、细胞凋亡和自噬的复杂过程的结果，与沉默信息调节因子 1（SIRT 1）的减少、细胞周期调节、线粒体功能障碍、炎性基因的激活、一氧化氮产生的变化和其他因素有关[14, 15]。①起搏点和传导通路退化，减慢心率对压力的反应，增加心律失常的风险。②瓣膜僵化和钙化，会增加后负荷和出现湍流、瓣膜功能不全的风险；此时常出现杂音。③心肌细胞肥大和纤维蛋白基质增多会降低心肌可塑性和应激反应能力。④心脏形状的改变，如室间隔肥大，通常会降低效率。⑤血管老化影响内膜和中膜，使得管壁增厚、纤维化和弹性丧失，导致血管系统变得硬化。内皮细胞炎性反应和内皮信号的改变，如一氧化氮介导的反应等，都会导致功能障碍。⑥和⑦中脉搏波传导速度增加导致反射波在收缩期而不是舒张期到达中央动脉，这增加了收缩压和后负荷，同时导致了舒张期充盈的丧失。获准使用香港中文大学医学院附属威尔斯亲王医院（PWH，Medical Faculty，Chinese University of Hong Kong）重症医学病房 BASIC 网站上的图。在欧洲，心血管衰竭是八旬老人入住重症医学病房的第二大原因[16]

4.2.3　心肌

老龄化与轻度全身炎症"炎症性老化"间存在联系，后者与间质纤维化和心肌细胞僵化密切相关[6]。由于坏死和凋亡导致心肌细胞逐渐丢失，老化的心脏中心肌细胞的绝对数量减少，剩余的心肌细胞发生肥大和心肌纤维化的改变[5]。由于钙离子平衡的改变，衰老的心肌细胞收缩和舒张时间延长。心肌僵硬度的增加导致在心脏舒张早期心脏充盈减少，并导致心室充盈整体变慢，使心室充盈更加依赖心房的贡献。80～90 岁时的早期舒张期充盈率相对 20～30 岁时下降了 30%～50%[3]。因此，心动过速或心房颤动可能导致心室充盈减少和心力衰竭的失代偿。收缩功能受正常老龄化的影响较小，心脏在休息时尚可维持正常的射血分数。从正常老龄化到舒张期功能障碍之间存在一个转变过程。舒张期心室衰竭与心室肥大（顺应性较差）和室壁松弛受损引起的心室充盈减少有关。其病理生理机制是不同的，可能包括年龄相关性间质纤维化、高血压、心房颤动、主动脉瓣狭窄、冠状动脉疾病、糖尿病、慢性肾脏疾病、肥胖和慢性阻塞性肺疾病。这种射血分数正常的心力衰竭在老年人更普遍，并且在女性中更常见。舒张末期压力增加，且舒张末期容积因心室顺应性降低而减少[6]。总之，老化的心脏在高需求状态下增加心室收缩功能的能力受到影响[7]。

4.2.4 瓣膜

在老龄化过程中，由于基质转化和再生的能力降低，心脏瓣膜逐渐变得硬化。因此，伴有钙化的瓣膜退变在老年人中更为常见[8]。这一过程涉及内皮功能障碍、脂质聚集、炎症和细胞外基质的变化，导致瓣叶不可逆的钙化。西方老龄化人群中最常见的瓣膜疾病是二尖瓣反流和主动脉瓣狭窄[8,9]。

4.2.5 传导系统

随着年龄的增长，传导系统中各个部分的弹性组织和胶原组织都在增加。随着脂质在窦房结（sinoatrial node，SA）周围堆积，窦房结中起搏细胞数量明显减少，通常发生在 60 岁以后。到 75 岁时，起搏细胞的数量减少到年轻人的 10% 以下。这些变化使老年人的心脏容易出现病态窦房结综合征。随着年龄的增长，主动脉瓣和二尖瓣环出现不同程度的钙化。如果房室结、房室束、分叉和近端左、右束支参与这一过程，就可能发生房室或室内传导阻滞[3]。

4.2.6 血管

动脉系统由大的弹性动脉和小的肌性动脉组成。大动脉富含胶原蛋白和弹性蛋白，肌性动脉富含血管平滑肌[10]。血管老化是血管内皮功能障碍、血管重塑、斑块形成和动脉硬化的过程，导致动脉收缩压和脉压升高（图 4.1）。内皮细胞是动脉血管张力的有力调节器，通过分泌一氧化氮（血管扩张剂）和内皮素（血管收缩剂）发挥作用。老龄化与内皮依赖性扩张血管功能减退有关。此外，血管紧张素 II 是一种强有效的血管收缩剂，其浓度在老化的动脉中显著增加[3]。内皮衰老和炎症是通过氧化应激、端粒缩短和线粒体功能障碍调控的[2]。年龄增长还会增加动脉壁的厚度，这是因为在 20 岁到 90 岁过程中，动脉内膜层厚度增加 2～3 倍[2]。即使在没有临床诊断高血压的情况下，中央动脉硬化也会伴随着衰老而出现。然而，在高血压患者中，动脉硬化速度会加快[11]。收缩压（systolic blood pressure，SBP）由动脉硬化程度和心脏功能共同决定，甚至在正常血压人群中也会随着年龄的增长而增加。相反，舒张压（diastolic blood pressure，DBP）通常在 60 岁前上升，而在晚年下降[11]。因此单纯的 SBP 升高或以 SBP 为主的血压升高是典型的老年人高血压的表现。所以脉压差是评价动脉硬化程度和动脉冲击负荷的有用临床标志[3]。从 50 岁开始，大动脉硬化就取代外周血管阻力增高，成为正常人和高血压患者出现高血压的关键血流动力学因素[11]。

4.2.7 冠状动脉

随着年龄增加，动脉粥样硬化斑块在心外膜动脉逐渐积聚。该病可以有很长的稳定期；然而，它随时可能变得不稳定，通常是由于斑块破裂或侵蚀引起的急性动脉栓塞事件[12]。由斑块破裂或侵蚀引起的心肌梗死为 1 型心肌梗死。而 2 型心肌梗死是指由于急性冠状动脉血栓形成以外的病理生理机制引起的氧供需不匹配。2 型心肌梗死常见于老年人，与高血压、心律失常、严重贫血、手术、肾衰竭和心力衰竭有关[13]。

4.3 循环衰竭：休克的类型

休克是指由于有效循环血量减少导致机体组织氧气供应不足的状态。到目前为止，我们还未在临床实践中建立组织血流量的测量方法。

低灌注的典型临床症状为：
- 低血压
- 心动过速
- 气促
- 意识障碍
- 少尿
- 脉搏微弱
- 指（趾）端冰冷
- 毛细血管再充盈受损
- 皮肤花斑样改变

休克类型	心率（注意事项：β-受体阻滞）	颈静脉压（JVP）或中心静脉压（CVP）	四肢皮温	老年 ICU 患者的常见病因
心源性休克	↑↑ ↓↓↓ 或在心律失常引起的心源性休克中↑↑↑	↑或正常	冰冷	心肌梗死（Ⅱ型＞Ⅰ型） 既往心力衰竭 心律失常 既往心脏瓣膜病 急性瓣膜病变 感染性心功能不全 心脏手术后
低血容量性休克	↑↑	↓	冰冷	脱水 出血（胃肠道、手术后、外伤）
分布性休克	↑↑	↓	温暖	脓毒症 炎症反应 过敏反应

续表

休克类型	心率（注意事项：β- 受体阻滞）	颈静脉压（JVP）或中心静脉压（CVP）	四肢皮温	老年 ICU 患者的常见病因
梗阻性休克	↑↑	↑↑↑	冰冷	肺栓塞 张力性气胸 上腔静脉（SVC）/ 下腔静脉（IVC）梗阻（恶性肿块） 心脏压塞

老年 ICU 患者的休克类型、临床特征和常见原因。

上述几个临床症状的出现意味着可能出现全身灌注不足，但不存在以上任何一个症状，特别是血压正常时，也并不能排除休克状态。在许多老年患者中，由于药物性 β 受体阻滞和与年龄相关的肾上腺素反应性的变化，生理性代偿机制被削弱，心率可能不会像预期那样上升以维持心输出量。研究证明 β- 受体密度和 β- 受体敏感性都会随着年龄的增长而逐渐减低[17]。同样，老龄人群的认知储备减少，急性意识障碍值得高度关注；应密切监测患者是否有进一步发展的迹象并仔细寻找可能导致组织灌注减少的原因。当血红蛋白浓度和动脉血氧饱和度正常时，高乳酸可高度提示局部或整体组织低灌注。

在老年重症患者中，由于心肌抑制和 / 或心律失常经常伴随其他类型的休克，不同类型的休克经常会同时发生；这种心脏受累可能是由缺血、体温过低、停药、代谢紊乱或其他循环毒性因素引起的[18]。

老龄患者出现循环不稳定的并发症经常比年轻患者更早，原因是整体生理储备减少。尤其要关注认知功能障碍加重和出现神志不清的情况，以及卒中、心肌缺血、肠系膜缺血、急性肾损伤和缺血性肝炎等局部低灌注原因继发的器官衰竭。

无论休克的潜在原因是什么，入院时的循环衰竭对老年患者的预后都有独立的负面影响[19]。在涉及有多个器官系统的基础状况和较高衰弱评分的情况下，出现休克的年长患者的生存前景降低到一定程度，此时需要慎重考虑入住重症监护的预期获益[16]。

实践

循环监测：老年人群的特殊点

1. 置管

动脉硬化性疾病的发病率随着年龄的增长而增加，影响着相应的血管，这对动脉和中心静脉置管都有影响。解剖结构的改变可能会导致技术上的困难，而血流量受限会导致更高的并发症风险，即在狭窄动脉中进行动脉置管可能会导致置管部位的远端出现动脉缺血，这可能是由于斑块损伤导致栓塞，或者是由于导管使血管腔变窄，以至于流量变得极低。自狭窄动脉区域的回流静脉置管可能出现充盈不良，这导致了静脉置管技术上存在困难，而且由于低血流量，静脉导管将更容易出现导管相关性血栓。周围性血管疾病常常不均匀分布，仅靠体检往往不能帮助选择最佳置管部位。因此，在进行动脉和中心静脉置管前，建议对所有符合条件的穿刺点进行超声评估，从而选择技术上最合适且并发症风险最小的方式[20, 21]。目前就动脉硬化时置入导管的尺寸尚没有明确的建议，但土耳其的一项小型研究（N=30）表明，在对硬化的桡动脉进行置管时，较大（22G）的导管比较小（20G）的导管更容易置入，并发症也更少[22]。

2. 有创和无创血压测量

ICU 老年患者各种血压测量方式的适应证和禁忌证与普通 ICU 患者相同。无创血压测量通常具有大约 95% 的置信区间。无创收缩压在置信区间的波动范围一般为 15mmHg，无创舒张压约为 10mmHg，这显然不如有创动脉血压测量可靠，后者仍然是 ICU 中血压测量的金标准[23]。随着年龄的增长，与在主动脉根部测量的压力相比，无创血压测量变得更加不可信，因为其测量的收缩压和脉压越来越被低估，舒张压被高估[24]。然而，在严重低血压和脓毒症休克患者中，所有年龄组的无创血压监测中的收缩压往往都会被高估[25]。无创血压读数的准确性也受到患者几个因素的负面影响，如运动、心律失常和颤抖，这些情况在老年人中更容易出现。选择合适的袖带尺寸对于产生可靠的测量结果至关重要，而且对于极端体重的患者，这一选择是具有挑战性的。对于偏瘫患者，应该测量健侧肢体的无创血压，因为有证据表明，肌肉张力的变化可能会改变患侧肢体血压的读数[26]。总而言之，患者因素和测量因素都是老年 ICU 患者无创血压测量不准确的常见原因，这也导致更愿意使用有创血压监测。ICU 老年患者的生理变化和慢性疾病也经常导致有创血压描记出现伪影。血液黏度的改变、动脉硬化和心动过速可造成有创血压监测（液体压力传感）系统的过阻尼 / 欠阻尼造成伪影的发生频率增加，导致出现收缩压数据偏高[27]。欠阻尼可以通过快速冲洗试验证明，但这一情况很难在临床实践中被消除。因此，需要对图表中的收缩压进行手动校正，而有创平均动脉压和舒张压读数通常受欠阻尼的影响较小[28]。

3. 中心静脉压（central venous pressure，CVP）的测量

CVP 波形和自动计算的 CVP 值可能会受到 ICU 老年患者经常出现的各种情况的影响，比如三尖瓣反流导致 CVP 读数增加，因为它允许右心室收缩压力逆向传递；心房颤动时没有心房收缩，导致平均 CVP 值下降；心房收缩不同步，例如在心室起搏时，不同步的心房收缩会导致出现大炮 A 波和平均 CVP 读数增加。正常的 CVP 波形并不一定总是明显，没有出现该正常波形也不一定等于病理状态，不过 CVP 波形的改变可能会为潜在的异常提供线索[29]（图 4.2）。

CVP 也由右心房和右心室的顺应性以及整个心肌的顺应性决定，在老年 ICU 患者中，顺应性往往由于既往的心脏疾病或随着生理老化引起的纤维化过程而降低。CVP 值与循环血量或液体反应性的相关性不高[30]。但是对于中心静脉血管顺应性降低的老年患者，例如舒张性心力衰竭的患者，在液体复苏过程中快速上升的 CVP 可能表明进一步输液无法改善心输出量[31]。

我们习惯将大于 15mmHg 的 CVP 定义为升高的 CVP，尽管在机械通气患者中呼气末正压（positive end-expiratory pressure，PEEP）对 CVP 的影响会因人而异。当循环衰竭的老年患者出现 CVP 升高，应当进一步检查有无严重的三尖瓣反流或三尖瓣狭窄、右心衰竭、心脏压塞和引起梗阻性休克的心外因素[32]。

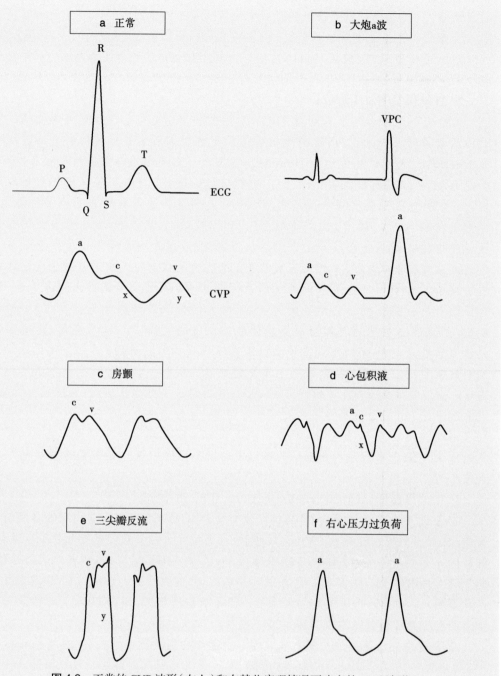

图4.2 正常的CVP波形（左上）和在某些病理情况下改变的CVP波形

中心静脉和混合静脉血氧饱和度

测量混合静脉血氧饱和度及其替代指标中心静脉血氧饱和度的有用性近来受到了质疑。两者都被用来估计心输出量、评估组织灌注和计算分流分数。而目前版本的脓毒症治疗指南中，不再推荐使用这两个指标来指导液体复苏[33]。此外，中心静脉血氧饱和度和混合静脉血氧饱和度之间也有明显的、不可预测的差异，中心静脉血氧饱和度并不能反映心肌耗氧量[34]。在老年患者中，使用中心静脉或混合静脉血氧饱和度来指导治疗时要特别谨慎，因为在诸如动脉硬化和主动脉疾病等血流分布异常的情况下，尽管存在有严重的局部缺血，这两个指标仍然可能显示为正常值。

4. 心输出量的评估

仅仅通过临床检查很难区分休克的类型。心输出量监测和超声心动图已经成为休克患者管理的两项成熟的辅助工具。

肺动脉导管

肺动脉导管（Swan-Ganz 导管，PAC）仍然是心输出量监测的金标准，新技术常常以此为标准进行测试。它们还可以用于测量肺动脉压（pulmonary arterial pressure，PAP）、肺毛细血管楔压（pulmonary capillary wedge pressure，PCWP）和估计左心房压力（left atrial pressure，LAP）。但 PAC 监测的临床作用有争议。其出现严重并发症的风险很大（2%～9%），因此 PAC 测量结果应该对临床决策产生影响，以证明该操作的合理性[35]。但针对老年人 PAC 目标导向重症监护获益的研究很少。一项大型多中心研究对 1 994 名 65 岁以上（平均 72 岁）的择期或急诊手术后的 ICU 患者进行了研究，与常规治疗组相比，PAC 组既没有显示出任何临床获益，也没有显示死亡率增加，但 PAC 组的肺栓塞和其他导管相关并发症更为多发[36]。

公认的置入 PAC 的适应证是[35,37]：

- 休克，且有证据表明组织低灌注对常规治疗无效（特别是心源性或多因性休克）。
- 右心室梗死 - 急性右心室衰竭。
- 顽固性肺水肿的处理。
- IABP 原位心输出量监测。
- 合并肺动脉高压（pulmonary hypertension，PHT）的心脏直视手术。

参数	正常值	心源性休克	右心室梗死或衰竭	脓毒症休克	心脏压塞
直接测量值					
右房压 /mmHg	0～8	↑↑	↑↑↑	正常	右房压，右心室舒张末期压，肺动脉舒张压和肺动脉楔压相等：12～18mmHg
右室收缩压 /mmHg	15～28	↑↑	EDP ↑↑↑	正常或↓	
右室舒张压 /mmHg	0～12				
肺动脉收缩压 /mmHg	15～28	↑↑	正常或↑	正常或↓	
肺动脉舒张压 /mmHg	5～15				
肺动脉平均压 /mmHg	10～22				
肺动脉楔压 /mmHg	5～12	↑↑	正常	正常	
心输出量 /（L/min）	4～6	↓↓	↓↓	↑↑	↓↓↓
推导值					
心搏量 /（ml/ 次）	70～130	↓↓	↓↓	正常或↑	↓↓↓
心指数 /（L/min/m²）	2.5～4.2	↓↓	↓↓	↑↑	↓↓↓
外周血管阻力 /（dynes·s·cm⁻⁵）	900～1 500	↑↑	正常或↑	↓↓↓	正常

续表

参数	正常值	心源性休克	右心室梗死或衰竭	脓毒症休克	心脏压塞
肺血管阻力 /（dynes·s·cm⁻⁵）	120～250	↑↑	正常或↑	正常或↓	正常
左心室做功指数 /（g/m/次/m²）	45～60	↓↓↓	↓↓	↓↓	↓↓↓

可从 PAC 获得的血流动力学参数——卧位成人的正常值和老年 ICU 患者常见疾病的预期变化。

心输出量的测量

PAC 的热稀释方法得到了很好的验证，是测试其他系统的黄金标准。它是在 PAC 近端向血流中注入指示剂物质（通常为 10ml 冷葡萄糖或生理盐水），并在 PA 的 PAC 远端端口测量其在血液下游的稀释度。血液温度随时间的降低被记录为温度 - 时间曲线。只要不存在心内分流（高估 CO）或三尖瓣反流（低估 CO），曲线下面积与流速成反比，从而估算出 CO。

现代的 PAC 有一个集成的加热丝，可以加热流经它的血液。导管尖端附近的热敏电阻测量血液的温度变化，并使用这些数据来计算一段时间内 CO 的平均值，从而提供连续的读数。

已经开发了几种非侵入性一氧化碳测量技术，它们可以分为校准系统和非校准系统[38]。校准系统使用间歇性稀释 CO 数据（经肺热稀释或锂稀释）来校准脉搏波形数据。PiCCO® 和 LiDCO® 都是针对 PAC 进行验证的，但大多数验证研究都没有涉及老年患者[39]。当在 CVC 端口注入 20ml 冷葡萄糖或生理盐水时，PiCCO® 系统的 CO 测量是通过经肺热稀释原理在 PiCCO® 导管上测量温降实现的。PiCCO® 导管是一种带有热敏电阻的动脉置管，通常放置在股动脉，在那里还记录 IABP 轨迹以进行连续的脉搏轮廓分析。因此，与 PAC 相反，PICCO® 系统不会实施超出标准监测设备的侵入性程序，而且经常可以使用已经放置的中心静脉导管。只要肺血管没有严重改变，并且没有心内分流或三尖瓣反流，通过经肺热稀释获得的 CO 测量在老年人中也可能是可靠的。年龄相关的生理变化是否会对 PiCCO® 提供的众多衍生体积参数产生影响仍是未知的。通过脉搏轮廓分析连续测量心输出量并不准确，这限制了它在老年 ICU 患者中常见的几种情况下的应用，即主动脉疾病、严重动脉硬化、导致脉搏曲线不规则的房性和室性心律失常、IABP 轨迹衰减不足和过度衰减以及提供机械循环辅助等。

非校准系统使用患者数据，如性别、身高和体重，仅从测量数据得出 CO。在接受血管加压药 / 正性肌力药物治疗的患者中，校准的非侵入性 CO 监测系统比未校准的脉搏轮廓系统或食管多普勒系统更可靠。此外，未校准的系统依赖于补液实验反应性，这可能对合并重度心功能不全的老年重症患者有害[38]。

方法	设备	精准度	特点
肺热稀释法	PAC	+/−20%	金标准，有创
超声心动图检查	TTE/TOE	依赖于操作者	可以进行收缩性和结构特征的评估

续表

方法	设备	精准度	特点
经肺热稀释法	PiCCO™, VolumeView™	与 PAC 一致	可校准的，创伤少（中心静脉＋动脉置管）
经肺指标稀释	LiDCO™	与 PAC 一致	可校准的，创伤少（外周静脉＋动脉置管）
动脉压波形获得法	PiCCO™, LiDCO（rapide）™, FloTrac/Vigileo™ Finapres™, Nexfin™	变异性大，依赖于可靠的波形	非校准的，可连续测量，心律不齐或放置 IABP 时不能工作
食管超声	CardioQ™	变异性大，依赖于探头位置	非校准的，可连续测量，创伤很小，但需要适当镇静

测量或估计心输出量的方法。

5. 液体反应性的测量

液体反应性的问题是，患者补液后心输出量是否会增加。但重要的是，在健康个体中，心脏通常是具有液体反应性的；因此，只有当有证据表明患者同时有液体反应性和器官低灌流时，才应该对患者进行液体治疗[40, 41]。

补液试验：即单次补充一个剂量的液体——对于收缩或舒张期功能受损的患者，应在较长时间内给予较小的液体量（例如 100ml 晶体超过 15 分钟输入）。

随后心输出量较基线增加 15% 通常被认为是液体反应性的证据。尽管如此，在老年患者中，第一次补液可能是有害的，因为低血压不是由低血容量引起的，心脏功能已经处在 Frank-Starling 曲线的水平分支上。

肢体被动抬高试验：与补液实验相比，适当地进行腿部抬高试验导致患者的下肢"自体输血"具有可逆性的优势。要获得可靠的测试结果，有几个因素很重要：

－ 如果患者醒着，应告知患者不要有任何明显的痛苦。

－ 将患者的床位从半卧位变更到肢体抬高。

－ 心输出量的评估最好至少持续 1 分钟。

－ 如果没有 CO 测量，平均动脉压增加 10%～15% 可被认为是液体反应性的标志。

还有其他几种衡量液体反应性的替代指标。它们都有特定的局限性，但可能会提供额外的信息来完善临床判断。

		测量	方法／设备
静态测量	压力	颈静脉压（JVP）	直观
		中心静脉压（CVP）	中心静脉导管
		肺动脉楔压	肺动脉导管
静态测量	容量	全心舒张末期容积（GEDV）	经肺动脉稀释法（PiCCO™, VolumeView™）
		左室舒张末期容积	超声心动图

续表

	测量	方法/设备
动态测量	脉压变异率(PPV)	PiCCO™, LiDCOplus™, Most care™
	每搏变异率(SVV)	动脉脉搏轮廓分析(PiCCO™, LiDCOplus™, Most care™, FloTrac/Vigileo™),容量钳方法(Finapres™, Nexfin™),上腔静脉和下腔静脉评估,食管超声

液体反应性的静态和动态测量。

测量心腔的静脉压和舒张末容量可以静态估测右室前负荷和左室前负荷。它们与液体反应性的相关性都很差,因为前负荷和每搏输出量的关系取决于心室的收缩能力和静脉系统的顺应性。

在机械通气患者中,动态测量也存在局限性。这些方法依赖于这样一个概念,即正压通气周期所施加的胸腔内压力的变化会影响静脉回流,进而影响心输出量。这些变异在低血容量时被夸大,表明心脏目前正在 Frank-Starling 曲线的上升支上运行。所有与呼吸周期相关的测量估算左心室前负荷的主要缺点是,它们只在潮气量为 8~10ml/kg 的瘫痪患者中有效,这些患者还必须有正常的心率。在心率正常的老年 ICU 患者中,只要他们被镇静和麻痹,仍然可以通过将 TV 瞬时增加到 10ml/kg 来进行这些测试,尽管通常首选更具肺保护性的呼吸机设置。在这种情况下,脉压或每搏输出量变化超过 10%~15% 被认为是液体反应性的可靠预测指标。

结论

由于心血管储备的持续下降,年龄本身就是老年重症患者的一个重要预后因素。这一过程可能对日常生活没有任何影响,但在重症疾病期间变得明显,并影响重症监护的过程和预后,非心脏疾病也是如此。在重症监护、诊断方法和监测中,需要考虑心脏和大血管与年龄相关的结构和功能变化。

要点

- 调查出现循环障碍的老年患者的多种休克形式和潜在原因。
- 在置管、监测和解释测量值时,要记住心脏和血管解剖和功能改变的高发情况。
- 考虑共病和衰弱对休克预后的附加影响。

(尹敏慧 译,赵双平 审校)

参考文献

1. Brandenburg S, Arakel EC, Schwappach B, Lehnart SE. The molecular and functional identities of atrial cardiomyocytes in health and disease. Biochim Biophys Acta. 2016;1863(7 Pt B):1882–93.
2. Obas V, Vasan RS. The aging heart. Clin Sci (Lond). 2018;132(13):1367–82.

3. Fleg JL, Strait J. Age-associated changes in cardiovascular structure and function: a fertile milieu for future disease. Heart Fail Rev. 2012;17(4–5):545–54.

4. Rahimtoola SH, Ehsani A, Sinno MZ, Loeb HS, Rosen KM, Gunnar RM. Left atrial transport function in myocardial infarction. Importance of its booster pump function. Am J Med. 1975;59(5):686–94.

5. Lu L, Guo J, Hua Y, Huang K, Magaye R, Cornell J, et al. Cardiac fibrosis in the ageing heart: contributors and mechanisms. Clin Exp Pharmacol Physiol. 2017;44(Suppl 1):55–63.

6. Loffredo FS, Nikolova AP, Pancoast JR, Lee RT. Heart failure with preserved ejection fraction: molecular pathways of the aging myocardium. Circ Res. 2014;115(1):97–107.

7. Ruiz-Meana M, Bou-Teen D, Ferdinandy P, Gyongyosi M, Pesce M, Perrino C, et al. Cardiomyocyte ageing and cardioprotection: consensus document from the ESC working groups cell biology of the heart and myocardial function. Cardiovasc Res. 2020;116(11):1835–49.

8. Baumgartner H, Falk V, Bax JJ, De Bonis M, Hamm C, Holm PJ, et al. 2017 ESC/EACTS guidelines for the management of valvular heart disease. Eur Heart J. 2017;38(36):2739–91.

9. Iung B, Vahanian A. Epidemiology of acquired valvular heart disease. Can J Cardiol. 2014;30(9):962–70.

10. Jani B, Rajkumar C. Ageing and vascular ageing. Postgrad Med J. 2006;82(968):357–62.

11. Nilsson PM, Khalili P, Franklin SS. Blood pressure and pulse wave velocity as metrics for evaluating pathologic ageing of the cardiovascular system. Blood Press. 2014;23(1):17–30.

12. Knuuti J, Wijns W, Saraste A, Capodanno D, Barbato E, Funck-Brentano C, et al. 2019 ESC guidelines for the diagnosis and management of chronic coronary syndromes. Eur Heart J. 2020;41(3):407–77.

13. DeFilippis AP, Chapman AR, Mills NL, de Lemos JA, Arbab-Zadeh A, Newby LK, et al. Assessment and treatment of patients with type 2 myocardial infarction and acute nonischemic myocardial injury. Circulation. 2019;140(20):1661–78.

14. Olivetti G, Melissari M, Capasso JM, Anversa P. Cardiomyopathy of the aging human heart. Myocyte loss and reactive cellular hypertrophy. Circ Res. 1991;68(6):1560–8.

15. Strait JB, Lakatta EG. Aging-associated cardiovascular changes and their relationship to heart failure. Heart Fail Clin. 2012;8(1):143–64.

16. Guidet B, de Lange DW, Boumendil A, Leaver S, Watson X, Boulanger C, et al. The contribution of frailty, cognition, activity of daily life and comorbidities on outcome in acutely admitted patients over 80 years in European ICUs: the VIP2 study. Intensive Care Med. 2020;46(1):57–69.

17. Ferrara N, Komici K, Corbi G, Pagano G, Furgi G, Rengo C, et al. Beta-adrenergic receptor responsiveness in aging heart and clinical implications. Front Physiol. 2014;4:396.

18. Merx MW, Weber C. Sepsis and the heart. Circulation. 2007;116(7):793–802.

19. Biston P, Aldecoa C, Devriendt J, Madl C, Chochrad D, Vincent JL, et al. Outcome of elderly patients with circulatory failure. Intensive Care Med. 2014;40(1):50–6.

20. Troianos CA, Hartman GS, Glas KE, Skubas NJ, Eberhardt RT, Walker JD, et al. Guidelines for performing ultrasound guided vascular cannulation: recommendations of the American Society of Echocardiography and the Society of Cardiovascular Anesthesiologists. J Am Soc Echocardiogr. 2011;24(12):1291–318.

21. Franco-Sadud R, Schnobrich D, Mathews BK, Candotti C, Abdel-Ghani S, Perez MG, et al. Recommendations on the use of ultrasound guidance for central and peripheral vascular access in adults: a position statement of the Society of Hospital Medicine. J Hosp Med. 2019;14:E1–E22.

22. Eker HE, Tuzuner A, Yilmaz AA, Alanoglu Z, Ates Y. The impact of two arterial catheters, different in diameter and length, on postcannulation radial artery diameter, blood flow, and occlusion in atherosclerotic patients. J Anesth. 2009;23(3):347–52.

23. Kallioinen N, Hill A, Horswill MS, Ward HE, Watson MO. Sources of inaccuracy in the measurement of adult patients' resting blood pressure in clinical settings: a systematic review. J Hypertens. 2017;35(3):421–41.

24. Picone DS, Schultz MG, Otahal P, Black JA, Bos WJ, Chen CH, et al. Influence of age on upper arm cuff blood pressure measurement. Hypertension. 2020;75(3):844–50.

25. Lehman LW, Saeed M, Talmor D, Mark R, Malhotra A. Methods of blood pressure measurement in the ICU. Crit Care Med. 2013;41(1):34–40.

26. Dewar R, Sykes D, Mulkerrin E, Nicklason F, Thomas D, Seymour R. The effect of hemiplegia on blood pressure measurement in the elderly. Postgrad Med J. 1992;68(805):888–91.

27. Romagnoli S, Ricci Z, Quattrone D, Tofani L, Tujjar O, Villa G, et al. Accuracy of invasive arterial pressure monitoring in cardiovascular patients: an observational study. Crit Care. 2014;18(6):644.

28. Moxham IM. Physics of invasive blood pressure monitoring. South Afr J Anaesth Analg. 2003;9(1):33–8.

29. Pittman JA, Ping JS, Mark JB. Arterial and central venous pressure monitoring. Int Anesthesiol Clin. 2004;42(1):13–30.

30. Marik PE, Baram M, Vahid B. Does central venous pressure predict fluid responsiveness? A systematic review of the literature and the tale of seven mares. Chest. 2008;134(1):172–8.

31. Pinsky MR, Kellum JA, Bellomo R. Central venous pressure is a stopping rule, not a target of fluid resuscitation. Crit Care Resusc. 2014;16(4):245–6.

32. Magder S. Understanding central venous pressure: not a preload index? Curr Opin Crit Care. 2015;21(5):369–75.

33. Howell MD, Davis AM. Management of sepsis and septic shock. JAMA. 2017;317(8):847–8.

34. Chawla LS, Zia H, Gutierrez G, Katz NM, Seneff MG, Shah M. Lack of equivalence between central and mixed venous oxygen saturation. Chest. 2004;126(6):1891–6.

35. Practice guidelines for pulmonary artery catheterization: an updated report by the American Society of Anesthesiologists Task Force on pulmonary artery catheterization. Anesthesiology. 2003;99(4):988–1014.

36. Sandham JD, Hull RD, Brant RF, Knox L, Pineo GF, Doig CJ, et al. A randomized, controlled trial of the use of pulmonary-artery catheters in high-risk surgical patients. N Engl J Med. 2003;348(1):5–14.

37. Chatterjee K. The Swan-Ganz catheters: past, present, and future. A viewpoint. Circulation. 2009;119(1):147–52.

38. Vincent JL, Rhodes A, Perel A, Martin GS, Della Rocca G, Vallet B, et al. Clinical review: update on hemodynamic monitoring–a consensus of 16. Crit Care. 2011;15(4):229.

39. Litton E, Morgan M. The PiCCO monitor: a review. Anaesth Intensive Care. 2012;40(3):393–409.

40. Marik PE, Lemson J. Fluid responsiveness: an evolution of our understanding. Br J Anaesth. 2014;112(4):617–20.

41. Marik PE, Monnet X, Teboul JL. Hemodynamic parameters to guide fluid therapy. Ann Intensive Care. 2011;1(1):1.

第 5 章　与年龄相关的肾脏变化及其生理后果

Fabian Perschinka , Timo Mayerhöfer , and Michael Joannidis

目录

🏠 引言

对于血流动力学改变、炎症或机械通气等重症疾病及其预后来说，肾脏是最脆弱的器官之一。这尤其适用于老年重症患者，因为他们纠正体内失衡的储备能力下降。

根据西方社会人口结构变化，老年患者在社会中的比例越来越高，因此更多地出现在ICU。衰老与包括肾脏和免疫系统在内的器官功能下降有关。在整个生命周期中，由于肾脏组织学和肾功能的改变，肾小球滤过率（glomerular filtration，GFR）的适度减少，肾单位数量的减少可能被认为是正常的现象。此外，在治疗老年重症患者时，必须考虑到钠、钾和水平衡的变化。为了全面了解老年患者复杂的肾脏状况，包括各种变化和与其他合并症的相互作用，有必要归纳这些变化背后的病理生理机制和伴随这些变化的临床表现。这可能有助于将疾病和肾脏老化的正常特征区分开来。

本章概述了肾脏老化的病理生理学、组织学和形态学变化。此外，还将讨论老年重症患者的功能变化及其诊断和治疗意义。

5.1 肾脏老化的（病理）生理学

肾脏老化的机制有多种，从表观遗传和分子过程到免疫改变，通常与糖尿病和高血压等共病相关[1-3]。这些改变导致肾小球再生受限、单个肾单位高滤过（超高龄）和炎症。

表观遗传学似乎可通过主要在肾脏表达的基因的甲基化和突变对肾脏细胞老化产生重大影响。尤其是 Klotho 基因，尿毒症毒素可致其高甲基化从而减少表达[4]。该基因通过各种机制影响衰老。此外，Klotho 通过抑制 NF-κB 移位到细胞核而影响炎症途径，从而具有抗炎作用。该基因的多态性与正常衰老相关[5]，Klotho 启动子的甲基化是慢性肾脏疾病（chronic kidney disease，CKD）的一个特征[1]。

所谓的免疫衰老是一种持续的中度炎症过程，在老年人中更为活跃，导致以肾脏纤维化变化为特征的组织结构改变。尿毒症炎症表现出重要的相似之处，特别是在肾脏，可能是慢性肾脏疾病的加速因素[6]。尿毒症引起的炎症不仅加速肾脏老化，并导致先天性免疫系统和获得性免疫系统的改变[7]。与年龄相关的免疫系统改变会导致全身性炎症反应。事实上，30%～50% 的透析前、血液透析和腹膜透析患者拥有活跃的炎症反应，提示这种慢性促炎状态在肾脏衰老过程中发挥重要作用。炎症既是（肾脏）衰老的原因，也是其后果。炎症标志物和端粒缩短之间的联系已经被证明。此外，老年患者炎症相关基因调控与 Sirtuin 1 和 Sirtuin 3 的表达减少相关。这些基因与动物模型中的急性肾功能不全有关[6]。炎症通过多个途径影响肾脏老化，并与肾脏的尿毒症炎症有关。

5.2 组织学和形态学

肾脏内皮细胞、上皮细胞和足细胞的细胞结构发生了变化。这可能是自身免疫"损伤"诱发肾小球基底膜厚度改变、足细胞肥大以及毛细血管壁通透性改变的结果。由此产生的蛋白尿和滤过率增加会导致肾小管功能的改变，并进一步引发炎症过程[8]。

除了与年龄相关的功能性肾单位的"正常"丢失，从年轻人的 99 万下降到 70～75 岁的52 万（每年 6 200 个肾单位）[9]，病理过程如肾硬化症、血管炎或糖尿病肾病，也可能导致老年患者的工作肾小球减少，从而降低 GFR。

肾硬化症与高血压相关[10],以间质纤维化、肾小球硬化、肾小管萎缩和动脉硬化为特征,导致肾单位缺血性损伤。其结果是缺血性改变,如基底膜增厚、毛细血管皱缩和包膜周围纤维化。此外,由于 Bowman's 间隙内透明物质的沉积,导致完全硬化肾小球(globally sclerotic glomeruli, GSG)的发展[8],并导致老年患者中 GSG 的患病率更高。肾硬化症的患病率在 18～29 岁为 2.7%,而在 70～7 岁上升到 73%。然而,随着年龄的增长,肾硬化症患病率的增加似乎与老年患者中与年龄相关的 GFR 下降无关[11]。区分年龄相关性肾硬化症和由特定肾脏疾病引起的改变是困难的。导致肾小球硬化的常见疾病是老年患病率高的糖尿病和高血压[11,12]。

肾脏参数的下降是否与伴随的合并症有关,还是生理衰老进程的一部分,尚未完全阐明。研究表明,年龄与 65 岁以下患者肾实质的体积无相关性,随后肾实质体积连续减少[13]。肾脏皮质、髓质和实质,在 50 岁以前,随着年龄增长,皮质体积下降,髓质体积增加,实质体积稳定。三者在 50 岁以后都会衰退[14]。这些变化可以在老年患者的急性肾损伤或 CKD 期间通过超声诊断观察到,但也必须考虑到 16～22cm³/10 年的生理性体积减少[14,15]。

肾脏衰老的另一个方面是肾囊肿增加。这种囊肿常见于男性,通常无症状。但它们可能提示一种潜在的病理改变,应与恶性肿瘤和肿瘤相鉴别[16](图 5.1)。

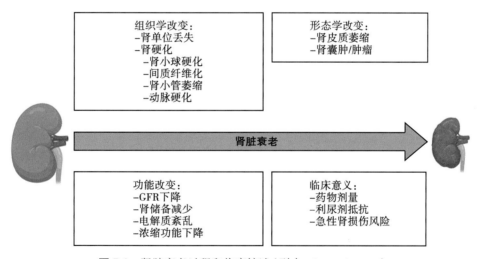

图 5.1 肾脏衰老过程和临床综述(引自 BioRender.com)

5.3 肾功能 / 肾功能变化

与其他器官的衰老类似,肾脏细胞的衰老也会导致肾功能下降。当谈到老年肾功能改变时,生理性衰退和疾病之间的区别尚在讨论之中。肾脏有许多不同的功能。确定肾功能的一种方法是测量或估计 GFR。

5.3.1 老年人 GFR 的测定

5.3.1.1 GFR 的估算

直接测量肾小球滤过率在常规临床实践中很难实现。通过不同的公式估计肾小球滤过率具有必要性,且优于肌酐。最常用的方程是 Cockcroft-Gault(CG)、肾脏疾病膳食改良试验(the Modifcation of Diet in Renal Disease, MDRD)和慢性肾脏疾病流行病学协会(the Chronic Kidney Disease Epidemiology Collaboration, CKD-EPI)。由于一些限制,CG 公式被放在次要位置,因为它依赖于体重而不是体表面积,对肥胖患者不准确。此外,MDRD 在高龄患者中的表现似乎更好[17]。除了血清肌酐,MDRD 公式还包括了性别、种族和年龄因素。另一个常用的是 CKD-EPI 公式,多用于 GFR 正常的患者,使用血清肌酐或血清胱抑素 C 或两者结合来计算。考虑到血清胱抑素 C 基本不受肌肉质量的影响,CKD-EPI 公式可能更适用于老年患者。已有研究表明,CKD-EPI 在老年患者中表现更好[18, 19]。

5.3.1.2　GFR 的测定

GFR 的测定方法之一是测量 24 小时尿液中的肌酐清除量。收集时间可缩减为 2 小时,几乎不会影响测量精准度[20]。当然肾小管会分泌少量肌酐,此方法会比真实的 GFR 高。当 GFR 下降到 20ml/(kg·1.73m²)以下时,这个偏差会更明显[21]。

然而,尽管 MDRD 和 CKD-EPI 公式在老年患者中有局限性,它们仍是临床实践中估算 GFR 最好的可用工具。

目前正在进行实时 GFR 测量方法的临床研究,这可能会提高 GFR 测定的速度和准确性。

5.3.2　老年人 GFR 的变化

对健康个体的研究证实了 GFR 下降是衰老自然过程的一部分。这种随年龄增长的生理性变化往往很难与疾病引起的 GFR 下降区别,但可以通过测量单个肾单位肾小球滤过率(GFR of single nephrone, snGFR)区分两者。随着年龄增长,肾单位数量不断减少,但 snGFR 保持不变,除非存在生理衰老以外的变化[9]。

在这方面学术界反复讨论的是,KDIGO 指南将慢性肾脏病定义为 GFR<60ml/(kg·1.73m²),相当于年轻健康个体肾功能的 50%[22]。然而,此定义对老年患者来说可能是不适用的,也导致了对 CKD 的过度诊断。2017 年的一项队列研究表明,70 岁以上的老年患者有 38%~62% 符合 CKD 标准[23]。

此定义尤其需要考虑 GFR 在 45~59ml/(kg·1.73m²)之间且没有蛋白尿的患者。因为健康衰老并不会出现蛋白尿,所以蛋白尿可以作为一种单独指标来识别健康老龄化后 GFR 下降的患者[9]。这一点非常重要,因为老年危重患者更易患有影响肾功能的合并症。如果可以识别出由合并症或其他潜在疾病引起的 GFR 下降,则有助于早干预并防止病情进一步恶化。

慢性肾脏疾病的定义对其流行病学有着重要的影响。根据目前的定义,人群中的健康个体都有可能符合 CKD 的标准。

当然关于 CKD 定义的讨论不应掩盖的事实是,患者肾小球滤过率的下降对临床医生有关诊疗如药物剂量和急性肾损伤的风险(见下文)评估具有重要影响。

GFR 随年龄增长逐渐下降,意味着肾脏储备减少[24]。当出现各种肾脏应激(例如各种疾病、肾毒性药物或血液动力学改变)时,肾功能正常的年轻患者更容易适应改变,而肾脏储备减少的老年患者则易感性增加。

无论是否是健康老龄化导致的 GFR 下降,最终都造成了老年危重患者的治疗受到限制。

5.3.3　老年人肾小管功能

肾脏的另一个重要功能是通过肾小管的重吸收和分泌以及分泌肾素等激素维持电解质的动态平衡。研究表明老年患者的电解质转运机制发生了变化,肾单位近端的钠重吸收比年轻个体增加,而远端的钠重吸收减少,这导致患者钠离子失衡,并对不同钠负荷的反应有限。

关于钾离子平衡,老年患者使用血管紧张素转换酶抑制剂和利尿剂等药物导致的内分泌激素的变化可能会导致钾离子失衡。随着年龄增长,肾素和醛固酮水平降低,肾小管细胞分泌钾减少。这种变化导致高钾血症风险增加,进一步导致了代谢性酸中毒等代谢紊乱[25]。

此外,随着年龄增长,肾脏浓缩尿液的能力也逐渐下降[26],原因可能是尿素转运蛋白和水通道蛋白的减少。这导致老年患者对液体反应性受损,更容易导致液体失衡。除此之外,高龄重症患者经常服用许多可能影响肾小管分泌的药物[9]。

5.4　对药物治疗的影响

5.4.1　药物剂量

老年重症患者在选择药物方面最需要考虑到其肾毒性。一般来说,肾功能减退的老年人应尽量减少肾毒性药物的使用。

此外,由于肾小球滤过率和肾小管功能随着年龄的增长而改变,所以通过肾脏排泄的药物剂量必须根据 GFR 调整。而且是基于以 ml/min 为单位的 GFR,而不是根据 $1.73m^2$ 体表面积标化的 GFR。

5.4.2　利尿剂抵抗

慢性心力衰竭且液体过负荷的老年重症患者通常需要使用利尿剂进行治疗。

临床上一般首选袢利尿剂(loop diuretics,LD),但其常导致利尿剂抵抗,即尽管使用了利尿剂,也无法解除液体过负荷[27]。老年人利尿剂抵抗的原因很复杂。

因此给药时必须考虑利尿剂的药物动力学和药效动力学变化。老年人在口服给药情况下,呋塞米的生物利用度是给药剂量的 10%～80%,所以在使用呋塞米时,应首选静脉给药[28]。与单次给药相比,连续给药可使体重下降更稳定,总尿量增加[29],且不会加重钠潴留,而利尿后钠潴留会因无药间隔时间超过 4 个半衰期而增加[27]。托拉塞米或布美他尼具有更一致的生物利用度,可作为利尿剂抵抗的替代方案[28]。

同时氯离子浓度会影响 LD 的效力[30]。一项研究探究了 LD 有效性和低氯血症之间的联系,发现口服氯化赖氨酸的患者,心肾相关的参数如 NT-proBNP 和液体负荷得到改善[31]。

肾脏长期低灌注会导致利尿剂在肾脏的浓度降低,但同时 GFR 降低也会减少钠排出导致钠潴留[28,32]。另外,呋塞米需要白蛋白才能到达肾脏[28],低蛋白血症患者肾脏中的有效呋塞米浓度会降低[33]。

克服利尿剂抵抗或增强袢利尿剂效果的选择很多。一种方法是治疗液体过负荷的共识——限盐饮食,但往往治疗效果较差,而且有致低钠血症和低氯血症的风险,进一步加重利尿剂抵抗。另一种方法是使用不同的利尿剂组合来克服远端小管钠的重吸收,但研究相关疗效和副作用的随机对照试验很少,呋塞米加高渗盐水的方法研究结果也相互矛盾[34,35]。

另一个要考虑的方面是,老年患者在服用噻嗪类利尿剂或影响远端小管的利尿剂(如希帕胺)后,易发生低钠血症。当与 LD[36] 联合使用时,可能会导致严重的并发症。

5.5 急性肾损伤高龄患者治疗的各个方面

急性肾损伤(acute kidney injury, AKI)是指在 7 天内肌酐水平升高 1.5 倍,或在 48 小时内升高 ≥0.3mg/dL,或在 6 小时内尿量低于 0.5ml/kg[37],其病理生理原因各不相同,如肾实质感染、低血容量、肾毒素以及脓毒症等。此定义与年龄无关,但肌肉组织的缺乏可能会导致隐性的肾功能变化,而这种变化并不表现为血清肌酐的增加。

另一方面,年龄是 AKI 的独立危险因素。因此,患有多种合并症的老年危重患者需要特别注意预防措施。优化血流动力学状态(给予液体、血管升压药和正性肌力药)以确保肾脏灌注是预防 AKI 的首要干预措施。考虑到老年患者的心血管并发症,需要密切观察和经验以防止液体过负荷[38]。

在老年患者中,药物如血管紧张素转换酶抑制剂或血管紧张素 Ⅱ 受体阻滞剂(angiotensin-converting-enzyme inhibitors or angiotensin Ⅱ receptor blockers, ACEI/ARB)的使用,通常被认为是导致 AKI 的原因。但观察性研究表明,住院期间服用 ACEI/ARB 的患者 AKI 发生率并没有增加[39,40]。在各个年龄组中,当 ACEI/ARB 与 LD 联合应用时,AKI 的发生率在 85 岁及以上组中高达 33.4/1 000 人每年(60.1 比 26.7)[40],但单用 ACEI/ARB 类药物时 AKI 的发生率并不高,因此停用 ACEI/ARB 以预防 AKI 在临床上受到质疑[41]。在出现如腹泻或脓毒症等与脱水和/或低血容量有关的急性疾病时应停药。

要点

- 正常衰老时,肾功能丧失和肾脏缩小。
- 肾小球滤过率随年龄增长而下降,导致肾储备减少。
- 由于这些变化,我们应该谨慎对待肾毒性药物和老年患者急性肾损伤的风险。
- 由于老年患者多有合并症,需要特别注意 AKI;然而,对于某些强制停药应提出疑问并应根据临床表现来决定。

（张步瑶 译,赵双平 审校）

参考文献

1. Shiels PG, McGuinness D, Eriksson M, Kooman JP, Stenvinkel P. The role of epigenetics in renal ageing. Nat Rev Nephrol. 2017;13(8):471–82.
2. Fang Y, Gong AY, Haller ST, Dworkin LD, Liu Z, Gong R. The ageing kidney: molecular mechanisms and clinical implications. Ageing Res Rev. 2020;63:101151.
3. Sato Y, Yanagita M. Immunology of the ageing kidney. Nat Rev Nephrol. 2019;15(10):625–40.
4. Sun CY, Chang SC, Wu MS. Suppression of Klotho expression by protein-bound uremic toxins is associated with increased DNA methyltransferase expression and DNA hypermethylation. Kidney Int. 2012;81(7):640–50.
5. Di Bona D, Accardi G, Virruso C, Candore G, Caruso C. Association of Klotho polymorphisms with healthy aging: a systematic review and meta-analysis. Rejuvenation Res. 2014;17(2):212–6.
6. Kooman JP, Dekker MJ, Usvyat LA, Kotanko P, van der Sande FM, Schalkwijk CG, et al. Inflammation and premature aging in advanced chronic kidney disease. Am J Physiol Renal Physiol. 2017;313(4):F938–F50.
7. Ebert T, Pawelzik SC, Witasp A, Arefin S, Hobson S, Kublickiene K, et al. Inflammation and premature ageing in chronic kidney disease. Toxins (Basel). 2020;12(4)
8. Denic A, Glassock RJ, Rule AD. Structural and functional changes with the aging kidney. Adv Chronic Kidney Dis. 2016;23(1):19–28.
9. Hommos MS, Glassock RJ, Rule AD. Structural and functional changes in human kidneys with healthy aging. J Am Soc Nephrol. 2017;28(10):2838–44.
10. Meyrier A. Nephrosclerosis: update on a centenarian. Nephrol Dial Transplant. 2015;30(11):1833–41.
11. Rule AD, Amer H, Cornell LD, Taler SJ, Cosio FG, Kremers WK, et al. The association between age and nephrosclerosis on renal biopsy among healthy adults. Ann Intern Med. 2010;152(9):561–7.
12. Yu SM, Bonventre JV. Acute kidney injury and progression of diabetic kidney disease. Adv Chronic Kidney Dis. 2018;25(2):166–80.
13. Johnson S, Rishi R, Andone A, Khawandi W, Al-Said J, Gletsu-Miller N, et al. Determinants and functional significance of renal parenchymal volume in adults. Clin J Am Soc Nephrol. 2011;6(1):70–6.
14. Wang X, Vrtiska TJ, Avula RT, Walters LR, Chakkera HA, Kremers WK, et al. Age, kidney function, and risk factors associate differently with cortical and medullary volumes of the kidney. Kidney Int. 2014;85(3):677–85.
15. Roseman DA, Hwang SJ, Oyama-Manabe N, Chuang ML, O'Donnell CJ, Manning WJ, et al. Clinical associations of total kidney volume: the Framingham Heart Study. Nephrol Dial Transplant. 2017;32(8):1344–50.
16. Rule AD, Sasiwimonphan K, Lieske JC, Keddis MT, Torres VE, Vrtiska TJ. Characteristics of renal cystic and solid lesions based on contrast-enhanced computed tomography of potential kidney donors. Am J Kidney Dis. 2012;59(5):611–8.
17. Verhave JC, Fesler P, Ribstein J, du Cailar G, Mimran A. Estimation of renal function in subjects with normal serum creatinine levels: influence of age and body mass index. Am J Kidney Dis. 2005;46(2):233–41.
18. Kilbride HS, Stevens PE, Eaglestone G, Knight S, Carter JL, Delaney MP, et al. Accuracy of the MDRD (Modification of Diet in Renal Disease) study and CKD-EPI (CKD Epidemiology Collaboration) equations for estimation of GFR in the elderly. Am J Kidney Dis. 2013;61(1):57–66.
19. Stevens LA, Schmid CH, Greene T, Zhang YL, Beck GJ, Froissart M, et al. Comparative performance of the CKD Epidemiology Collaboration (CKD-EPI) and the Modification of Diet in Renal Disease (MDRD) Study equations for estimating GFR levels above 60 mL/min/1.73 m2. Am J Kidney Dis. 2010;56(3):486–95.
20. Carlier M, Dumoulin A, Janssen A, Picavet S, Vanthuyne S, Van Eynde R, et al. Comparison of different equations to assess glomerular filtration in critically ill patients. Intensive Care Med. 2015;41(3):427–35.
21. Kim KE, Onesti G, Ramirez O, Brest AN, Swartz C. Creatinine clearance in renal disease. A reappraisal. Br Med J. 1969;4(5674):11–4.
22. Delanaye P, Jager KJ, Bökenkamp A, Christensson A, Dubourg L, Eriksen BO, et al. CKD: a call for an age-adapted definition. J Am Soc Nephrol. 2019;30(10):1785–805.
23. Ebert N, Jakob O, Gaedeke J, van der Giet M, Kuhlmann MK, Martus P, et al. Prevalence of reduced kidney function and albuminuria in older adults: the Berlin Initiative Study. Nephrol Dial Transplant. 2017;32(6):997–1005.
24. Epstein M. Aging and the kidney. J Am Soc Nephrol. 1996;7(8):1106–22.
25. Frassetto LA, Morris RC, Sebastian A. Effect of age on blood acid-base composition in adult

humans: role of age-related renal functional decline. Am J Phys. 1996;271(6 Pt 2):F1114–22.

26. O'Sullivan ED, Hughes J, Ferenbach DA. Renal aging: causes and consequences. J Am Soc Nephrol. 2017;28(2):407–20.

27. Masella C, Viggiano D, Molfino I, Zacchia M, Capolongo G, Anastasio P, et al. Diuretic resistance in cardio-nephrology: role of pharmacokinetics, hypochloremia, and kidney remodeling. Kidney Blood Press Res. 2019;44(5):915–27.

28. Wilcox CS, Testani JM, Pitt B. Pathophysiology of diuretic resistance and its implications for the management of chronic heart failure. Hypertension. 2020;76(4):1045–54.

29. Ng KT, Yap JLL. Continuous infusion vs. intermittent bolus injection of furosemide in acute decompensated heart failure: systematic review and meta-analysis of randomised controlled trials. Anaesthesia. 2018;73(2):238–47.

30. Berend K, van Hulsteijn LH, Gans RO. Chloride: the queen of electrolytes? Eur J Intern Med. 2012;23(3):203–11.

31. Hanberg JS, Rao V, Ter Maaten JM, Laur O, Brisco MA, Perry Wilson F, et al. Hypochloremia and diuretic resistance in heart failure: mechanistic insights. Circ Heart Fail. 2016;9(8)

32. Czarkowska-Paczek B, Wyczalkowska-Tomasik A, Paczek L. Laboratory blood test results beyond normal ranges could not be attributed to healthy aging. Medicine (Baltimore). 2018;97(28):e11414.

33. Inoue M, Okajima K, Itoh K, Ando Y, Watanabe N, Yasaka T, et al. Mechanism of furosemide resistance in analbuminemic rats and hypoalbuminemic patients. Kidney Int. 1987;32(2):198–203.

34. Engelmeier RS, Le TT, Kamalay SE, Utecht KN, Nikstad TP, Kaliebe JW, et al. Randomized trial of high dose furosemide-hypertonic saline in acute decompensated heart failure with advanced renal disease. J Am Coll Cardiol. 2012;59(13_Supplement):E958–E.

35. Lafrenière G, Béliveau P, Bégin JY, Simonyan D, Côté S, Gaudreault V, et al. Effects of hypertonic saline solution on body weight and serum creatinine in patients with acute decompensated heart failure. World J Cardiol. 2017;9(8):685–92.

36. Sandhofer A, Kähler C, Heininger D, Bellmann R, Wiedermann CJ, Joannidis M. Severe electrolyte disturbances and renal failure in elderly patients with combined diuretic therapy including xipamid. Wien Klin Wochenschr. 2002;114(21–22):938–42.

37. Khwaja A. KDIGO clinical practice guidelines for acute kidney injury. Nephron Clin Pract. 2012;120(4):c179–84.

38. Ronco C, Bellomo R, Kellum JA. Acute kidney injury. Lancet. 2019;394(10212):1949–64.

39. Mansfield KE, Douglas IJ, Nitsch D, Thomas SL, Smeeth L, Tomlinson LA. Acute kidney injury and infections in patients taking antihypertensive drugs: a self-controlled case series analysis. Clin Epidemiol. 2018;10:187–202.

40. Mansfield KE, Nitsch D, Smeeth L, Bhaskaran K, Tomlinson LA. Prescription of renin-angiotensin system blockers and risk of acute kidney injury: a population-based cohort study. BMJ Open. 2016;6(12):e012690.

41. Tomson C, Tomlinson LA. Stopping RAS inhibitors to minimize AKI: more harm than good? Clin J Am Soc Nephrol. 2019;14(4):617–9.

第6章　免疫系统改变

Tamas Fulop, Anis Larbi, Abdelouahed Khalil, Katsuiku Hirokawa, Alan A. Cohen, and Jacek M. Witkowski

目录

学习目标

衰老与免疫系统的变化有关，这种变化发生在先天性免疫和获得性免疫上，这些变化统称为免疫衰老，与炎症密切相关。这些变化是来自身体内外的、时间依赖的持续损伤的结果，这就是所谓的免疫生物学。这些变化正在影响免疫细胞的表型和功能以及它们之间的相互作用。本章还讨论了这些变化在与年龄有关的疾病发展中的作用，目的是了解这些变化本身既不是有害的，也不是有益的，但其作用受到环境因素的影响。从这个角度来看，他们可能是自适应性的，也可能是不适应的。在患有新冠感染或脓毒症的重症患者中，也讨论了随着年龄增长的免疫变化的作用。这些都是由于免疫变化的不适应性造成的。干预措施应该根据整合衰老机体其他重要功能中的潜在免疫变化进行调整。

6.1 引言

衰老与许多生理和生物变化有关[1]。在这些变化中，最重要的是免疫系统功能的改变，这是衰老过程的九个标志之一[2,3]。这个复杂的系统与有机体的所有其他系统都有许多相互作用。因此，衰老过程中的所有免疫变化都可能产生深远的影响。免疫系统在保持机体免受感染和癌症等内部和外部侵袭的影响方面起着决定性的作用[4]。随之而来的是，失控的免疫反应可能成为慢性疾病，并导致慢性炎症性疾病，如心血管和神经退行性疾病[5]。衰老以不同方式调节免疫系统：变化不是单向的，受个体寿命的影响。这诞生了免疫学或免疫生物学史：免疫反应随年龄增长的基本形成过程[6]。在本章中，我们将描述随着年龄增长而发生的免疫变化，以及免疫系统如何在衰老过程中保持健康，或者导致被称为年龄相关疾病（age related disease，ARD）的疾病（表 6.1 和表 6.2）。

表 6.1 先天性免疫学随年龄增长的变化

细胞/媒介	基础状态	刺激状态	脓毒症/COVID-19
中性粒细胞	↑磷酸化	↓信号通路	↓信号通路
	↓促炎因子	↑促炎因子	↓促炎因子
	↓趋化因子	↓趋化因子	↓趋化因子
	↑自由基	↓自由基	↓自由基，I/Ⅲ型干扰素
	功能↓：趋化性细胞，内杀伤，网络形成，细胞凋亡	功能↓：趋化性细胞，内杀伤，网络形成，↓细胞凋亡	功能↓：趋化性细胞，内杀伤，网络形成，细胞凋亡
单核细胞/巨噬细胞	↓数量	↓数量	↓数量
	↓HLA-DR 表达	↓HLA-DR 表达	↓HLA-DR 表达
	↑促炎因子	↓促炎因子	↓促炎因子
	↑功能：吞噬、趋化、胞葬、抗体提呈；↓自由基	↑功能：吞噬、趋化、胞葬、抗体提呈；自由基	↓功能：吞噬、趋化、胞葬、抗体提呈；自由基
			↓M2、IL-10/TGF-β
			↓衰竭标志物

续表

细胞 / 媒介	基础状态	刺激状态	脓毒症 /COVID-19
NK 细胞	↑数量	↓数量	↓数量
	↓成熟的 CD56^{dim} 子集	↑成熟的 CD56^{dim} 子集	↑成熟的 CD56^{dim} 子集
	↓促炎介质产生	↓促炎介质产生	↓促炎介质产生
	↑细胞毒性	↑细胞毒性	↑细胞毒性
	↓不成熟 CD56^{high} 子集	↑不成熟 CD56^{high} 子集	↓不成熟 CD56^{high} 子集
		↓受体激活	↑受体激活
		↑受体抑制	↑受体抑制
树突状细胞	↓数量	↑数量	↑数量
	↓抗原提呈	↑抗原提呈	↓抗原提呈
	↓促炎因子	↑促炎因子	↓促炎因子
			↑凋亡
			↑抗炎因子

表 6.2 获得性免疫学随年龄增长的变化

淋巴 T 细胞	基础状态	刺激状态	脓毒症 /COVID-19
CD4$^+$T 细胞	↑幼稚 CD4$^+$T 细胞	↓幼稚 CD4$^+$T 细胞	↓幼稚 CD4$^+$T 细胞
	↑增殖	↓增殖	↓增殖
	↑TCR 信号通路	↑TCR 信号通路	↑TCR 信号通路
	↓记忆 CD4$^+$T 细胞	↓记忆 CD4$^+$T 细胞	↑记忆 CD4$^+$T 细胞
	↓磷酸化	↓磷酸化	↑磷酸化
	↑SASP	↓SASP	↓SASP
	–	↓衰竭标志物	↑衰竭标志物
	–	↑表观遗传改变	↓表观遗传改变
	–	–	↑凋亡
	–	↑促炎因子	↑促炎因子
CD8$^+$T 细胞	↑幼稚 CD8$^+$T 细胞	↓幼稚 CD8$^+$T 细胞	↓幼稚 CD8$^+$T 细胞
	↑记忆 CD8$^+$T 细胞	↓TEMRA CD8$^+$T 细胞	↓记忆 CD8$^+$T 细胞
	↑细胞毒性活性	↑细胞毒性活性	↓细胞毒性活性
	↑TCR 通路多样性	↑TCR 通路多样性	↑TCR 通路多样性
	↓CMV- 特异存储单元	↓CMV- 特异存储单元	↓CMV- 特异存储单元
	–	–	↓衰竭标志物
	–	–	↑促炎因子
Tregs	↑数量	↑数量	↓数量
	—Foxp3 表达	↓Foxp3 表达	↑Foxp3 表达
	–	↓抑制性活动	↑抑制性活动

续表

淋巴 T 细胞	基础状态	刺激状态	脓毒症 /COVID-19
B 细胞	↑幼稚 B 细胞	↑幼稚 B 细胞	↑幼稚 B 细胞
	—记忆 B 细胞	↓记忆 B 细胞	↓记忆 B 细胞
		↓高亲和力抗体	↑高亲和力抗体
	↓自噬小体	–	–
	–	↓抗原提呈	↓抗原提呈
	–	↓凋亡	↓凋亡
	–	–	↑衰竭标志物
		↓抗炎因子	↓抗炎因子

6.2 免疫系统是如何发挥作用的?

免疫系统由先天免疫和适应性免疫两个主要部分组成的[7]。它们紧密联系在一起,没有另一个就不能发挥作用,但同时它们也有自己非常明显和重要的功能和特点。值得注意的是,随着衰老研究的进展,我们对生命的功能和变化有了越来越多的了解。很长一段时间以来,一直认为许多年前我们所了解到的免疫系统随着年龄增长而衰退 / 衰老的理论将永远适用。从那时起,许多研究小组致力于阐明随着免疫系统衰老而发生变化的确切性质,碰巧一些是适应的,而另一些是不适应的[2,8]。一种新的病毒,即 SARS-CoV-2 的出现,使我们的注意力集中在从整体上评估免疫反应,而不仅仅是局部。此外,它还证实了先天性免疫领域的免疫学家已经知道的规律,即没有先天性免疫反应的正常运作,就没有获得性免疫系统的正常运作[9,10]。因此,即使我们将分别回顾先天性免疫反应和获得性免疫反应的变化,我们也会始终试图从复杂系统的角度将它们联系在一起。

6.2.1 先天性免疫系统随着年龄的增长而变化

先天免疫系统由细胞和可溶性介质组成[6,11-13]。这是所有多细胞生物中存在的最古老的系统。这意味着,在没有更复杂的适应性免疫系统情况下,它已经做好了充分准备,可以独自应对许多挑战。因此,它可以无差别地对内部和外部入侵者的所有现有模式做出反应。组成它的细胞主要是吞噬细胞和抗原提呈细胞,包括中性粒细胞、单核细胞、巨噬细胞、树突状细胞(dendritic cells, DC)和自然杀伤(natural killer, NK)细胞。中性粒细胞存活时间很短,主要与细菌和真菌发生反应。单核细胞是更长寿的细胞,与所有入侵者发生反应,不仅与微生物,也与癌细胞。它们可以分化成巨噬细胞,而巨噬细胞是特定的组织驻留细胞。DC 是最重要的专职抗原提呈细胞(antigen-presenting cells, APCs)。最后,NK 细胞主要与肿瘤细胞和病毒感染细胞发生反应。也有所谓的先天类淋巴细胞(innate like lymphocytes, ILL),它比适应性淋巴细胞更原始。

无论它们的表型和特定功能(趋化、吞噬或细胞内杀灭细菌)如何,它们都通过受体对内部或外部挑战做出反应[14]。主要的模式识别受体(pattern recognition receptors, PRRs)

是 Toll 样受体（toll-like receptors，TLRs）、RIG 和 NOD[15-19]。这些受体要么是细胞内的，要么是细胞外的。细胞内的 TLRs 如 TLR3、TLR7 或 TLR9 与来自微生物或细胞内部的 RNA 或 DNA 发生反应，如线粒体 DNA[20,21]。这将通过不同的细胞内信号通路，如 MyD88、MAPK、NF-kB 或 TRIFF，启动各种促炎细胞因子的产生，如 IL-1、IL-6 和 TNF-α[22,23]。所有这些事件都是以协调和有效的方式激活先天免疫反应所必需的，紧随其后的是获得性免疫反应的刺激。

随着大多数这些功能的老化，信号事件和协调过程发生了变化[24-29]。最引人注目的变化是先天免疫系统的基础激活，也被称为过度激活状态[11,26,30]。组成先天免疫系统的每个细胞，特别是中性粒细胞和单核细胞，都处于激活状态，这是被称为免疫生物学的终身免疫刺激的结果。所有这些终生的刺激正在塑造一个人的先天免疫环境。这种激活状态背后最重要的细胞内变化是表观遗传和免疫代谢变化保持此激活 / 就绪状态[26,31]。现在我们认为这种状态是固有免疫记忆，每次机体受到刺激时都会产生反应[6,32]。它代表着免疫系统对频繁刺激做出反应的一种协调适应状态，但其也会导致免疫麻痹，免疫系统可能会变得失调。这种系统激活状态伴随着先天免疫系统细胞的信号通路和个体功能的改变[33]，表现为自由基和蛋白酶的产生增加，而吞噬等功能不变，趋化或杀伤作用等功能则降低。这带来的必然结果是，当特定刺激先天免疫细胞以实现这些相同的功能时，基础激活基本上没有反应，特别是在趋化、超氧化物产生和细胞内杀伤方面。因此，当特定激活减少时基础激活增加[32]。

基础激活的另一个生物学表现是所谓的炎症衰老[21,34,35]，这是衰老的标志变化之一[3]。这是一种非常复杂的现象，其中一个方面是固有免疫系统的不断激活，其他将在稍后讨论。基础激活会产生大量促炎细胞因子，如 IL-6、IL-1、TNF-α 和自由基，维持机体基础的、低级别的炎症。然而有时，由于抗原刺激而引起的急性激活会增加这种炎症。这种炎症本身不会造成伤害，但在许多情况下，它意味着一个处于有效控制之下临床上没有发现但已经开始的病理过程，直到与年龄相关的最终失调[36,37]。一个最好的例子就是阿尔茨海默病，其在几十年时间里作为一种无声的神经炎症而发展，临床上表现为随着年龄增长，先天免疫系统的逐步失调[38]。

先天免疫系统可以清除微生物的攻击，而且高度专业化。有几条细胞内途径可以导致抗微生物的介质产生，最主要是抗病毒攻击，最强大的信号通路之一是 cGAS-STING 通路，激活产生 1 型干扰素[24,39]，其是最强大的抗病毒分子之一[40]。当然也存在其他通路，如 NF-κB 和 MEV 通路[40]。这些都是为了保护机体免受入侵者的侵袭、吞噬、杀灭微生物。随着年龄增长，这些信号通路不断减少，导致 1 型干扰素的产生减少[41]，这是最近由新冠感染 SARS-CoV-2 RNA 病毒揭示的结果[42,43]。随着年龄的增长，先天性免疫系统过度激活加上炎症的影响，使先天性免疫系统偏离其主要保护作用，成为了细胞因子风暴的启动者，并导致我们所说的免疫病理学[20,40-42]。然而，并不是所有患有新冠感染的老年患者都会引起严重并发症或死亡。细胞因子风暴不仅与衰老有关，更与慢性基础疾病有关，从而导致整个免疫系统紊乱。疾病会放大随着年龄增长已经发生的变化[26]。

中性粒细胞（polymorphonuclear，PMN）已被证明会受到衰老的影响[44]。关于 PMN 表型变化的数据不多，但其病原体清除功能变化的数据非常多[30]。随着年龄的增长，中性粒细胞在特定刺激下的趋化性、杀灭病原体的功能、自由基的产生和形成中性粒细胞细胞外陷阱（neutrophil extracellular traps，NETs）能力都降低了。除了 NETs 形成减少，由于 PMN

通过巨噬细胞清除作用的降低,其免疫总负荷是增加的[41],尽管其吞噬作用不变或略有下降[45]。现已证实,随着年龄的增长,单核/巨噬细胞/树突状细胞会发生特定变化。经典单核细胞(CD14[++]CD16[-])随着年龄的增长而减少[46],而向炎症性更强的单核细胞表型转变,也可能表现出衰老型的特征[25],例如中间单核细胞(CD14[++]CD16[+])和非经典单核细胞(CD14[+]CD16[++])亚群。后者被认为更具有炎症性,并呈现端粒长度缩短的衰老特征[25]。此外,促炎和抗炎细胞因子的生成发生了变化,但对于大多数细胞因子,如 IL-1、IL-6 和肿瘤坏死因子 α,其生成是增加的。因此,在没有任何刺激情况下,一些老年人的血浆 IL-6 和肿瘤坏死因子 α 水平升高[25]。衰老还导致 DC、PDCs 和肺泡巨噬细胞总数减少,而 PRRs 包括 RLR、TLR-3、TLR-7 和 TLR-8 的表达减少导致干扰素 -α/β 的产生显著减少[47]。这一变化将导致抗病毒反应的降低。

在巨噬细胞分化中,也有向炎症性更强 M1 表型的转变,但巨噬细胞在体内分布复杂,有时使我们难以准确地确定其随年龄的变化[47]。这一转变解释了为什么最初认定炎症以巨噬细胞为中心[34]。这些表型变化一起导致了两个相互矛盾的功能变化:一个是过度激活,另一个是功能麻痹,导致机体对感染和癌症的抵抗减少,而参与 ARD 作用更强。其中最显著的变化是这些细胞的趋化、吞噬和杀伤功能[44]。

NK 细胞也主要参与对抗病毒和肿瘤细胞。它们能杀死受感染的细胞,并产生促炎介质[48]。随着年龄的增长,NK 细胞的表型也发生变化,但整体细胞毒性作用并没有减少[48]。然而,它们的功能效率却降低了,如单个细胞的细胞毒作用,细胞因子和趋化因子的产生减少。CD56[bright](未成熟的调节性 NK 细胞)逐渐减少,而 CD56[dim](成熟的干扰素 γ 产生 NK 细胞)数量急剧增加。值得注意的是,NK 细胞总数随着年龄增长而增加,以补偿其分裂活性的相对丧失。随着激活受体减少,其表面受体的表达也会发生变化,如 NKp30、NKp46 的表达,以及具有抑制活性的 NKGDA 受体[48]。

固有免疫系统的最后一个作用是当其不能单独消灭入侵者时,会将抗原呈递给获得性免疫系统[49]。最重要的抗原提呈细胞是 DC,其他细胞都是潜在的提呈细胞。DC 具有处理抗原的能力,并通过淋巴组织提供给 T 细胞(主要是 CD4[+]T 细胞),T 细胞通过这种作用被激活(Th1),并主导获得性免疫反应[49]。衰老会导致免疫蛋白酶体(处理抗原的 DC 细胞质中的多分子结构)不能正常工作,则抗原呈递也会受影响[50]。

衰老使先天免疫细胞和介质的表型和功能发生了深刻变化。这些变化代表了在衰老过程中,免疫系统通过保持一定程度的基础激活状态来应对获得性免疫反应不断减少的挑战。当机体协调时,这种应对是有用的,但面临几种免疫刺激时就会是有害的,会导致免疫麻痹,并将伴随着各种感染和慢性 ARDs 的出现。

6.2.2 获得性免疫随年龄增长的变化

获得性免疫系统主要包括 T 细胞和 B 细胞。T 细胞可大致分为 CD4[+] 和 CD8[+]T 细胞[51]。T 细胞各种功能的亚群正在不断被发现[51,52]。CD4[+]T 细胞的主要功能仍然是辅助 CD8[+]T 细胞和 B 细胞。CD4[+]T 细胞可能具有促炎功能,当 APC 通过 MHC-Ⅱ类分子呈递特定抗原时,该功能将维持机体免疫反应,并部分转变为调节性 T 细胞(regulatory T cells, Tregs)。

衰老使获得性免疫系统有相对较多的变化,最重要的改变是 T 细胞亚群。由于不同抗原的刺激,原始 T 细胞的数量不断减少,而抗原记忆 T 细胞,主要是 CD8[+]T 细胞的数量增加[51,52]。这种变化也与衰退 / 衰老 T 细胞生成增加有关，包括端粒长度变短、DNA 损伤增加、抗凋亡以及抑制性表面标志物如 TIGIT3、PD1 和 CTLA4 的表达[51,53,54]。

值得一提的是，在生命早期就开始的胸腺退化也是导致幼稚 T 细胞减少的原因，TCR 多样性减少，自身免疫 T 细胞减少，向外周迁移的 Tregs 增加[51]。因此，胸腺退化会增加亚临床自身免疫现象以及 Tregs 所施加的免疫抑制[55]。当外环境、内环境稳定时，自发的 T 细胞增殖可能会增加幼稚 T 细胞数量，但只知道其部分 TCR 的性质[56]。至于外周幼稚 T 细胞的动态平衡增殖是否能够补偿胸腺退化和 TCR 多样性的减少，仍然存在争议[51,56]。随着年龄的增长，T 细胞受体（TCR）亚群减少，这影响了获得性免疫系统对新抗原的反应性。年龄对幼稚 T 细胞的影响最大的是 CD8$^+$T 细胞，导致其数量绝对减少。但对健康老年人，T 细胞似乎足以对大量外来多肽产生反应。

此外，由于来自内部的终生抗原性刺激，例如持续的、慢性的 CMV 感染或癌症，或来自外部如其他感染，结果也导致记忆 T 细胞亚群发生了变化[57]。这些记忆细胞能够战斗，但随着生命中发生越来越多的攻击，它们要么因共抑制分子 PD1、CTLA-4 和 LAG-3 的表达而耗尽，要么因衰老的所有特征而衰老[41,42,58]。最后，这些细胞变得不具有免疫效力，并充斥着免疫空间，导致出现随着年龄增长的许多免疫学特征。这些记忆细胞主要是 CD8$^+$T 细胞[53]。

有几个因素可以解释随着年龄增长而发生的表型和功能变化。表观基因组变化是 T 细胞固有的，即使它们也可能被外界刺激诱导[43]。表观基因组的变化在 CD4$^+$T 细胞中是稳定的，但在 CD8$^+$T 细胞中，它们在染色质可及性模式中向更分化和更有效的状态改变[51,59]。衰老与染色质因子如核蛋白 SIRT1/6/7、HDAC1 和 PARP1 从常规位点重新分布到 dsDNA 断裂修复位点有关[43,60]。此外，参与细胞基本功能的基因的一些调控区可能被认为是主要的表观基因组变化，这解释了为什么初始的 CD8$^+$T 细胞优先凋亡，并观察到 TEMRA CD8$^+$T 细胞记忆的积累。淋巴细胞被用来通过 DNA 甲基化年龄来研究生物老化[61,62]。随着表观基因组的改变，最受影响的功能是细胞凋亡、TCR、mTOR 和 MAPK 信号[43,51]。

在任何情况下，每个启动的 T 细胞功能，都是通过激活不同的受体。最突出的受体是通过 MHC Ⅱ类分子对同源抗原提呈作出反应的 TCR[51]。通过 TCR 的信号被改变为前馈信号或由 DUSP6 或 SHP-1 等磷酸酶施加的抑制信号[63,64]。伴随着这些信号的改变，T 细胞失去了对增殖和维持足够的免疫代谢状态必不可少的 CD28 辅助受体[51]。信号的变化与膜成分的变化、免疫突触形成能力以及许多细胞内通路的功能整合密切相关[65]。最终，内在和外在刺激都会随着年龄的增长而影响 T 细胞功能。

以 B 淋巴细胞为代表的获得性体液免疫也随着年龄增长而变化。幼稚 B 细胞减少，而记忆 B 细胞增加[66]。B 细胞谱系的多样性也受到年龄的影响，即使人类重大谱系变化尚未被证明。有实验数据表明，随着年龄的增长，在某种程度上同型转换变得更加困难[67]，导致特异性抗体产生减少[66]。

6.3　免疫衰老

免疫衰老是指随着年龄增长而出现的由不同经历引起的慢性、持续的、隐性临床表现的一种炎症状态，这种状态是由于持续高的促炎细胞因子水平（如肿瘤坏死因子 α、IL-1、IL-6）和基质金属蛋白酶（matrix metalloproteinases，MMPs）[21,34]诱导产生。在衰老的背景下，IL-6 水平的升高似乎起到了特殊的作用。它可以对先天免疫反应和获得性免疫反应起到免疫调节作用。IL-6 能够沉默特定的 CD4+Th1 应答[41,68,69]。随着年龄的增长，炎症增加有几个原因[70]。首先，我们已经描述了先天免疫系统的持续基础激活。其次是免疫衰老的过程，在恶性循环中维持炎症性衰老，反之亦然[11]。促炎介质的其他重要来源是衰老细胞，包括具有 SASP 特征的记忆 CD8+T 细胞[71]。这些衰老细胞的特征是永久性的细胞周期停滞，抗增殖标志物如 p16INK4a 和缩短的端粒。值得一提的是，它们能抵抗细胞凋亡，填补免疫空间。胸腺退化导致更多的自身反应性 T 细胞离开胸腺，也促进了炎症过程[55]。

导致免疫衰老的另一个重要原因是微生物群[72]。健康的微生物群正在帮助形成有效的免疫反应。随着年龄的增长，可能会出现病原体，这意味着病理性微生物的堆积，诱导炎症介质，扰乱功能正常的免疫系统[73]。然而一些百岁老人，其病理性和非病理性微生物群之间仍然存在有效平衡，有助于维持健康的微生物群[74]。

所有这些过程都是由与 PAMPs 或 DAMPs 的细胞表面或胞内受体相关的信号通路介导的[21,70]。其中最重要的是 TLR/IL1R 通路的激活，由 IRAK4、核因子 -κB（nuclear factor kappa-B，NF-κB）和 STAT 转位到核内共同激活[75]。cGAS/STING 途径是病毒入侵的主要感受器，诱导 IFN1 和 IFN3 的产生[24,41,42]，在衰老过程中通过细胞内配体如线粒体 DNA 等维持过度激活状态[76,77]。另外受到胞内刺激的一个中心角色是 NLRP3，它是炎症小体的主要蛋白质成分，并且与 IL-1β 的产生相关[78]，也与 TLR 和 TNFR 激活引起 NLRP3 的一种预激活步骤——NF-κB 易位有关。维持这种激活的另一因素是非调控的 Sirtuin 2，它与 NAD+ 水平有关[79]。随着年龄的增长，NAD+ 减少，Sirtuins 增加，导致 IL-1 和 IL-18 产生增加[80]。SIRTs 的错误定位与 NAD+ 的减少等表观基因组的变化共同促进了 NLRP3 的激活。这种过度激活状态最终导致机体各级功能下降和衰竭，并在生物学年龄（功能下降）超过实际年龄时成为与年龄相关疾病的刺激物[26]。

值得一提的是，并不是所有老年患者都会出现类似的衰老，并不是所有老人都会出现炎症状态。这主要取决于免疫生物学、训练有素的免疫力以及遗传和环境背景[6,21,70]。生物学年龄是指在临床上表现为衰弱综合征、生物学上表现为不同时期生物钟（如表观遗传和免疫）等所代表的年龄，生物学年龄患者将比同等的生理年龄患者更容易产生免疫衰老[70]，也就是所谓的免疫衰老 / 抗免疫衰老概念。虽然百岁老人和半百岁老人的炎症状态增加，但处在非常有效的控制下[81-83]。因此，仅仅认为免疫衰老是一种年龄相关的现象也是不正确的。

6.4 新冠感染病例

最近的新型冠状病毒（SARS-CoV-2）大流行本章不可能不提及。在本章最重要的背景是，新冠感染的严重性和死亡率随着年龄增长而增加，但也伴随着高血压、肥胖症、2 型糖尿病和心血管疾病等共病[84]。免疫衰老和炎症的存在导致了老年人发病率和死亡率的增加[20,24,42]。一旦病毒通过 ACE2 受体进入到细胞内，它们将启动包括 I 型干扰素在内的强烈炎症反应，这可能会抑制病毒复制，并将转变为促炎细胞因子和趋化因子引导的炎症状态[85]。同时，这将允许获得性免疫系统通过产生抗体有序地做出反应，包括 CD4+Th1 细胞的激活和 CD8+T 细胞的记忆发展。

在环境和 / 或遗传易感的老年患者中，SARS-CoV-2 病毒将启动一种完全失调的、无组织的免疫反应,最终出现可导致疾病和死亡严重程度的"细胞因子风暴"[41],这是先天免疫反应和获得性免疫反应激活不协调的结果。SARS-CoV-2 能够逃避早期的先天免疫反应,导致更高的病毒载量,并减少 DC 向获得性免疫系统递送抗原[86]。此外,最近的一项研究表明,在老年人中,有效免疫反应所必需的协调获得性免疫反应、中和抗体产生、SARS-CoV-2 特异性 CD4$^+$ 和 CD8$^+$T 细胞反应被破坏[86]。这种不协调的免疫反应反映了幼稚 T 细胞的减少和随着年龄增长的 T 细胞功能的改变[24,41,42]。参与的细胞因子主要由高激活的单核细胞和巨噬细胞产生,如 IL-2、IL-1、IL-6、TNF-α、巨噬细胞集落刺激因子、单核细胞趋化蛋白 1 和 IP-10[43]。细胞因子风暴的主要参与者之一是 IL-1β,它是由病毒 ORF3a 和 ORF8b 过度激活 NLRP3 产生的,进一步加剧了 SARS-CoV-2 与年龄相关的表观基因组变化[87]。因此,先天免疫功能失调可能是 SARS-CoV-2 叠加免疫发病机制的关键[27,86,88]。

　　哪些最重要的免疫变化会使老年患者更容易受到 SARS-CoV-2 严重感染?首先是幼稚 T 细胞的减少,同时伴随着过度激活导致记忆(或衰老)的 CD8$^+$T 细胞的增加。其次是炎症信号传导失调,促炎细胞因子产生增加,这就是炎症。第三是固有免疫系统的过度激活,特别是已经在基础水平上出现的单核细胞过度激活,正在向中间和非经典亚群转移。第四是主要由 DC 提呈的抗原显著减少。第五是随着年龄的增长,TLRs 的表达和信号转导功能受损。第六是幼稚 B 细胞减少,伴随而来的是终末分化和衰老记忆(CD27$^-$)B 细胞的增加。第七,免疫衰老和炎症之间以相互自我维持的方式存在恶性循环。最后,合并症的作用基于生理储备减少所揭示的终生炎症过程(恢复力与脆弱性)也应被提及。

　　最后,应该提出一个问题,为什么不是所有感染 SARS-CoV-2 的老年患者都死亡,甚至无症状?这个问题很难回答,因为这个问题涉及到衰老生物学的许多方面,衰老与疾病之间的关系,以及免疫衰老和炎症的真正作用。但是我们可以相信,没有任何疾病的老年人不会像有合并症老年患者一样受到新冠感染的影响,这表明除了随着年龄增长而发生的免疫变化外,还需要其他因素来解释一些患有新冠感染老年人的死亡原因,例如生物学年龄结合实际年龄、疾病和免疫生物学[26]。因此,疾病数量将代表生物学上老龄化。从这个意义上说,新冠感染和其他疾病的严重程度和死亡率反映了个体的生物学年龄(功能年龄)。在新冠感染中,随着年龄的增长,病毒清除减少,同时伴随着失调的炎症反应风暴。

6.5　脓毒症病例

　　无论是年轻人还是老年人,脓毒症都是一种危重疾病,但对老年人的影响更大[89]。它被定义为"由于宿主对感染的反应失调而导致的危及生命的器官功能障碍"[90]。先前讨论的新冠感染与脓毒症有许多相似之处,随着年龄的增长,脓毒症的转归与免疫功能的变化有关系。

　　中性粒细胞的功能减弱意味着自由基产生减少、趋化作用降低、细胞内杀伤和细胞凋亡减少,同时伴随着 Nets 增加[69]。这反映并加剧了中性粒细胞生理衰老中已经发生的导致免疫麻痹的情况[32,91,92]。树突状细胞有两种亚类,即常规树突状细胞(conventional,cDC)和浆细胞样树突状细胞(plasmacytoid,pDC)。脓毒症的特征之一是循环中 DC 显著减少,细胞因子分泌减少,如启动直接抗病毒免疫的 Th1T 细胞与 CD8$^+$T 细胞[47,69]。DC 的减少,特别是 pDC 的减少,会导致 1 型干扰素分泌减少,从而造成耐受(T 细胞失能),甚至 Tregs 增殖和 IL-10 产生增加[93]。这些变化可能是由于细胞凋亡增加、表观遗传调节变化以及表面 PRR 受体表达和信号的变化,我们也可以观察到老年患者中先前存在的变化[91]。在脓毒症期间,单核细胞在开始时加强了对机体的保护作用,但随着病情发展演变成了免疫抑制。DCs 减少 MHC-Ⅱ的表达,意味着与 CD4⁺T 细胞的相互作用减少,但产生抗炎细胞因子如 IL-10 或转化生长因子 -β(TGF-β)的能力增加了[69, 94]。这些变化对脓毒症患者尤其有害,而且在一定程度上反映了随年龄增长的变化,在脓毒症合并并发症、营养不良和应激情况下,免疫抑制甚至更严重[92]。脓毒症还影响 NK 细胞的数量和功能。它们的数量以及它们的细胞毒性和细胞因子分泌都在减少[69]。NKG2D 受体数量也减少,通过 DAP12 和 Akt 通路的钝化信号导致细胞毒性降低[95]。值得一提的是,在早期阶段,NK 过度激活导致 IFN-γ 和 TNF-α 增强了髓系细胞的激活,随后增加了组织损伤和器官衰竭[96]。

适应性免疫也受到脓毒症的影响,表现为 CD4⁺T 细胞数量和功能下降,特别是它们的增殖能力[97]。细胞凋亡增加,细胞内信号通路改变,协同抑制受体增加提示衰竭状态,以及 B 和 T 细胞衰减器(B and T cell Attenuator, BTLA)增加可能是脓毒症表型和功能改变的原因[98]。CD8⁺ 细胞毒性淋巴细胞也受到影响,在脓毒症中数量减少,与 CD4⁺T 细胞相似[99]。CD8⁺T 细胞的变化因 CD4⁺Th1 T 细胞功能的降低而增强。Tregs 细胞也出现变化,但与 CD4⁺ 和 CD8⁺T 细胞相比,它们的数量是增加的,因为更拮抗凋亡,通过 IL-33 增加 Foxp3 的表达。Tregs 可能在脓毒症中发挥强大的免疫抑制作用,就像它们在衰老过程中也可能发挥作用一样[69]。

伴随着衰老过程,脓毒症随着时间的推移从强烈的炎症反应演变为免疫抑制状态。由于老年患者处于上述"炎症"状态,对脓毒症这种严重感染的反应首先将是基础炎症老化状态的加剧。然而,在这一阶段之后,由于老年人或基于相似的凋亡过程、表观遗传变化、信号变化和细胞代谢失衡的脓毒症患者其先天免疫反应和适应性免疫反应的不协调,免疫抑制将主导这个阶段,而过度激活将保持不变[91, 100]。

6.6 重新思考免疫衰老的概念

在最近几年,免疫衰老的定义逐渐从一个绝对有害的过程转变为一个获得性过程。这种获得可能是有利的,也可能是不利的,这与遗传、环境因素、生活方式和代谢有关[6, 8, 56]。免疫生物图像学的概念捕获了在衰老 / 时间期间发生的所有这些因素[6]。这些变化是为了确保机体生存至少到生殖期结束,可能更久。这意味着面对许多新抗原,年轻患者的有利条件,如拥有许多能够识别并对它们做出反应的幼稚细胞,在老年患者中则拥有尽可能多的记忆细胞以对抗已知的同源抗原。此外,先天免疫系统激活弥补了适应性免疫系统效率的下降,并随时准备迎接挑战。所有这些变化可能会确保百岁或超半百岁老人的生存[81],这些人具有控制炎症状态的优势已被证明[82, 101, 102]。当然,如果免疫系统失调,适应就会变得不适应,并导致 ARD 的发生[36, 103]。

支持这一观点的是对超半百岁老人的研究发现,与他们的长寿更密切相关的是受控的炎症。他们比起年龄较小的对照组更容易发生炎症,并表现出更有效的抗炎症能力[104]。同时,适应性免疫 T 细胞分布呈年轻化分布。因此,代偿机制在长寿中起着至关重要的作用。这也意味着免疫系统至少可以维持 100 年,这是正常的;那些在成为百岁老人之前去世的老人有适应性免疫不良。因此,百岁老人的免疫系统在生物学上比他们的实际年龄更健康[105, 106]。

在维持年龄相关免疫变化适应性状态的临床实践中,有趣的是疫苗效力下降不再真实,因为抗带状疱疹疫苗和高剂量四价或结合流感疫苗与年轻患者一样有效[107]。另一个证明疫苗对老年人有效的是新冠感染 mRNA 疫苗[108,109]。

还应该提到的是,现实生活中老年患者的表现比体内甚至体外研究显示的要好得多。很明显,衰老是导致死亡的最重要的风险因素之一。此外,如果我们考虑到目前所有关于免疫衰老和炎症的已知情况,所有老年患者在某种程度上都应该患有 ARD,但情况并非如此。这意味着免疫变化是不足以成为 ARD 的原因[2]。

根据这些概念,出现了一个问题:我们是否需要对老年患者进行抗衰老免疫治疗。由于老年患者衰老状态不相同,免疫反应状态不同,所以不能进行统一的治疗。我们越多地发现潜在的免疫变化,就越能在个体化层面上干预,优化每个老年患者的免疫反应,以避免 ARD 的有害影响[103]。

结论

衰老与多种生理变化有关,包括免疫系统的变化。免疫反应的各个方面都会受到衰老的影响。先天免疫系统和适应性免疫系统由于生命中不断的抗原刺激而呈现出一种高度激活的状态,这是由免疫生物学和炎症的概念捕捉到的。矛盾的是,当受到同种抗原的特定刺激时,整个免疫反应变得不协调而无法有效地消除攻击。随着我们使用复杂的系统生物学去研究此现象,现在可以概念化地认为,这些终生变化主要是更适应性的而不是有害的。然而,免疫获得不良占优势时,就导致了年龄相关疾病的发生。这些疾病主要与一生中发生的长时间的炎症过程有关。

这一概念意味着,并不是所有老年患者都会遭受免疫获得不良的困扰,例如有些百岁老人,他们能够将这种变化变为长寿优势。这也意味着,利用我们对免疫随年龄变化的知识,并正确地接种疫苗,疫苗可能会在衰老时仍有效。

此外,这一概念对于了解脓毒症或新冠感染等危重疾病是如何通过免疫系统获得不良在老年人中造成重大疾病甚至死亡非常重要,其还可能帮助我们理解其他老年患者如何避免这些疾病,或者至少减轻疾病的影响。最后,这也将有助于设计合理的试验,以调节老化的免疫系统,以达到终身性适应,并与威胁生命的疾病作斗争。并且这种治疗的个体化将有助于优化免疫系统,以延长老年人的健康和功能。

实践

尽管免疫随年龄的变化非常重要,并将有越来越多的实际应用,但关于这些知识对老年重症患者日常管理中临床影响的证据仍然很少。

1. 了解这些变化可能具有适应性,有助于避免去干预一些本认为有害的变化,例如促炎细胞因子的增加。

2. 重要的是要理解,对于老年患者来说,最初的过度炎症是一个自然的防御过程反应。

3. 免疫麻痹是一种正常的对抗反应,老年人应该减少其发生。

4. 治疗仍不能针对个体免疫变化而量身定做,但应该在可用时考虑。

> **要点**
> - 衰老伴随着先天免疫系统和适应性免疫系统的变化。
> - 免疫反应的各个方面都会受到衰老的影响。
> - 这些变化可能是适应性的，也可能是非适应性的。
> - 免疫衰老和炎症是同一过程的两个方面。
> - 非适应性免疫可能在老年人COVID-19和脓毒症等危重疾病中发挥关键作用。
> - 免疫系统的调节可能导致免疫功能的优化。
> - 仍然没有免疫生物标志物可以为危重疾病量身定做个性化治疗。

致谢

本研究获得了加拿大卫生研究院（Canadian Institutes of Health Research，CIHR）（No. 106634）、舍布鲁克大学医师协会和CIUSSS-CHUS老龄化研究中心（Sherbrooke）的资助，获得了波兰科学和高等教育部法定资助（02-0058/07/262to JMW），以及科学技术和研究局（A*STAR）的资助（AL）；AAC是CIHR的新研究员，也是FRQS资助的老龄化研究中心和CHUS研究中心的成员。

利益冲突

作者声明除AAC外，他们无利益冲突，AAC是Oken的创始人兼首席科学官。

（张步瑶　侯琴兰　译，赵双平　审校）

参考文献

1. Ghachem A, Fried LP, Legault V, Bandeen-Roche K, Presse N, Gaudreau P, Cohen AA. Evidence from two cohorts for the frailty syndrome as an emergent state of parallel dysregulation in multiple physiological systems. Biogerontology. 2021;22:63–79.
2. Pawelec G, Bronikowski A, Cunnane SC, Ferrucci L, Franceschi C, Fülöp T, Gaudreau P, Gladyshev V, Gonos ES, Gorbunova V, Kennedy BK, Larbi A, Lemaître JF, Liu GH, Maier AB, Morais JA, Nóbrega OT, Moskalev A, Rikkert MO, Seluanov A, Senior AM, Ukraintseva S, Vanhaelen Q, Witkowski J, Cohen AA. The conundrum of human immune system "senescence". Mech Ageing Dev. 2020;192:111357.
3. López-Otín C, Blasco MA, Partridge L, Serrano M, Kroemer G. The hallmarks of aging. Cell. 2013;153:1194–217.
4. Müller L, Di Benedetto S, Pawelec G. The immune system and its dysregulation with aging. Subcell Biochem. 2019;91:21–43.
5. Fülöp T, Dupuis G, Witkowski JM, Larbi A. The role of immunosenescence in the development of age-related diseases. Rev Investig Clin. 2016;68:84–91.
6. Franceschi C, Salvioli S, Garagnani P, de Eguileor M, Monti D, Capri M. Immunobiography and the heterogeneity of immune responses in the elderly: a focus on inflammaging and trained immunity. Front Immunol. 2017;8:982.
7. McComb S, Thiriot A, Akache B, Krishnan L, Stark F. Introduction to the immune system. Methods Mol Biol. 2019;2024:1–24.
8. Fulop T, Larbi A, Hirokawa K, Cohen AA, Witkowski JM. Immunosenescence is both functional/adaptive and dysfunctional/maladaptive. Semin Immunopathol. 2020;42:521–36.
9. Wu Z, Mc Googan JM. Characteristics of and important lessons from the coronavirus disease 2019 (COVID-19) outbreak in China: summary of a report of 72 314 cases from the Chinese Center for Disease Control and Prevention. JAMA. 2020;323:1239–42.
10. Paces J, Strizova Z, Smrz D, Cerny J. COVID-19 and the immune system. Physiol Res. 2020;69:379–88.
11. Fulop T, Larbi A, Dupuis G, Le Page A, Frost EH, Cohen AA, Witkowski JM, Franceschi C. Immunosenescence and inflamm-aging as two sides of the same coin: friends or foes? Front

Immunol. 2018;8:1960.

12. Medzhitov R, Janeway CA Jr. Innate immunity: impact on the adaptive immune response. Curr Opin Immunol. 1997;9:4–9.

13. Kennedy MA. A brief review of the basics of immunology: the innate and adaptive response. Vet Clin North Am Small Anim Pract. 2010;40:369–79.

14. Kaufmann SHE, Dorhoi A. Molecular determinants in phagocyte-bacteria interactions. Immunity. 2016;44:476–91.

15. Vidya MK, Kumar VG, Sejian V, Bagath M, Krishnan G, Bhatta R. Toll-like receptors: significance, ligands, signaling pathways, and functions in mammals. Int Rev Immunol. 2018;37:20–36.

16. Kufer TA, Nigro G, Sansonetti PJ. Multifaceted functions of NOD-like receptor proteins in myeloid cells at the intersection of innate and adaptive immunity. Microbiol Spectr. 2016;4(4)

17. Barik S. What really rigs up RIG-I? J Innate Immun. 2016;8:429–36.

18. Xu W, Wong G, Hwang YY, Larbi A. The untwining of immunosenescence and aging. Semin Immunopathol. 2020;42:559–72.

19. De la Fuente M. Where could research on immunosenescence lead? Int J Mol Sci. 2019;20:5906.

20. Bajaj V, Gadi N, Spihlman AP, Wu SC, Choi CH, Moulton VR. Aging, immunity, and COVID-19: how age influences the host immune response to coronavirus infections? Front Physiol. 2021;11:571416.

21. Franceschi C, Garagnani P, Vitale G, Capri M, Salvioli S. Inflammaging and "garb-aging". Trends Endocrinol Metab. 2017;28:199–212.

22. Fulop T, Le Page A, Fortin C, Witkowski JM, Dupuis G, Larbi A. Cellular signaling in the aging immune system. Curr Opin Immunol. 2014;29:105–11.

23. Fitzgerald KA, Kagan JC. Toll-like receptors and the control of immunity. Cell. 2020;180:1044–66.

24. Moskalev A, Stambler I, Caruso C. Innate and adaptive immunity in aging and longevity: the Foundation of Resilience. Aging Dis. 2020;11:1363–73.

25. De Maeyer RPH, Chambers ES. The impact of ageing on monocytes and macrophages. Immunol Lett. 2021;230:1–10.

26. Blagosklonny MV. From causes of aging to death from COVID-19. Aging (Albany NY). 2020;12:10004–21.

27. Zheng Y, Liu X, Le W, Xie L, Li H, Wen W, Wang S, Ma S, Huang Z, Ye J, Shi W, Ye Y, Liu Z, Song M, Zhang W, Han JJ, Belmonte JCI, Xiao C, Qu J, Wang H, Liu GH, Su W. A human circulating immune cell landscape in aging and COVID-19. Protein Cell. 2020;11:740–70.

28. Golubev AG. COVID-19: a challenge to physiology of aging. Front Physiol. 2020;11:584248.

29. Channappanavar R, Perlman S. Age-related susceptibility to coronavirus infections: role of impaired and dysregulated host immunity. J Clin Invest. 2020;130:6204–13.

30. Bandaranayake T, Shaw AC. Host resistance and immune aging. Clin Geriatr Med. 2016;32:415–32.

31. Omarjee L, Perrot F, Meilhac O, Mahe G, Bousquet G, Janin A. Immunometabolism at the cornerstone of inflammaging, immunosenescence, and autoimmunity in COVID-19. Aging (Albany NY). 2020;12:26263–78.

32. Fulop T, Dupuis G, Baehl S, Le Page A, Bourgade K, Frost E, Witkowski JM, Pawelec G, Larbi A, Cunnane S. From inflamm-aging to immune-paralysis: a slippery slope during aging for immune-adaptation. Biogerontology. 2016;1:147–57; Netea MG, Domínguez-Andrés J, Barreiro LB, Chavakis T, Divangahi M, Fuchs E, Joosten LAB, van der Meer JWM, Mhlanga MM, Mulder WJM, Riksen NP, Schlitzer A, Schultze JL, Stabell Benn C, Sun JC, Xavier RJ, Latz E. Defining trained immunity and its role in health and disease. Nat Rev Immunol. 2020;20:375–88.

33. Fulop T, Larbi A, Douziech N, Fortin C, Guérard KP, Lesur O, Khalil A, Dupuis G. Signal transduction and functional changes in neutrophils with aging. Aging Cell. 2004;3:217–26.

34. Franceschi C, Bonafè M, Valensin S, Olivieri F, De Luca M, Ottaviani E, De Benedictis G. Inflamm-aging. An evolutionary perspective on immunosenescence. Ann N Y Acad Sci. 2000;908:244–54.

35. Monti D, Ostan R, Borelli V, Castellani G, Franceschi C. Inflammaging and human longevity in the omics era. Mech Ageing Dev. 2017;165(Pt B):129–38.

36. Fulop T, Witkowski JM, Olivieri F, Larbi A. The integration of inflammaging in age-related diseases. Semin Immunol. 2018;40:17–35.

37. Barbé-Tuana F, Funchal G, Schmitz CRR, Maurmann RM, Bauer ME. The interplay between immunosenescence and age-related diseases. Semin Immunopathol. 2020;42:545–57.

38. Le Page A, Dupuis G, Frost EH, Larbi A, Pawelec G, Witkowski JM, Fulop T. Role of the peripheral innate immune system in the development of Alzheimer's disease. Exp Gerontol. 2018;107:59–66.

39. Vabret N, Britton GJ, Gruber C, Hegde S, Kim J, Kuksin M, Levantovsky R, Malle L, Moreira A, Park MD, Pia L, Risson E, Saffern M, Salomé B, Esai Selvan M, Spindler MP, Tan J, van der Heide V, Gregory JK, Alexandropoulos K, Bhardwaj N, Brown BD, Greenbaum B, Gümüş ZH,

Homann D, Horowitz A, Kamphorst AO, Curotto de Lafaille MA, Mehandru S, Merad M, Samstein RM, Sinai Immunology Review Project. Immunology of COVID-19: current state of the science. Immunity. 2020;52:910–41.

40. Nikolich-Zugich J, Knox KS, Rios CT, Natt B, Bhattacharya D, Fain MJ. SARS-CoV-2 and COVID-19 in older adults: what we may expect regarding pathogenesis, immune responses, and outcomes. Geroscience. 2020;42:505–14.

41. Hazeldine J, Lord JM. Immunesenescence: a predisposing risk factor for the development of COVID-19? Front Immunol. 2020;11:573662.

42. Cunha LL, Perazzio SF, Azzi J, Cravedi P, Riella LV. Remodeling of the immune response with aging: immunosenescence and its potential impact on COVID-19 immune response. Front Immunol. 2020;11:1748.

43. Mueller AL, McNamara MS, Sinclair DA. Why does COVID-19 disproportionately affect older people? Aging (Albany NY). 2020;12:9959–81.

44. Solana R, Tarazona R, Gayoso I, Lesur O, Dupuis G, Fulop T. Innate immunosenescence: effect of aging on cells and receptors of the innate immune system in humans. Semin Immunol. 2012;24:331–41.

45. Fülöp T, Fóris G, Leövey A. Age-related changes in cAMP and cGMP levels during phagocytosis in human polymorphonuclear leukocytes. Mech Ageing Dev. 1984;27:233–7.

46. Metcalf TU, Wilkinson PA, Cameron MJ, Ghneim K, Chiang C, Wertheimer AM, Hiscott JB, Nikolich-Zugich J, Haddad EK. Human monocyte subsets are transcriptionally and functionally altered in aging in response to pattern recognition receptor agonists. J Immunol. 2017;199:1405–17.

47. Poulin LF, Lasseaux C, Chamaillard M. Understanding the cellular origin of the mononuclear phagocyte system sheds light on the myeloid postulate of immune paralysis in sepsis. Front Immunol. 2018;9:823.

48. Tarazona R, Campos C, Pera A, Sanchez-Correa B, Solana R. Flow cytometry analysis of NK cell phenotype and function in aging. Methods Mol Biol. 2015;1343:9–18.

49. Agrawal A, Agrawal S, Gupta S. Role of dendritic cells in inflammation and loss of tolerance in the elderly. Front Immunol. 2017;8:896.

50. Johnston-Carey HK, Pomatto LC, Davies KJ. The immunoproteasome in oxidative stress, aging, and disease. Crit Rev Biochem Mol Biol. 2015;51:268–81.

51. Zhang H, Weyand CM, Goronzy JJ. Hallmarks of the aging T-cell system. FEBS J. 2021;

52. Pawelec G. Does the human immune system ever really become "senescent"? F1000Res. 2017;6. pii: F1000 Faculty Rev-1323.

53. Effros RB, Dagarag M, Spaulding C, Man J. The role of CD8+ T-cell replicative senescence in human aging. Immunol Rev. 2005;205:147–57.

54. Wherry EJ, Kurachi M. Molecular and cellular insights into T cell exhaustion. Nat Rev Immunol. 2015;15:486–99.

55. Thomas R, Wang W, Su DM. Contributions of age-related thymic involution to immunosenescence and inflammaging. Immun Ageing. 2020;17:2.

56. Goronzy JJ, Weyand CM. Successful and maladaptive T cell aging. Immunity. 2017;46:364–78.

57. Pawelec G. Immunosenenescence: role of cytomegalovirus. Exp Gerontol. 2014;54:1–5.

58. Minato N, Hattori M, Hamazaki Y. Physiology and pathology of T-cell aging. Int Immunol. 2020;32:223–31.

59. Moskowitz DM, Zhang DW, Hu B, Le Saux S, Yanes RE, Ye Z, Buenrostro JD, Weyand CM, Greenleaf WJ, Goronzy JJ. Epigenomics of human CD8 T cell differentiation and aging. Sci Immunol. 2017;2:eaag0192.

60. Kugel S, Mostoslavsky R. Chromatin and beyond: the multitasking roles for SIRT6. Trends Biochem Sci. 2014;39:72–81.

61. Horvath S, Pirazzini C, Bacalini MG, Gentilini D, Di Blasio AM, Delledonne M, Mari D, Arosio B, Monti D, Passarino G, De Rango F, D'Aquila P, Giuliani C, Marasco E, Collino S, Descombes P, Garagnani P, Franceschi C. Decreased epigenetic age of PBMCs from Italian semi-supercentenarians and their offspring. Aging (Albany NY). 2015;7:1159–70.

62. Goel N, Karir P, Garg VK. Role of DNA methylation in human age prediction. Mech Ageing Dev. 2017;166:33–41.

63. Li G, Yu M, Lee WW, Tsang M, Krishnan E, Weyand CM, Goronzy JJ. Decline in miR-181a expression with age impairs T cell receptor sensitivity by increasing DUSP6 activity. Nat Med. 2012;18:1518–24.

64. Le Page A, Fortin C, Garneau H, Allard N, Tsvetkova K, Tan CT, Larbi A, Dupuis G, Fülöp T. Downregulation of inhibitory SRC homology 2 domain-containing phosphatase-1 (SHP-1) leads to recovery of T cell responses in elderly. Cell Commun Signal. 2014;12:2.

65. Larbi A, Dupuis G, Khalil A, Douziech N, Fortin C, Fülöp T Jr. Differential role of lipid rafts

in the functions of CD4+ and CD8+ human T lymphocytes with aging. Cell Signal. 2006;18:1017–30.

66. Frasca D. Senescent B cells in aging and age-related diseases: their role in the regulation of antibody responses. Exp Gerontol. 2018;107:55–8.

67. Hagen M, Derudder E. Inflammation and the alteration of B-cell physiology in aging. Gerontology. 2020;66:105–13.

68. Bektas A, Zhang Y, Wood WH 3rd, Becker KG, Madara K, Ferrucci L, Sen R. Age-associated alterations in inducible gene transcription in human CD4+ T lymphocytes. Aging (Albany NY). 2013;5:18–36.

69. He W, Xiao K, Fang M, Xie L. Immune cell number, phenotype, and function in the elderly with sepsis. Aging Dis. 2021;12:277–96.

70. Fülöp T, Larbi A, Witkowski JM. Human inflammaging. Gerontology. 2019;65:495–504.

71. Callender LA, Carroll EC, Beal RWJ, Chambers ES, Nourshargh S, Akbar AN, Henson SM. Human CD8 + EMRA T cells display a senescence-associated secretory phenotype regulated by p38 MAPK. Aging Cell. 2018;17:e12675.

72. Santoro A, Zhao J, Wu L, Carru C, Biagi E, Franceschi C. Microbiomes other than the gut: inflammaging and age-related diseases. Semin Immunopathol. 2020;42:589–605.

73. Biagi E, Candela M, Fairweather-Tait S, Franceschi C, Brigidi P. Aging of the human metaorganism: the microbial counterpart. Age (Dordr). 2012;34:247–67.

74. Biagi E, Franceschi C, Rampelli S, Severgnini M, Ostan R, Turroni S, Consolandi C, Quercia S, Scurti M, Monti D, Capri M, Brigidi P, Candela M. Gut microbiota and extreme longevity. Curr Biol. 2016;26:1480–5.

75. Lin SC, Lo YC, Wu H. Helical assembly in the MyD88-IRAK4-IRAK2 complex in TLR/IL-1R signalling. Nature. 2010;465:885–90.

76. Vizioli MG, Liu T, Miller KN, Robertson NA, Gilroy K, Lagnado AB, Perez-Garcia A, Kiourtis C, Dasgupta N, Lei X, Kruger PJ, Nixon C, Clark W, Jurk D, Bird TG, Passos JF, Berger SL, Dou Z, Adams PD. Mitochondria-to-nucleus retrograde signaling drives formation of cytoplasmic chromatin and inflammation in senescence. Genes Dev. 2020;34:428–45.

77. Lan YY, Heather JM, Eisenhaure T, Garris CS, Lieb D, Raychowdhury R, Hacohen N. Extranuclear DNA accumulates in aged cells and contributes to senescence and inflammation. Aging Cell. 2019;18:e12901.

78. Kelley N, Jeltema D, Duan Y, He Y. The NLRP3 inflammasome: an overview of mechanisms of activation and regulation. Int J Mol Sci. 2019;20:3328.

79. He M, Chiang HH, Luo H, Zheng Z, Qiao Q, Wang L, Tan M, Ohkubo R, Mu WC, Zhao S, Wu H, Chen D. An acetylation switch of the NLRP3 inflammasome regulates aging-associated chronic inflammation and insulin resistance. Cell Metab. 2020;31:580–591.e5.

80. Massudi H, Grant R, Braidy N, Guest J, Farnsworth B, Guillemin GJ. Age-associated changes in oxidative stress and NAD+ metabolism in human tissue. PLoS One. 2012;7:e42357.

81. Arai Y, Martin-Ruiz CM, Takayama M, Abe Y, Takebayashi T, Koyasu S, Suematsu M, Hirose N, von Zglinicki T. Inflammation, but not telomere length, predicts successful ageing at extreme old age: a longitudinal study of semi-supercentenarians. EBioMedicine. 2015;2:1549–58.

82. Franceschi C, Capri M, Monti D, Giunta S, Olivieri F, Sevini F, Panourgia MP, Invidia L, Celani L, Scurti M, Cevenini E, Castellani GC, Salvioli S. Inflammaging and anti-inflammaging: a systemic perspective on aging and longevity emerged from studies in humans. Mech Ageing Dev. 2007;128(1):92–105.

83. Morrisette-Thomas V, Cohen AA, Fülöp T, Riesco É, Legault V, Li Q, Milot E, Dusseault-Bélanger F, Ferrucci L. Inflamm-aging does not simply reflect increases in pro-inflammatory markers. Mech Ageing Dev. 2014;139:49–57.

84. Chen Y, Klein SL, Garibaldi BT, Li H, Wu C, Osevala NM, Li T, Margolick JB, Pawelec G, Leng SX. Aging in COVID-19: vulnerability, immunity and intervention. Ageing Res Rev. 2021;65:101205.

85. Vetter P, Eberhardt CS, Meyer B, Martinez Murillo PA, Torriani G, Pigny F, Lemeille S, Cordey S, Laubscher F, Vu DL, Calame A, Schibler M, Jacquerioz F, Blanchard-Rohner G, Siegrist CA, Kaiser L, Didierlaurent AM, Eckerle I. Daily viral kinetics and innate and adaptive immune response assessment in COVID-19: a case series. mSphere. 2020;5:e00827-20.

86. Rydyznski Moderbacher C, Ramirez SI, Dan JM, Grifoni A, Hastie KM, Weiskopf D, Belanger S, Abbott RK, Kim C, Choi J, Kato Y, Crotty EG, Kim C, Rawlings SA, Mateus J, Tse LPV, Frazier A, Baric R, Peters B, Greenbaum J, Ollmann Saphire E, Smith DM, Sette A, Crotty S. Antigen-specific adaptive immunity to SARS-CoV-2 in acute COVID-19 and ssociations with age and disease severity. Cell. 2020;183:996–1012.e19.

87. Shi CS, Nabar NR, Huang NN, Kehrl JH. SARS-coronavirus open reading frame-8b triggers intracellular stress pathways and activates NLRP3 inflammasomes. Cell Death Discov. 2019;5:101.

88. Pence BD. Severe COVID-19 and aging: are monocytes the key? Geroscience. 2020;42:1051–61.
89. Rowe TA, McKoy JM. Sepsis in older adults. Infect Dis Clin N Am. 2017;31:731–42.
90. Seymour CW, Liu VX, Iwashyna TJ, Brunkhorst FM, Rea TD, Scherag A, Rubenfeld G, Kahn JM, Shankar-Hari M, Singer M, Deutschman CS, Escobar GJ, Angus DC. Assessment of clinical criteria for sepsis: for the third international consensus definitions for sepsis and septic shock (Sepsis-3). JAMA. 2016,315:762–74.
91. Martín S, Pérez A, Aldecoa C. Sepsis and immunosenescence in the elderly patient: a review. Front Med (Lausanne). 2017;4:20.
92. Monneret G, Gossez M, Venet F. Sepsis and immunosenescence: closely associated in a vicious circle. Aging Clin Exp Res. 2021;33:729–32.
93. Faivre V, Lukaszewicz AC, Alves A, Charron D, Payen D, Haziot A. Human monocytes differentiate into dendritic cells subsets that induce anergic and regulatory T cells in sepsis. PLoS One. 2012;7:e47209.
94. Cazalis MA, Friggeri A, Cavé L, Demaret J, Barbalat V, Cerrato E, Lepape A, Pachot A, Monneret G, Venet F. Decreased HLA-DR antigen-associated invariant chain (CD74) mRNA expression predicts mortality after septic shock. Crit Care. 2013;17:R287.
95. Kjaergaard AG, Nielsen JS, Tønnesen E, Krog J. Expression of NK cell and monocyte receptors in critically ill patients–potential biomarkers of sepsis. Scand J Immunol. 2015;81:249–58.
96. Guo Y, Patil NK, Luan L, Bohannon JK, Sherwood ER. The biology of natural killer cells during sepsis. Immunology. 2018;153:190–202.
97. Aziz M, Yang WL, Matsuo S, Sharma A, Zhou M, Wang P. Upregulation of GRAIL is associated with impaired CD4 T cell proliferation in sepsis. J Immunol. 2014;192:2305–14.
98. Boomer JS, Shuherk-Shaffer J, Hotchkiss RS, Green JM. A prospective analysis of lymphocyte phenotype and function over the course of acute sepsis. Crit Care. 2012;16:R112.
99. Condotta SA, Khan SH, Rai D, Griffith TS, Badovinac VP. Polymicrobial sepsis increases susceptibility to chronic viral infection and exacerbates CD8+ T cell exhaustion. J Immunol. 2015;195:116–25.
100. Delano MJ, Ward PA. The immune system's role in sepsis progression, resolution, and long-term outcome. Immunol Rev. 2016;274:330–53.
101. Alberro A, Osorio-Querejeta I, Sepúlveda L, Fernández-Eulate G, Mateo-Abad M, Muñoz-Culla M, Carregal-Romero S, Matheu A, Vergara I, López de Munain A, Sáenz-Cuesta M, Otaegui D. T cells and immune functions of plasma extracellular vesicles are differentially modulated from adults to centenarians. Aging (Albany NY). 2019;11:10723–41.
102. Franceschi C, Ostan R, Santoro A. Nutrition and inflammation: are centenarians similar to individuals on calorie-restricted diets? Annu Rev Nutr. 2018;38:329–56.
103. Fulop T, Larbi A, Khalil A, Cohen AA, Witkowski JM. Are we ill because we age? Front Physiol. 2019;10:1508.
104. Sansoni P, Vescovini R, Fagnoni F, Biasini C, Zanni F, Zanlari L, Telera A, Lucchini G, Passeri G, Monti D, Franceschi C, Passeri M. The immune system in extreme longevity. Exp Gerontol. 2008;43:61–5.
105. Minciullo PL, Catalano A, Mandraffino G, Casciaro M, Crucitti A, Maltese G, Morabito N, Lasco A, Gangemi S, Basile G. Inflammaging and anti-inflammaging: the role of cytokines in extreme longevity. Arch Immunol Ther Exp. 2016;64:111–26.
106. Franceschi C, Garagnani P, Morsiani C, Conte M, Santoro A, Grignolio A, Monti D, Capri M, Salvioli S. The continuum of aging and age-related diseases: common mechanisms but different rates. Front Med (Lausanne). 2018;5:61.
107. Lal H, Cunningham AL, Godeaux O, Chlibek R, Diez-Domingo J, Hwang SJ, Levin MJ, McElhaney JE, Poder A, Puig-Barberà J, Vesikari T, Watanabe D, Weckx L, Zahaf T, Heineman TC, ZOE-50 Study Group. Efficacy of an adjuvanted herpes zoster subunit vaccine in older adults. N Engl J Med. 2015;372:2087–96.
108. Polack FP, Thomas SJ, Kitchin N, Absalon J, Gurtman A, Lockhart S, Perez JL, Pérez Marc G, Moreira ED, Zerbini C, Bailey R, Swanson KA, Roychoudhury S, Koury K, Li P, Kalina WV, Cooper D, Frenck RW Jr, Hammitt LL, Türeci Ö, Nell H, Schaefer A, Ünal S, Tresnan DB, Mather S, Dormitzer PR, Şahin U, Jansen KU, Gruber WC, C4591001 Clinical Trial Group. Safety and efficacy of the BNT162b2 mRNA covid-19 vaccine. N Engl J Med. 2020;383:2603–15.
109. Walsh EE, Frenck RW Jr, Falsey AR, Kitchin N, Absalon J, Gurtman A, Lockhart S, Neuzil K, Mulligan MJ, Bailey R, Swanson KA, Li P, Koury K, Kalina W, Cooper D, Fontes-Garfias C, Shi PY, Türeci Ö, Tompkins KR, Lyke KE, Raabe V, Dormitzer PR, Jansen KU, Şahin U, Gruber WC. Safety and immunogenicity of two RNA-based covid-19 vaccine candidates. N Engl J Med. 2020;383:2439–50.

第 7 章　药物代谢

Saskia Rietjens and Dylan de Lange

目录

📙 **学习目标**

　　随着年龄增长，各器官系统发生了一系列解剖和生理变化，这可能会影响药物的药代动力学和药效学。老年患者可能有各种药代动力学过程的改变，从而需要不同的药物剂量。了解随着年龄增长而发生的器官系统的生理变化，从而了解药代动力学和药效学的变化，将改善老年人的药物治疗。为老年人开处方很有挑战性，因为老年人更容易出现药物不良反应（adverse drug reactions，ADRs）。老年患者 ADRs 的重要原因是多病共存和多重用药，导致药物相互作用的风险增加。

　　在本章中，我们将讨论老年患者药代动力学的变化以及该人群中增加的潜在 ADRs。药效学的变化，包括药物受体数量、亲和力和反应性的变化，以及生理储备和损伤反应的变化，也会影响老年患者的药物毒性风险。然而，在本章中，我们主要关注与年龄相关的药代动力学变化。

7.1 引言

　　由于预期寿命增加，全世界老年人的比例和绝对人数均急剧增加。2019 年在全球范围内，年龄在 65 岁或以上人口大约占 9%。预计到 2050 年，全球 65 岁以上人口比例将达到约 16%，到 2100 年可能达到约 23%[1]（参见第 1 章关于老龄化流行病学的更详细讨论）。随着年龄的增长，会发生各种解剖和生理变化，这可能会影响药物的药代动力学和药效学[2]。老年患者的药代动力学可能在几个环节发生变化［即吸收、分布、代谢和排泄（absorption，distribution，metabolism and excretion，ADME）］。此外，老年人群多病共存和多重用药的发生率较高，导致药物相互作用的风险增加[3]。

7.2 药物不良反应

　　老年人更容易发生 ADRs，因为存在多种危险因素，如多病共存，这通常涉及多重用药（另见第 8、9 章，老年人多发疾病和多重用药）[3]。老年人群中多发疾病的患病率在 55% 至 98% 之间，高龄人群患病率进一步增加[4]。在一项针对 175 万苏格兰初级保健登记人员的横断面研究中，85 岁以上人群多发疾病的患病率约为 82%[5]。这些患者（≥75 岁）的常见病为高血压（62%）、冠心病（31%）、慢性肾病（19%）、抑郁症（17%）和糖尿病（17%）[6]。

　　多重用药一直被认为是药物不良反应的危险因素。药物不良反应的风险从服用两种药物的 13% 增加到服用五种药物的 38% 和服用七种或更多药物的 82%[7]。在爱尔兰一项针对 70 岁以上社区居民的回顾性队列研究中，近 80% 的人在前 6 个月报告了至少一次 ADR[8]。荟萃分析表明，大约 9% 的老年患者住院与 ADRs 直接相关[9]。非甾体抗炎药（non-steroidal anti-infammatory drugs，NSAIDs）最常与住院相关，其次是老年患者使用的其他常用药物，如 β- 受体阻滞剂、抗生素、口服抗凝剂、地高辛、ACE 抑制剂、抗癌药、钙通道阻滞剂、阿片类药物和口服抗糖尿病药[9]。在大多数情况下，ADRs 是可以预防的：例如通过考虑肾功能后调整的适当剂量（如地高辛）或通过识别有出血风险的特定人群（如 NSAIDs 或口服抗凝血药）[9]。不幸的是，ADRs 不仅导致患病率增加，还与老年患者死亡相关[10,11]。Wu 等研究表明，年龄是严重 ADRs 的独立危险因素，定义为需要住院或导致死亡。年龄每增加 1 岁，严重不良反应的发生率增加 3%。此外，在有多种合并症的患者中，严重 ADRs 的发生率更高[11]。

7.3 衰弱

老年人往往伴随着衰弱,随着年龄的增长,衰弱患病率也增加。衰弱被定义为"一种临床上可识别的脆弱性增加的状态,其原因是与年龄相关的多种生理系统的储备和功能下降,从而导致应对日常或急性应激的能力受损(另见第 11 章)。一篇综述描述了大约十分之一 65 岁及以上的独立生活的成年人存在衰弱[12]。一项欧洲的前瞻性多中心研究中,43%的 ICU 高龄(≥80 岁)重症患者存在衰弱(定义为临床衰弱量表(clinical frailty scale,CFS)≥5)[13]。多重用药与衰弱相关[14,15]。患者同时使用 5 种以上药物(多重用药)或 10 种以及更多药物(超级多重用药),3 年内发生衰弱的风险分别高 1.5 倍和 2 倍[15]。

7.4 老年人药代动力学变化

随着年龄的增长,许多解剖和生理变化可能会影响药物的药代动力学和药效学[2,16]。老年人,尤其是体弱的患者,骨骼肌质量明显下降(肌少症;另见第 10 章)[17,18],这可能伴随着肥胖增加[19],导致脂溶性药物的分布体积增加。其他重要的药代动力学变化包括肾脏和肝脏的清除率降低[20]。当衰弱和身体衰退进展时,这将对药代动力学和药物剂量产生影响[21]。

7.5 口服药物的吸收

有人提出,年龄增长会导致胃酸分泌下降。然而,数据相互矛盾,因为有研究表明,在没有胃黏膜萎缩的情况下,衰老和胃酸分泌减少之间没有关系[22,23]。在患有胃酸过少(继发于胃病理性改变和服用质子泵抑制剂和 H_2 拮抗剂等增加胃 pH 的药物)的老年患者中,一些需要在酸性环境中进行吸收的药物(如酮康唑和铁),其吸收程度可能会降低,可能导致其血浆浓度低于治疗水平[16,24,25]。

健康衰老似乎与胃排空的适度减慢有关,而年轻受试者的胃排空通常保持在正常范围内[26,27]。然而,随着年龄的增长,由于帕金森病和糖尿病等疾病的患病率增加,常常会影响胃排空等肠道功能[27]。

在胃之外,小肠还保持着大部分正常的运动能力[28,29]。大多数底物的被动肠道转运不受衰老的影响[30-32]。当药物经被动扩散(如青霉素、地西泮、甲硝唑)吸收时,老年人的药物渗透性似乎没有变化[33]。然而,在动物实验(老年大鼠)中,肠道对高分子量化合物的渗透性增加[34]。这可能表明,老年动物对某些有害物质的肠内保护屏障功能效率减低。此外,老年大鼠小肠中葡萄糖[32]、钙[35]和维生素 B_{12}[36]的主动转运受损。

最近受到关注的一种转运蛋白,P-糖蛋白(P-glycoprotein,P-gp)是一种外排转运蛋白,除了存在于血脑屏障、肾脏和淋巴细胞等部位外,还存在于肠腔表面。P-gp 主动将药物和外源性物质运输回肠腔,减少吸收[37]。大量药物似乎是 P-gp 底物,包括抗生素、抗癌药物和钙通道阻滞剂。关于年龄增长对 P-gp 活性和表达影响的研究结果相互矛盾。一些研究表明 P-gp 活性和/或表达随着年龄的增长而增加,而另一些研究表明其显著降低或轻微影响,这也取决于所研究的组织类型[38]。

放射性核素标志物在老年患者中的结肠转运时间似乎较慢[39,40]。这可能会导致胃肠道对药物吸收减慢,从而使药物血浆浓度达峰延迟(T_{max} 延长),峰值降低(C_{max} 降低)。一般来说,对于大多数药物,老年患者吸收没有变化,浓度-时间曲线下面积(the area under the concentration-time curve,AUC,生物利用度)没有太大影响[16]。

7.6 非口服药物的吸收

虽然口服途径是最常见的给药方式,但对于特定药物,也可以通过皮肤或肺部等替代途径给药。经皮给药与口服相比有一定优势,包括绕过胃肠道和肝脏第一道代谢(另见生物利用度段落),改善患者依从性,减少血药浓度波动,将不良反应风险降至最低[41,42]。老年人皮肤屏障功能的改变可能影响经皮吸收。随着年龄的增长,皮肤会发生许多结构和功能变化,例如老化的皮肤表皮较薄且干燥[43]。另外,年龄增加可能与皮肤灌注减少相关[43]。然而,一般而言,尽管需要对老年患者皮肤屏障功能与年龄相关的变化进行更多研究,年轻人和老年人之间药物的经皮吸收没有临床相关的区别[41]。更多的研究可能会阐明是否应为老年患者应用不同的经皮给药方案,以确保有效治疗,同时将不良反应风险降至最低。这对于治疗窗口狭窄的药物尤其重要,如芬太尼[44]。

衰老过程还包括肺的内在结构以及肺外支撑结构(即胸壁、脊柱和呼吸肌)的变化。这些变化的不利影响,与呼气流速减少、气体无效腔增加和气体交换减少相关[45]。与年龄相关的胸壁顺应性、总肺泡表面积和通气灌注匹配的减少可能会减少药物通过吸入途径的吸收[46]。此外,认知功能和精细动作灵巧性的下降可能导致吸入器操作不理想。例如,用于治疗哮喘和慢性阻塞性肺疾病(chronic obstructive pulmonary disease,COPD)的吸入性支气管扩张剂,需要有足够的剂量到达中小气道才能有效[46]。

7.7 生物利用度

药物的生物利用度是到达全身循环的药量与给药剂量的比值。一些药物的口服生物利用度由于首过效应而降低,这种代谢主要发生在肝脏,但也发生在肠道。衰老可能与首过效应减少有关,最可能是由于肝脏血流量和肝脏体积减小(在下文进一步讨论,见"7.9 药物代谢")。与年轻受试者相比,老年人的口服生物利用度和某些具有广泛首过效应的药物的血药浓度明显更高。典型的例子包括 β-受体阻滞剂拉贝洛尔和钙通道阻滞剂维拉帕米[47]。因此,具有广泛首过效应的药物,尤其是那些治疗窗口较窄的药物,应该以低剂量开始。另一方面,随着年龄的增长,几种前体药物[如可待因[48]、辛伐他汀[49]和血管紧张素转换酶(angiotensin-converting enzyme,ACE)抑制剂依那普利[50]和培哚普利[51]]的首过激活可能会减慢或减少,但其临床意义尚不清楚。与年轻患者相比,老年患者可能需要更高剂量的前体药物才能达到活性药物(代谢产物)的相同 AUC[16]。

7.8 药物分布

7.8.1 机体成分

随着年龄的增长,机体成分会发生显著变化。机体水分和瘦体重逐渐减少,导致体脂相对增加[52,53]。这意味着水溶性药物的分布容积减小,导致老年人血药浓度增高。老年人需要较低负荷剂量的药物,典型例子是庆大霉素、地高辛、茶碱和西咪替丁[20,54-57]。较小的分布容积很可能也是老年人服用乙醇后血液中乙醇浓度峰值高于年轻人的原因[58]。相比之下,脂溶性药物在老年患者中的分布容积通常较高,随后半衰期延长($t_{1/2}$)(如地西泮)[55,59]。因此,在停止治疗后,不良反应时间可能会持续较长[55]。水溶性化合物分布容积的减少会导致 $t_{1/2}$ 降低,但通常肾脏的清除率也会降低[20]。这些变化对 $t_{1/2}$ 的净影响通常很小,但这基本上是不可预测的。

分布容积变化的另一个原因可能是身体各腔室的渗透性不同。一项健康志愿者的研究表明,老年人大脑中维拉帕米(P-gp 的底物)的分布容积增加,与血脑屏障功能障碍的结果一致[60]。这也可能表明,衰老的大脑可能会面临更高的风险,因为 P-gp 会主动将药物泵出大脑,如地高辛、洛哌丁胺和环孢霉素 A[61]。

7.8.2　蛋白结合

决定药物效果的主要因素是游离(未结合)药物浓度。与血浆蛋白结合的药物具有较小的表观分布容积和较低的游离浓度。血浆中的两种主要药物结合蛋白是白蛋白和 α-1- 酸糖蛋白。酸性化合物(如地西泮、苯妥英钠、华法林、乙酰水杨酸)主要与白蛋白结合,而碱性药物(如利多卡因、普萘洛尔)则与 α-1- 酸糖蛋白结合[56,62]。血白蛋白浓度随着年龄的增长而降低,老年人的血白蛋白浓度降低约 10%[63,64]。白蛋白通常在营养不良、恶病质或急性疾病中减少[20,56]。尤其重症患者可能由于血清白蛋白迅速减少,血清中未结合(游离)的药物浓度增加,导致中毒。当血清白蛋白水平降低时,苯妥英钠和华法林是药物毒性作用风险较高的药物。相比之下,老年人的 α-1- 糖蛋白浓度可能会增加,尽管这通常归因于急性疾病或慢性炎症性疾病,而不是年龄本身[20,53,65]。与白蛋白(约 60%)相比,α-1- 糖蛋白占总血浆蛋白的比例相对较小(1%~3%),但它在药物结合和药代动力学中发挥重要作用[65]。α-1- 糖蛋白升高的临床意义取决于药物与蛋白质的结合程度,可能导致某些药物(如普萘洛尔)的游离浓度降低[66,67]。

7.9　药物代谢

肝脏对药物的清除取决于肝门静脉和肝动脉的血流,以及通过代谢和 / 或分泌到胆汁中的排泄。肝脏对于高摄取率物质的清除率主要由肝脏血流决定,被称为"流量限制性代谢"。从 30 岁开始,肝脏血流随年龄呈线性下降,80~90 岁个体的肝脏血流减少 20%~40%[47]。年龄对流量限制性药物(如吗啡、普萘洛尔、维拉帕米和阿米替林)的清除率的影响较为一致,其中大多数药物的清除率降低 30%~40%,与年龄相关的血流减少密切相关[16,68,69]。另一方面,肝脏对于低摄取率化学物质的清除被描述为"容量限制性代谢",因为其内在清除力(代谢能力)是限速环节。在老年患者中,肝脏质量减少 20%~30%[70]。与流量限制性药物相比,容量限制性药物(如茶碱、地西泮和苯妥英钠)的代谢降低存在差异[69]。

代谢系统将亲脂性、不溶于水的药物转化为极性和水溶性更强的代谢产物,使其更容易从体内排出。尽管几乎各个器官如肠壁、皮肤、肺和肾脏等都具有一定的代谢药物能力,但肝脏是药物代谢的主要器官[71]。外源性物质的代谢传统上分为两个阶段。一期反应涉及原型药物的氧化、还原或水解反应。一期代谢中最重要的酶系统是细胞色素 P-450（cytochrome P-450，CYP450），这是一个催化多种药物氧化的同工酶超级家族。二期反应涉及与内源性物质（如硫酸盐、葡糖醛酸、谷胱甘肽）的结合，以增加其水溶性。

年龄增加是否会导致酶代谢能力降低存在争议[62,72]。尽管有很少的研究表明老年人肝脏活检中 CYP450 含量降低[73,74]（特别是 CYP2E1 和 CYP3A[73]），但大多数研究表明，至少在健康老年人中，各种 CYP450 同工酶的酶活性似乎保持得很好[53,70]。肝活检样本中各种 CYP450 酶的含量和活性并未随年龄的增长（10～85 岁）而下降[75-78]。在衰弱的情况下，一期代谢反应似乎有些受损，但数据相互矛盾[79]。例如，衰弱与较高的炎症标志物和较低的血浆酯酶活性相关[80]。然而，衰弱的老年人没有表现出 CYP3A 和 P-gp 代谢的降低[81]。炎症有可能导致 CYP450 表达下调[82]，这对重症患者尤为重要，因为炎症反应会导致某些药物（如治疗窗口狭窄的药物）的清除率降低。

二期反应如葡萄糖醛酸化或硫酸化，在老年人中似乎保持正常[53,76]。例如，对乙酰氨基酚的体外葡糖醛酸化和硫酸化，在正常衰老过程中没有明显受损[83]。此外，健康年轻人和老年人对于替马西泮的清除率（主要通过葡糖醛酸化代谢）没有发现差异[84,85]。然而，衰弱的老年人的二期代谢也可能受损[79]。例如，在衰弱的老年人中，甲氧氯普胺通过硫酸化的清除率降低[86]。此外，对乙酰氨基酚的葡糖醛酸化在体弱的老年个体中比在健康个体中显著降低[87]。对乙酰氨基酚的二期糖醛酸化减少，但是由于一期 CYP 介导的代谢途径增强，导致总体代谢增加。这会导致有毒代谢产物生成，通常可通过与谷胱甘肽结合而中和。然而，由于衰弱与营养不良，谷胱甘肽的储存可能会耗尽。因此，衰弱会导致乙酰氨基酚引起肝毒性的风险增加[53,88]。

总之，关于个人的药物代谢能力是否会随着年龄的增长而下降仍存有争议。目前，只有很少的证据表明，健康老年患者的药物代谢效率低于年轻患者。然而，衰弱比年龄本身更容易导致药物代谢受损。此外，各种疾病（特别是肝功能障碍）会导致老年人对许多药物的代谢率降低。此外，老年患者的多重用药是药物相互作用导致 ADRs 的一个重要危险因素。由于老年患者的肝功能因人而异，剂量调整应个性化，并应仔细监测给药的疗效和安全性。

7.9.1　遗传多态性对老年人药物代谢的影响

CYP450 酶存在重要的遗传多态性，这解释了药物代谢的明显个体差异性，具有潜在的严重临床后果，包括治疗失败或 ADRs[89]。通常涉及的药物包括 CYP2C9 代谢的非甾体抗炎药（NSAIDs）、CYP2C19 代谢的质子泵抑制剂和 β-受体阻滞剂以及 CYP2D6 代谢的几种抗精神病药和抗抑郁药[90]。药物代谢酶基因的药物遗传学测试可以优化给药处方。老年患者可能特别受益于药物遗传学测试，因为他们服用多种药物而增加了 ADRs 的风险，例如通过 CYP450 抑制或诱导。事实上，对 50 岁及以上多重用药的患者进行药物遗传学测试可以显著减少再次住院和急诊室就诊的次数[91]。

Ducker 等研究了年龄和代谢基因型对药物动力学影响的联合效应。在药物动力学受遗传多态性显著影响的药物中，老年导致全身暴露量平均增加 1.5 倍，但在少数药物中，包括唑吡坦、氯丙米嗪、帕罗西汀和氟伏沙明在内，老年人全身暴露量增加了两倍或更多[92]。

特别是在重症患者中，许多因素导致了药物反应方面的明显差异。除了遗传变异外，给药时还应考虑器官功能受损、合并症、多重用药和药物相互作用的影响[93]。其中许多因素在老年患者中的影响比在年轻患者中更为突出。关于遗传多态性对老年重症患者 ADRs 风险影响的数据有限。未来研究可能会确定遗传学对重症患者药物反应的相对影响,通过改进药物选择或调整剂量,可能会减少 ADRs 的发生。

7.10　药物排泄

排泄是将药物及其代谢产物从体内排出的过程,例如通过肺部、尿液、粪便和汗液。肾脏是主要的排泄器官,这涉及肾小球滤过、肾小管分泌和肾小管重吸收(另见第 5 章 5.3 肾功能 / 肾功能改变)。未结合的药物通过肾小球膜被动滤过。肾小球滤过率(glomerular filtration rate, GFR)是所有肾单位每单位时间产生的肾小球滤液的总体积,在年轻和健康成人中约为 120ml/min。在正常老化过程中,GFR 降低 15%~40%[69]。据估计,30 岁后 GFR 平均每 10 年下降约 8ml/min[94,95]。肾重量减少、肾血流量减少、功能性肾小球数量减少和通透性降低被认为是老年人 GFR 降低的原因[95]。然而,GFR 与年龄相关的降低因人而异[96]。此外,许多与年龄相关的疾病(如高血压、心力衰竭和糖尿病)以及长期暴露于肾毒性药物(如 NSAIDs)可直接影响 GFR,并可能混淆衰老对肾功能的实际影响[53,97]。

药物也可能通过主动分泌进入肾小管。未经过滤的血浆部分和因过大而无法进入肾小球滤液的颗粒(包括与蛋白质结合的药物),通过出球小动脉进入肾小管供血血管。大多数肾小管分泌发生在近端小管,并依赖于特定饱和转运蛋白(如 P-gp)的主动转运。这些转运蛋白可以被其他药物阻断。例如,地高辛(一种既依赖于肾小球被动滤过又依赖于肾小管主动分泌的药物)的血清浓度随着 P-gp 抑制剂联合使用的数量增加而逐步增加[98]。肾小管的数量、长度和体积随着年龄的增长而减少[99]。老年人肾小管分泌的减少可能大于 GFR 的减少[16]。

经肾小球滤过或在近端小管中分泌的药物可能会被动地从近端和远端小管中重新吸收。只有非电离的药物才会被重吸收。在健康衰老过程中,近端小管功能通常保持不变,其促红细胞生成素的产生接近正常,钠的重吸收正常[16]。然而,老年人对某些离子(如锂)的清除率减少[100],肾小管功能整体下降,这导致最大限度地浓缩或稀释尿液的功能降低[95,99]。

肾排泄减少的临床重要性取决于药物的潜在毒性。毒性可能会缓慢发展,因为长期使用药物的浓度会在 5~6 个半衰期内增加,直到达到稳态。例如,某些苯二氮䓬类药物或其活性代谢产物在老年患者体内的 $t_{1/2}$ 延长,因此毒性迹象可能要在治疗开始后几天或几周才会出现。此外,治疗窗口较窄的药物,如地高辛[101]、锂[102]、庆大霉素[103]和达比加群酯[104],如果它们的累积量仅略高于预期,就可能会造成严重不良反应。肾排泄药物的维持剂量必须根据患者的肾功能进行调整。在可能情况下,应进行治疗性药物监测(therapeutic drug monitoring, TDM),再结合药物反应评估以指导给药,预防毒性。不幸的是,GFR 在老年患者中尤其难以评估。通常我们假设血清肌酐浓度是肌酐清除率的良好近似值。然而,老年人由于肌肉萎缩,内生肌酐减少,导致血清肌酐浓度降低,因此 GFR 会被高估[69]。这在重症老年患者中肯定会加剧。在重症最初几天,肌肉萎缩是过度的[105]。使用 GFR 指导给药的另一个问题是,并非所有药物都是由肾脏以与肌酐完全相同的方式排泄。例如,肾功能降低也可能意味着肾单位远端小管对药物(如氟康唑)的再吸收减少。

Fliser 等质疑与年龄相关的肾功能降低在影响药代动力学方面的重要性。尽管在健康老年人中，具有不同肾脏排泄机制的药物（如阿替洛尔和氢氯噻嗪）的清除率略有降低，但药代动力学（即 AUC 和 C_{max}）与年轻受试者相似[106]。然而，作为肾小球滤过药物清除标志物的庆大霉素的药代动力学研究表明，衰弱患者的庆大霉素清除率比非衰弱患者下降约 12%[107]。

7.11 知识缺陷：临床试验中老年患者的代表性不足

如前所述，老年人的疾病负担明显高于年轻人。尽管老年人疾病发病率较高，但老年患者通常被排除在临床试验之外。老年患者在临床试验中的代表性不足可能有几个原因。例如，除了老年患者本身之外，由于合并症、多重用药、认知障碍和衰弱，老年患者被排除在外[108]。衰老是一个异质性的过程，它可能会在治疗反应中引入更高的变异性，这使得实现具有统计学意义的临床试验终点变得更加困难。目前，许多药物关于老年人用药的数据有限，通常出于安全原因，老年患者的处方剂量往往会减少。药物有效性和安全性的证据应来自具有代表性的患者群体进行的临床试验。因此，临床试验中应包括足够数量的老年患者。当老年患者被排除在外时，将无法检测到该人群特有的疗效和安全性问题，从而难以确定特定治疗的风险和益处[108]。为了提高我们有关衰老对药代动力学和药效学影响的认识，未来的老年医学研究应提供所纳入受试者的更详细特征，以区分健康老人和衰弱老人。将老年人分为不同年龄组（如 65～75 岁、76～85 岁和 >85 岁）可能有助于阐明各种衰老过程。

结论

老年患者，尤其是老年重症患者与年轻患者相比，对药物的处理方式不同。临床医生通常不清楚随着年龄增长而发生的解剖和生理变化，以及这些变化对老年人药代动力学的影响。很难确定哪些变化纯粹是由衰老引起的，例如，影响药物代谢和清除的肝病和肾病等合并症在老年患者中更为常见。此外，多重用药比例增加，因此增加了药物不良反应的风险，这也使得很难确定衰老对药代动力学的实际影响。在可能的情况下，应进行 TDM、代谢基因或表型分型和适当肾清除率的测量，以防止药物血浆浓度低于或高于治疗水平。老年重症患者经常被排除在临床试验之外，因此很难评估老年人群中使用的特定药物的益处和风险。这基本上意味着我们正在盲目地治疗老年患者。如果我们想在 ICU 患者中预防日益增长的 ADRs，未来的研究应该关注这些问题。

要点

- 随着年龄的增长，解剖和生理变化可能会潜在地影响药代动力学（即吸收、分布、代谢和排泄）。
- 由于合并症和多重用药，药物治疗的个体间差异在老年人群中尤为突出。
- 老年人的药物剂量应根据药代动力学变化进行调整，但也应考虑药效学的变化。
- 老年人应根据临床反应进行治疗。剂量调整应个体化，并应仔细监测给药的有效性和安全性。

- 尽管老年人使用处方药的比例过高，但这些药物却很少在老年人中得到充分测试。因此，迫切需要为不断增长的老年人提供更多临床数据。

药代动力学	老年人可能的变化	临床意义	药物示例
吸收（absorption，A）	胃酸分泌减少 [a]	胃 pH 升高：需要酸性环境才能吸收的药物的潜在吸收减少	酮康唑、铁
	转运时间 [b]： 胃：胃排空轻度减低 小肠：运动能力基本不变 结肠：转运时间可能减慢	可能没有临床意义	
	主动肠道运输减少 [c]	某些营养素的吸收减少	葡萄糖、钙、维生素 B_{12}
	P- 糖蛋白活性降低或增加	不明	
	首过效应减少（由于肝脏血流量和肝脏体积减小）	具有广泛首过效应的药物的口服生物利用度增加	拉贝洛尔、维拉帕米
		前体药物的首过激活可能会降低	可待因、辛伐他汀、依那普利、培哚普利
分布（distribution，D）	身体成分： 全身水分减少 肌肉质量减少 脂肪相对增加	水溶性药物往往具有较小的分布容积（导致血浆浓度增加）	地高辛、庆大霉素、西咪替丁
		脂溶性药物通常具有较高的分布容积	地西泮
	血浆蛋白结合： 血浆白蛋白减少（通常由于营养不良或急性疾病）	血浆白蛋白的减少导致特定酸性药物的未结合（游离）浓度增加	苯妥英钠、华法林
	α_1- 酸性糖蛋白增加（通常由于急性疾病或慢性炎症性疾病）	α_1- 酸性糖蛋白的增加可能导致特定碱性药物的未结合（游离）含量降低	普萘洛尔
	血脑屏障中 P- 糖蛋白活性降低	由 P- 糖蛋白主动泵出大脑的药物的脑内浓度可能增加	地高辛、洛哌丁胺、环孢霉素 A
代谢（metabolism，M）	肝血流量减少	"流量限制性"药物的肝脏清除率降低	吗啡、普萘洛尔、维拉帕米、阿米替林
	肝脏质量减少	"容量限制性"药物的肝脏清除率非一致性的降低	地西泮、苯妥英钠
	代谢能力： I 期：CYP450 含量 / 活性降低或无改变 II 期：正常衰老下无改变，身体衰弱的老年人可能受损	CYP450 活性降低导致 I 期代谢降低 在体弱的老年人中，II 期代谢受损（如葡糖醛酸化、硫酸化）	对乙酰氨基酚、甲氧丙酰胺

续表

药代动力学	老年人可能的变化	临床意义	药物示例
排泄(elimination, E)	肾血流量减少 肾质量减少 GFR 降低 肾小管功能减低	药物清除减少 药物在血浆中聚积	地高辛、锂、庆大霉素、达比加群酯

CYP450,细胞色素 P-450；GFR,肾小球滤过率。

[a] 由于胃黏膜萎缩引起的低氯血症在老年人中更为常见。胃酸产生减少（胃 pH 升高）也可能是由于药物引起的,例如质子泵抑制剂和 H_2 拮抗剂。

[b] 某些合并症（如糖尿病、帕金森病）和某些药物（如抗胆碱能药物和阿片类药物）也可能会减少转运时间。

[c] 大多数物质的被动肠道转运不受衰老的影响。

（冯喆 译,刘亚林 审校）

参考文献

1. United Nations, Department of economic and social affairs, population Division (2019). World population prospects 2019: highlights (ST/ESA/SER.A/423); 2019.
2. Waring RH, Harris RM, Mitchell SC. Drug metabolism in the elderly: a multifactorial problem? Maturitas. 2017;100:27–32.
3. Davies EA, O'Mahony MS. Adverse drug reactions in special populations - the elderly. Br J Clin Pharmacol. 2015;80(4):796–807.
4. Marengoni A, Angleman S, Melis R, Mangialasche F, Karp A, Garmen A, et al. Aging with multimorbidity: a systematic review of the literature. Ageing Res Rev. 2011;10(4):430–9.
5. Barnett K, Mercer SW, Norbury M, Watt G, Wyke S, Guthrie B. Epidemiology of multimorbidity and implications for health care, research, and medical education: a cross-sectional study. Lancet. 2012;380(9836):37–43.
6. McLean G, Gunn J, Wyke S, Guthrie B, Watt GC, Blane DN, et al. The influence of socioeconomic deprivation on multimorbidity at different ages: a cross-sectional study. Br J Gen Pract. 2014;64(624):e440–7.
7. Goldberg RM, Mabee J, Chan L, Wong S. Drug-drug and drug-disease interactions in the ED: analysis of a high-risk population. Am J Emerg Med. 1996;14(5):447–50.
8. Cahir C, Bennett K, Teljeur C, Fahey T. Potentially inappropriate prescribing and adverse health outcomes in community dwelling older patients. Br J Clin Pharmacol. 2014;77(1):201–10.
9. Oscanoa TJ, Lizaraso F, Carvajal A. Hospital admissions due to adverse drug reactions in the elderly. A meta-analysis. Eur J Clin Pharmacol. 2017;73(6):759–70.
10. Wester K, Jonsson A, Spigset O, Hagg S. Spontaneously reported fatal suspected adverse drug reactions: a 10-year survey from Sweden. Pharmacoepidemiol Drug Saf. 2007;16(2):173–80.
11. Wu C, Bell CM, Wodchis WP. Incidence and economic burden of adverse drug reactions among elderly patients in Ontario emergency departments: a retrospective study. Drug Saf. 2012;35(9):769–81.
12. Collard RM, Boter H, Schoevers RA, Oude Voshaar RC. Prevalence of frailty in community-dwelling older persons: a systematic review. J Am Geriatr Soc. 2012;60(8):1487–92.
13. Flaatten H, de Lange DW, Morandi A, Andersen FH, Artigas A, Bertolini G, et al. The impact of frailty on ICU and 30-day mortality and the level of care in very elderly patients (≥ 80 years). Intensive Care Med. 2017;43(12):1820–8.
14. Herr M, Robine JM, Pinot J, Arvieu JJ, Ankri J. Polypharmacy and frailty: prevalence, relationship, and impact on mortality in a French sample of 2350 old people. Pharmacoepidemiol Drug Saf. 2015;24(6):637–46.
15. Saum KU, Schottker B, Meid AD, Holleczek B, Haefeli WE, Hauer K, et al. Is polypharmacy associated with frailty in older people? Results from the ESTHER cohort study. J Am Geriatr Soc. 2017;65(2):e27–32.
16. Hilmer SN. ADME-tox issues for the elderly. Expert Opin Drug Metab Toxicol. 2008;4(10):1321–31.
17. Buch A, Carmeli E, Boker LK, Marcus Y, Shefer G, Kis O, et al. Muscle function and fat content in relation to sarcopenia, obesity and frailty of old age--An overview. Exp Gerontol. 2016;76:25–32.

18. Marzetti E, Calvani R, Tosato M, Cesari M, Di Bari M, Cherubini A, et al. Sarcopenia: an overview. Aging Clin Exp Res. 2017;29(1):11–7.
19. Cesari M, Leeuwenburgh C, Lauretani F, Onder G, Bandinelli S, Maraldi C, et al. Frailty syndrome and skeletal muscle: results from the Invecchiare in chianti study. Am J Clin Nutr. 2006;83(5):1142–8.
20. Mangoni AA, Jackson SHD. Age-related changes in pharmacokinetics and pharmacodynamics: basic principles and practical applications. Br J Clin Pharmacol. 2004;57(1):6–14.
21. Johnston C, Kirkpatrick CM, McLachlan AJ, Hilmer SN. Physiologically based pharmacokinetic modeling at the extremes of age. Clin Pharmacol Ther. 2013;93(2):148.
22. Hurwitz A, Brady DA, Schaal SE, Samloff IM, Dedon J, Ruhl CE. Gastric acidity in older adults. JAMA. 1997;278(8):659–62.
23. Nakamura K, Ogoshi K, Makuuchi H. Influence of aging, gastric mucosal atrophy and dietary habits on gastric secretion. Hepato-Gastroenterology. 2006;53(70):624–8.
24. Hurwitz A, Ruhl CE, Kimler BF, Topp EM, Mayo MS. Gastric function in the elderly: effects on absorption of ketoconazole. J Clin Pharmacol. 2003;43(9):996–1001.
25. Tay HS, Soiza RL. Systematic review and meta-analysis: what is the evidence for oral iron supplementation in treating anaemia in elderly people? Drugs Aging. 2015;32(2):149–58.
26. Gainsborough N, Maskrey VL, Nelson ML, Keating J, Sherwood RA, Jackson SH, et al. The association of age with gastric emptying. Age Ageing. 1993;22(1):37–40.
27. Soenen S, Rayner CK, Horowitz M, Jones KL. Gastric emptying in the elderly. Clin Geriatr Med. 2015;31(3):339–53.
28. Husebye E, Engedal K. The patterns of motility are maintained in the human small intestine throughout the process of aging. Scand J Gastroenterol. 1992;27(5):397–404.
29. O'Mahony D, O'Leary P, Quigley EM. Aging and intestinal motility: a review of factors that affect intestinal motility in the aged. Drugs Aging. 2002;19(7):515–27.
30. Saltzman JR, Kowdley KV, Perrone G, Russell RM. Changes in small-intestine permeability with aging. J Am Geriatr Soc. 1995;43(2):160–4.
31. Valentini L, Ramminger S, Haas V, Postrach E, Werich M, Fischer A, et al. Small intestinal permeability in older adults. Physiol Rep. 2014;2(4):e00281.
32. Yuasa H, Soga N, Kimura Y, Watanabe J. Effect of aging on the intestinal transport of hydrophilic drugs in the rat small intestine. Biol Pharm Bull. 1997;20(11):1188–92.
33. Schmucker DL. Aging and drug disposition: an update. Pharmacol Rev. 1985;37(2):133–48.
34. Hollander D, Tarnawski H. Aging-associated increase in intestinal absorption of macromolecules. Gerontology. 1985;31(3):133–7.
35. Armbrecht HJ, Boltz MA, Kumar VB. Intestinal plasma membrane calcium pump protein and its induction by 1,25(OH)(2)D(3) decrease with age. Am J Phys. 1999;277(1):G41–7.
36. Toyoshima M, Inada M, Kameyama M. Effects of aging on intracellular transport of vitamin B12 (B12) in rat enterocytes. J Nutr Sci Vitaminol (Tokyo). 1983;29(1):1–10.
37. Doherty MM, Charman WN. The mucosa of the small intestine: how clinically relevant as an organ of drug metabolism? Clin Pharmacokinet. 2002;41(4):235–53.
38. Mangoni AA. The impact of advancing age on P-glycoprotein expression and activity: current knowledge and future directions. Expert Opin Drug Metab Toxicol. 2007;3(3):315–20.
39. Madsen JL. Effects of gender, age, and body mass index on gastrointestinal transit times. Dig Dis Sci. 1992;37(10):1548–53.
40. Madsen JL, Graff J. Effects of ageing on gastrointestinal motor function. Age Ageing. 2004;33(2):154–9.
41. Konda S, Meier-Davis SR, Cayme B, Shudo J, Maibach HI. Age-related percutaneous penetration part 2: effect of age on dermatopharmacokinetics and overview of transdermal products. Skin Therapy Lett. 2012;17(6):5–7.
42. Tanner T, Marks R. Delivering drugs by the transdermal route: review and comment. Skin Res Technol. 2008;14(3):249–60.
43. Kaestli LZ, Wasilewski-Rasca AF, Bonnabry P, Vogt-Ferrier N. Use of transdermal drug formulations in the elderly. Drugs Aging. 2008;25(4):269–80.
44. Nelson L, Schwaner R. Transdermal fentanyl: pharmacology and toxicology. J Med Toxicol. 2009;5(4):230–41.
45. Skloot GS. The effects of aging on lung structure and function. Clin Geriatr Med. 2017;33(4):447–57.
46. Allen S. Are inhaled systemic therapies a viable option for the treatment of the elderly patient? Drugs Aging. 2008;25(2):89–94.
47. Wilkinson GR. The effects of diet, aging and disease-states on presystemic elimination and oral drug bioavailability in humans. Adv Drug Deliv Rev. 1997;27:129–59.
48. Prommer E. Role of codeine in palliative care. J Opioid Manag. 2011;7(5):401–6.

49. Schachter M. Chemical, pharmacokinetic and pharmacodynamic properties of statins: an update. Fundam Clin Pharmacol. 2004;19(1):117–25.

50. Davies RO, Gomez HJ, Irvin JD, Walker JF. An overview of the clinical pharmacology of enalapril. Br J Clin Pharmacol. 1984;18(Suppl 2):215S–29S.

51. Todd PA, Perindopril FA. A review of its pharmacological properties and therapeutic use in cardiovascular disorders. Drugs. 1991;42(1):90–114.

52. Fulop T Jr, Worum I, Csongor J, Foris G, Leovey A. Body composition in elderly people. I. Determination of body composition by multiisotope method and the elimination kinetics of these isotopes in healthy elderly subjects. Gerontology. 1985;31(1):6–14.

53. Reeve E, Wiese MD, Mangoni AA. Alterations in drug disposition in older adults. Expert Opin Drug Metab Toxicol. 2015;11(4):491–508.

54. Cusack B, Kelly J, O'Malley K, Noel J, Lavan J, Horgan J. Digoxin in the elderly: pharmacokinetic consequences of old age. Clin Pharmacol Ther. 1979;25(6):772–6.

55. Drenth-van Maanen AC, Wilting I, Jansen PAF. Prescribing medicines to older people-how to consider the impact of ageing on human organ and body functions. Br J Clin Pharmacol. 2020;86(10):1921–30.

56. Jansen PA, Brouwers JR. Clinical pharmacology in old persons. Scientifica (Cairo). 2012;2012:723678.

57. Redolfi A, Borgogelli E, Lodola E. Blood level of cimetidine in relation to age. Eur J Clin Pharmacol. 1979;15(4):257–61.

58. Vestal RE, McGuire EA, Tobin JD, Andres R, Norris AH, Mezey E. Aging and ethanol metabolism. Clin Pharmacol Ther. 1977;21(3):343–54.

59. Herman RJ, Wilkinson GR. Disposition of diazepam in young and elderly subjects after acute and chronic dosing. Br J Clin Pharmacol. 1996;42(2):147–55.

60. Toornvliet R, van Berckel BN, Luurtsema G, Lubberink M, Geldof AA, Bosch TM, et al. Effect of age on functional P-glycoprotein in the blood-brain barrier measured by use of (R)-[(11)C] verapamil and positron emission tomography. Clin Pharmacol Ther. 2006;79(6):540–8.

61. Schinkel AH. P-glycoprotein, a gatekeeper in the blood-brain barrier. Adv Drug Deliv Rev. 1999;36(2–3):179–94.

62. Butler JM, Begg EJ. Free drug metabolic clearance in elderly people. Clin Pharmacokinet. 2008;47(5):297–321.

63. Greenblatt DJ. Reduced serum albumin concentration in the elderly: a report from the Boston collaborative drug surveillance program. J Am Geriatr Soc. 1979;27(1):20–2.

64. Weaving G, Batstone GF, Jones RG. Age and sex variation in serum albumin concentration: an observational study. Ann Clin Biochem. 2016;53(1):106–11.

65. Smith SA, Waters NJ. Pharmacokinetic and Pharmacodynamic considerations for drugs binding to Alpha-1-acid glycoprotein. Pharm Res. 2019;36(2):30.

66. Tenero DM, Bottorff MB, Burlew BS, Williams JB, Lalonde RL. Altered beta-adrenergic sensitivity and protein binding to 1-propranolol in the elderly. J Cardiovasc Pharmacol. 1990;16(5):702–7.

67. Woo J, Chan HS, Or KH, Arumanayagam M. Effect of age and disease on two drug binding proteins: albumin and alpha-1- acid glycoprotein. Clin Biochem. 1994;27(4):289–92.

68. Le Couteur DG, McLean AJ. The aging liver. Drug clearance and an oxygen diffusion barrier hypothesis. Clin Pharmacokinet. 1998;34(5):359–73.

69. McLean AJ, Le Couteur DG. Aging biology and geriatric clinical pharmacology. Pharmacol Rev. 2004;56(2):163–84.

70. Herrlinger C, Klotz U. Drug metabolism and drug interactions in the elderly. Best Pract Res Clin Gastroenterol. 2001;15(6):897–918.

71. Shi S, Klotz U. Age-related changes in pharmacokinetics. Curr Drug Metab. 2011;12(7):601–10.

72. Schmucker DL. Liver function and phase I drug metabolism in the elderly: a paradox. Drugs Aging. 2001;18(11):837–51.

73. George J, Byth K, Farrell GC. Age but not gender selectively affects expression of individual cytochrome P450 proteins in human liver. Biochem Pharmacol. 1995;50(5):727–30.

74. Sotaniemi EA, Arranto AJ, Pelkonen O, Pasanen M. Age and cytochrome P450-linked drug metabolism in humans: an analysis of 226 subjects with equal histopathologic conditions. Clin Pharmacol Ther. 1997;61(3):331–9.

75. Hunt CM, Westerkam WR, Stave GM. Effect of age and gender on the activity of human hepatic CYP3A. Biochem Pharmacol. 1992;44(2):275–83.

76. Klotz U. Pharmacokinetics and drug metabolism in the elderly. Drug Metab Rev. 2009;41(2):67–76.

77. Schmucker DL, Woodhouse KW, Wang RK, Wynne H, James OF, McManus M, et al. Effects of age and gender on in vitro properties of human liver microsomal monooxygenases. Clin Pharmacol Ther. 1990;48(4):365–74.

78. Shimada T, Yamazaki H, Mimura M, Inui Y, Guengerich FP. Interindividual variations in human liver cytochrome P-450 enzymes involved in the oxidation of drugs, carcinogens and toxic chemicals: studies with liver microsomes of 30 Japanese and 30 Caucasians. J Pharmacol Exp Ther. 1994;270(1):414–23.

79. Hilmer SN, Wu H, Zhang M. Biology of frailty: implications for clinical pharmacology and drug therapy in frail older people. Mech Ageing Dev. 2019;181:22–8.

80. Hubbard RE, O'Mahony MS, Calver BL, Woodhouse KW. Plasma esterases and inflammation in ageing and frailty. Eur J Clin Pharmacol. 2008;64(9):895–900.

81. Schwartz JB. Erythromycin breath test results in elderly, very elderly, and frail elderly persons. Clin Pharmacol Ther. 2006;79(5):440–8.

82. Renton KW. Regulation of drug metabolism and disposition during inflammation and infection. Expert Opin Drug Metab Toxicol. 2005;1(4):629–40.

83. Herd B, Wynne H, Wright P, James O, Woodhouse K. The effect of age on glucuronidation and sulphation of paracetamol by human liver fractions. Br J Clin Pharmacol. 1991;32(6):768–70.

84. Divoll M, Greenblatt DJ, Harmatz JS, Shader RI. Effect of age and gender on disposition of temazepam. J Pharm Sci. 1981;70(10):1104–7.

85. Ghabrial H, Desmond PV, Watson KJ, Gijsbers AJ, Harman PJ, Breen KJ, et al. The effects of age and chronic liver disease on the elimination of temazepam. Eur J Clin Pharmacol. 1986;30(1):93–7.

86. Wynne HA, Yelland C, Cope LH, Boddy A, Woodhouse KW, Bateman DN. The association of age and frailty with the pharmacokinetics and pharmacodynamics of metoclopramide. Age Ageing. 1993;22(5):354–9.

87. Wynne HA, Cope LH, Herd B, Rawlins MD, James OF, Woodhouse KW. The association of age and frailty with paracetamol conjugation in man. Age Ageing. 1990;19(6):419–24.

88. Mitchell SJ, Kane AE, Hilmer SN. Age-related changes in the hepatic pharmacology and toxicology of paracetamol. Curr Gerontol Geriatr Res. 2011;2011:624156.

89. Seripa D, Pilotto A, Panza F, Matera MG, Pilotto A. Pharmacogenetics of cytochrome P450 (CYP) in the elderly. Ageing Res Rev. 2010;9(4):457–74.

90. Tannenbaum C, Sheehan NL. Understanding and preventing drug-drug and drug-gene interactions. Expert Rev Clin Pharmacol. 2014;7(4):533–44.

91. Elliott LS, Henderson JC, Neradilek MB, Moyer NA, Ashcraft KC, Thirumaran RK. Clinical impact of pharmacogenetic profiling with a clinical decision support tool in polypharmacy home health patients: a prospective pilot randomized controlled trial. PLoS One. 2017;12(2):e0170905.

92. Ducker CM, Brockmoller J. Genomic variation and pharmacokinetics in old age: a quantitative review of age- vs. Genotype-related differences. Clin Pharmacol Ther. 2019;105(3):625–40.

93. Empey PE. Genetic predisposition to adverse drug reactions in the intensive care unit. Crit Care Med. 2010;38(6 Suppl):S106–16.

94. Lindeman RD, Tobin J, Shock NW. Longitudinal studies on the rate of decline in renal function with age. J Am Geriatr Soc. 1985;33(4):278–85.

95. Muhlberg W, Platt D. Age-dependent changes of the kidneys: pharmacological implications. Gerontology. 1999;45(5):243–53.

96. Fliser D. Ren sanus in corpore Sano: the myth of the inexorable decline of renal function with senescence. Nephrol Dial Transplant. 2005;20(3):482–5.

97. Sesso R, Prado F, Vicioso B, Ramos LR. Prospective study of progression of kidney dysfunction in community-dwelling older adults. Nephrology (Carlton). 2008;13(2):99–103.

98. Englund G, Hallberg P, Artursson P, Michaelsson K, Melhus H. Association between the number of coadministered P-glycoprotein inhibitors and serum digoxin levels in patients on therapeutic drug monitoring. BMC Med. 2004;2:8.

99. Bolignano D, Mattace-Raso F, Sijbrands EJ, Zoccali C. The aging kidney revisited: a systematic review. Ageing Res Rev. 2014;14:65–80.

100. Sproule BA, Hardy BG, Shulman KI. Differential pharmacokinetics of lithium in elderly patients. Drugs Aging. 2000;16(3):165–77.

101. Currie GM, Wheat JM, Kiat H. Pharmacokinetic considerations for digoxin in older people. Open Cardiovasc Med J. 2011;5:130–5.

102. Tueth MJ, Murphy TK, Evans DL. Special considerations: use of lithium in children, adolescents, and elderly populations. J Clin Psychiatry. 1998;59(Suppl 6):66–73.

103. Triggs E, Charles B. Pharmacokinetics and therapeutic drug monitoring of gentamicin in the elderly. Clin Pharmacokinet. 1999;37(4):331–41.

104. Harper P, Young L, Merriman E. Bleeding risk with dabigatran in the frail elderly. N Engl J Med. 2012;366(9):864–6.

105. Puthucheary ZA, Rawal J, McPhail M, Connolly B, Ratnayake G, Chan P, et al. Acute skeletal muscle wasting in critical illness. JAMA. 2013;310(15):1591–600.

106. Fliser D, Bischoff I, Hanses A, Block S, Joest M, Ritz E, et al. Renal handling of drugs in the healthy elderly. Creatinine clearance underestimates renal function and pharmacokinetics remain virtually unchanged. Eur J Clin Pharmacol. 1999;55(3):205–11.

107. Johnston C, Hilmer SN, McLachlan AJ, Matthews ST, Carroll PR, Kirkpatrick CM. The impact of frailty on pharmacokinetics in older people: using gentamicin population pharmacokinetic modeling to investigate changes in renal drug clearance by glomerular filtration. Eur J Clin Pharmacol. 2014;70(5):549–55.

108. van Marum RJ. Underrepresentation of the elderly in clinical trials, time for action. Br J Clin Pharmacol. 2020;86(10):2014–6.

3

第三篇　老年综合征

第 8 章　共病

Claire Roubaud-Baudron and Florent Guerville

目录

🎓 **学习目标**
- 了解共病疾病的概念和诊断。
- 了解共病对生存率、功能状态和生活质量的影响。
- 了解共病评估是老年病综合评估的一个组成部分,是 ICU 临床决策和管理的必要条件。

8.1　引言

共病,指随着年龄增长而增加的同一个体同时发生多种慢性病,对目前采用的"单一疾病方法"设置为主的卫生系统的护理提出了挑战。值得注意的是,共病是需要在 ICU 进行评估和管理的老年疾病之一。慢性疾病的评估有助于决定是否入住 ICU 和在 ICU 的治疗强度,也有助于对已入住 ICU 患者的管理。除了治疗导致入住 ICU 的急性事件外,治疗慢性基础疾病对于避免病情恶化也至关重要。ICU 收治的老年共病重症患者除急性疾病外,更容易发生其他后续器官衰竭,并增加死亡率。在本章的第一部分,我们总结了目前关于老年人共病的知识,包括其定义、流行病学、预后和护理模式。本章的第二部分致力于提供工具,以评估患者的共病,并预测患者在 ICU 住院期间慢性健康状况的转归。

8.2　老年共病:我们知道什么?

8.2.1　历史和概念

共病(multimorbidity)一词于 1976 年由德国引入[1],作为 1970 年引入的并发症(comorbidity)概念的补充[2,3],后者一直盛行到 1990 年,直到通过研究前者获得广泛国际吸引力[4,5]。并发症是指除主要诊断外的所有其他影响预后的疾病。这一概念意味着治疗集中于一种主要疾病。而共病是指在同一患者中同时发生的多种疾病[6]。这个新术语意味着人们对医疗问题的整体关注点的转变,是根据疾病对特定病人的影响来考虑的,而治疗也不是仅关注于主诊断疾病,而是针对患者的预后[3,7]。这种全面的、功能性的(相对于以疾病为中心的)观点似乎对长期治疗和家庭医学特别有用。事实上,临床治疗和研究仍然过于关注单一的疾病,而不适用于患有复杂共病的老年患者[5]。

基于文献的系统回顾,Le Rested 等[5]提出了共病的概念:共病是指至少有一种其他疾病(急性或慢性)或生物心理社会因素(相关或非相关)或躯体危险因素的"任何慢性疾病的组合"。任何生物心理社会因素、躯体危险因素、社会关系、疾病负担、卫生保健消费和患者的应对策略都可能成为共病对健康的影响。共病可能会改变预后,导致残疾增加、衰弱或生活质量下降。

共病和衰弱之间存在流行病学重叠,均可视为患者多系统生理储备的减少,增加患者对应激源的脆弱性[8]。因此,衰弱和共病在概念上可以被视为同一现象的不同表现:与年龄相关的恢复力丧失和无法应对外部应激。主要区别在于,衰弱相关指标旨在确定易受压力源影响的临床前条件,而共病相关指标提供了这种脆弱性的临床测量[9]。在 NHATS 的研究中,已经表明共病模式和衰弱表型都与死亡率独立相关,这表明评估衰弱和共病及其相互作用可以改善风险预测,促进老年人的个体化治疗[10]。

8.2.2 诊断

到目前为止,已经提出了几种共病的诊断方法[3],主要有 3 种不同的方法:

数量:同一患者常见≥2 种或 3 种并发疾病。这种诊断方法在流行病学研究中应用方便,但可以涵盖包括通过生活方式可以控制疾病或症状较少的患者,以及因疾病而导致严重功能丧失的患者。

数量和严重程度:这种方法有助于在临床研究中识别预后不佳的高风险患者。最流行的例子是查尔森共病指数(Charlson Comorbidity Index)[7,11],它是应用住院患者的样本开发的,可预测 1 年死亡率。专为老年病学制订的累积疾病评定量表已得到验证[12]。

数量和功能评价:该方法考虑了疾病 / 症状以及疾病的身体 / 认知功能的评价。因此,适合识别复杂的需要多专业治疗的患者。目前被认为是与老年患者临床治疗最相关的方法。

尽管缺乏标准化的操作方法,但人们承认,共病指数应包括高度流行的疾病和残疾的强危险因素[9],而且疾病的严重程度、持续时间和急性和慢性疾病之间的相互作用比疾病数量更重要[3]。

8.2.3 流行病学

共病与老年有关。根据对 41 项研究(共病定义为≥2 种共并发疾病)的荟萃分析发现[3],共病的患病率在 20%～30% 之间(所有年龄段),但老年人的比例上升至 55%～98%(60+ 至 80+ 岁)。在同一项工作中,共病发病率的危险因素是年龄较大、女性、既往疾病的数量、受教育程度较低和较薄的社交网络。

有人可能会问,在某些个体中多种慢性疾病的共存是否随机。在一项使用了来自全科医生数据的具有里程碑意义的研究中,Van Den Akker 等[13]发现,疾病的统计聚类性强于预期:与患单一疾病相比,更多的人要么没有疾病,要么患有≥4 种疾病。这一研究成果开辟了关于慢性疾病聚集性的研究领域。

然而,对关联性共病模式的研究发现了不一致的结果,特别是因为缺乏共病测量的标准化方式[9]。但是,这类研究除了描述来自相同模式的疾病之间常见的共同病理生理途径之外,是否还具有其他临床意义呢? 一种假设是,在同一个体中,多种疾病的积累率将作为衰老速度的替代指标,表明了弹性和稳态的丧失[9]。因此,我们需要对慢性疾病的发病率进行纵向分析,以便更好地了解其动态和预后。一项针对老年人的 12 年纵向研究描述了从一个共病群到另一个共病群随时间的变化,以及群之间死亡率的差异[14]。

关于慢性疾病统计聚类的研究也提出了共病的原因的问题。同一个体多个慢性疾病的同时发生,理论上可能是随机出现的或有常见危险因素和 / 或生物学机制,或医源性级联反应。迄今为止,人们对遗传、生活方式、生物或环境对共病的贡献知之甚少。在过去的 10 年里,一个名为"老年科学"的研究领域获得了吸引力。这一领域是建立在以下假设之上的:衰老过程中疾病的积累和功能的丧失是由共同的生物学机制驱动的[15],描述了生物老化的几个特征,包括(但不限于)细胞衰老、慢性炎症、干细胞衰竭和代谢功能障碍[15,16]。

这项研究可能开发新的生物标志物和治疗干预,但尚未转化为临床实践。

8.2.4　结局和预后

两项荟萃分析提示[3,9],共病可以预测功能下降/残疾,并与低生活质量(特别是躯体功能)和医疗资源占用(包括药物数量、住院、医生转诊和费用)相关。出乎意料的是,共病与死亡率的关联更具争议性,但随着时间的推移,共病指数的增加可能比横断面测量更好地预测死亡[17]。有趣的是,在老年社区居住的成年人中,共病与死亡的关联可能是由残疾体现的[18]。从临床角度看,这一结论强调了应评估日常生活中慢性疾病的功能转归和实施个性化医疗保健计划,以减少残疾和其他不良后果的重要性。

8.2.5　管理模式和治疗质量

20 世纪的医学实践旨在服务于治疗单一疾病。共病、衰弱的老年患者的诊治(即大多数在"超级专科"部门住院的患者)在这种体制下面临着非个体化的困境[19]。他们中复杂的医疗问题需要由多位专家会诊,而处理结果往往是无效的。在很多情况下,"病人因为不恰当的管理而导致治疗失败"。因此,我们需要从过去的一个"XXIth 护理模式",转向共病医学的时代[20]。为了实现这一目标,我们需要促进一种以病人为中心的整体管理方法,进行包括医疗护理和社会服务的跨专业的持续合作。

应该强调目前所面临挑战是:我们缺乏相关的指南,因为共病老年患者大多被排除在随机对照试验之外。大多数试验关注于生存或特定疾病的测量或事件,却并不涉及功能、症状缓解、生活质量或其他对老年人至关重要的结果[21]。

临床医生在共病患者中应用单一疾病相关指南进行管理[22],导致人们仍不清楚哪种措施有助于改善患者的功能、症状、生活质量或生存,以及哪些情况才是最主要的治疗目标。对共病老年患者遵循疾病特异性临床指南可能导致药物和疾病之间的不良相互作用[23]。同样,同时遵循几种疾病特异性指南可能会导致不良反应,却不能确定临床获益[24]。在医疗保健活动中,每个临床医生只关注自己的领域和特定的结果,导致分裂、转换建议、治疗负担和护理负担,而并不总是关注对患者最重要的事情[21]。超过 40% 的老年人承认某种程度的治疗负担导致了未被充分重视但可改变的较差的依从性[25,26]。

在这种具有挑战性的情况下,哪些原则应该指导临床决策? 2019 年,美国老年病学会工作组提出了以下原则[21]:

- 发现并将患者(和家庭/照顾者)的偏好纳入医疗决策。
- 认识到证据的局限性,并专门解释和应用针对这一人群的医学文献。
- 在考虑危害、负担、获益和预后(例如预期寿命、功能状态和生活质量)的背景下制定临床管理决策方案。
- 在做出临床管理决策时,要考虑治疗的复杂性和可行性。
- 使用优化策略来增加获益,尽量减少损害,提高生活质量。

根据这些原则,提出以下建议:

1. **识别和沟通**　患者的健康优先事项和健康轨迹(即在一段时间内的预后、功能、健康状况和生活质量的可能变化模式)。

2. **决策** 根据卫生优先事项和发展轨迹以及潜在的受益与伤害 / 负担,停止、开始或继续护理。例如停止对老年人不恰当的用药、避免药物治疗的层叠、停止不再需要的治疗。考虑健康轨迹将有利于预防性干预措施。利用信息将筛查和预防转而解释为优先事项的确定。

3. **校正** 患者、护理人员和临床医生对患者健康优先事项的决策和护理。如果所有的临床医生都关注相同的优先事项,就可以减少过多建议和治疗负担。例如确认对患者的健康优先事项的共同理解,将做出对病人有意义的决定。接受患者自身的决定。承认没有一个"正确答案"。使用协作协商的方法来达成共享建议。

8.3 共病和重症

8.3.1 共病和 ICU 入院决策

在决定是否入住 ICU 时,应考虑共病本身以及其对患者功能和衰弱的影响。由于老年患者和共病患者常被排除在临床试验之外,因此对于符合 ICU 入住条件的老年共病患者的决策和管理没有很大指导意义。如上所述(见"模型和护理质量"部分),专家小组已经建立了一些指导原则,以改善老年共病患者的管理,而不是仅针对理论上需要进入 ICU 的患者[21]。

无论入院时诊断如何(急性心肌梗死[27]、脓毒症[28]、急诊普外科[29]等),共病都与 ICU 死亡率增加相关。ICU 死亡率的预测是基于急性生理评分,如简化急性生理评分(Simplifed Acute Physiology Score, SAPS)[30]或急性生理和慢性健康评估(Acute Physiology and Chronic Health Evaluation, APACHE)[31]。这些评分的最新版本包括了有限数量的健康和慢性疾病,如癌症、化疗导致的免疫抑制或慢性心力衰竭。建立这种评分的研究包括了一小部分高龄患者,缺乏一些常见的共病,如神经认知障碍或糖尿病。因此,随着年龄的增加,这些评分对疾病严重程度的评估效果变得较差[32]。

一项对 129 项研究进行的系统回顾中报道了在 ICU 住院的老年人群中与住院死亡率相关的因素。除了入院时的因素如诊断和严重程度评分外,共病、功能状态和衰弱也被报道为死亡的危险因素。值得注意的是,这篇综述强调了所收集数据的巨大异质性。例如共病被报道为一种慢性疾病,而标准化的共病评分在大多数时候是缺乏的[33]。

如上所述,共病和衰弱都是器官储备能力下降的间接标志,并有一些重叠。一项 80 岁以上参与者的衰弱和共病患病率的研究发现,27% 的共病患者中存在衰弱,而 63% 的衰弱个体存在共病[34],提示它们都可以作为描述老年患者的补充标准。作为一个预后因素,与共病或年龄相比,衰弱评估能更准确地预测 COVID-19 的生存率[35]。

共病对生存率的影响可能是单独的慢性健康状况的影响,也可能特定的共病组合对生存率产生协同影响。虽然大多数研究仅涉及考虑共病及其严重程度[例如使用查尔森共病指数[11]或累积疾病评级量表(Cumulative Illness Rating Scale, CIRS-G)[12]],一些作者试图研究共病组合(集群)的影响,并确定有器官衰竭、脓毒症和死亡率风险增加的高危患者群体[14, 28]。虽然后者报道了几个不同的群体与特殊轨迹(例如合并严重肝病和药物滥用的患者群是由更容易发生脓毒症肝病的年轻患者组成的),但需要更多的研究来精确地了解这些特殊群体,以明确他们的需求和个性化治疗。

在现实生活中,床旁评估老年共病患者可能非常复杂和具有挑战性;共病评估包括慢性疾病的数量、它们的严重程度、相互作用及对功能状态的影响、共病诱导的多药治疗的不良影响以及预后(见图 8.1)。事实上,人们很容易高估或低估一种慢性疾病的严重程度。

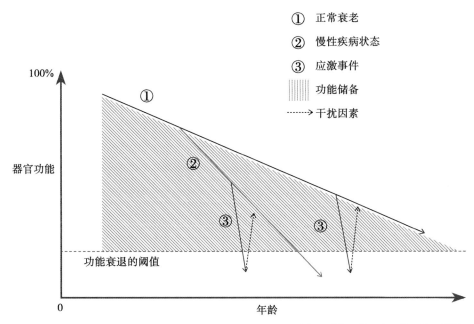

Adapted from Bouchon Rev Prat 1984

图 8.1 1+3 或如何尝试在老年病学中有效。本图形解释了器官储备功能(阴影区域)随着年龄的增长而减少(第 1 行),且随着慢性疾病的发生而减少得更快的概念(第 2 行)。急性器官功能衰竭的发生需要调查其原因(第 3 行)。应关注急性加重的可逆性和短暂性

例如,有严重神经认知障碍的病史并不意味着疾病严重;"严重"一词是指认知障碍干扰日常活动的独立性,包括支付账单或管理药物等活动。在这种情况下,重要的是要评估该疾病对日常生活的影响。反面例子就是,对于一个认知障碍对日常生活影响较小的病人,因为"严重认知障碍"的错误标签而拒绝其进入 ICU,但却接受另一个病人入院,而无视她/他整天卧床不起,所有日常活动都需要帮助。表 8.1 是一个工具箱,可以帮助及时评估疾病的严重程度。

表 8.1 评估患者床边慢性健康状况严重程度的工具

- **医疗保健利用** 有多少次病情恶化(有多少次急性心力衰竭发作?谵妄?过去 6 个月内的吸入性肺炎?过去 6 个月内的住院次数?过去 3 个月有多少天不去医院?)?
- **通常标记**(尚不完善) 评估慢性疾病的严重程度/控制慢性疾病如慢性心衰的左心室射血分数,2 型糖尿病患者的糖化血红蛋白水平,神经认知障碍患者的迷你精神状态评分和慢性肾脏疾病患者的肾小球滤过率。
- **对功能独立性的影响** 通过日常生活活动(activities of daily living,ADL)评分和协助日常生活活动(instrumental-ADL,IADL)评分或询问有关护理者干预的问题来评估。注意:护士可能干扰基本的 ADL,比如上厕所,也可能干扰 IADL(如药物)。
- **药物数量** 是共病和严重程度的一个很好的指标(但并不总是适合患者的实际需要)。

8.3.2 共病管理

共病是增加老年人在 ICU 中管理复杂性的因素之一。ICU 共病患者多器官功能障碍和死亡的风险较高。

随着年龄的增长，器官功能随着时间的推移而下降，但没有达到功能衰竭的阈值（图 8.1，第 1 行）；这种下降趋势随着慢性疾病的发生而增加（第 2 行，请注意直线的斜率更陡），并可能在经过几年慢性疾病的进展后达到功能衰竭的阈值。第 1 行或第 2 行下的面积也随着时间的推移而减少，代表了器官的储备。当急性疾病发生时，器官功能崩溃并出现衰竭。

图 8.1 说明了整个生命中的器官功能，并帮助医生了解急性事件，即使是轻微的事件，是如何危及老年患者的生命的。例如，由肠道溃疡引起的急性贫血可能会导致充血性心力衰竭，特别是当患者患有慢性心脏病时。在共病的情况下，了解一个急性医疗事件可能诱发的其他多种医疗事件（通过加重多种慢性疾病）至关重要，这种现象也被称为"老年级联反应"。例如，由感染引起的发热和疲劳会导致脱水及急性肾衰竭，并导致血浆药物（抗生素）水平升高，从而导致精神错乱和跌倒的发生[36]。

8.3.2.1 避免一系列的器官衰竭

共病是在 ICU 中具有不稳定性的老年疾病之一。如中所示（图 8.1），急性医疗事件可能导致慢性病的恶化。原因可能是：①导致入住 ICU 的急性疾病（脓毒症可引起精神错乱或急性心力衰竭）；②急性疾病的治疗（因脓毒症使用的抗生素可能导致急性肾衰竭和 / 或精神错乱）；③重症监护室环境本身：噪声、睡眠剥夺、感觉剥夺、新药物和侵入性操作。

8.3.2.2 避免药物不良事件

共病与多药治疗有关，老年患者每天服用大约 7 种药物。避免药物不良事件的最重要的步骤是确定患者实际在服用哪些药物（当前的药物清单）。一个病人可能在服用来自不同医生（全科医生、心脏病医生、皮肤科医生、眼科医生等）的多个药物医嘱。要建立一个全面的当前药物清单，需要询问几个方面：病人、护理人员、护士、全科医生、药剂师等。这一有效的步骤是耗时的，但从长远来看可能节省时间，对诊断非常有帮助（每 5 名 75 岁以上的患者中就有 1 名因药物不良事件被送到急诊科[37]）。对实际药物清单的综合评估，也可以避免在护理每个过渡步骤（入院、转移和出院）时的用药错误（遗漏、剂量错误、错误的时间等）[38]。此外，老年患者比年轻患者更容易发生不良事件。对于每一个急性医疗事件或病情恶化，询问药物治疗的含义应该成为一种习惯。有工具可以帮助老年人提供适当的处方（见专用章节）。

在急性医疗事件期间限制用药有时是必要的，例如，在意识水平改变时停止服用精神药物，将口服抗糖尿病药改用胰岛素，在脱水时停止使用利尿剂，或出血或者由于肾功能不稳定时的抗血栓药物有过量使用的风险。一些药物也可能被评估为暂时无效的，如胆碱酯酶抑制剂、维生素或他汀类药物。相反，一些药物停药可能是有害的，应该经常重新评估（如苯二氮䓬类药物、抗血栓治疗、利尿剂等）。图 8.2 提出了老年患者的共病的陷阱和管理。

要避免的陷阱和有用的提示!

- 应始终警惕不良药物事件
- 反复调整药物方案是必要的
- 我应该弃去哪个药物?
- 我应该重新引入哪个药物?

- 听力障碍恶化(氨基糖苷类)
- 视力障碍恶化(避免眼药水)

- 厌食
  - 口腔念珠菌病/口干
  - 粪便嵌塞

- 缺血性脑卒中
- 因过多的高剂量抗生素引发癫痫发作
- 谵妄(cf)

糖尿病
- 避免血糖波动
- BS >14mmol/L(2.5g/L)→失水
- BS<3.5mmol/L (0.6g/L)→神经元丢失
- 增加BS→认为急性医疗事件(AMI,感染……)

- 充血性心力衰竭
  - 容量过负荷
  - 贫血(术后肠出血……)
  - 盐过多(磷霉素)
- 吸入性肺炎
  - ↓意识障碍(谵妄)
  - 吞咽障碍
  - 精神药物过多

- 高钠血症/低钠血症
  - ↓自发饮水减少
  - 与年龄相关的尿浓度下降
  - 高钠: BS, 药物, 心脏/血容量……
- 急性肾损伤
  - 尿潴留
  - 药物毒性
  - 消耗过多
  - 液体过多(充血性心力衰竭)

图 8.2　实践。提出在老年病学中经常遇到的关于多病的陷阱和避免老年级联的提示。AKI,急性肾损伤;BS,血糖

结论和展望

　　共病在老年患者中很常见,但由于这一人群在临床试验中的代表性不足,导致随着年龄的增长死亡风险预测的效率降低。迄今为止,共病的评估是基于不同慢性疾病的数量和严重程度(医疗保健的占用、药物数量和对日常独立性的影响),但对它们的组合及轨迹的分析在未来可能更有助于预测对生存的影响。

　　重症监护医生是在管理复杂的急性疾病方面的专家。在日常实践中结合一些关于共病的治疗原则将改善 ICU 老年患者的管理。这种方法的基础是筛查和预防药物不良事件、评估器官储备/能力和预测/检测可能的慢性疾病恶化,从而避免老年级联反应。

要点/实践

　　− 与并发症(comorbidity)主要关注于一种主要疾病相反,共病(multimorbidity)是指在同一患者中同时发生的多种疾病。这意味着对医疗问题的全面看法。

　　− 有多种量表来评估多病性。最相关的方法是考虑多种疾病及其功能影响。

　　− 我们缺乏管理老年共病患者的循证指南,而在同一患者中粗略地添加单一疾病的指南会导致不恰当的治疗。

　　− 应认识到患者的健康优先事项,并应指导临床决策。

　　− 共病与 ICU 患者的死亡风险增加相关。

　　− 共病评估(慢性健康状况的数量、严重程度和对日常生活的影响)有助于确定老年患者是否有资格入住 ICU。

> － 一旦入住 ICU，共病管理将基于筛查和预防药物不良事件、评估器官储备 / 能力及预测可能出现的慢性疾病恶化，从而避免老年级联反应。

（颜默磊　译，蔡国龙　审校）

参考文献

1. Brandlmeier P. Multimorbidity among elderly patients in an urban general practice. ZFA (Stuttgart). 1976;52(25):1269–75.
2. Feinstein AR. The pre-therapeutic classification of co-morbidity in chronic disease. J Chronic Dis. 1970;23(7):455–68.
3. Marengoni A, Angleman S, Melis R, Mangialasche F, Karp A, Garmen A, et al. Aging with multimorbidity: a systematic review of the literature. Ageing Res Rev. 2011;10(4):430–9.
4. Heuft G. Future research perspectives of a psychoanalytical gerontopsychophysiology--personality and the aging process. Z Gerontol. 1990;23(5):262–6.
5. Le Reste JY, Nabbe P, Lygidakis C, Doerr C, Lingner H, Czachowski S, et al. A research group from the European general practice research network (EGPRN) explores the concept of multimorbidity for further research into long term care. J Am Med Dir Assoc. 2013;14(2):132–3.
6. Batstra L, Bos EH, Neeleman J. Quantifying psychiatric comorbidity--lessions from chronic disease epidemiology. Soc Psychiatry Psychiatr Epidemiol. 2002;37(3):105–11.
7. Nicholson K, Almirall J, Fortin M. The measurement of multimorbidity. Health Psychol. 2019;38(9):783–90.
8. Clegg A, Young J, Iliffe S, Rikkert MO, Rockwood K. Frailty in elderly people. Lancet. 2013;381(9868):752–62.
9. Fabbri E, Zoli M, Gonzalez-Freire M, Salive ME, Studenski SA, Ferrucci L. Aging and multimorbidity: new tasks, priorities, and Frontiers for integrated Gerontological and clinical research. J Am Med Dir Assoc. 2015;16(8):640–7.
10. Nguyen QD, Wu C, Odden MC, Kim DH. Multimorbidity patterns, frailty, and survival in community-dwelling older adults. J Gerontol A Biol Sci Med Sci. 2019;74(8):1265–70.
11. Charlson ME, Pompei P, Ales KL, MacKenzie CR. A new method of classifying prognostic comorbidity in longitudinal studies: development and validation. J Chronic Dis. 1987;40(5):373–83.
12. Miller MD, Paradis CF, Houck PR, Mazumdar S, Stack JA, Rifai AH, et al. Rating chronic medical illness burden in geropsychiatric practice and research: application of the cumulative illness rating scale. Psychiatry Res. 1992;41(3):237–48.
13. van den Akker M, Buntinx F, Metsemakers JF, Roos S, Knottnerus JA. Multimorbidity in general practice: prevalence, incidence, and determinants of co-occurring chronic and recurrent diseases. J Clin Epidemiol. 1998;51(5):367–75.
14. Vetrano DL, Roso-Llorach A, Fernandez S, Guisado-Clavero M, Violan C, Onder G, et al. Twelve-year clinical trajectories of multimorbidity in a population of older adults. Nat Commun. 2020;11(1):3223.
15. Kennedy BK, Berger SL, Brunet A, Campisi J, Cuervo AM, Epel ES, et al. Geroscience: linking aging to chronic disease. Cell. 2014;159(4):709–13.
16. Lopez-Otin C, Blasco MA, Partridge L, Serrano M, Kroemer G. The hallmarks of aging. Cell. 2013;153(6):1194–217.
17. Fraccaro P, Kontopantelis E, Sperrin M, Peek N, Mallen C, Urban P, et al. Predicting mortality from change-over-time in the Charlson comorbidity index: a retrospective cohort study in a data-intensive UK health system. Medicine (Baltimore). 2016;95(43):e4973.
18. St John PD, Tyas SL, Menec V, Tate R. Multimorbidity, disability, and mortality in community-dwelling older adults. Can Fam Physician. 2014;60(5):e272–80.
19. Mason B, Nanton V, Epiphaniou E, Murray SA, Donaldson A, Shipman C, et al. 'My body's falling apart'. Understanding the experiences of patients with advanced multimorbidity to improve care: serial interviews with patients and carers. BMJ Support Palliat Care. 2016;6(1):60–5.
20. Banerjee S. Multimorbidity--older adults need health care that can count past one. Lancet. 2015;385(9968):587–9.
21. Boyd C, Smith CD, Masoudi FA, Blaum CS, Dodson JA, Green AR, et al. Decision making for older adults with multiple chronic conditions: executive summary for the American Geriatrics Soci-

ety guiding principles on the Care of Older Adults with Multimorbidity. J Am Geriatr Soc. 2019;67(4):665–73.

22. Fried TR, Tinetti ME, Iannone L. Primary care clinicians' experiences with treatment decision making for older persons with multiple conditions. Arch Intern Med. 2011;171(1):75–80.

23. Boyd CM, Darer J, Boult C, Fried LP, Boult L, Wu AW. Clinical practice guidelines and quality of care for older patients with multiple comorbid diseases: implications for pay for performance. JAMA. 2005;294(6):716–24.

24. Tinetti ME, Fried TR, Boyd CM. Designing health care for the most common chronic condition-multimorbidity. JAMA. 2012;307(23):2493–4.

25. Naik AD, Dyer CB, Kunik ME, McCullough LB. Patient autonomy for the management of chronic conditions: a two-component re-conceptualization. Am J Bioeth. 2009;9(2):23–30.

26. Wolff JL, Boyd CM. A look at person- and family-centered care among older adults: results from a National Survey [corrected]. J Gen Intern Med. 2015;30(10):1497–504.

27. Hall M, Dondo TB, Yan AT, Mamas MA, Timmis AD, Deanfield JE, et al. Multimorbidity and survival for patients with acute myocardial infarction in England and Wales: latent class analysis of a nationwide population-based cohort. PLoS Med. 2018;15(3):e1002501.

28. Zador Z, Landry A, Cusimano MD, Geifman N. Multimorbidity states associated with higher mortality rates in organ dysfunction and sepsis: a data-driven analysis in critical care. Crit Care. 2019;23(1):247.

29. Ho VP, Schiltz NK, Reimer AP, Madigan EA, Koroukian SM. High-risk comorbidity combinations in older patients undergoing emergency general surgery. J Am Geriatr Soc. 2019;67(3):503–10.

30. Le Gall JR, Lemeshow S, Saulnier F. A new simplified acute physiology score (SAPS II) based on a European/north American multicenter study. JAMA. 1993;270(24):2957–63.

31. Zimmerman JE, Kramer AA, McNair DS, Malila FM. Acute physiology and chronic health evaluation (APACHE) IV: hospital mortality assessment for today's critically ill patients. Crit Care Med. 2006;34(5):1297–310.

32. Flaatten H, de Lange DW, Artigas A, Bin D, Moreno R, Christensen S, et al. The status of intensive care medicine research and a future agenda for very old patients in the ICU. Intensive Care Med. 2017;43(9):1319–28.

33. Vallet H, Schwarz GL, Flaatten H, de Lange DW, Guidet B, Dechartres A. Mortality of older patients admitted to an ICU: a systematic review. Crit Care Med. 2021;49(2):324–34.

34. Vetrano DL, Palmer K, Marengoni A, Marzetti E, Lattanzio F, Roller-Wirnsberger R, et al. Frailty and multimorbidity: a systematic review and meta-analysis. J Gerontol A Biol Sci Med Sci. 2019;74(5):659–66.

35. Hewitt J, Carter B, Vilches-Moraga A, Quinn TJ, Braude P, Verduri A, et al. The effect of frailty on survival in patients with COVID-19 (COPE): a multicentre, European, observational cohort study. Lancet Public Health. 2020;5(8):e444–e51.

36. Bouchon J. 1 + 3 ou comment tenter d'être efficace en gériatrie. Rev Prat Méd Gén. 1984;34:888.

37. Shehab N, Lovegrove MC, Geller AI, Rose KO, Weidle NJ, Budnitz DS. US emergency department visits for outpatient adverse drug events, 2013-2014. JAMA. 2016;316(20):2115–25.

38. Dautzenberg L. Bretagne L. Tsokani S, Zevgiti S, Rodondi N, et al. Medication review interventions to reduce hospital readmissions in older people. J Am Geriatr Soc: Koek HL; 2021.

第 9 章　老年人的多药治疗

Lozano Vicario Lucía, Gutiérrez-Valencia Marta, and Martínez-Velilla Nicolas

目录

😊 **学习目标**

    – 了解多药、超多药、潜在不适当用药和处方级联的主要概念。

    – 了解药物治疗的流行病学。

    – 了解药代动力学和药效学对老年人的影响及其后果。

    – 定义多药治疗的不同后果。

    – 了解多药治疗所涉及的风险因素。

    – 了解具有抗胆碱能作用的药物：抗胆碱能负荷的重要性。

    – 了解多药治疗与其他老年综合征之间的关系：衰弱和认知障碍。

    – 了解老年患者的用药应根据治疗目标进行个体化调整。

    – 描述为老年患者开药的实用方法。

9.1 引言

老年人用药是一个复杂的问题，其中与许多健康和非健康因素相关。药物治疗是保持和改善健康的最重要工具之一。然而，多药治疗和不适当的药物使用可能意味着不良反应增加和降低依从性，从而引发许多负面的健康问题：依从性降低、住院风险增加、疗养院入院、药物不良事件（adverse drug events，ADEs）、急诊科（emergency department，ED）就诊、生活质量差和死亡率增加。

多药治疗也是一种老年综合征，与跌倒、谵妄、认知障碍、营养不良和衰弱等密切相关。

在本章中，我们将分析多药、超多药和潜在不适当用药（potentially inappropriate medications，PIMs）的概念对老年人的影响，以及这些因素在适当药物处方（和非处方）管理中可能发挥的实际意义。

9.1.1 概念

9.1.1.1 多药治疗

虽然使用 5 种或更多的药物是最常见的界限，但对多药治疗的定义并没有一个普遍的共识[1]。过度用药通常被认为是使用十种或更多的药物。药物数量的增加与费用的增加、药物与药物之间和药物与疾病之间相互作用的增加、用药依从性较差或处方级联效应有关[2,3]。因此，多药治疗不仅是在使用大量药物，而且与服用超过临床适当剂量的药物有关。尽管在某些情况下，多药治疗可能是适当的和必要的，但如果对治疗进行全面的审查和监测，这种情况就不可能发生。出于这个原因，多药治疗还有一个概念：潜在不适当用药（PIMs）。

9.1.1.2 PIMs

PIMs 指在有证据表明有同等或更有效但风险更低的替代疗法可用于治疗同一疾病的情况下，使用会带来重大药物相关事件风险的药物。它还包括使用药物的频率更高且时间超过临床指征，使用多种具有公认的药物相互作用和药物 - 疾病相互作用的药物，以及具有临床指征但因年龄歧视或非理性原因未开具处方的有益药物使用不足[4]。

因此，PIMs 可以提供通过弃用处方来改善治疗的机会，或者如果需要，可以用更安全的替代方案代替。

9.1.1.3　处方级联

处方级联概念最早由 Rochon 和 Gurwitz 于 1997 年提出[5]。它是指为治疗与另一种药物相关的药物不良反应而开出的新药处方。例如，药物引起的帕金森病：与抗精神病药物相关的抗多巴胺能相关的不良反应早已被认识到，包括锥体外系体征和症状的发展。这种与药物相关的症状可能被误诊为一种新的疾病（即帕金森病），并使用一种新的药物（多巴胺激动剂）治疗，产生另一种疾病（表 9.1）。

表 9.1　处方级联示例

初始药物治疗	新的医疗状况	新药物治疗
抗精神病药或甲氧氯普胺	帕金森病	抗帕金森治疗
胆碱酯酶抑制剂	尿失禁	抗胆碱能治疗
三环类抗抑郁药	谵妄	抗精神病治疗
非甾体抗炎药（NSAID）	痛风	抗痛风治疗
非甾体抗炎药（NSAID）	高血压	降压治疗

9.2　药物治疗的流行病学

多药治疗与老龄化直接相关，由于人口老龄化，全球多药治疗的流行率呈上升趋势。一些对 65 岁以上初级保健患者进行的人群研究估计，瑞典、美国以及瑞士的多药治疗流行率分别为 44%[6]、39%[7]以及 41.2%[8]。最近在欧洲开展的一项研究估计，多药治疗的流行率在 26.3%～39.9% 之间，其中女性药物使用流行率最高[9]。最近对一项 100% 美国医疗保险报销数据的横断面分析显示，在 65 岁以上老年人中，平均用药率为 5.6%[10]。多药治疗通常是慢性的，尽管相当多的老年人经历短暂的、反复的多药治疗，但其潜在危害是短暂的，而非持续性的。一项纵向队列研究通过纳入瑞典 711 432 例使用 5 种或更多处方药的老年人的登记数据，评估了多药治疗的慢性与慢性多药治疗相关的因素[11]。总体而言，82% 的患者持续接触多药治疗达 6 个月或更长时间，74% 的患者持续接触多药治疗达 12 个月或更长时间。在研究结束前仍然多药治疗的个体比例达 55%。与慢性多药治疗相关的因素包括较高的年龄、女性、住院机构、慢性多病症和多剂量处方。

老年人 PIMs 的流行率在 20%～60% 之间，这取决于医疗环境（如社区与医院或养老院）或用于定义不适当处方的标准（美国老年医学会 Beers 标准与 STOPP/START 标准）。根据 Gallagher，使用 STOPP 标准，整个欧洲医院的 PIMs 流行率为 51.3%，从布拉格的 34.7% 到日内瓦的 77.3% 不等；使用 Beer 标准为 30.4%，从布拉格的 22.7% 到日内瓦的 43.3%。使用 START 标准，潜在的不适当的处方遗漏（potentially inappropriate prescribing omissions，PPOs）的总体流行率为 59.4%，从科克的 51.3% 到佩鲁贾的 72.7% 不等[12]。根据世界卫生组织（World Health Organization, WHO）的数据，超过 50% 的处方、配药或销售的药品存在 PIMs，有一半患者没有正确使用。很明显，在具有某些特征的人群中，多药治疗可能是一个特别相关的问题，因此在特定的环境中，如疗养院或一些住院地区，呈现多药治疗和相关因素的高发率，以及复杂性和脆弱性。

在长期照护机构（long-term care settings，LTCS）中，多药治疗的发生率非常高。一项对 44 个评估长期照护机构用药情况的研究进行了系统性回顾，当多药治疗被定义为≥5 种药物，流行率为 38.1%～91.2%；当定义为≥9 种药物，流行率为 12.8%～74.4%；当定义为≥10 种药物时，流行率为 10.6%～65.0%[13]。住院患者往往存在多种合并症，从而导致复杂的用药方案；进而使用多种不适当或不必要的药物，这是医源性疾病的一个强烈的风险因素。据报道，合并症、近期出院和处方数量与多药治疗相关。老龄、认知障碍、残疾和 LTCS 住院时间也与多药治疗负相关[13]。住在养老院的老年患者在用药方面有很多特殊性。一些研究表明，在老年人群中，养老院的多药使用率是最高的，而且也可能存在潜在不适当用药。这可能是由于入住养老院的老年人的特点：高龄、多病共行、认知障碍和晚期残疾的高发率[14]。然而，最近的一项研究表明，虽然多药治疗的流行率是疗养院比社区高，但当调整了混杂因素后，居住在疗养院多药治疗的流行和发生率反而较低[6]。在这一点上，非常重要的是要牢记 LTCS 的巨大异质性。由于这一人群的特殊性，不能将同样的规则适用于其他老年人口。老年疗养院居民的健康和多药治疗决定因素与普通人群不同。最近在西班牙疗养院进行的另一项研究中，与其他因素相比，衰弱的通常比非衰弱的参与者服用更少的药物[15]。可能与这一人群的预期寿命短有关。在养老院，晚期残疾、严重的认知障碍和衰弱可能被认为是临终特征，这可能会影响相关药物治疗的决策。

超过一半的住院老年患者出现 PIMs[16]。出院时最常见的 PIMs 处方包括苯二氮䓬类药物和质子泵抑制剂。比如，许多机构的患者通常在住院期间使用苯二氮䓬类药物用于助眠，就像在重症监护室使用质子泵抑制剂用于护胃或使用抗精神病药物治疗谵妄或助眠。然而，一旦患者出院，这些药物可能会在无意中继续使用。

另一方面，老年人经常使用草药，医生往往不询问其使用情况。据估计，超过三分之一的美国成年人服用草药或补充剂，如人参、银杏叶提取物和葡萄糖胺，这些草药可能与处方药物治疗存在相互作用，导致不良事件发生[17]。

由于药物过量、滥用及忽视，PIMs 产生了破坏性的影响，每年给美国社区老年人造成 72 亿美元的经济损失[18]。

9.3　药代动力学和药效学

在给老年人开药时，将随着正常衰老而发生的药代动力学和药效学变化纳入考虑是非常重要的。

一方面，药代动力学与机体处理药物的方式有关，涉及药物的吸收、体内腔室的分布、肝脏的代谢和肾脏的消除。

随着年龄的增长，药物吸收的变化很小；然而，药物分布、代谢和排泄的变化会影响药物从老年人体内的清除[19]。

与年龄相关的身体成分变化会影响药物的分布容积。与年轻人相比，老年人的体重更轻，脂肪储存量更多。用苯二氮䓬类药物（benzodiazepines，BZDs）治疗就是一个例子。由于苯二氮䓬类药物是脂溶性的，在老年人体内分布容积增加，清除率延长，从而引起 ADEs。

由于老年人肝脏中细胞色素 P450（cytochrome P450，CYP）酶的氧化代谢能力降低，肾功能也常常伴随着年龄的增长而下降；因此，为老年患者开具药物处方时要特别注意，特别是通过 CYP 酶催化的反应代谢以及由肾脏排泄的高脂溶性药物。

另一方面,药效学与药物对机体的影响有关。衰老与许多药物治疗的敏感性更高有关。例如,无论是否存在药代动力学变化,老年人对苯二氮䓬类药物、阿片类药物和华法林的作用更敏感。

9.4 多药治疗的影响

(a)对治疗依从性的影响:

随着治疗方案的复杂性和药物数量的增加,治疗的不依从性也随之增加。因此,在糖尿病或充血性心力衰竭等慢性病患者中,只服用一种药物时,不依从性为15%,服用2~3种药物时为25%,而服用4种或更多药物时为35%[20]。结果显示,患者不再从药物中获益,这可能会导致药物失代偿或未能实现预期的治疗目标。

(b)对ADEs的影响:

ADEs的发生率随着药物消耗量的增加呈指数级增长。大多数ADEs是由于不必要甚至禁忌的药物和药物相互作用造成的。据报道,高达35%的门诊患者和40%的住院老年患者经历过ADEs。此外,大约10%的急诊就诊患者可能是由ADEs引起的。在一项基于人群的研究中,与那些服用较少药物的患者相比,服用5种或更多药物的门诊患者发生ADEs的风险增加了88%[21]。

(c)药物相互作用的影响:

药物数量越多,彼此之间产生药物相互作用的可能性就越高。研究还发现,与药物相互作用有关的一个因素是多个医生共同开方给药。导致药物疗效下降的相互作用可能比导致协同作用的相互作用更容易被忽视,因为可能会被其他原因来解释无效(如治疗失败、疾病对药物的耐药等)。这些草率和错误的概念可能导致剂量的增加或采用新的药物,使病人面临更大的药物相互作用的风险。

(d)对住院、发病和死亡风险的影响:

据估计,10%~20%的老年人入院与药物不良反应有关,多药治疗是相关因素之一[22]。

社区居民患者使用PIMs与住院风险增加10%~30%,以及ADEs发生率、ED就诊率和生活质量下降的风险增加相关[23-25]。

不同研究表明,多药治疗与死亡率之间存在关联,使用离散和分类定义,并在定义多药治疗不断升级的阈值中观察到剂量-反应相关性[26]。

(e)对经济的影响

由于一些原因,老年患者是涉及的主要群体,17%的人口需要承担70%的药物支出[27]。多药治疗的经济后果是多方面的。不良反应、相互作用、重复用药等增加,导致卫生资源的使用增加。因药物事故入院的人数非常高,其中大约一半是可以预防的。据估计,由于药物使用效果不理想,管理不善的多药联用占了世界上可节约的总费用的4%。通过适当的多药治疗管理,可以节约占全球卫生的0.3%总计180亿美元的支出[28]。

9.5 多药治疗的风险因素

- 与患者相关的因素:

慢性疾病的发展是多药治疗的因素之一。与多药治疗最密切相关的疾病是心血管疾病、糖尿病、高血压和消化系统症状。

衰老、用药数量、女性和健康观念差也是多药治疗的危险因素[29]。

– 社会因素：

多药治疗和使用可能不适当的药物与各种社会因素有关，如独居、受教育程度低和社会经济水平低以及生活在农村地区。这些信息表明，影响多药治疗患者，尤其是老年人，需要考虑超出医疗保健系统各个方面的社会因素。

– 与卫生系统有关的因素：

其中一个确定的因素，通常由几位医生和药师共同参与同一患者的药物处方和配药，这一过程缺乏有效协调。因此，对药物的控制和审查不良导致药物之间的重复使用和相互作用。医疗系统与处方有社会联系：75% 的医疗咨询以处方结束。另一方面，许多老年人自我治疗可能会导致严重的后果。在医生层面，医学院毕业后缺乏经验和执业规模的增加与较高的多药治疗率有关[10]。临床实践指南的应用侧重于某一特定病症，而不考虑多病症，以及应用于普通人群设定的治疗目标，也是造成这一人群多药治疗的常见原因之一。老年人在临床实践指南和作为这些指南基础的研究中的代表性往往不足。

过度医疗发生在所有类型的人群和医疗环境中，特别是老年人，是造成多药治疗的另一个原因。其中一些原因是防御性医疗、治疗上的惰性、预防性医学的滥用以及生命的医疗化（图 9.1）。

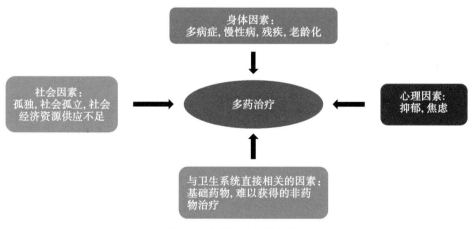

图 9.1　多药治疗的风险因素

9.6　具有抗胆碱能作用和抗胆碱能负荷的药物

老年人通常会接触到具有抗胆碱能作用的药物（drugs with anticholinergic effects，DACEs）。DACEs 通常被用于治疗不同的疾病，如抑郁症、精神病、帕金森病、肌肉痉挛、过敏、胃酸过多、恶心和呕吐、肠道运动障碍、膀胱过度活动和慢性阻塞性肺疾病。由于老年人的高医学合并症和处方药物的数量，他们接触 DACEs 的概率相对较高。

研究发现，具有抗胆碱能特性的药物在衰弱患者中使用更为频繁，并且发生衰弱的风险随着抗胆碱能负荷的增加而成比例增加[30-32]。

毒蕈碱乙酰胆碱受体亚型（M1-M5）在中枢神经系统（central nervous system，CNS）和身体其他部位的广泛分布导致了 DACEs 的各种外周和中枢神经系统的不良反应。外周效应包括便秘、口干、眼干、心动过速和尿潴留。中枢效应包括激动、混乱、谵妄、跌倒、幻觉和认知功能障碍。

神经递质乙酰胆碱（neurotransmitter acetylcholine, Ach）对于神经肌肉接头处的神经元和肌肉之间的通信至关重要，来调节姿势和运动、自主神经节中的直接神经传递以及大脑中参与记忆和认知功能的通路。在基底核中，已识别的基底前脑胆碱能神经元支配大脑皮质、杏仁复合体或海马体，是学习和记忆形成的必要条件。据观察，给健康志愿者使用抗胆碱能药物会导致记忆功能障碍，类似于阿尔茨海默病的情况。

最近的证据还表明，DACEs 可能损害老年人的认知能力和身体功能。例如，正常年龄相关的记忆力衰退可能会随着 DACEs 的增加而增加。此外，老年人的合并症，如帕金森病和 2 型糖尿病，也可能导致认知能力的下降，并放大 DACEs 对认知功能的影响。

累积暴露于多种具有抗胆碱能特性的药物称为抗胆碱能负荷。Ruxton 等进行的一项系统回顾和荟萃分析发现，老年人抗胆碱能负荷越高，并发症和死亡风险越高，住院时间越长，住院率越高，功能与认知能力下降越明显[33]。

认知障碍、跌倒和行走能力下降与老年人日常活动减少、高照护需求、社会孤立、住院次数增加、长期住院和死亡有关。

评估 DACEs 暴露的传统方法是基于二分法的是 / 否或患者服用 DACEs 的总数。然而，其他特征，如每日剂量、与毒蕈碱受体的结合亲和力、血脑屏障的渗透性以及血清和组织的浓度都会影响抗胆碱作用的风险。这些特征以及越来越多的 DACEs 的识别，致使了几个 DACEs 评分系统的发展。目前，有九种工具可以测量抗胆碱能负荷。最常用的量表是抗胆碱能风险量表（anticholinergic risk scale, ARS）、抗胆碱能认知负荷量表（anticholinergic cognitive burden, ACB）、抗胆碱能药物量表（anticholinergic drug scale, ADS）和药物负荷指数的抗胆碱能成分（anticholinergic component of the drug burden index, DBIAC）。这些量表可以提供一种更有用的方法来研究 DACEs 的总体暴露与不良后果之间的关系，而不是单独研究个别药物或药物类别。

Salahudeen 等发现，不同量表之间抗胆碱能负荷暴露的估计存在显著差异，因此没有一个标准化量表来测量抗胆碱能负荷[34]。但是，这种情况为更新和完善这些工具提供了一个机会。

9.7 多药治疗和老年综合征：衰弱和认知障碍

衰弱是一种老年综合征，其特征是与年龄有关的生理储备减少，即使是轻微的应急事件后也会导致健康状况下降[35]。它通常与多种慢性疾病和多药治疗有关，并与多种不良后果有关，包括功能衰退、住院、疗养院入院和死亡。

虽然衰弱和多药治疗经常共存，并已被广泛地单独研究，但对它们之间的关系可能是复杂和双向的，我们知之甚少。系统综述表明，药物数量的增加与衰弱之间存在着显著的联系[36,37]。我们可以假设，药物治疗的处方是为了管理伴随衰弱的慢性疾病，而药物治疗是引发一系列衰弱的压力事件，最终符合衰弱的标准。与没有使用多药治疗的个体相比，有多药治疗的个体发生衰弱的风险高 40%；然而，75% 的多药治疗患者处于衰弱前期或衰弱期。潜在不适当用药也显示出与衰弱有关。在一项针对老年住院患者的研究中发现，衰弱指数和 STOPP 标准的数量之间存在显著的相关性[38]。超过衰弱指数评分阈值的患者更有可能符合 STOPP 标准和发生 ADRs。根据 Beers 标准，一项包括社区居住的老年人在内的纵向研究显示，衰弱的患者在将来服用 PIMs 和获得 PIMs 处方的概率都有所增加[39]。根据 START 标准[40]，衰弱的患者也可能更容易受到处方不足的影响。另一方面，有人认为 PIMs 的存在会增加 3 年随访期中衰弱的风险[41]。

虽然对衰弱患病率的估计因选择的定义不同而有很大差异，但很明显，衰弱在老年人中很常见，美国社区居住的老年人中大约 15% 和 45% 分别符合衰弱和衰弱前期的定义[42]。因此，制定延缓或预防衰弱发生的策略有可能改善国际上老年人的健康状况。为减少衰弱对个人和社会的负担而提出的干预措施包括运动、营养和药物干预。这一点非常重要，因为多药治疗是老年人死亡的一个潜在的可变危险因素。减少用药治疗已被建议作为预防和管理衰弱的推荐措施。很明显，在为老年患者开药时必须考虑衰弱这个重要问题。对于衰弱的老年人，应特别谨慎地评估多药治疗。越来越多地鼓励将衰弱评估纳入初级保健，以鉴别死亡、住院和易受不良健康后果影响的风险更大的个体。

多药治疗在患有痴呆的老年人中也很常见。大约 70% 的痴呆患者患有共病，并被开出多种药物，并且 64% 的处方中存在至少 1 种 PIM[43]。为了治疗共病和控制行为和心理症状，这些患者可能服用作用于中枢神经系统药物包括抗精神病药、抗抑郁药、苯二氮䓬类药物和具有抗胆碱能作用的药物。然而，这些药物与不良的心血管副作用、低血压、跌倒、谵妄、对认知能力的不利影响和死亡率有关。由于年龄和疾病相关的药代动力学和药效学变化，包括与阿尔茨海默病相关的血脑通透性改变，痴呆患者可能更容易受到作用于中枢神经系统作用药物的不良影响。

9.8 药物和治疗目标

一些疾病的发展导致晚期和慢性状态：预期寿命有限、需要进行姑息治疗，这包括晚期肿瘤或血液病患者、晚期器质性疾病患者和晚期痴呆患者。对于所有这些患者和情况，治疗目标必须与他们的生活目标相一致。对于基线健康状况良好、预期寿命较长的慢性病人，使用预防策略是很重要的。对于复杂的慢性病人，他们的预期寿命比较有限，保留功能可能是一个优先目标。同时，对于生命预后有限的晚期病人来说，应优先进行症状管理。区分预防性、病因性或症状性目标有助于决策。

Holmes 等提出了一种针对晚期患者的适当处方模型[44]。该模型包含了药物决策的四个步骤：剩余预期寿命、获益时间、照护目标和治疗目标。该模型以金字塔的形式直观地表示，显示了任何级别的适当药物。顶端代表的是预期寿命有限的病人，他们的药物应该有较短的获益时间，照护目标是姑息性的，治疗目标应该集中在症状管理上。向底部移动，病人的预期寿命更长，获益前的时间可能更长，照护目标更积极，治疗目标也包括预防策略。因此，金字塔底部包含了所有根据 65 岁及以上患者的现有证据标准适合而适用的药物。

在生命的最后阶段，多药治疗更加突出，同时也具有其特殊特点。最近在瑞典进行的一项研究，涉及超过 65 岁的 50 多万人，分析了参与者在生命最后一年的药物消耗情况[45]。

结果显示，药物消耗逐渐增加，直到死亡，在此期间服用过少 10 种药物的人从 30.3% 增加到 47.2%。此外，他们还指出，在生命的最后 1 个月，这种高药理负荷不仅归因于对症治疗，而且也归因于具有明确的长期预防目标的药物。例如，在生命的最后 1 个月，超过

50% 的参与者服用了抗血栓药物，超过 40% 服用 β- 受体阻滞剂，超过 20% 服用 ACE 抑制剂，以及超过 15% 服用他汀类药物。这些数据表明，治疗使用几乎没有潜在的好处，甚至是不适当的治疗（考虑到病人的临床和功能情况，他们的预期寿命和治疗目标）。在这种情况下，伤害和实际获益之间的平衡肯定是不稳定的，而且往往是不可预测的。

9.9　老年人多重用药的管理

为老年患者选择正确的药物和剂量是很困难的，因为可用于指导选择的证据太少。决策往往需要根据患者的临床试验中获得的信息得出，而这些信息与我们在临床实践中获得的有很大不同。因此，对通常影响老年人的疾病的临床试验的结果不能直接推断到该年龄组，因为老年患者，特别是衰弱的患者和患有多种慢性疾病的患者，往往被排除在这些研究之外。这给采用为改善许多慢性病的医疗保健疗效而制定的临床实践指南提出了挑战。

处方的适当性可以通过明确的（基于标准的）或隐含的（基于判断的）过程或结果措施来评估[46]。明确的方法通常是从专家意见通过文献综述和共识发展而来的。关于老年人药物治疗的循证信息往往缺乏，因此在老年医学中经常需要专家的意见。这些衡量标准通常是以药物或疾病为导向的，几乎不需要临床判断就可以应用，并且在注册有效的临床详细信息时可以应用于大型处方数据库。

然而，明确的标准并没有考虑个别因素，如合并症、预期寿命或患者的偏好。此外，共识几乎没有有效性和可靠性的证据。

美国老年医学会（American Geriatrics Society，AGS）关于老年人 PIMs 的 Beers 标准[47]以及老年人处方筛选工具（Screening Tool of Older Persons'Prescriptions，STOPP）和提醒正确治疗的筛选工具（Screening Tool to Alert to Right Treatment，START）[48]是最广泛使用的明确评估用药合理性的 PIMs 列表。

Beers 标准是由 AGS 制定的，旨在帮助临床医生识别和避免对老年人的潜在不恰当用药。这些标准最近一次更新是在 2019 年，适用于 65 岁及以上的成年人在所有门诊、急诊和照护机构环境中使用，但安宁疗护和姑息治疗环境除外。消费者、研究人员、药品福利管理者、监管者和政策制定者也广泛使用它们。AGS Beers 标准的目的是改善药物选择，指导临床医生和病人，减少药物不良事件，并作为评估监护质量、成本和老年人用药模式的工具。

STOPP 和 START 是欧洲标准，有助于在大多数临床环境下对多病种老年人进行用药审查。最近一次更新是在 2015 年。这些标准旨在检测常见和 / 或重要的潜在不当用药（PIMs-STOPP 标准）和潜在的处方遗漏（PPOs-START 标准）。一些临床试验表明，使用STOPP/START 标准可以显著提高用药的适宜性、降低医疗费用、减少跌倒并减少 ADEs。

为更特殊的老年人群也开发了明确的工具。2017 年开发的 STOPP-Frail 包括 27 个与预期寿命有限的衰弱老年患者可能存在不适当用药有关的标准，可以帮助医生减少这些患者的药物处方[49]。最近该工具进行了更新，使其更加实用，以患者为中心，并且更加完整[50]。

在隐含方法中，临床医生使用来自病人和药物发表的证据的信息来判断其适当性。重点通常是在病人，而不是药物或疾病。所以它更敏感，可以解释病人的偏好。然而，这种模式很耗时，依赖于患者的知识和态度，而且可靠性很低[46]。用药适宜性指数（medication appropriateness index，MAI）是最广泛的隐含工具之一[51]。它是一个衡量处方适宜性的指标，评估了处方的十个要素：药物的适应证、药物作用、正确剂量、用药指导、方案的可行性、药物 - 药物相互作用、药物 - 疾病相互作用、重复用药、恰当的疗程和医疗费用。临床判断是必要的，但该指标需有操作性的定义和明确的指示，来标准化评级过程。评级产生一个加权分数，可作为处方适宜性的总结性衡量。

没有理想的衡量标准，但应考虑两种方法的优缺点（图 9.2）。

药物适宜性指数
1. 药物有适应证吗？
2. 药物对病情有效吗？
3. 剂量正确吗？
4. 方向是否正确？
5. 方案的可行性是否正确？
6. 是否存在临床上显著的药物相互作用？
7. 是否存在临床上显著的药物-疾病/病症相互作用？
8. 是否与其他药物有不必要的重复给药？
9. 治疗的持续疗程可以接受吗？
10. 与其他同等效用的药物相比，这种药物是最便宜的替代品吗？

图 9.2 药物适宜性指数（MAI）

考虑到老年患者的所有特殊性，开药是一项复杂的任务，但多药治疗的后果和不适当用药的频率使它越来越有必要精简处方。

处方精简可以被称为在医疗保健专业人员的监督下停用不适当药物的过程，其目的是管理多药治疗和改善病人的预后[52]。

虽然有越来越多的证据支持处方精简的程序，但卫生专业人员经常发现撤回药物很困难。澳大利亚处方精简网提出了一种指导精简处方程序的算法，以减少临床实践中不适当的多药治疗，其中包括 5 个步骤[53]：① 确定患者目前正在服用的所有药物以及每种药物的原因；② 在确定所需的处方精简干预强度时，考虑个体患者药物诱导伤害的总体风险；③ 评估和比较每种药物当前或未来的获益潜力与危害或负担潜力；④ 优先考虑停用具有最低的获益 - 伤害比和发生不良戒断反应或疾病反弹综合征可能性的药物；⑤ 实施停药计划并密切监测患者结局的改善或不良反应的发生。加拿大处方精简网正专注致力于制定特定药物的处方精简指南。

人们提出了许多不同的处方精简干预措施。一种结构化的、多学科的方法，包括用药比对、药师进行的药物审核，或使用评估工具来检测已知会增加不良事件风险的药物，可能改善用药适宜性。此外，综合考虑到患者观点的方法可能会使处方精简的干预措施更加成功。尽管在临床实践中的实施可能具有挑战性[54]，但是共同决策和患者的偏好在指导处方精简的过程中已被强调其重要性。计算机决策支持工具持续减少了潜在的不适当处方数量和每个患者潜在的不适当处方平均数量，也增加了潜在不适当处方的中止和药物适当性[55]。需要更多的随机对照试验来评估计算机化决策支持工具的影响，以评估使用明确标准定义的用药目标、药物不良反应、生活质量测量、患者满意度或合理随访的专业满意度，来阐明这些工具的临床实用性。

处方精简的结果是不一致的，并且因环境和被评估的干预措施而不同。6 篇主要关注老年人的系统性综述总结了针对多药治疗的干预证据，尽管基本的主要研究的证据质量不高，但它们改善了用药适应性[56]。然而，没有一致的证据表明对以病人为中心的下游结果有任何影响,如医疗保健的利用率、发病率或死亡率。最近的一项荟萃分析显示,药物处方精简干预可以降低社区老年人的死亡率和潜在不适当药物使用[57]。

关于针对特定人群和老年人用药类别的处方精简策略,有了新的证据。例如,一项系统综述评估了对患有限制性疾病和预期寿命有限的老年患者停用干预措施的结局,发现这些干预措施可以改善用药的适当性,并有可能改善一些临床结果和节约成本,但还需要进一步的证据支持[58]。一项 Cochrane 系统综述认为,没有证据表明,与持续使用抗高血压药或老年人心血管疾病初级预防的降压药相比,精简降压药处方对全因死亡率和心肌梗死有影响。由于研究规模小和事件发生率低等局限性,无法得出关于精简降压药处方对这些结果的影响的确切结论[52]。

已经发现了处方精简的不同障碍和促进因素[59]。文化和组织方面的障碍包括诊断和开具处方的文化、以单一疾病为重点的循证指导、缺乏对患有多种疾病的老年人的循证监护指南、缺乏共同的沟通、决策系统、工具和资源。人际和个人层面的障碍包括专业礼仪、碎片化的照护、处方者和患者的不确定性以及个体化支持的差距。促进因素包括审慎的处方、非药物替代品的更多可用性和可接受性、资源、改进的沟通、协作、知识和理解、以病人为中心的照护以及共同决策。

住院治疗对老年人来说是一个特别重要的事件,与较高的发病率和死亡率以及认知和功能障碍有关。新处方的加入和住院期间药物数量的增加加剧了医源性的风险和给药的复杂性。相比之下,住院治疗可以进行严格的随访,获得不同的专家和特定资源,因此这可能是处方精简程序的一个合适的设置。研究发现,老年住院患者的治疗适宜性可以通过各种方法(药物审核、计算机化决策支持工具和检测不适当处方的明确标准)的干预措施得以改善,由各种医疗保健专业人员(临床药师、老年病学家、多学科团队等)实施。在多方面的多学科干预中,已显示出改善重要健康结局(如再入院或急诊室就诊)的最佳效果[60,61]。老年人群的药物优化策略应该是多学科和跨学科的,以满足患有慢性病和复杂性的老年人的需求。用药史、药师的临床访谈和全面的老年综合评估(comprehensive geriatric assessment, CGA)已被证明是住院老年患者处方精简策略的组成部分。

必须注意因治疗过渡而产生的药物调节问题,如入院和出院,或疗养院入院,以及不同处方者的存在。药物核对是获取和记录当前患者药物的完整和准确清单的过程,并将该清单与每个护理点的药物清单进行比较,以在患者伤害发生之前识别和纠正任何差异,并且应在治疗过渡中实施,特别是在多药治疗患者中[62]。患者和主管医生、护士和药师应参与药物核对过程。这种核对是为了避免用药错误,如遗漏药物、重复给药、剂量错误或药物相互作用。药物治疗的调整,如不同剂量、停止治疗、额外治疗等,在医院和疗养院以及家庭之间的过渡期间很常见,这是用药错误和混乱的常见来源。20% 的患者从医院转入疗养院发生过由药物治疗调整引起的 ADEs,最常见于再次入院的患者。由于证据质量极低,尚不清楚单独用药调节是否可能对用药差异或临床结局产生可衡量的影响[63]。

9.9.1 老年用药的实用方法

老年人经常从多个医疗机构接受治疗,他们可能在几个药店购买处方药。这就是为什么应该指导患者在每次就诊时带上所有的现有药物(包括处方药和非处方药),以进行彻底的药物核对并检查潜在的药物 - 药物相互作用。为了进行适当的审查,医生应该要求病人带着他们正在使用的所有药瓶来就诊。例如，许多病人认为维生素、眼药水或草药不是药物治疗，但他们可能有 ADEs 或药物相互作用。

重要的是要促进照顾病人的不同专业人员（医院和初级保健）之间的沟通和整合。在医护人员和病人之间建立适当的关系，有助于制订治疗计划。定期评估药物治疗方案，病人正在服用的药物是老年人医疗照护的一个重要组成部分，以便做出改变。这些变化可能包括停止为不再存在的适应证而预先开具的治疗，用可能更安全的药物替代所需的治疗，减少病人仍然需要服用的药物的剂量，或增加剂量，甚至增加新的药物。

医生通常不愿意停止药物治疗，尤其是在他们没有开始治疗，而病人似乎能够忍受治疗的情况下。然而，治疗效果有限或没有治疗效果的药物会使病人面临不良事件的风险，因此，停止潜在的不必要的治疗是必须的。

个别药物治疗的价值需要结合个人的生命历程来考虑。在确定一种药物是否有益时，还需要考虑到获益的滞后时间以及接受者的预期寿命。

医生应将一种新药物治疗的处方限制在益处明显大于风险的情况下，并且总是在尝试了更安全的替代方法之后。在这方面，必须考虑非药物治疗方法。一个说明性的例子是使用非药物方法来管理老年痴呆患者的行为症状，如游荡和躁动。这些症状经常涉及精神药物的处方（如抗精神病药物），但这些药物的平均疗效不大，而且可能引起严重的不良反应。非药物治疗策略可以被推荐为一线治疗，也可以通过实施运动和营养计划来控制心血管风险因素、糖尿病、高血压等。一些干预措施包括鼓励照顾者向临床医生详细描述其行为，然后服务提供者调查行为问题的潜在可能原因，如药物副作用、疼痛、失眠等，并与照护人员一起进行治疗（更换药物、控制疼痛、治疗失眠、音乐疗法、锻炼、给病人安排繁忙的工作等）。在尝试了非药物治疗措施后，可以考虑使用药物干预，同时考虑到与之相关的潜在风险。例如，选择性 5-羟色胺再摄取抑制剂（selective serotonin reuptake inhibitors，SSRIs）可以减少焦虑和躁动，但可能会增加跌倒、步态紊乱和低钠血症的风险。

许多 ADEs 与剂量有关，因此尽可能减少剂量很重要的。一个典型的例子是使用长消除半衰期催眠抗焦虑药、抗精神病药和三环类抗抑郁药与由于跌倒次数增加而导致的髋部骨折之间的关联。另一个例子涉及糖尿病治疗的强度。非常严格的血糖控制几乎没有证据表明有益，因为发现它会产生更高的低血糖率，从而导致增加跌倒、认知障碍和意识模糊的风险。

临床医生还应该提防"处方级联"，以避免额外的药物治疗，而不是促使药物审查和停用违规药物。

要实施的干预措施必须考虑到每个患者的具体情况和特征。根据患者个人的治疗目标以及不良药物事件（如认知障碍、衰弱和肾功能损害）的危险因素，制定慢性病管理指南非常重要。

实践

药物核对系统和流程已成功减少了许多医疗保健组织中的用药错误。优化老年患者药物治疗方案的最佳步骤是：
1. 回顾当前的药物治疗：制定当前药物清单。
2. 停止不必要的治疗。

3. 将 ADEs 视为任何导致新症状的潜在原因。

4. 考虑非药物方法。

5. 用更安全的替代品代替。

6. 减少相应的剂量。

结论

多药治疗是老年人死亡和其他不良结局的潜在可变危险因素,如住院、残疾、疗养院入院、ADEs、急诊科就诊和生活质量差。

有必要在超高龄和复杂的患者中实施药物优化策略,以避免多药治疗及其后果。因此,减少多药治疗和提高治疗适宜性有助于最大限度地减少问题。

加强将衰弱的老年人纳入药物试验将有助于决策,因为数据可以外推到标准的临床实践。此外,还需要进一步的研究来探索减少多药治疗在衰弱的发展、逆转或延迟中的作用,以及筛查老年人衰弱以引导对过度多药治疗的干预措施的可能益处。

鉴于疗养院老年人的这一人群特殊性,我们还必须通过特殊的策略来推进居住在疗养院中的老年人的药物治疗优化。

要点

– 为老年人开处方是一个重要的挑战,因为他们比年轻人服用更多的药物,以及他们的特殊情况(衰弱、认知障碍、跌倒、营养不良等)增加了药物相互作用和 ADEs 的风险。

– 为个体患者做出最佳处方决定时,可能涉及许多复杂因素,而且必须平衡每种药物的风险和益处。在避免不适当用药和少用潜在有益药物之间存在着重要的压力。

– 患有多种慢性疾病的老年人,可能需要接受多种药物治疗,处方级联是常见且重要的。

– 抗胆碱能药物会导致许多 ADEs。我们可以使用量表来评估抗胆碱能的暴露。

– 多药治疗与衰弱之间的关系是复杂和双向的。减少多药治疗已被建议用于预防和管理衰弱。

– 痴呆症患者可能更容易受到多药治疗的影响。对于有认知障碍的老年人,应特别谨慎地评估多药治疗的使用。

– AGS Beers 标准、STOPP/START 标准和 STOPP-Frail 标准由国际专家制定,可应用于评估临床实践的老年人用药质量。

– 可以采取切实可行的措施来优化老年人的处方,包括审查当前的药物治疗,停止潜在不必要的药物治疗,减少剂量,以及考虑非药物治疗方法。

– 住院治疗可以提供一个审查和优化患者的用药治疗方案的机会,以便通过防止药物相互作用和不良反应来减少 ED 就诊和再入院次数。医疗机构和团队参与者或专家咨询可以促进老年患者的用药合理化和处方精简。多学科团队可以改善对老年患者的治疗。

(赵昌云 译,虞意华 审校)

参考文献

1. Masnoon N, Shakib S, Kalisch-Ellett L, Caughey GE. What is polypharmacy? A systematic review of definitions. BMC Geriatr. 2017; https://doi.org/10.1186/s12877-017-0621-2.

2. Hajjar ER, Cafiero AC, Hanlon JT. Polypharmacy in elderly patients. Am J Geriatr Pharmacother. 2007;5:345–51.

3. Rochon PA, Gurwitz JH. The prescribing cascade revisited. Lancet. 2017;389:1778–80.

4. Gallagher P, Barry P, O'Mahony D. Inappropriate prescribing in the elderly. J Clin Pharm Ther. 2007;32:113–21.

5. Rochon PA, Gurwitz JH. Optimising drug treatment for elderly people: the prescribing cascade. Br Med J. 1997;315:1096–9.

6. Morin L, Johnell K, Laroche ML, Fastbom J, Wastesson JW. The epidemiology of polypharmacy in older adults: register-based prospective cohort study. Clin Epidemiol. 2018;10:289–98.

7. Kantor ED, Rehm CD, Haas JS, Chan AT, Giovannucci EL. Trends in prescription drug use among adults in the United States from 1999-2012. JAMA - J Am Med Assoc. 2015;314:1818–31.

8. Blozik E, Rapold R, Von Overbeck J, Reich O. Polypharmacy and potentially inappropriate medication in the adult, community-dwelling population in Switzerland. Drugs Aging. 2013;30:561–8.

9. Midão L, Giardini A, Menditto E, Kardas P, Costa E. Polypharmacy prevalence among older adults based on the survey of health, ageing and retirement in Europe. Arch Gerontol Geriatr. 2018;78:213–20.

10. Ellenbogen MI, Wang P, Overton HN, Fahim C, Park A, Bruhn WE, Carnahan JL, Linsky AM, Balogun SA, Makary MA. Frequency and predictors of polypharmacy in US Medicare patients: a cross-sectional analysis at the patient and physician levels. Drugs Aging. 2020;37:57–65.

11. Wastesson JW, Morin L, Laroche ML, Johnell K. How chronic is polypharmacy in old age? A longitudinal Nationwide cohort study. J Am Geriatr Soc. 2019;67:455–62.

12. Gallagher P, Lang PO, Cherubini A, et al. Prevalence of potentially inappropriate prescribing in an acutely ill population of older patients admitted to six European hospitals. Eur J Clin Pharmacol. 2011;67:1175–88.

13. Jokanovic N, Tan ECK, Dooley MJ, Kirkpatrick CM, Bell JS. Prevalence and factors associated with polypharmacy in Long-term care facilities: a systematic review. J Am Med Dir Assoc. 2015;16:535.e1–12.

14. Rolland Y, Abellan Van Kan G, Hermabessiere S, Gerard S, Guyonnet-Gillette S, Vellas B. Descriptive study of nursing home residents from the REHPA network. J Nutr Heal Aging. 2009;13:679–83.

15. Gutiérrez-Valencia M, Izquierdo M, Lacalle-Fabo E, Marín-Epelde I, Ramón-Espinoza MF, Domene-Domene T, Casas-Herrero Á, Galbete A, Martínez-Velilla N. Relationship between frailty, polypharmacy, and underprescription in older adults living in nursing homes. Eur J Clin Pharmacol. 2018;74:961–70.

16. Tosato M, Landi F, Martone AM, Cherubini A, Corsonello A, Volpato S, Bernabei R, Onder G. Potentially inappropriate drug use among hospitalised older adults: results from the CRIME study. Age Ageing. 2014;43:767–73.

17. Rashrash M, Schommer JC, Brown LM. Prevalence and predictors of herbal medicine use among adults in the United States. J Patient Exp. 2017;4:108–13.

18. Fu AZ, Jiang JZ, Reeves JH, Fincham JE, Liu GG, Perri M. Potentially inappropriate medication use and healthcare expenditures in the US community-dwelling elderly. Med Care. 2007;45:472–6.

19. Corsonello A, Pedone C, Incalzi R. Age-related pharmacokinetic and Pharmacodynamic changes and related risk of adverse drug reactions. Curr Med Chem. 2010;17:571–84.

20. Hulka BS, Kupper LL, Cassel JC, Efird RL, Burdette JA. Medication use and misuse: physician-patient discrepancies. J Chronic Dis. 1975;28:7–21.

21. Maher RL, Hanlon J, Hajjar ER. Clinical consequences of polypharmacy in elderly. Expert Opin Drug Saf. 2014;13:57–65.

22. Cabré M, Elias L, Garcia M, Palomera E, Serra-Prat M. Avoidable hospitalizations due to adverse drug reactions in an acute geriatric unit. Analysis of 3,292 patients. Med Clin (Barc). 2018;150:209–14.

23. Hill-Taylor B, Sketris I, Hayden J, Byrne S, O'Sullivan D, Christie R. Application of the STOPP/START criteria: a systematic review of the prevalence of potentially inappropriate prescribing in older adults, and evidence of clinical, humanistic and economic impact. J Clin Pharm Ther. 2013;38:360–72.

24. Pérez T, Moriarty F, Wallace E, McDowell R, Redmond P, Fahey T. Prevalence of potentially inappropriate prescribing in older people in primary care and its association with hospital admission: longitudinal study. BMJ. 2018; https://doi.org/10.1136/bmj.k4524.

25. Hamilton H, Gallagher P, Ryan C, Byrne S, O'Mahony D. Potentially inappropriate medications defined by STOPP criteria and the risk of adverse drug events in older hospitalized patients. Arch Intern Med. 2011;171:1013–9.

26. Leelakanok N, Holcombe AL, Lund BC, Gu X, Schweizer ML. Association between polypharmacy and death: a systematic review and meta-analysis. J Am Pharm Assoc. 2017;57:729–38,e10.

27. Campins L, Serra-Prat M, Palomera E, Bolíbar I, Martínez MÁ, Gallo P. Reduction of pharmaceutical expenditure by a drug appropriateness intervention in polymedicated elderly subjects in Catalonia (Spain). Gac Sanit. 2019;33:106–11.

28. Medication Safety in Polypharmacy. Geneva: World Health Organization; 2019 (WHO/UHC/SDS/2019.11). Licence: CC BY-NC-SA 3.0 IG.

29. Hovstadius B, Petersson G. Factors leading to excessive polypharmacy. Clin Geriatr Med. 2012;28:159–72.

30. Herr M, Sirven N, Grondin H, Pichetti S, Sermet C. Frailty, polypharmacy, and potentially inappropriate medications in old people: findings in a representative sample of the French population. Eur J Clin Pharmacol. 2017;73:1165–72.

31. Moulis F, Moulis G, Balardy L, et al. Exposure to atropinic drugs and frailty status. J Am Med Dir Assoc. 2015;16:253–7.

32. Jamsen KM, Bell JS, Hilmer SN, et al. Effects of changes in number of medications and drug burden index exposure on transitions between frailty states and death: the Concord health and ageing in men project cohort study. J Am Geriatr Soc. 2016;64:89–95.

33. Ruxton K, Woodman RJ, Mangoni AA. Drugs with anticholinergic effects and cognitive impairment, falls and all-cause mortality in older adults: a systematic review and meta-analysis. Br J Clin Pharmacol. 2015;80:209–20.

34. Salahudeen MS, Hilmer SN, Nishtala PS. Comparison of anticholinergic risk scales and associations with adverse health outcomes in older people. J Am Geriatr Soc. 2015;63:85–90.

35. Clegg A, Young J, Iliffe S, Rikkert MO, Rockwood K. Frailty in elderly people. In: Lancet. Lancet Publishing Group; 2013. p. 752–62.

36. Gutiérrez-Valencia M, Izquierdo M, Cesari M, Casas-Herrero IM, Martínez-Velilla N. The relationship between frailty and polypharmacy in older people: a systematic review. Br J Clin Pharmacol. 2018;84:1432–44.

37. Palmer K, Villani ER, Vetrano DL, et al. Association of polypharmacy and hyperpolypharmacy with frailty states: a systematic review and meta-analysis. Eur Geriatr Med. 2019;10:9–36.

38. Cullinan S, O'Mahony D, O'Sullivan D, Byrne S. Use of a frailty index to identify potentially inappropriate prescribing and adverse drug reaction risks in older patients. Age Ageing. 2016;45:115–20.

39. Muhlack DC, Hoppe LK, Stock C, Haefeli WE, Brenner H, Schöttker B. The associations of geriatric syndromes and other patient characteristics with the current and future use of potentially inappropriate medications in a large cohort study. Eur J Clin Pharmacol. 2018;74:1633–44.

40. Meid AD, Quinzler R, Freigofas J, Saum KU, Schöttker B, Holleczek B, Heider D, König HH, Brenner H, Haefeli WE. Medication underuse in aging outpatients with cardiovascular disease: prevalence, determinants, and outcomes in a prospective cohort study. PLoS One. 2015; https://doi.org/10.1371/journal.pone.0136339.

41. Martinot P, Landré B, Zins M, Goldberg M, Ankri J, Herr M. Association between potentially inappropriate medications and frailty in the early old age: a longitudinal study in the GAZEL cohort. J Am Med Dir Assoc. 2018;19:967–73.e3.

42. Bandeen-Roche K, Seplaki CL, Huang J, Buta B, Kalyani RR, Varadhan R, Xue QL, Walston JD, Kasper JD. Frailty in older adults: a nationally representative profile in the United States. Journals Gerontol - Ser A Biol Sci Med Sci. 2015;70:1427–34.

43. Porter B, Arthur A, Savva GM. How do potentially inappropriate medications and polypharmacy affect mortality in frail and non-frail cognitively impaired older adults? A cohort study. BMJ Open. 2019; https://doi.org/10.1136/bmjopen-2018-026171.

44. Holmes HM, Hayley DC, Alexander GC, Sachs GA. Reconsidering medication appropriateness for patients late in life. Arch Intern Med. 2006;166:605–9.

45. Morin L, Vetrano DL, Rizzuto D, Calderón-Larrañaga A, Fastbom J, Johnell K. Choosing wisely? Measuring the burden of medications in older adults near the end of life: Nationwide, longitudinal cohort study. Am J Med. 2017;130:927–36.e9.

46. Spinewine A, Schmader KE, Barber N, Hughes C, Lapane KL, Swine C, Hanlon JT. Appropriate prescribing in elderly people: how well can it be measured and optimised? Lancet. 2007;370:173–84.

47. Fick DM, Semla TP, Steinman M, et al. American Geriatrics Society 2019 updated AGS beers criteria® for potentially inappropriate medication use in older adults. J Am Geriatr Soc. 2019;67:674–94.

48. O'Mahony D, O'Sullivan D, Byrne S, O'Connor MN, Ryan C, Gallagher P. STOPP/START criteria

for potentially inappropriate prescribing in older people: version 2. Age Ageing. 2015;44:213–8.

49. Lavan AH, Gallagher P, Parsons C, O'Mahony D. STOPPFrail (screening tool of older persons prescriptions in frail adults with limited life expectancy): consensus validation. Age Ageing. 2017;46:600–7.

50. Curtin D, Gallagher P, O'Mahony D. Deprescribing in older people approaching end-of-life: development and validation of STOPPFrail version 2. Age Ageing. 2020; https://doi.org/10.1093/ageing/afaa159.

51. Hanlon JT, Schmader KE, Samsa GP, Weinberger M, Uttech KM, Lewis IK, Cohen HJ, Feussner JR. A method for assessing drug therapy appropriateness. J Clin Epidemiol. 1992;45:1045–51.

52. Reeve E, Gnjidic D, Long J, Hilmer S. A systematic review of the emerging definition of "deprescribing" with network analysis: implications for future research and clinical practice. Br J Clin Pharmacol. 2015;80:1254–68.

53. Scott IA, Hilmer SN, Reeve E, et al. Reducing inappropriate polypharmacy: the process of deprescribing. JAMA Intern Med. 2015;175:827–34.

54. Jansen J, Naganathan V, Carter SM, et al. Too much medicine in older people? Deprescribing through shared decision making. BMJ. 2016; https://doi.org/10.1136/bmj.i2893.

55. Monteiro L, Maricoto T, Solha I, Ribeiro-Vaz I, Martins C, Monteiro-Soares M. Reducing potentially inappropriate prescriptions for older patients using computerized decision support tools: systematic review. J Med Internet Res. 2019; https://doi.org/10.2196/15385.

56. Anderson LJ, Schnipper JL, Nuckols TK, Shane R, Sarkisian C, Le MM, Pevnick JM, Hughes CM, Jackevicius CA, O'Mahony D. A systematic overview of systematic reviews evaluating interventions addressing polypharmacy. Am J Heal Pharm. 2019;76:1777–87.

57. Bloomfield HE, Greer N, Linsky AM, Bolduc J, Naidl T, Vardeny O, MacDonald R, McKenzie L, Wilt TJ. Deprescribing for community-dwelling older adults: a systematic review and meta-analysis. J Gen Intern Med. 2020; https://doi.org/10.1007/s11606-020-06089-2.

58. Shrestha S, Poudel A, Steadman K, Nissen L. Outcomes of deprescribing interventions in older patients with life-limiting illness and limited life expectancy: a systematic review. Br J Clin Pharmacol. 2020;86:1931–45.

59. Doherty AJ, Boland P, Reed J, Clegg AJ, Stephani AM, Williams NH, Shaw B, Hedgecoe L, Hill R, Walker L. Barriers and facilitators to deprescribing in primary care: a systematic review. BJGP Open. 2020; https://doi.org/10.3399/bjgpopen20X101096.

60. Van Der Linden L, Hias J, Dreessen L, Milisen K, Flamaing J, Spriet I, Tournoy J. Medication review versus usual care to improve drug therapies in older inpatients not admitted to geriatric wards: a quasi-experimental study (RASP-IGCT). BMC Geriatr. 2018; https://doi.org/10.1186/s12877-018-0843-y.

61. Gillespie U, Alassaad A, Henrohn D, Garmo H, Hammarlund-Udenaes M, Toss H, Kettis-Lindblad Å, Melhus H, Mörlin C. A comprehensive pharmacist intervention to reduce morbidity in patients 80 years or older: a randomized controlled trial. Arch Intern Med. 2009;169:894–900.

62. Lehnbom EC, Stewart MJ, Manias E, Westbrook JI. Impact of medication reconciliation and review on clinical outcomes. Ann Pharmacother. 2014;48:1298–312.

63. Anderson LJ, Schnipper JL, Nuckols TK, et al. Effect of medication reconciliation interventions on outcomes: a systematic overview of systematic reviews. Am J Heal Pharm. 2019;76:2028–40.

第 10 章 肌少症

Laura Orlandini , Tiziano Nestola , and Matteo Cesari

目录

🔵　**学习目标**

在临床实践中，肌少症在老年患者中非常普遍。即使肌肉健康的作用常常被忽视，但肌肉健康对个体的整体内稳态的影响是至关重要的，尤其对重症患者。阅读本章后，读者应该能够：

- 定义和分类肌少症，包括急性肌少症的新概念。
- 鉴别并掌握肌少症与恶病质和衰弱等的重叠。
- 确定可用的临床工具来筛查和评估肌肉质量、力量和功能。
- 熟悉管理肌少症的策略和建议。

实践

- 肌少症的病因复杂，诊断方法多样。尽管存在多样性，临床医生还是必须熟悉该病症并对其及时诊断。事实上，肌少症对预后有显著影响。如本章所述：
- 肌少症与个人（即生活质量降低、残疾和死亡风险增加）层面和医疗系统（即住院时间延长、机构化和医疗成本增加）层面的不良结局相关。
- 在日常实践中，医生可以使用多种工具评估肌肉健康状况。
- 一旦诊断肌少症，应采取针对性的干预措施，增加肌肉力量和功能，以促进健康老龄化。

10.1　引言

骨骼肌的质量和力量在 40 岁以后开始流失。为了定义病理性减少以与这种生理性的肌肉减少区别开来，并促进必要的临床可见性，我们引入了肌少症这一术语。肌少症如今被认为是主要的老年综合征之一，它与衰弱的概念密切相关。其起源是多因素的，包括不健康的生活方式和疾病。

目前越来越多的文献将肌少症与恶病质区分开来，后者是患有消耗性疾病（如癌症、慢性呼吸衰竭）患者中非常常见的疾病。肌少症和恶病质都是不良结局的预测因素[1]。特别是，恶病质与化疗毒性、术后并发症和死亡率增加有关[2]，且这种影响独立于癌症阶段本身的影响[3]。

有趣的是，最近有人提出了一种新的肌肉衰退形式，称为急性肌少症。它指的是因急性疾病过程中缺乏活动导致的肌少症。它是发展成慢性肌少症的危险因素，并且提示长期类似的负面影响。

10.2　肌少症概述

1988 年，Irwin Rosenberg 博士指出："随着年龄的增长，没有什么衰退比瘦体重的下降更显著。"为了描述这一现象，他提出 "sarcopenia" 这一术语，取自希腊语中的 "sarx"（肉）和 "penia"（失去）[4]。Rosenberg 希望科学界对伴随衰老出现的肌肉退化给予关注，因为它是导致老年人出现许多致残（和可能可逆的）疾病的关键因素。

在随后的几年里，研究人员一直在尝试提供一个明确的肌少症定义，以便将肌少症的理论概念应用于临床实践中。最初,肌少症主要是根据低肌肉量来定义的。与之前在骨质疏松症领域所做的研究一致,Baumgartner 和他的同事们[5]将肌少症定义为附肢骨骼肌质量低于年轻人群体参考均值两个标准差以下。

然而,进一步的证据暴露了仅通过肌肉质量量化定义肌少症的局限性。事实上,低肌肉量本身与死亡率和残疾等不良结果没有或仅部分相关[6,7]。相反,肌肉力量和身体表现(即肌肉质量的显性表达)是健康相关负性事件的强预测因子[8,9],因此能够更好地为肌少症概念提供所需的临床相关性。换句话说,考虑肌肉质量(以肌肉力量 / 表现表示)和数量(即肌肉质量)的二维肌少症能更好地反映个人的健康状况。不同领域的国际专家小组发表的共识文章支持了肌少症概念的这种演变[10-13]。其中,由欧洲老年人肌肉减少症工作组(European Working Group on Sarcopenia in Older People, EWGSOP)[10]制定的文件得到了特别广泛的传播。根据该模型,肌少症的定义为:①附肢瘦体量低[通过双能 X 射线吸收法(dual-energy X-ray absorptiometry, DXA)评估];②肌肉无力(用手持式力量计测量,以握力差表示)和 / 或活动能力受损(以步速慢测量)。

EWSGOP 算法的主要缺点在于其结果是基于共识决策,不是通过数据推断得出的。此外,许多人认为在肌少症定义中给予相似的两个维度来权衡肌肉功能,这种方式并不适合。

为了克服这些限制,国家卫生基金会肌少症项目(the Foundation for the National Institutes of Health-Sarcopenia Project, FNIH)[11]于 2014 年发表了一系列关于该主题的文章。FNIH 的研究人员对多个队列进行了特别的统计分析,以获得关键肌少症成分的明确阈值。此外,最能捕捉肌少症维度的工具不是基于专家共识,而是基于统计模型。因此,为了最能预测肌肉相关不良结果的变量,故而生成了肌肉无力和附肢肌肉低质量两个性别特异性的切点。

2016 年肌少症拥有了特定的 ICD-10 编码,标志着人们对其的认识迈出了重要一步[12]。事实上,它已经使其在临床领域的存在合法化,提高了对老年人体能重要性的认识,并开辟了更多针对肌肉衰退的研究。

最近,鉴于过去几年产生的大量新证据,EWGSOP 文件进行了更新(即 EWGSOP2)[13]。在 EWGSOP2 定义中,提出了一个新的算法。建议使用筛查工具(如 SARC-F)开始肌少症的筛查流程。只要检测到肌肉无力(通过握力或在椅子上站立测试中得到的低分数进行评估),就应怀疑肌少症的存在。然后通过 DXA 扫描测量低肌肉质量来明确诊断。最后使用下降的体能表现来衡量肌肉萎缩症状的严重程度[使用步态速度,简易体能状况量表(short physical performance battery, SPPB),时间起立 - 行走测试(Timed Up-and-Go test, TUG)和 / 或 400m 步行测试]。算法演进的理由是评估肌肉力量比评估肌肉量更可行和临床相关,这也可以使临床医生对其更加重视,并更好地满足患者提出的未满足的临床需求。

在 EWGSOP2 文献中有一重要创新就是将肌少症从病因学上进行了分类。当单个或多个原因(除了衰老之外)可以被确定时,将肌少症分为"原发性的"(或"与年龄相关的"),以及"继发性的"。系统性疾病(如癌症或器官衰竭)、缺乏身体活动和摄入能量不足(如厌食、吸收不良、进食能力受限、健康食品获取受限)是继发性肌肉萎缩的可能因素。更重要的是,肌少症被更清晰地定位为一种肌肉疾病(而不是以前定义的一种综合征),可以急性和 / 或渐进性地发生。当肌少症的发生与急性疾病或损伤有关,并且其持续时间少于 6 个月时,属于急性肌少症;而当它与慢性或渐进性疾病相关,并持续超过 6 个月时,则是慢性肌少症。

不同肌少症的定义以及相应的诊断阈值见表 10.1。

表 10.1　肌少症的定义及其诊断阈值。改编自 Beaudart 及其同事（Archives of Public Health 2014）

定义标准	肌肉质量	肌肉功能	
		肌肉力量	身体表现
Baumgartner 等	ASM/height² 小于健康年轻人平均值的两个标准差	/	/
欧洲老年人肌少症研究组（EWGSOP）	ALM/height²： 男性≤7.23kg/m² 女性≤5.67kg/m²	握力ᵃ： 男性<30kg 女性<20kg	步行速度ᵃ<0.8m/s
美国国立卫生研究院肌少症项目基金会（FNIH）	ALM_BMI： 男性<0.789 女性<0.512	握力： 男性<30kg 女性<20kg	步行速度<0.8m/s
欧洲老年人肌少症研究组（EWGSOP2）	ASM： 男性<20kg 女性<15kg 或 ALM/height²： 男性≤7kg/m² 女性≤5.5kg/m²	握力： 男性<27kg 女性<16kg 或 座椅站立试验： >15秒	步行速度ᵇ≤0.8m/s 或 SPPBᵇ≤8 或 TUGᵇ≥20 秒或 400m 步行试验ᵇ≥6 分钟 / 无法完成

ASM，附肢骨骼肌质量；ASM/height²，附肢骨骼肌质量与身高平方之比；ALM/height²，瘦体重与身高平方之比；ALM_BMI，瘦体重与 BMI 之比；SPPB，简易体能状况量表；TUG，行走-起立计时测试；SD，标准差。

ᵃ作者建议使用肌肉力量和 / 或身体表现来诊断肌少症。

ᵇ作者建议使用身体表现来评估肌少症的严重程度。

10.3　肌肉质量、力量以及功能的评估

目前有多种测试和工具可用于评估肌少症。临床医生应当根据病人的特征（即活动能力、临床状况）、医疗资源的获取和可用性（即社区与医院环境）以及测试的目的（即筛查与诊断）来选择诊断过程中的最佳仪器[14,15]。

■ **筛查试验**

SARC-F 问卷是一个由 5 个项目组成的测试，询问病人最近是否对力量、行走能力、从椅子上站起来和爬楼梯感到有所受限，以及是否有最近跌倒的经历[16]。它是一种经过验证的、经济的、方便的方法，可在临床实践中识别有肌少症风险的工具。然而，鉴于其对低肌力的适度敏感性和高特异性，它特别适用于评估严重型"肌少症"[17]。

最近，欧洲骨质疏松症和骨关节炎临床和经济协会（the European Society for Clinical and Economic Aspects of Osteoporosis and Osteoarthritis, ESCEO）工作组成员建议应用所谓的"红旗"方法[15]。"红旗"是指在标准的医疗咨询中可以轻松快速评估的临床表现，这些表现与肌少症的高可能性密切相关。建议的体征 / 症状 / 条件源于对身体功能（即全身无力、肌肉质量和 / 或力量丧失、疲劳、体重减轻、跌倒）、营养状况和生活方式的评估。如果出现一个或多个"红旗"，便提醒临床医生"肌少症"的风险，并提示进行进一步评估。

■ 肌肉质量

DXA 是一种成熟和安全的技术,可以提供可重复的肌肉质量测量(特别是全身瘦肉组织质量和骨骼肌质量)[18]。但众所周知,DXA 结果的准确性在不同年龄段有所不同,一些条件可能会改变其结果。此外,一些在该领域日益受到关注的身体成分参数(即肌肉内脂肪)无法用 DXA 测量。但即便有这些局限性的存在,鉴于其在临床环境中的便利性和可用性,DXA 至今仍是评估肌少症患者肌肉质量的首选方法[13]。

尽管磁共振成像(magnetic resonance imaging, MRI)和计算机断层扫描(computerized tomography, CT)可能是测量肌肉质量的金标准[15],但由于其成本较大、缺乏便携性、需要专业人员,以及缺乏具体的定义阈值,限制了 MRI 和 CT 在肌少症研究中的应用。

生物电阻抗分析(bioelectrical impedance analysis, BIA)提供了一种间接测量肌肉质量的方法。由于其经济性和便携性,BIA 测量可能比 DXA 更容易获得。然而,该程序最大的局限性是缺乏经过验证的、特定人群的原始测量的参考切点[19,20]。

尽管"肌少症"的可用的定义方式普遍同意使用 DXA 或 BIA,但许多其他评估身体成分和骨骼肌的方法已被提出或正在研究中。在这些方法中,超声可能是研究最多的一种。与 DXA、MRI 和 CT 相比,超声在评估老年受试者的肌肉质量方面显示出良好的可靠性[21]。该技术在评估肌肉数量(即垂直的肌肉厚度和横截面积)和肌肉质量(即回声)方面具有明显的优势。该技术最初用于研究领域,但由于超声检查的广泛性和床边使用,人们对其在常规临床实践中检测肌少症的潜力产生了兴趣[22]。

此外,检测尿液中的肌酸排泄可以直接测量生物体的肌肉质量。

现如今按照每盎司定量给予的用氘标记的肌酸再测定随后在尿样中的含量来评估肌肉质量也引起人们越来越多的兴趣。

关于现有的肌肉质量的测定方法以及其有关的利弊的更详细描述,见表 10.2。

■ 肌肉力量

测定患者的握力是一种简单实惠的方法,且对临床不良结局有很好的预测作用[23],因此在临床上经常被用来测量肌肉力量[15,24]。通过校准的测力计对手握力进行标准化的评估的准确性是由特定的协议来保证的,这些协议证明了测量方法的正确性[25]和人群特定风险阈值的可用性[26]。在 EWGSOP2 文件中[13],座椅站立试验被认为是衡量力量的另一种方法。该测试可以提供下肢肌肉力量的替代指标,其方法是计算患者从坐姿尽快站起来 5 次所需要的时间[8,27]。

■ 身体表现

就预测不良结果的可靠性和敏感性而言[26,28],步态速度也许是最值得推荐的测量个人身体表现的工具。步态速度可以单独测量,也可以作为测试组的一部分。特别是简易体能状况量表(short physical performance battery, SPPB),它对阴性结果具有高度预测性[29],但评估 SPPB 所需的时间(大约 10 分钟)使其不太适合临床实践,而多用于科学研究。在 EWGSOP2 文件[13]中,计时起立测试(Timed Up-and-Go test, TUG)和 400m 步行测试也被列为获取身体表现的有效替代方案。在 TUG[30]中,被测试者被要求从椅子上站起来,沿着轨道走 3m,转身,返回,然后再次坐下。相反,400m 步行测试是定义行动障碍的有效指标。400m 的距离被认为是一个人在日常生活中可以保持行动独立性所能走的距离的代名词。在这个测试中,被测试者被要求以通常的速度在 20m 长的跑道上完成 20 圈。

表 10.2　常用的骨骼肌评估方法的特点

方法	优势	不足
MRI	- 高分辨率 - 可以评估肌肉质量 - 可对肌肉和脂肪定量评估	- 设备昂贵且需要专业人员 - 检查耗时较长 - 对空间要求大 - 只限制于某个身体区域的横断面结果
CT	- 可以评估肌肉质量 - 可对肌肉和脂肪定量评估	- 设备昂贵且需要专业人员 - 检查耗时较长 - 对空间要求大 - 只限制于某个身体区域的横断面结果 - 存在放射线
DXA	- 可对肌肉和脂肪定量评估 - 可用于各种临床环境中 - 检查耗费相对少 - 无需特定场地 - 可分析全身或是某个特定部位的组成成分	- 无法评估肌肉质量 - 对空间要求大 - 存在低剂量射线 - 无法区分水和非附肢肌肉 - 设备昂贵
BIA	- 设备便携性好 - 检查耗费少	- 无法评估肌肉质量 - 准确性差
人体测量	- 检查简单实惠	- 准确性最差
超声	- 检查耗费少 - 可以定性分析特定的肌肉结构	- 设备相对昂贵且需要专业人员 - 只能分析身体的特定区域 - 获得的参数比较有限 - 检查质量依赖操作者的专业水平
肌酸稀释法	- 精确评估全身的肌肉量	- 仅限于在科研领域中使用 - 相关研究较少 - 不能评估身体的特定区域 - 需要专门的实验室和专业人员且比较耗时

MRI，磁共振成像；CT，计算机断层扫描；DXA，双能 X 线吸收计量法；BIA，生物电阻抗分析法。
表格修改自 Pahor 及其同事（The Journal of Nutrition, Health and Ageing, 2009）[81]。

10.4　肌少症的病因

　　肌少症和恶病质（即一种消耗性疾病，会导致体重极度下降和肌肉萎缩，并可能包括身体脂肪的流失；另见下文）的病因是多因素的，且各种因素之间有重叠之处。生活方式、疾病、营养不良和与年龄有关的生物条件（如炎症老化、线粒体变化、神经肌肉接头和肌肉再生潜力减少、内分泌失调、血管功能障碍）对肌少症的发生和发展至关重要[31]。而决定恶病质的主要因素是以严重/终末期疾病（如癌症、慢性阻塞性肺疾病、充血性心力衰竭）和相关疾病（如化疗毒性、术后并发症）的晚期为代表。肌少症和恶病质均提示不良的临床结局。

　　肌少症与跌倒、残疾、入院和死亡有关[32]。35～40 岁后，肌肉质量每年下降 1%～2%，力量下降 1.5%，60 岁后增加到每年下降 3%[33]。在肌肉质量和力量下降的同时，脂肪在 30 岁以后每年增加 0.45 公斤[34]，这种肥胖掩盖了肌少性在极端情况下的肌肉质量的流失[32]。

关于生活方式的因素,久坐和营养不良无疑是决定肌少症的最有力的影响因素之一[35]。因此,体育活动和健康营养在预防和治疗肌肉流失方面起着关键作用。内分泌系统在肌少症的发生发展中也扮演重要角色,如合成代谢激素(即睾酮、雌激素、生长激素和胰岛素样生长因子-1)减少[36],肾素-血管紧张素系统的改变[37],以及维生素 D 缺乏[38]。炎症老化通过以下途径诱发肌少症:①白细胞介素(interleukin, IL)-6 和肿瘤坏死因子-α(tumor-necrosis factor α, TNF)等介质;②线粒体功能紊乱;③氧化应激[39]。在生物学层面,合成代谢和分解代谢过程的不平衡导致蛋白质和肌细胞的损失,然后肌肉质量的损失(主要是 II 型纤维),最后导致肌肉功能下降[40]。

10.5　肌少症的流行病学和预后

尽管现有的定义和诊断阈值存在异质性,但"肌少症"始终是老年人中非常普遍且有害的临床疾病[41]。在不同环境下,其发病率往往有所不同,社区发病率最低(约 10%)[42, 43],疗养院发病率最高(约 40%)[42, 44]。

肌少症对个人及公众健康有重大影响。肌少症通过直接(即肌肉和骨骼之间的功能失调)[45, 46]和间接(即增加跌倒的风险)[47]的影响增加骨折的风险。如前所述,它可预测功能衰退和身体残疾[48],以及住院[49]和疗养院病人的短期和长期死亡率[50],且肌少症患者的生活质量会下降[51]。此外,肌少症也是医疗系统的一个巨大负担,因为它增加了长期住院[52]、入院[53]和医疗费用增加的风险[54, 55]。

从这个角度来看,"肌少症"似乎并不符合经典的年龄相关、独立的疾病特征。考虑到有多因素的病因,并与多种风险因素有关,与衰老密切相关,以及会诱发不良的健康结果,肌少症早已被列为主要的老年综合征之一[56]。肌少症也与其他老年综合征有关,特别是衰弱(一种多层面的医疗状况,其特点是精力储备减少和对压力源的脆弱性增加)[57]。已有人讨论过"肌少症"和"衰弱"的定义可能有所重叠,身体损伤是致残的第一步(图 10.1)[58]。既然肌少症被视为一种老年综合征,其临床管理方法就需要进行全面评估,以实现个性化治疗,正如其他每一个多维度的老年病一样[59]。

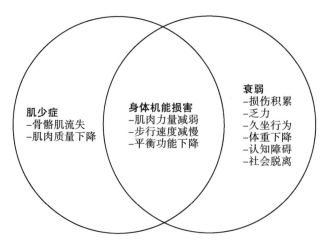

图 10.1　肌少症、身体机能损害和衰弱之间的关系[由 Cesari 和他的同事(Front Aging Neuroscience 2014)在一篇公开的文章中发表,在创作共用署名许可(CC by)的条款下分发]

10.6　肌少症的治疗

　　肌少症已获得 ICD-10-CM 编码，被正式确认为一种病症。肌少症、恶病质和消耗性疾病协会特别小组提出了具体的临床管理建议。该小组要求医生使用有效的工具来筛查肌少症，如 SARC-F 问卷。随后，应确认诊断，测量肌肉力量（如手握力、椅子站立测试）和肌肉质量（通过 DXA、CT 扫描、超声）。一旦确诊，干预措施应旨在增加肌肉质量，特别是改善其功能，其中阻力训练发挥了重要作用[60]。此外，应调整饮食（最终使用营养补充剂），以增加饮食中的蛋白质摄入量，使其超过标准的推荐饮食量（为 0.9g/kg/d 至 1～1.5g/kg/d，在出现分解代谢的情况下可达 2g/kg/d）[61,62]。β- 羟基 β- 甲基丁酸盐（β-hydroxy β-methylbutyrate，HMB）已被证实可以增加肌少症患者的肌肉质量和功能[63]。补充维生素 D 对缺乏维生素 D 的人也有较好的效果[64]。目前不建议在没有性腺功能低下的情况下使用睾丸激素，尽管雄激素肯定对肌肉有合成作用，目前没有强有力证据支持其在肌少症患者中可以安全使用[65]。同样，抗肌肽抑制剂和作用于生长激素轴的分子前景较好，但仍缺乏足够证据支持其临床应用[66,67]。抗细胞因子 / 肌动素治疗包括针对促炎因子的抗体（如抗 TNF-α、抗 IL-1、抗 IL-6）可以限制骨骼肌质量的流失。例如，抗 TNF 抗体英夫利西单抗对治疗克罗恩病并发肌少症的患者有积极效果[68]。抗 IL-6（影响能量平衡和肌肉底物利用）的药物对某些特定形式的恶病质有效（如司妥西单抗可减少卵巢癌、前列腺癌和肺癌患者厌食和恶病质的发生）[69]。

10.7　恶病质概述

　　恶病质（cachexia）源于希腊语的 kakos（即坏）和 hexis（即条件），是一种复杂的多因素综合征，其特点是潜在的严重疾病导致体重严重下降（12 个月内体重下降大于 5%）[70]。癌症、慢性心力衰竭、慢性肾衰竭和慢性阻塞性肺疾病是导致恶病质特定表型的常见基础疾病。也有继发于类风湿性关节炎和 HIV 的恶病质案例。

　　继发于肌肉质量下降的体重减轻（与脂肪质量下降有关或无关）是恶病质的主要临床表现和诊断标准。5 个次要标准满足 3 个也可确定诊断（表 10.3）。次要标准是肌肉质量下降（即疲劳、低无脂质量指数、肌肉力量下降）和炎症（即厌食和生化异常），并根据所涉及的主要病理生理机制来定义。2010 年，欧洲临床营养与代谢学会（European Society for Clinical Nutrition and Metabolism，ESPEN）[71]完善了现有的定义，将恶病质的不同阶段纳入其中（表10.4），以便于更早地识别并治疗。

表 10.3　Evans 及其同事提出的成人恶病质的定义（Clinical Nutrition, 2008）

主要标准	可以明确诊断
体重下降	在有基础疾病的情况下，12 个月内体重减少大于 5%，如果不能证明体重减少，BMI <20kg/m² 也可诊断

次要标准	诊断须至少满足 3 条
肌肉质量下降	握力差
疲乏	因劳累而产生的身体和 / 或精神疲惫。不能以同样的强度继续运动，从而导致身体素质下降

续表

次要标准	诊断须至少满足3条
厌食	食物摄入量少(即总热量摄入低于20kcal/kg/d;低于平时食物摄入量的70%)或食欲不佳
低无脂质量指数	瘦肉组织消耗(即中上臂肌肉围度低,附肢骨骼肌少)。
生化异常	炎症指标升高(CRP > 5.0mg/L;IL-6 > 4.0pg/mL)

表10.4　成人恶病质的分期

ESPEN-SIG(2010)	恶病质前期	必须具备以下所有标准: − 在过去6个月内,体重无故减少5% − 潜在的慢性疾病 − 慢性或复发性系统性炎症反应[a] − 厌食或厌食相关症状
Evans et al. 2008	轻度恶病质	− 在过去12个月内,体重无故减少5%
	中度恶病质	− 在过去12个月内,体重无故减少10%
	严重恶病质	− 在过去12个月内,体重无故减少15%

[a] 癌症、慢性心力衰竭、慢性呼吸道疾病、肝衰竭、慢性肾脏疾病、类风湿性关节炎和艾滋病。修改自 Muscaritoli 等(Clinical Nutrition, 2010)。

10.8　恶病质的病因

无论病因如何,肌肉质量下降都是恶病质最显著的特征。它主要继发于骨骼肌蛋白的加速分解[72]。蛋白不同分解机制参与了加速的肌肉消瘦,其中泛素依赖性途径最重要。

全身性炎症是恶病质中肌肉蛋白分解的驱动因素[73]。它可由急性疾病、免疫学异常和不断增长的脂肪组织产生的促炎症和抗炎症细胞因子之间的不平衡引起[74]。

厌食症导致食物摄入量减少,从而使体重下降而导致恶病质。它被定义为进食欲望的减少(或丧失)[75]。与恶病质有关的厌食症与神经性厌食症不同,它定义的前提是原发性分解代谢状况的存在,其成因是复杂的、多因素的;主要机制是下丘脑轴对食欲和饱腹感刺激的不适当反应,其他因素(如抑郁症、疼痛、吞咽困难)也可能在其发生中起作用[76]。

营养不良(即营养物质的缺乏、不平衡或过剩对身体形态和功能造成不利影响并产生负面临床结果的一种营养状态)也是恶病质的另一个主要组成部分[77]。但是,值得注意的是,并非所有营养不良的病人都有恶病质,但所有恶病质的病人都存在营养不良。

10.9　恶病质和肌少症的异同

对比恶病质和肌少症,可以清楚地看到这两种病症非常接近。这两种病症都有一个类似的生物机制,其中有几个因素相互作用(即年龄、合并症、代谢异常)。此外,两者又可互为因果,肌少症和恶病质可以被认为是肌肉衰退同一过程的一部分,并导致了负面的临床结局。然而,在临床实践中,要评估和区分两者在肌肉质量和功能损失中的具体贡献比例比较困难,甚至是不可能的。

两种疾病的差异总结在下表(表 10.5)。尽管这两种情况都有肌肉质量下降,但在恶病质中,这一过程通常是快速和急性的。而在肌少症中,这一过程是渐进的和逐步的。轻度炎症被认为是导致肌少症的因素之一,但炎症在恶病质中更为突出,它是恶病质的核心特征。

表 10.5　肌少症和恶病质的比较(Argilès 及其同事们修订)

	肌少症	恶病质
体重下降	可存在	可存在
肌肉质量	下降	下降
脂肪质量	升高	下降
潜在的分解代谢疾病	有或无	有
系统性炎症	+	+++
厌食	+	++
静息能量消耗	下降	升高
肌肉蛋白降解	+++	+
肌肉蛋白合成下降	有	有或无
胰岛素抵抗	有	有

恶病质和肌少症之间重叠的部分对治疗策略有重要指导意义。目前的研究正在探索药物和非药物治疗方案,旨在通过作用于共同的生物机制来减少两者造成的肌肉损失。

10.10　恶病质的治疗

和肌少症一样,恶病质的最终治疗目标仍是减少肌肉质量和功能的丧失。鉴于这两种疾病的发病机制复杂,治疗方法必须始终考虑不同的因素,包括年龄、合并症、药物、炎症状况、代谢、营养状况和生活方式。

由于他们存在共同的生物学机制,一些针对肌少症的治疗方法在治疗恶病质方面也显示出一定的效果。例如,阿那莫林可以增加体重和瘦体重,同时缓解一些恶病质的症状;但它对肌肉力量的恢复没有效果[78]。依诺布沙姆对肌少症或恶病质患者的身体组成成分有类似影响,但同样对肌肉功能没有影响[79-81]。以 MABp1 为靶点的抗炎生物制剂对防止癌症引起的肌肉流失有好处,但没有体现出对肌肉功能上的增益[82]。最近的研究集中在抗microRNAs(miRs)制剂在减少肌肉损失方面的潜在作用[83,84]。

我们看到,恶病质的生物治疗对肌肉功能并没有改善,这可能是由于慢性疾病和全身性炎症改变了肌肉质量和肌肉力量之间的关系[79]。因此,只有同时使用营养代谢干预以及体育锻炼结合的多模式治疗方法对抗肌肉萎缩,生物治疗的潜在益处才能更好地发挥。同时,我们也不能忽视基础代谢状况(恶病质的主要原因)的重要性。

10.11　急性肌少症

急性疾病、住院后不活动或卧床休息期对肌肉质量和功能有很大的影响。一项研究表明，在老年健康患者卧床 10 天后，肌肉蛋白合成（每小时减少 0.027%）、肌肉质量（全身瘦体重减少 1.5kg）和力量（下降 19N/m/s）均明显下降[85]。与年轻人相比，在老年人中卧床对肌肉质量的影响尤其突出[86]。不活动引起的肌肉质量损失在不活动的最初阶段更为迅速，主要影响下半身的肌肉组织[86, 87]。与恶病质不同的是，长期卧床会通过抑制蛋白质合成而引起肌肉质量的损失[88]。

内分泌失调和系统性炎症在急性疾病中导致肌肉质量和功能迅速下降。例如，脓毒症与内分泌的改变、炎症细胞因子的上升和肌肉功能的下降有关[89]。手术、外伤和烧伤对肌肉也有类似影响[90]。

在最近的一篇综述中，Welsh 及其同事[91]指出，在重大临床事件（即急性疾病、手术、创伤、烧伤）中，活动减少、全身炎症和内分泌改变等综合影响可能会导致继发性肌少症[92]。这种情况被定义为急性肌少症，是指"在重大临床事件发生后的 28 天内，肌肉质量和功能的变化足以达到先前定义的肌少症标准"。在恢复过程中，个人的肌肉功能和质量可能会也可能不会恢复到他/她患病前的水平。换句话说，急性肌少症可导致"通常"的慢性肌少症。

我们需要进一步研究，以确定与急性肌少症有关的风险因素和长期预后，同时我们也需要进行针对急性肌少症的干预性研究。病人个体（减少发展成慢性肌少症的风险）和卫生系统（限制住院时间和康复费）都可以从预防和治疗急性肌少症中获益。

结论

肌少症的概念自 20 多年前提出以来已有所变化，不仅包括肌肉附属物质量减少，还包括肌肉功能的丧失。在过去几年里，人们开发并验证了多种筛查和诊断"肌少症"的方法。因其为患者乃至公共卫生系统带来重大负担，人们对这种疾病越来越关注，肌少症现在被分类为不同的形式（原发性与继发性、疾病与综合征、急性与慢性）。越来越多文献显示，在临床或研究领域骨骼肌的数量和质量与恶病质高度相关。

衰老和衰弱与所有这些形式的肌肉流失有关，这些形式的肌肉损失在其病理生理机制中似乎有共同通路，可能有利于治疗方案的发展。对于临床医生来说，熟悉这些最新进展并调整他们的日常工作以适应对患者肌肉健康的评估是至关重要的。如今我们可以通过许多仪器和手段在不同场所和地点对患者的肌肉状况进行评估，这也是如今医务工作者的义务。

要点

- 肌少症是一种多因素疾病，在老年人中非常普遍，主要表现为肌肉质量和重量的下降。

- 恶病质的定义是由于潜在的严重疾病导致的严重体重下降，与肌少症有部分重叠。

- 急性肌少症在老年重症患者中存在并具有重要的临床意义。

- 个体化的干预措施，增加肌肉力量和功能，可以减少肌少症对个人和医疗系统的负面影响。

- 肌少症的筛查和评估应成为临床日常工作的一部分。

（缪生辉 译，严静 李莉 审校）

参考文献

1. M. Pahor M. Sarcopenia: clinical evaluation, biological markers and other evaluation tools. J Nutr Health Aging. 2009;13(8):724. https://doi.org/10.1007/s12603-009-0204-9

2. Sm K-B, Vc M. V B. computed tomography-defined muscle and fat wasting are associated with cancer clinical outcomes. Semin Cell Dev Biol. https://doi.org/10.1016/j.semcdb.2015.09.001.

3. van Vledder MG, Levolger S, Ayez N, Verhoef C, Tran TCK, IJzermans JNM. Body composition and outcome in patients undergoing resection of colorectal liver metastases. BJS Br J Surg. 2012;99(4):550–7. https://doi.org/10.1002/bjs.7823.

4. Rosenberg IH. Sarcopenia: origins and clinical relevance. J Nutr. 1997;127(5 Suppl):990S–1S. https://doi.org/10.1093/jn/127.5.990S.

5. Baumgartner RN, Koehler KM, Gallagher D, et al. Epidemiology of sarcopenia among the elderly in New Mexico. Am J Epidemiol. 1998;147(8):755–63. https://doi.org/10.1093/oxfordjournals.aje.a009520.

6. Newman AB, Kupelian V, Visser M, et al. Strength, but not muscle mass, is associated with mortality in the health, aging and body composition study cohort. J Gerontol A Biol Sci Med Sci. 2006;61(1):72–7. https://doi.org/10.1093/gerona/61.1.72.

7. Visser M, Kritchevsky SB, Goodpaster BH, et al. Leg muscle mass and composition in relation to lower extremity performance in men and women aged 70 to 79: the health, aging and body composition study. J Am Geriatr Soc. 2002;50(5):897–904. https://doi.org/10.1046/j.1532-5415.2002.50217.x.

8. Cesari M, Kritchevsky SB, Newman AB, et al. Added value of physical performance measures in predicting adverse health-related events: results from the health, aging, and body composition study. J Am Geriatr Soc. 2009;57(2):251–9. https://doi.org/10.1111/j.1532-5415.2008.02126.x.

9. Lauretani F, Russo CR, Bandinelli S, et al. Age-associated changes in skeletal muscles and their effect on mobility: an operational diagnosis of sarcopenia. J Appl Physiol. 2003;95(5):1851–60. https://doi.org/10.1152/japplphysiol.00246.2003.

10. Cruz-Jentoft AJ, Baeyens JP, Bauer JM, et al. Sarcopenia: European consensus on definition and diagnosis. Age Ageing. 2010;39(4):412–23. https://doi.org/10.1093/ageing/afq034.

11. Studenski SA, Peters KW, Alley DE, et al. The FNIH Sarcopenia project: rationale, study description, conference recommendations, and final estimates. J Gerontol A Biol Sci Med Sci. 2014;69(5):547–58. https://doi.org/10.1093/gerona/glu010.

12. Anker SD, Morley JE, von Haehling S. Welcome to the ICD-10 code for sarcopenia. J Cachexia Sarcopenia Muscle. 2016;7(5):512–4. https://doi.org/10.1002/jcsm.12147.

13. Cruz-Jentoft AJ, Bahat G, Bauer J, et al. Sarcopenia: revised European consensus on definition and diagnosis. Age Ageing. 2019;48(1):16–31. https://doi.org/10.1093/ageing/afy169.

14. Cesari M, Vellas B. Sarcopenia: a novel clinical condition or still a matter for research? J Am Med Dir Assoc. 2012;13(9):766–7. https://doi.org/10.1016/j.jamda.2012.07.020.

15. Beaudart C, McCloskey E, Bruyère O, et al. Sarcopenia in daily practice: assessment and management. BMC Geriatr. 2016;16 https://doi.org/10.1186/s12877-016-0349-4.

16. Malmstrom TK, Miller DK, Simonsick EM, Ferrucci L, Morley JE. SARC-F: a symptom score to predict persons with sarcopenia at risk for poor functional outcomes. J Cachexia Sarcopenia Muscle. 2016;7(1):28–36. https://doi.org/10.1002/jcsm.12048.

17. Bahat G, Yilmaz O, Kılıç C, Oren MM, Karan MA. Performance of SARC-F in regard to Sarcopenia definitions, muscle mass and functional measures. J Nutr Health Aging. 2018;22(8):898–903. https://doi.org/10.1007/s12603-018-1067-8.

18. Validity of fan-beam dual-energy X-ray absorptiometry for measuring fat-free mass and leg muscle mass. Health, Aging, and Body Composition Study--Dual-Energy X-ray Absorptiometry and Body Composition Working Group - PubMed. Accessed 1 Sep, 2020. https://pubmed.ncbi.nlm.nih.gov/10517786/

19. Reiss J, Iglseder B, Kreutzer M, et al. Case finding for sarcopenia in geriatric inpatients: performance of bioimpedance analysis in comparison to dual X-ray absorptiometry. BMC Geriatr. 2016;16 https://doi.org/10.1186/s12877-016-0228-z.

20. Gonzalez MC, Heymsfield SB. Bioelectrical impedance analysis for diagnosing sarcopenia and cachexia: what are we really estimating? J Cachexia Sarcopenia Muscle. 2017;8(2):187–9. https://doi.org/10.1002/jcsm.12159.

21. Nijholt W, Scafoglieri A, Jager-Wittenaar H, Hobbelen JSM, van der Schans CP. The reliability and validity of ultrasound to quantify muscles in older adults: a systematic review. J Cachexia Sarcopenia Muscle. 2017;8(5):702–12. https://doi.org/10.1002/jcsm.12210.

22. Ticinesi A, Narici MV, Lauretani F, et al. Assessing sarcopenia with vastus lateralis muscle ultrasound: an operative protocol. Aging Clin Exp Res. 2018;30(12):1437–43. https://doi.org/10.1007/

s40520-018-0958-1.

23. Leong DP, Teo KK, Rangarajan S, et al. Prognostic value of grip strength: findings from the prospective urban rural epidemiology (PURE) study. Lancet Lond Engl. 2015;386(9990):266–73. https://doi.org/10.1016/S0140-6736(14)62000-6.

24. Rossi AP, Fantin F, Micciolo R, et al. Identifying sarcopenia in acute care setting patients. J Am Med Dir Assoc. 2014;15(4):303.e7–12. https://doi.org/10.1016/j.jamda.2013.11.018

25. Patrizio E, Calvani R, Marzetti E, Cesari M. Physical functional assessment in older adults. J Frailty Aging. 2021;10(2):141–9. https://doi.org/10.14283/jfa.2020.61

26. Roberts HC, Denison HJ, Martin HJ, et al. A review of the measurement of grip strength in clinical and epidemiological studies: towards a standardised approach. Age Ageing. 2011;40(4):423–9. https://doi.org/10.1093/ageing/afr051.

27. Jones CJ, Rikli RE, Beam WC. A 30-s chair-stand test as a measure of lower body strength in community-residing older adults. Res Q Exerc Sport. 1999;70(2):113–9. https://doi.org/10.1080/027 01367.1999.10608028.

28. Studenski S, Perera S, Patel K, et al. Gait speed and survival in older adults. JAMA. 2011;305(1):50–8. https://doi.org/10.1001/jama.2010.1923.

29. Pavasini R, Guralnik J, Brown JC, et al. Short physical performance battery and all-cause mortality: systematic review and meta-analysis. BMC Med. 2016;14(1):215. https://doi.org/10.1186/s12916-016-0763-7.

30. Podsiadlo D, Richardson S. The timed "up & go": a test of basic functional mobility for frail elderly persons. J Am Geriatr Soc. 1991;39(2):142–8. https://doi.org/10.1111/j.1532-5415.1991.tb01616.x.

31. Sarcopenia: an undiagnosed condition in older adults. current consensus definition: prevalence, etiology, and consequences. J Am Med Dir Assoc. 2011;12(4):249–56. https://doi.org/10.1016/j.jamda.2011.01.003

32. Rolland Y, Czerwinski S, van Kan GA, et al. Sarcopenia: its assessment, etiology, pathogenesis, consequences and future perspectives. J Nutr Health Aging. 2008;12(7):433–50. https://doi.org/10.1007/BF02982704.

33. Landi F, Calvani R, Tosato M, et al. Age-related variations of muscle mass, strength, and physical performance in community-dwellers: results from the milan EXPO survey. J Am Med Dir Assoc. 2017;18(1):88.e17–24. https://doi.org/10.1016/j.jamda.2016.10.007

34. Forbes GB. Longitudinal changes in adult fat-free mass: influence of body weight. Am J Clin Nutr. 1999;70(6):1025–31. https://doi.org/10.1093/ajcn/70.6.1025.

35. Skeletal muscle loss: cachexia, sarcopenia, and inactivity | The American Journal of Clinical Nutrition | Oxford Academic. Accessed 29 Sep, 2020. https://academic-oup-com.pros.lib.unimi.it/ajcn/article/91/4/1123S/4597225

36. Sakuma K, Yamaguchi A. Sarcopenia and cachexia: the adaptations of negative regulators of skeletal muscle mass. J Cachexia Sarcopenia Muscle. 2012;3(2):77–94. https://doi.org/10.1007/s13539-011-0052-4.

37. Carter CS, Onder G, Kritchevsky SB, Pahor M. Angiotensin-converting enzyme inhibition intervention in elderly persons: effects on body composition and physical performance. J Gerontol Ser A. 2005;60(11):1437–46. https://doi.org/10.1093/gerona/60.11.1437.

38. Cesari M, Incalzi RA, Zamboni V, Pahor M. Vitamin D hormone: a multitude of actions potentially influencing the physical function decline in older persons. Geriatr Gerontol Int. 2011;11(2):133–42. https://doi.org/10.1111/j.1447-0594.2010.00668.x.

39. Marzetti E, Calvani R, Cesari M, et al. Mitochondrial dysfunction and sarcopenia of aging: from signaling pathways to clinical trials. Int J Biochem Cell Biol. 2013;45(10):2288–301. https://doi.org/10.1016/j.biocel.2013.06.024.

40. Marzetti E, Lees HA, Wohlgemuth SE, Leeuwenburgh C. Sarcopenia of aging: underlying cellular mechanisms and protection by calorie restriction. BioFactors Oxf Engl. 2009;35(1):28–35. https://doi.org/10.1002/biof.5.

41. Iannuzzi-Sucich M, Prestwood KM, Kenny AM. Prevalence of sarcopenia and predictors of skeletal muscle mass in healthy, older men and women. J Gerontol A Biol Sci Med Sci. 2002;57(12):M772–7. https://doi.org/10.1093/gerona/57.12.m772.

42. Papadopoulou SK, Tsintavis P, Potsaki G, Papandreou D. Differences in the prevalence of Sarcopenia in community-dwelling, nursing home and hospitalized individuals. A systematic review and meta-analysis. J Nutr Health Aging. 2020;24(1):83–90. https://doi.org/10.1007/s12603-019-1267-x.

43. Shafiee G, Keshtkar A, Soltani A, Ahadi Z, Larijani B, Heshmat R. Prevalence of sarcopenia in the world: a systematic review and meta- analysis of general population studies. J Diabetes Metab Disord. 2017;16 https://doi.org/10.1186/s40200-017-0302-x.

44. Shen Y, Chen J, Chen X, Hou L, Lin X, Yang M. Prevalence and associated factors of Sarcopenia in nursing home residents: a systematic review and meta-analysis. J Am Med Dir Assoc. 2019;20(1):5–13. https://doi.org/10.1016/j.jamda.2018.09.012.

45. Cianferotti L, Brandi ML. Muscle-bone interactions: basic and clinical aspects. Endocrine. 2014;45(2):165–77. https://doi.org/10.1007/s12020-013-0026-8.

46. Brotto M, Johnson ML. Endocrine crosstalk between muscle and bone. Curr Osteoporos Rep. 2014;12(2):135–41. https://doi.org/10.1007/s11914-014-0209-0.

47. Bischoff-Ferrari HA, Orav JE, Kanis JA, et al. Comparative performance of current definitions of sarcopenia against the prospective incidence of falls among community-dwelling seniors age 65 and older. Osteoporos Int J Establ Result Coop Eur Found Osteoporos Natl Osteoporos Found USA. 2015;26(12):2793–802. https://doi.org/10.1007/s00198-015-3194-y.

48. Tanimoto Y, Watanabe M, Sun W, et al. Association of sarcopenia with functional decline in community-dwelling elderly subjects in Japan. Geriatr Gerontol Int. 2013;13(4):958–63. https://doi.org/10.1111/ggi.12037.

49. Vetrano DL, Landi F, Volpato S, et al. Association of sarcopenia with short- and long-term mortality in older adults admitted to acute care wards: results from the CRIME study. J Gerontol A Biol Sci Med Sci. 2014;69(9):1154–61. https://doi.org/10.1093/gerona/glu034.

50. Landi F, Liperoti R, Fusco D, et al. Prevalence and risk factors of sarcopenia among nursing home older residents. J Gerontol A Biol Sci Med Sci. 2012;67(1):48–55. https://doi.org/10.1093/gerona/glr035.

51. Rizzoli R, Reginster J-Y, Arnal J-F, et al. Quality of life in sarcopenia and frailty. Calcif Tissue Int. 2013;93(2):101–20. https://doi.org/10.1007/s00223-013-9758-y.

52. Sousa AS, Guerra RS, Fonseca I, Pichel F, Amaral TF. Sarcopenia and length of hospital stay. Eur J Clin Nutr. 2016;70(5):595–601. https://doi.org/10.1038/ejcn.2015.207.

53. Hirani V, Blyth F, Naganathan V, et al. Sarcopenia is associated with incident disability, institutionalization, and mortality in community-dwelling older men: the Concord health and ageing in men project. J Am Med Dir Assoc. 2015;16(7):607–13. https://doi.org/10.1016/j.jamda.2015.02.006.

54. Sheetz KH, Waits SA, Terjimanian MN, et al. Cost of major surgery in the sarcopenic patient. J Am Coll Surg. 2013;217(5):813–8. https://doi.org/10.1016/j.jamcollsurg.2013.04.042.

55. Janssen I, Shepard DS, Katzmarzyk PT, Roubenoff R. The healthcare costs of sarcopenia in the United States. J Am Geriatr Soc. 2004;52(1):80–5. https://doi.org/10.1111/j.1532-5415.2004.52014.x.

56. Cruz-Jentoft AJ, Landi F, Topinková E. Michel J-P. Understanding sarcopenia as a geriatric syndrome: Curr Opin Clin Nutr Metab Care. 2010;13(1):1–7. https://doi.org/10.1097/MCO.0b013e328333c1c1.

57. Clegg A, Young J, Iliffe S, Rikkert MO, Rockwood K. Frailty in elderly people. Lancet. 2013;381(9868):752–62. https://doi.org/10.1016/S0140-6736(12)62167-9.

58. Cesari M, Landi F, Vellas B, Bernabei R, Marzetti E. Sarcopenia and physical frailty: two sides of the same coin. Front Aging Neurosci. 2014;6 https://doi.org/10.3389/fnagi.2014.00192.

59. Pitkälä KH, Laurila JV, Strandberg TE, Tilvis RS. Multicomponent geriatric intervention for elderly inpatients with delirium: a randomized, controlled trial. J Gerontol A Biol Sci Med Sci. 2006;61(2):176–81. https://doi.org/10.1093/gerona/61.2.176.

60. Vlietstra L, Hendrickx W, Waters DL. Exercise interventions in healthy older adults with sarcopenia: a systematic review and meta-analysis. Australas J Ageing. 2018;37(3):169–83. https://doi.org/10.1111/ajag.12521.

61. Bauer J, Biolo G, Cederholm T, et al. Evidence-based recommendations for optimal dietary protein intake in older people: a position paper from the PROT-AGE study group. J Am Med Dir Assoc. 2013;14(8):542–59. https://doi.org/10.1016/j.jamda.2013.05.021.

62. Bauer JM, Verlaan S, Bautmans I, et al. Effects of a vitamin D and leucine-enriched whey protein nutritional supplement on measures of Sarcopenia in older adults, the PROVIDE study: a randomized, double-blind, placebo-controlled trial. J Am Med Dir Assoc. 2015;16(9):740–7. https://doi.org/10.1016/j.jamda.2015.05.021.

63. Bear DE, Langan A, Dimidi E, et al. β-Hydroxy-β-methylbutyrate and its impact on skeletal muscle mass and physical function in clinical practice: a systematic review and meta-analysis. Am J Clin Nutr. 2019;109(4):1119–32. https://doi.org/10.1093/ajcn/nqy373.

64. Beaudart C, Buckinx F, Rabenda V, et al. The effects of vitamin D on skeletal muscle strength, muscle mass and muscle power: a systematic review and meta-analysis of randomized controlled trials. J Clin Endocrinol Metab;11.

65. Skinner JW, Otzel DM, Bowser A, et al. Muscular responses to testosterone replacement vary by administration route: a systematic review and meta-analysis. J Cachexia Sarcopenia Muscle. 2018;9(3):465–81. https://doi.org/10.1002/jcsm.12291.

66. Anker SD, Coats AJS, Morley JE. Evidence for partial pharmaceutical reversal of the cancer anorexia–cachexia syndrome: the case of anamorelin. J Cachexia Sarcopenia Muscle. 2015;6(4):275–7. https://doi.org/10.1002/jcsm.12063.

67. Kouw IWK, Groen BBL, Smeets JSJ, et al. One week of hospitalization following elective hip surgery induces substantial muscle atrophy in older patients. J Am Med Dir Assoc. 2019;20(1):35–42.

https://doi.org/10.1016/j.jamda.2018.06.018.

68. Ticinesi A, Meschi T, Narici MV, Lauretani F, Maggio M. Muscle ultrasound and Sarcopenia in older individuals: a clinical perspective. J Am Med Dir Assoc. 2017;18(4):290–300. https://doi.org/10.1016/j.jamda.2016.11.013.

69. Shankaran M, Czerwieniec G, Fessler C, et al. Dilution of oral D3-Creatine to measure creatine pool size and estimate skeletal muscle mass: development of a correction algorithm. J Cachexia Sarcopenia Muscle. 2018;9(3):540–6. https://doi.org/10.1002/jcsm.12278.

70. Evans WJ, Morley JE, Argilés J, et al. Cachexia: a new definition. Clin Nutr Edinb Scotl. 2008;27(6):793–9. https://doi.org/10.1016/j.clnu.2008.06.013.

71. Muscaritoli M, Anker SD, Argilés J, et al. Consensus definition of sarcopenia, cachexia and pre-cachexia: joint document elaborated by Special Interest Groups (SIG) "cachexia-anorexia in chronic wasting diseases" and "nutrition in geriatrics". Clin Nutr Edinb Scotl. 2010;29(2):154–9. https://doi.org/10.1016/j.clnu.2009.12.004.

72. Biolo G, Cederholm T, Muscaritoli M. Muscle contractile and metabolic dysfunction is a common feature of sarcopenia of aging and chronic diseases: from sarcopenic obesity to cachexia. Clin Nutr. 2014;33(5):737–48. https://doi.org/10.1016/j.clnu.2014.03.007.

73. Deans C, Wigmore SJ. Systemic inflammation, cachexia and prognosis in patients with cancer. Curr Opin Clin Nutr Metab Care. 2005;8(3):265–9. https://doi.org/10.1097/01.mco.0000165004.93707.88.

74. Prins JB. Adipose tissue as an endocrine organ. Best Pract Res Clin Endocrinol Metab. 2002;16(4):639–51. https://doi.org/10.1053/beem.2002.0222.

75. Chapman IM, MacIntosh CG, Morley JE, Horowitz M. The anorexia of ageing. Biogerontology. 2002;3(1):67–71. https://doi.org/10.1023/A:1015211530695.

76. Cancer anorexia: clinical implications, pathogenesis, and therapeutic strategies. - Abstract - Europe PMC. Accessed 2 Sep, 2020. https://europepmc.org/article/med/14602249

77. Lochs H, Allison SP, Meier R, et al. Introductory to the ESPEN guidelines on enteral nutrition: terminology, Definitions and General Topics. Clin Nutr. 2006;25(2):180–6. https://doi.org/10.1016/j.clnu.2006.02.007.

78. Garcia JM, Boccia RV, Graham CD, et al. Anamorelin for patients with cancer cachexia: an integrated analysis of two phase 2, randomised, placebo-controlled, double-blind trials. Lancet Oncol. 2015;16(1):108–16. https://doi.org/10.1016/S1470-2045(14)71154-4.

79. Dobs AS, Boccia RV, Croot CC, et al. Effects of enobosarm on muscle wasting and physical function in patients with cancer: a double-blind, randomised controlled phase 2 trial. Lancet Oncol. 2013;14(4):335–45. https://doi.org/10.1016/S1470-2045(13)70055-X.

80. Dubois V, Simitsidellis I, Laurent MR, et al. Enobosarm (GTx-024) modulates adult skeletal muscle mass independently of the androgen receptor in the satellite cell lineage. Endocrinology. 2015;156(12):4522–33. https://doi.org/10.1210/en.2015-1479.

81. Enobosarm (GTx-024) Modulates Adult Skeletal Muscle Mass Independently of the Androgen Receptor in the Satellite Cell Lineage | Endocrinology | Oxford Academic. Accessed 29 Sep, 2020. https://academic-oup-com.pros.lib.unimi.it/endo/article/156/12/4522/2422756

82. Hong DS, Hui D, Bruera E, et al. MABp1, a first-in-class true human antibody targeting interleukin-1α in refractory cancers: an open-label, phase 1 dose-escalation and expansion study. Lancet Oncol. 2014;15(6):656–66. https://doi.org/10.1016/S1470-2045(14)70155-X.

83. McCarthy JJ. The role of microRNAs in skeletal muscle health and disease. Front Biosci. 2015;20(1):37–77. https://doi.org/10.2741/4298.

84. He WA, Calore F, Londhe P, Canella A, Guttridge DC, Croce CM. Microvesicles containing miR-NAs promote muscle cell death in cancer cachexia via TLR7. Proc Natl Acad Sci U S A. 2014;111(12):4525–9. https://doi.org/10.1073/pnas.1402714111.

85. Kortebein P, Ferrando A, Lombeida J, Wolfe R, Evans WJ. Effect of 10 days of bed rest on skeletal muscle in healthy older adults. JAMA. 2007;297(16):1772–4. https://doi.org/10.1001/jama.297.16.1772-b.

86. Ferrando AA, Tipton KD, Bamman MM, Wolfe RR. Resistance exercise maintains skeletal muscle protein synthesis during bed rest. J Appl Physiol Bethesda Md 1985. 1997;82(3):807–10. https://doi.org/10.1152/jappl.1997.82.3.807

87. LeBlanc AD, Schneider VS, Evans HJ, Pientok C, Rowe R, Spector E. Regional changes in muscle mass following 17 weeks of bed rest. J Appl Physiol Bethesda Md 1985. 1992;73(5):2172–8. https://doi.org/10.1152/jappl.1992.73.5.2172

88. Symons TB, Sheffield-Moore M, Chinkes DL, Ferrando AA, Paddon-Jones D. Artificial gravity maintains skeletal muscle protein synthesis during 21 days of simulated microgravity. J Appl Physiol. 2009;107(1):34–8. https://doi.org/10.1152/japplphysiol.91137.2008.

89. Brough W, Horne G, Blount A, Irving MH, Jeejeebhoy KN. Effects of nutrient intake, surgery, sepsis, and long term administration of steroids on muscle function. Br Med J Clin Res Ed. 1986;293(6553):983–8.

90. Finnerty CC, Mabvuure NT, Ali A, Kozar RA, Herndon DN. The surgically induced stress response. JPEN J Parenter Enteral Nutr. 2013;37(5 0):21S–9S. https://doi.org/10.1177/0148607113496117

91. Welch CK, Hassan-Smith ZA, Greig CM, Lord JA, Jackson T. Acute Sarcopenia Secondary to Hospitalisation - An Emerging Condition Affecting Older Adults. Aging Dis. 2018;9(1):151–64. https://doi.org/10.14336/AD.2017.0315

92. English KL, Paddon-Jones D. Protecting muscle mass and function in older adults during bed rest. Curr Opin Clin Nutr Metab Care. 2010;13(1):34–9. https://doi.org/10.1097/MCO.0b013e328333aa66.

第 11 章 老年综合征：衰弱

R. Walford, T. Lawton, and A. Clegg

目录

🔊 **学习目标**

- 了解衰弱的定义和病理生理学。
- 了解衰弱的两个参考标准模型:表型模型和累积缺陷模型。
- 理解这两种模式的临床局限性,并了解评估重症患者衰弱程度的其他简单工具。
- 了解我国人口老龄化的影响,以及衰弱在重症医学病房的流行病学。
- 了解衰弱在重症监护中的临床作用,包括其在分诊决策、预测预后和确定治疗干预人群中的作用,以及其未来作为治疗靶点的潜在作用。

11.1 引言

世界范围内的人口老龄化正在迅速加快,对医疗服务的规划和提供产生了重大影响。伴随着全球人口老龄化,入住重症医学病房(ICU)的老年人比例明显增加[1]。然而,年龄并不是预测不良预后的通用指标,与相同年龄的人相比,衰弱的概念能更准确地识别出老年人在不良预后方面的风险增加。衰弱概括了老年人对压力事件的不同脆弱性,有助于解释为什么一些老年人更有弹性,能够经受住压力,而其他人只需要一个小的伤害,如一个简单的感染,就会引发他们的健康发生突然的、不相称的变化[2]。

在全球范围内,老年人衰弱发病率从7%到26%不等[3],而且这些衰弱人群跌倒、残疾和死亡的风险更高。衰弱的老年人在国际上被认为是保健和社会护理服务的核心用户,占医疗保健支出的很大比例[4]。在过去20年,为了提高我们对衰弱的病理生理学及其对医疗服务影响的理解,研究有了相当大的扩展,因为过去医疗服务主要是为了满足患有单一长期疾病的年轻人的需求。在这一章中,我们讨论了衰弱的定义、病理生理学和流行病学,以及目前评估老年重症患者衰弱的工具,同时关注在重症患者中认识衰弱的临床重要性。

11.2 衰弱的定义和病理生理学

衰弱是一种以生物储备丧失、生理机制失效以及对一系列不良后果脆弱性增加为特征的状态。它的发展是与衰老相关的多个生理系统加速衰退的结果。这种累积的生理衰退会减少体内平衡储备,直到打击引发健康状况不成比例的显著变化[5]。例如,一种新的药物、一个"小"手术或一次感染都会导致功能明显恶化,以及从独立到依赖、活动到不活动、清醒到神志不清的转变(图 11.1)[6]。在衰弱中观察到的突然的、不相称的健康变化,通常会有一个漫长的恢复期,经常需要延长住院时间,包括康复期。

大脑、内分泌系统、免疫系统和骨骼肌是在衰弱中被最广泛研究的生理系统[6],这些系统的累积衰退在重症疾病情况下具有特别重要的意义。一般来说,衰弱中多个系统的累积下降表明一个人的平衡机制处于临界点边缘,可能无法恢复,而危重疾病的额外打击会导致平衡机制完全失效和死亡。考虑到具体的器官系统,通常在衰弱中观察到骨骼肌力量和功能的逐渐丧失(肌少症),再加上急性重症,如脓毒症或重大的外科手术,则尤其成问题。这是因为肌肉蛋白分解以产生氨基酸作为能量,以及对炎症刺激的免疫反应产生抗原肽,会进一步减少已经耗尽的骨骼肌。当这种情况与在医院里不能活动而造成的额外的肌肉萎缩结合在一起时,其结果有可能是一个重大的独立性丧失,即使经过长时间康复训练也可能无法恢复。此外,衰弱的大脑变化会增加谵妄的风险,在危重病患者中很常见,对患者、

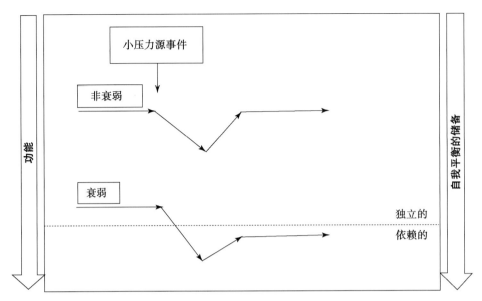

图 11.1 衰弱的典型临床表现示意图

家属和工作人员来说是非常不愉快和沮丧的经历。

尽管对大脑、内分泌系统、免疫系统和骨骼肌的研究最为深入，但人们认识到其他关键系统的累积衰退包括心血管系统、呼吸系统和肾脏系统均会导致衰弱的整体进展。事实上，研究表明多个器官系统的衰退总量推动了衰弱的进展，而不是单独某个特定系统的损伤[7]。

11.3 衰弱模型

虽然衰弱的概念在老年医学中已经确立了很长时间，但直到最近才发展出衰弱模型。表型模型和累积缺陷模型是国际上最适合作为参考标准的两个衰弱模型。两者都有广泛的验证，尽管概念上不同，但在识别衰弱方面有重叠之处。

表型模型根据以下 3 个或更多的身体特征识别衰弱：无意的体重减轻、自我报告的疲惫、低能量消耗、握力下降和步速减慢（表 11.1）。参与者被分为衰弱（3 个或更多特征）、前衰弱（1 个或 2 个特征）或健壮（不存在任何特征）。虽然表型模型被广泛认可为参考标准，但其主要局限性是评估 5 个特征所需的时间意味着它更适合作为研究工具，而不是用于常规临床实践。另一个局限性是，这些成分有可能将急性疾病与衰弱混为一谈。

表 11.1 衰弱的 5 个表型模型指标及相关的测量[8]

衰弱指标	测量
无意的体重减轻	自我报告体重减轻超过 4.5kg 或记录体重减轻≥5%/ 年
自我报告的疲惫	CES-D 评分的自我报告疲惫（每周 3～4 天或大部分时间）
低能量消耗	能量消耗＜383 千卡/ 周（男性）或＜270 千卡/ 周（女性）
步速减慢	根据性别和身高，对步行 5m 的标准截点时间进行分层
握力下降	握力，按性别和 BMI 分层

累积缺陷模型根据一系列健康缺陷（临床征兆、症状、疾病、残疾、损伤）的累积来确定脆弱程度。根据一个简单的原则，一个人身上的小毛病越多，越有可能衰弱。该模型所需的缺陷变量的数量和类型是灵活的，一个有效的模型至少需要 30 个缺陷变量[9]。缺陷变量可以结合起来计算衰弱指数（frailty index，FI）得分，作为个体中存在的总数，作为可能的总数的同等加权比例。衰弱指数得分越高，通常与较差的结局有关[10]。理论范围为 0~1，0.70 的值代表了一个衰弱的水平，超过这个水平，进一步的缺陷积累就不可持续[10]。与表型模型类似，累积缺陷模型的一个主要历史局限性是它主要适用于研究环境，尽管最近的研究已将该模型扩展到重症治疗。

11.4　评估老年重症患者衰弱的工具

原有的表型和累积缺陷模型在老年重症患者的常规评估中的局限性，使人们对那些在医院急诊时间紧迫的环境下可以完成、又保持良好可靠性的工具产生兴趣。虽然在社区环境中有非常广泛的鉴别衰弱的工具，但其中许多包括基于表现的项目，如活动能力的测量（如步态速度、起立 - 步行计时测试），这可能将衰弱与急性疾病混为一谈。此外，对老年重症患者的衰弱评估也带来了额外挑战，包括重症患者经常出现急性谵妄、潜在的痴呆症或意识水平下降。有用的工具也需要考虑到代理人完成的可能性以及在急性住院的情况下没有代理人的挑战。

2018 年，一项关于衰弱评估工具在老年重症患者中的可行性和可靠性的系统综述回顾了 6 项研究，这些研究在危重环境中评估了不同的衰弱评估工具[11]。

11.4.1　改良表型模型

一种改良的衰弱表型模型已经被用于重症患者的衰弱研究。其中一个版本将 5 个表型模型域用于重症治疗，第二个版本将修改后的领域扩展到认知障碍和感觉障碍（表 11.2）[11]。

表 11.2　根据改良衰弱表型模型评估衰弱[12]

衰弱维度	测量
萎缩	体重减轻和 BMI<24 或体重减轻≥5%
衰弱	不使用手臂无法从椅子上站起来
迟钝	在过去 1 年中，跌倒或在家庭内外需要协助行动
体力活动少	不能爬楼梯或进行中等程度的活动，如推吸尘器或打保龄球
疲惫	过去 4 周内患者感觉做任何事都很费力，和 / 或感觉无法行动起来，过去 4 周他 / 她精力充沛的次数
认知障碍	记忆障碍筛查，或关于老年人认知功能下降的改良版简式调查问卷
感觉障碍	去年因视力不佳或听力受损而在日常生活中遇到问题

在使用改良表型模型的研究中，有报告称在完成某些部分的困难方面存在局限性，即使为重症监护进行了调整也是如此。尽管研究人员和临床人员都使用了修改后的衰弱表

型，但没有报告完成所需的时间，这意味着常规实施所需的资源目前还不确定。

11.4.2 累积缺陷模型

在 610 名重症患者中开发并测试了一个基于累积缺陷模型的 43 项代理报告问卷
（表 11.3）[13]。问卷使用健康记录中的变量填写，并根据患者入院前 2 周的情况，由从家庭
成员中收集的变量代替完成问卷，作为补充。每个缺失变量被编码为 0（不存在）、1（存在）
或 0.5（中间值是可能的）。

表 11.3　为重症治疗开发的累积缺陷衰弱指数中包括 43 个项目，
包括使用来自健康记录和代理人的信息完成的项目

#	构成衰弱指数的条目
1	患者的整体健康状况？
2	你认为患者抑郁吗？
3	你认为患者很担心或焦虑吗？
4	你认为患者是否一直感到疲惫？
5	患者有睡眠问题吗？
6	患者有记忆或思考方面的问题吗？
7	患者在表达自己的意思时是否有任何困难？
8	患者听力有困难吗？
9	患者是否有视力问题（即使戴眼镜时）？
10	患者有平衡障碍吗？
11	患者是否抱怨感到头晕或头昏？
12	患者是否需要人的协助或防止跌倒的辅助？
13	患者抓住家具以防止跌倒吗？
14	患者能独自行走吗？
15	患者能自己从床上或椅子上站起来吗？
16	患者是否有排便困难？
17	患者是否有膀胱控制方面的问题？
18	在过去 6 个月内，患者是否经历过计划外的体重减轻？
19	患者入住 ICU 前 1 周的食物摄入量是多少？
20	患者是否能够完成一些日常工作？
21	自己吃饭？
22	泡澡还是淋浴？
23	自己穿衣服？
24	开车吗？
25	照顾他 / 她自己的药物？

续表

#	构成衰弱指数的条目
26	日常购物吗?
27	做日常的家庭清洁?
28	烹饪得足够好以维持他 / 她的营养?
29	处理他 / 她自己的银行和财务事务?
30	患者的总体健康状况?
31	心肌梗死
32	充血性心力衰竭
33	周围性血管疾病
34	脑血管疾病 +/- 偏瘫
35	痴呆
36	慢性肺部疾病
37	结缔组织病
38	溃疡
39	肝脏疾病
40	糖尿病
41	中重度肾脏疾病
42	糖尿病合并终末器官损伤
43	肿瘤

衰弱指数比年龄、疾病严重程度或共病更能预测入住 ICU 后的不良结局。较高的基线身体功能和较低的衰弱指数得分是生存和长期身体功能的有力预测因素。在验证研究中，问卷由经过培训的研究人员完成，在常规临床护理中使用的可行性需要进一步评估。一个由 52 个项目组成的衰弱指数也已在重症患者中应用，并在 155 名患者中验证，显示出对生存较好的预测价值[14]。

11.4.3　临床衰弱量表

临床衰弱量表(clinical frailty scale, CFS)是一种在临床评估后总结老年人整体健康或衰弱水平的方法。最初的临床衰弱量表是一个 7 项图示量表，范围从 1 级(非常健康)到 7 级(重度衰弱)。最近，又开发了一个 9 项的版本，包括两个额外的类别：非常严重的衰弱(8 级)和终末期患者(9 级)(图 11.2)。CFS 已被广泛的临床和研究人员使用，在评估重症治疗中的可靠性的研究中完成率很高，反映其相对简单和易于使用。此外，当不同临床人员使用 CFS 时，有报告称其具有良好的评分者之间的可靠性，为其使用提供了进一步支持[15]。作为一种在时间紧迫的临床环境中实施的衰弱评估工具，它在重症治疗中越来越受欢迎。CFS 的一个局限性是它主要评估个人的功能，所以它可能没有考虑到作为衰弱特征的多个生理系统的累积性下降。尽管如此，CFS 与研究标准的累积缺陷模型的相关性很好，

临床衰弱量表

 1. 非常健康——身体强壮，积极活跃、精力充沛、充满活力、定期进行体育锻炼，身体处于所在年龄段最健康状态

 2. 健康——无明显疾病状态，但不如等级1健康，经常进行体育锻炼，偶尔非常活跃，如季节性的

 3. 维持健康——存在的健康缺陷能被控制，除常规行走外，无定期的体育锻炼

 4. 脆弱易损伤，日常生活不需要他人帮助，但身体的某些症状会限制日常活动，常见的主诉为白天"行动缓慢"和"感到疲乏"

 5. 轻度衰弱——明显的动作缓慢，IADLs（经济、交通、重家务活、获取药物）需要帮助，轻度衰弱会进一步削弱患者独自在外购物、行走、备餐及干家务活的能力

 6. 中度衰弱——所有室外活动均需要帮助，在室内上下楼梯，洗澡需要帮助，可能穿衣也需要辅助

 7. 重度衰弱——个人生活完全不能自理，但身体状态稳定，<6个月时间内不会有死亡危险

 8. 非常严重的衰弱——生活完全不能自理，接近生命的终点，已不能从任何疾病中恢复

9. 终末期——接近生命终点，生存期预计<6个月的垂危患者

对痴呆症患者的衰弱程度进行评分：
衰弱的程度与痴呆的程度相一致。轻度痴呆症的常见症状包括忘记最近事件的细节，但仍记得事件本身，重复相同的问题/故事和社交退缩。

在中度痴呆症中，近期的记忆严重受损，尽管他们似乎可以很好地记住过去的生活事件。他们可以在提示下做个人护理。

在严重的痴呆症中，他们不能在没有帮助的情况下做个人护理。

* 1. Canadian Study on Health & Aging, Revised 2008.
2. K. Rockwood et al. A global clinical measure of fitness and frailty in elderly people. CMAJ 2005;173:489-495.

© 2007-2009. Version 1.2. All rights reserved. Geriatric Medicine Research, Dalhousie University, Halifax, Canada. Permission granted to copy for research and educational purposes only.

DALHOUSIE UNIVERSITY
Inspiring Minds

图 11.2　9 项临床衰弱量表

这些模型包含横跨一系列系统的变量，这些系统通常在衰弱中受损。

11.4.4　使用常规电子健康记录数据识别衰弱

使用常规电子健康记录数据来识别老年重症患者的衰弱程度是一个有吸引力的选择，但有一系列因素。在英国，一个电子衰弱指数（electronic frailty index, eFI）已经使用常规的初级保健电子健康记录数据开发出来，并在全国范围内实施，但目前还不能用于二级保健健康记录系统[16]，并且需要在重症治疗环境中进行验证。医院衰弱风险评分（Hospital Frailty Risk Score, HFRS）也已经开发出来，并使用国际疾病分类第 10 版（International Classification of Diseases version 10, ICD-10）编码进行验证[17]，但尚未在重症治疗中得到验证或广泛实施。使用巴西 129 680 名患者的重症治疗登记数据，开发并测试了使用 11 个和 19 个项目构建的修正衰弱指数（modified frailty index, mFI），得分越高表明对院内死亡率的预测越好，出院回家的可能性越低[18]。然而，该指数包括的项目少于有效衰弱指数所需的至少 30 个变量，而且在较短的版本中只包括了 1 个评估身体功能的项目，这意味着该指数主要包括共病，而不是与更广泛的衰弱的多维结构相一致[19]。使用常规电子健康记录数据来识别老年重症患者的衰弱程度是一个有吸引力的持续工作。

11.5　衰弱的流行病学

20 世纪全球预期寿命延长的一个明显后果是人口结构向老龄化转变，在高收入国家最

明显[20]。据预测，到 2070 年全球超过 65 岁的人口占 18.9%，高收入国家将达到 28.7%[20]。

在全球范围内，居住在社区的老年人（≥50 岁）中，衰弱的患病率为 7%~26%，这取决于所使用的定义和调查的人群[21]。患病率与社会和经济因素有关，并且一致证明女性的患病率更高，与年龄无关[8,21]。衰弱是一个动态过程，人们随着时间的推移在不同的衰弱状态之间转换。最常见的轨迹是个人发展到一个更糟糕的衰弱状态，尽管已经观察到几乎四分之一的人的衰弱状态有一定程度的改善。然而，从已经建立的衰弱状态过渡到非衰弱状态罕见[22]。老年人通常占急性住院患者的三分之二，估计这些患者中约有一半患有衰弱[23]。

11.5.1 衰弱在重症治疗中的流行病学

人口老龄化的后果之一是 ICU 的老年危重患者人数迅速增加。越来越多的老年衰弱，面临急性疾病患者健康状况突然发生巨大变化的风险，这对 ICU 的设计和业务提供产生了重大影响，规划服务需要关于重症治疗中衰弱流行病学的可靠信息。2017 年，一项具有里程碑意义的系统综述对重症治疗机构中衰弱的患病率及其对重症患者结局的影响进行了研究，共纳入 10 项研究，共涉及 3 050 名患者[22]。这 10 项研究以及在该综述后得出的其他关键研究摘要见表 11.4。在不同研究中，入住 ICU 的患者的衰弱率有很大的不同，衰弱率在 12%~60% 之间。这可能是由于不同的研究采用了不同的资格标准和衰弱评分，以及全球不同国家在服务模式上的差异。一项横跨 21 个欧洲国家的大型跨国研究调查了 5 021 名 ICU 患者衰弱的影响，使用了标准化的衰弱评估 - 临床衰弱量表，并报告了衰弱患病率的明显差异[24]。与东欧（55.3%）相比，西欧老年 ICU 患者的衰弱率最低（35.1%），中欧（48.9%）、北欧（48.4%）和南欧（38.6%）的衰弱率居中。由于衰弱评估工具在不同环境下都是标准化的，这些差异很可能反映了这些地理区域的服务模式是如何建立的，西欧和南欧更强调在转入 ICU 之前对老年重症患者进行分诊。

表 11.4 研究重症患者衰弱患病率的主要研究

参考文献	年份	国家	队列大小（N）	年龄标准 / 岁	患病率 /%	衰弱标准
Bagshaw[25]	2014	加拿大	421	≥50	33	9 项 CFS（≥5 分）
Brummel[26]	2020	美国	567	≥18	24	7 项 CFS（≥5 分）
Brummel[27]	2017	美国	1 040	≥18	30	7 项 CFS（≥3 分）
Darvall[28]	2019	新西兰，澳大利亚	15 613	≥80	40	8 项 CFS（≥5 分）
Ferrante[29]	2016	美国	391	≥70	55	FP（≥3 分）
Fisher[30]	2015	澳大利亚	205	≥18	28	9 项 CFS（≥5 分）
Flaatten[24]	2017	21 个欧洲国家	5 021	≥80	43	9 项 CFS（≥5 分）
Geense[31]	2020	荷兰	1 300	≥18	12	9 项 CFS（≥5 分）
Hessey[32]	2020	加拿大	11 816	≥18	29	9 项 CFS（≥5 分）
Heyland[13,33]	2015	加拿大	610	≥80	32（CFS）59（FI）	7 项 CFS（≥5 分）43 项 FI（>0.2）

续表

参考文献	年份	国家	队列大小（N）	年龄标准/岁	患病率/%	衰弱标准
Hope[34,35]	2015	美国	84	≥18	35（CFS） 27（FAT-ICU）	9 项 CFS（≥5 分） FAT-ICU（＞3 分）
Hope[12]	2017	美国	95	≥18	36	9 项 CFS（≥5 分）
Kizilarsla-noglu[36]	2017	土耳其	122	≥60	21	55 项 FI（＞0.4）
Le Maguet[3]	2014	法国	196	≥65	41（FP） 24（CFS）	FP（≥3 分） 9 项 CFS（≥5 分）
Lopez[37]	2019	西班牙	132	≥65	35	衰弱量表（≥3 分）
Montgomery[38]	2019	加拿大	15 238	≥18	28	9 项 CFS（≥5 分）
Mueller[39]	2016	美国	102	≥18	38	50 项 FI（＞0.25）
Takaoka[40]	2020	加拿大	66	≥18	26	9 分 CFS（≥5 分）
Zampieri[18]	2018	巴西	129 680	≥18	19	11 项修正 FI（≥3 分）
Zeng[14]	2015	中国	155	≥65	60	52 项 FI（＞0.22）

CFS，临床衰弱量表；FI，衰弱指数；FP，衰弱表型；FAT-ICU，重症医学病房衰弱评估工具。

11.6 衰弱在重症治疗中的临床应用

近年来，人们对识别重症患者衰弱程度的兴趣日益浓厚，尤其是考虑到 COVID-19 大流行可能需要做出分诊决定[41]。临床上最常用的量表是临床衰弱量表，它在重症治疗环境中的可行性和可靠性得到了证实，因为它被认为只需最低限度的培训，甚至在没有患者家属参与的情况下就能轻松评估[11]。在 ICU 使用衰弱度评分的一个主要问题是，患者可能远离他们的基线，这可能会影响判断。尽管 CFS 似乎具有较高的评分者之间的可靠性，但 2019 年的一项研究报告显示 47% 的病例存在一个或更多类别的差异[15]。

11.6.1 预后

有许多评分系统可以预测重症患者的预后，但总的来说，这些评分系统只推荐用于总体，而不推荐用于个体[42]。由 CFS 和衰弱指数衡量的衰弱程度可以预测死亡率，不受年龄和 APACHE Ⅱ 和 SOFA 等急性评分系统的影响[24,36]。在 Muscedere 等的荟萃分析中[43]，衰弱是住院[风险比（risk ratio，RR），1.71；95%]和长期死亡率[RR，1.53；95% 置信区间（confidence interval，CI），1.40～1.68]的预测因素，与年龄、疾病严重程度和共病无关。此外，衰弱患者不太可能出院回家（RR 0.59；95% CI 0.49～0.71），且报告 1 年的生活质量下降。

即使作为一个强有力的预后因素，目前尚不清楚衰弱度是否可以单独用于识别重症治疗决策的无用性。即使被认为是"非常严重的衰弱"的患者也有可能生存[24]，可接受的结局因患者而异，所以衰弱目前必须作为综合评估和讨论的一个因素，包括患者的愿望和急性疾病的严重程度[44]。

11.6.2　识别治疗干预人群

入住 ICU 本身就是一种治疗性干预，许多评分系统在已经入住 ICU 的患者中得到验证，因此使用它们来指导入院存在问题[42]。因此，历史上并不建议使用任何评分系统来指导入住 ICU[45]，尽管在 COVID-19 大流行期间，英国国家健康与护理卓越研究所（National Institute for Health and Care Excellence，NICE）的指导建议重症监护治疗可能不适合 CFS 评分 5 或以上的患者[41,44]。一般使用预后指标来决定是否入住 ICU 或升级治疗，如果干预失败，可能会导致死亡，即使基于可靠的证据，也有可能成为自我实现的预言[46]。

由于认识到通常不可能准确确定哪些患者对启动重症监护治疗的反应最好，人们对"ICU 试验"感兴趣，即患者入住 ICU，如果他们在最初 24～48 小时内没有反应，则提前退出治疗[47,48]。然而，尽管医学和生物伦理学文献经常通过引用"等效论点"将暂停和中止维持生命的治疗结合起来，但似乎大多数医生认为暂停治疗比中止治疗更安全[49]。这可能会使患者错过可能受益的治疗，或使患者遭受徒劳无益的治疗带来的羞辱和不适，而减少伦理理论和医疗实践之间的差距的工作，可能会使患者真正受益。

尽管存在伦理方面的顾虑，但很明显，在 ICU 限制维持生命治疗（life-sustaining treatments，LSTs）时，会同时使用撤除治疗和暂停治疗[47]。正如预期的那样，衰弱、年龄和急性器官衰竭都能预测老年重症患者的 LSTs 限制。然而，这种情况在欧洲各地有所不同，在宗教无神论程度较高或人均 GDP 较高的国家，LSTs 限制似乎更常见，在北欧最高。

11.6.3　未来：衰弱作为治疗靶点？

随着我们对衰弱作为有别于衰老的一种综合征的理解加深（框 11.1），人们对确定针对潜在因素的治疗方法产生了兴趣[50]。

框 11.1	
炎症	炎性细胞因子可能使衰弱持续存在，但尚未有任何疗法被证明有效。单克隆抗体可减轻炎症，但可能加重感染。对他汀类药物治疗进行了研究，但未改善结局。补充 ω-3 脂肪酸显示出一些前景，但需要在这一人群中进一步研究。
肌病	早期活动可能改善后期功能，但在病房内或 ICU 后进行干预并无益处。电刺激和床上骑自行车对重症肌病的疗效似乎也有限。针对肌肉萎缩的药物值得关注，但尚未进入人体试验。
神经内分泌	衰弱和 ICU 入住时间延长可能与激素抑制相关，这可能会加剧肌肉减少、衰弱和疲劳。针对生长激素轴和性腺轴的治疗尚未经过测试。针对肾上腺轴更有问题，因为皮质醇是一种免疫抑制剂。有证据表明它会增加死亡率，但补充维生素 D 可能影响皮质醇调节，试验正在进行中，但目前尚未证明有改善。

结论

衰弱是老年人的一种常见状态,在指导复杂的临床决策方面具有临床应用价值,包括重症患者入院和维持生命的治疗决策。在重症治疗中可使用一系列衰弱工具,其中CFS是一个简单易用的工具,有证据表明它具有预测的有效性、可行性和可靠性,并在日常实践中得到了应用。虽然是一个有用的预后因素,但通常不应仅仅根据衰弱程度来决定是否收入ICU和维持生命治疗,而是作为对患者和重症疾病背景的整体评估的一部分,作为与患者及其家属充分沟通共同决策的一部分。

要点

- 衰弱是一种状态,其特点是生物储备丧失、稳态机制失效以及对压力源的脆弱性增加。

- 在欧洲,西欧和南欧ICU中衰弱流行率较低。这可能反映了服务模式的不同和对分诊的重视。

- 最广泛验证的两种衰弱模型是表型模型(基于5个身体特征)和累积缺陷模型(基于一系列健康缺陷的累积,涵盖了临床体征、症状、疾病、残疾和损伤)。

- 已经开发了其他简单的替代工具,这些工具在时间紧迫的医院急诊环境中更容易完成,但是由于基于完成的测量较少,可能会受到急性疾病的干扰。临床衰弱量表(Clinical Frailty Scale,CFS)是一个由9个条目组成的图示量表,由于其使用相对简单,并显示出良好的量表间可靠性而受到广泛欢迎。

- 衰弱是住院和长期死亡率、疾病严重程度和重症入院后发病率的一个较强预后因素。衰弱是重症治疗决策所需的综合评估的一个重要组成部分。

（方坤 译，李莉 审校）

参考文献

1. Ihra GC, Lehberger J, Hochrieser H, Bauer P, Schmutz R, Metnitz B, et al. Development of demographics and outcome of very old critically ill patients admitted to intensive care units. Intensive Care Med. 2012;38(4):620–6.
2. De Biasio JC, Mittel AM, Mueller AL, Ferrante LE, Kim DH, Shaefi S. Frailty in critical care medicine: a review. Anesth Analg. 2020;130(6):1462–73.
3. Le Maguet P, Roquilly A, Lasocki S, Asehnoune K, Carise E, Saint Martin M, et al. Prevalence and impact of frailty on mortality in elderly ICU patients: a prospective, multicenter, observational study. Intensive Care Med. 2014;40(5):674–82.
4. Han L, Clegg A, Doran T, Fraser L. The impact of frailty on healthcare resource use: a longitudinal analysis using the clinical practice research datalink in England. Age Ageing. 2019;48(5):665–71.
5. Xue QL. The frailty syndrome: definition and natural history. Clin Geriatr Med. 2011;27(1):1–15.
6. Clegg A, Young J, Iliffe S, Rikkert MO, Rockwood K. Frailty in elderly people. Lancet. 2013;381(9868):752–62.
7. Fried LP, Xue QL, Cappola AR, Ferrucci L, Chaves P, Varadhan R, et al. Nonlinear multisystem physiological dysregulation associated with frailty in older women: implications for etiology and treatment. J Gerontol A Biol Sci Med Sci. 2009;64(10):1049–57.
8. Fried LP, Tangen CM, Walston J, Newman AB, Hirsch C, Gottdiener J, et al. Frailty in older adults: evidence for a phenotype. J Gerontol A Biol Sci Med Sci. 2001;56(3):M146–56.
9. Searle SD, Mitnitski A, Gahbauer EA, Gill TM, Rockwood K. A standard procedure for creating a frailty index. BMC Geriatr. 2008;8:24.

10. Rockwood K, Mitnitski A. Limits to deficit accumulation in elderly people. Mech Ageing Dev. 2006;127(5):494–6.
11. Pugh RJ, Ellison A, Pye K, Subbe CP, Thorpe CM, Lone NI, et al. Feasibility and reliability of frailty assessment in the critically ill: a systematic review. Crit Care. 2018;22(1):49.
12. Hope AA, Hsieh SJ, Petti A, Hurtado-Sbordoni M, Verghese J, Gong MN. Assessing the usefulness and validity of frailty markers in critically ill adults. Ann Am Thorac Soc. 2017;14(6):952–9.
13. Heyland DK, Garland A, Bagshaw SM, Cook D, Rockwood K, Stelfox HT, et al. Recovery after critical illness in patients aged 80 years or older: a multi-center prospective observational cohort study. Intensive Care Med. 2015;41(11):1911–20.
14. Zeng A, Song X, Dong J, Mitnitski A, Liu J, Guo Z, et al. Mortality in relation to frailty in patients admitted to a specialized geriatric intensive care unit. J Gerontol A Biol Sci Med Sci. 2015;70(12):1586–94.
15. Pugh RJ, Battle CE, Thorpe C, Lynch C, Williams JP, Campbell A, et al. Reliability of frailty assessment in the critically ill: a multicentre prospective observational study. Anaesthesia. 2019;74(6):758–64.
16. Clegg A, Bates C, Young J, Ryan R, Nichols L, Ann Teale E, et al. Development and validation of an electronic frailty index using routine primary care electronic health record data. Age Ageing. 2016;45(3):353–60.
17. Gilbert T, Neuburger J, Kraindler J, Keeble E, Smith P, Ariti C, et al. Development and validation of a hospital frailty risk score focusing on older people in acute care settings using electronic hospital records: an observational study. Lancet. 2018;391(10132):1775–82.
18. Zampieri FG, Iwashyna TJ, Viglianti EM, Taniguchi LU, Viana WN, Costa R, et al. Association of frailty with short-term outcomes, organ support and resource use in critically ill patients. Intensive Care Med. 2018;44(9):1512–20.
19. Flaatten H, Clegg A. Frailty: we need valid and reliable tools in critical care. Intensive Care Med. 2018;44(11):1973–5.
20. World Populat Prospects. 2019. United Nations Department of economic and social affairs (DESA)/population division.
21. O'Caoimh R, Sezgin D, O'Donovan MR, Molloy DW, Clegg A, Rockwood K, et al. Prevalence of frailty in 62 countries across the world: a systematic review and meta-analysis of population-level studies. Age Ageing. 2020.
22. Gill TM, Gahbauer EA, Allore HG, Han L. Transitions between frailty states among community-living older persons. Arch Intern Med. 2006;166(4):418–23.
23. Hilmer SN, Perera V, Mitchell S, Murnion BP, Dent J, Bajorek B, et al. The assessment of frailty in older people in acute care. Australas J Ageing. 2009;28(4):182–8.
24. Flaatten H, De Lange DW, Morandi A, Andersen FH, Artigas A, Bertolini G, et al. The impact of frailty on ICU and 30-day mortality and the level of care in very elderly patients (≥80 years). Intensive Care Med. 2017;43(12):1820–8.
25. Bagshaw SM, Stelfox HT, McDermid RC, Rolfson DB, Tsuyuki RT, Baig N, et al. Association between frailty and short- and long-term outcomes among critically ill patients: a multicentre prospective cohort study. CMAJ. 2014;186(2):E95–102.
26. Brummel NE, Girard TD, Pandharipande PP, Thompson JL, Jarrett RT, Raman R, et al. Prevalence and course of frailty in survivors of critical illness. Crit Care Med. 2020;48(10):1419–26.
27. Brummel NE, Bell SP, Girard TD, Pandharipande PP, Jackson JC, Morandi A, et al. Frailty and subsequent disability and mortality among patients with critical illness. Am J Respir Crit Care Med. 2017;196(1):64–72.
28. Darvall JN, Bellomo R, Paul E, Subramaniam A, Santamaria JD, Bagshaw SM, et al. Frailty in very old critically ill patients in Australia and New Zealand: a population-based cohort study. Med J Aust. 2019;211(7):318–23.
29. Ferrante LE, Pisani MA, Murphy TE, Gahbauer EA, Leo-Summers LS, Gill TM. The Association of Frailty with Post-ICU disability, nursing home admission, and mortality: a longitudinal study. Chest. 2018;153(6):1378–86.
30. Fisher C, Karalapillai DK, Bailey M, Glassford NG, Bellomo R, Jones D. Predicting intensive care and hospital outcome with the Dalhousie clinical frailty scale: a pilot assessment. Anaesth Intensive Care. 2015;43(3):361–8.
31. Geense W, Zegers M, Dieperink P, Vermeulen H, van der Hoeven J, van den Boogaard M. Changes in frailty among ICU survivors and associated factors: results of a one-year prospective cohort study using the Dutch clinical frailty scale. J Crit Care. 2020;55:184–93.
32. Hessey E, Montgomery C, Zuege DJ, Rolfson D, Stelfox HT, Fiest KM, et al. Sex-specific prevalence and outcomes of frailty in critically ill patients. J Intensive Care. 2020;8:75.
33. Heyland D, Cook D, Bagshaw SM, Garland A, Stelfox HT, Mehta S, et al. The very elderly admitted to ICU: a quality finish? Crit Care Med. 2015;43(7):1352–60.

34. Hope A, Hsieh S, Hurtado-Sbordoni M, Petti A, Gong N. Frailty assessment and hospital outcomes in critically ill patients. Am J Respir Crit Care Med. 2015:A2285.

35. Hope A, Petti A, Hurtado-Sbordoni M, Gong M. Bedside frailty assessment and hospital outcomes in critically ill patients. J Am Geriatr Soc. 2015:S180.

36. Kizilarslanoglu MC, Civelek R, Kilic MK, Sumer F, Varan HD, Kara O, et al. Is frailty a prognostic factor for critically ill elderly patients? Aging Clin Exp Res. 2017;29(2):247–55

37. López Cuenca S, Oteiza López L, Lázaro Martín N, Irazabal Jaimes MM, Ibarz Villamayor M, Artigas A, et al. Frailty in patients over 65 years of age admitted to intensive care units (FRAIL-ICU). Med Intensiva. 2019;43(7):395–401.

38. Montgomery CL, Zuege DJ, Rolfson DB, Opgenorth D, Hudson D, Stelfox HT, et al. Implementation of population-level screening for frailty among patients admitted to adult intensive care in Alberta. Canada Can J Anaesth. 2019;66(11):1310–9.

39. Mueller N, Murthy S, Tainter CR, Lee J, Riddell K, Fintelmann FJ, et al. Can sarcopenia quantified by ultrasound of the rectus Femoris muscle predict adverse outcome of surgical intensive care unit patients as well as frailty? A prospective. Observat Cohort Study Ann Surg. 2016;264(6):1116–24.

40. Takaoka A, Heels-Andsdell D, Cook DJ, Kho M. The association between frailty and short-term outcomes in an intensive care unit rehabilitation trial: an exploratory analysis. J Frailty Aging. 2020;

41. COVID-19 rapid guideline: critical care in adults. National Institute for Health and Care Excellence. 2020. p. 14. Report No.: NG159.

42. Hyzy RC. ICU scoring and clinical decision making. Chest. 1995;107(6):1482–3.

43. Muscedere J, Waters B, Varambally A, Bagshaw SM, Boyd JG, Maslove D, et al. The impact of frailty on intensive care unit outcomes: a systematic review and meta-analysis. Intensive Care Med. 2017;43(8):1105–22.

44. Wilkinson DJC. Frailty triage: is rationing intensive medical treatment on the grounds of frailty ethical? Am J Bioeth. 2020;1-22

45. Desai N, Gross J. Scoring systems in the critically ill: uses, cautions, and future directions. BJA Educ. 2019;19(7):212–8.

46. Wilkinson D. The self-fulfilling prophecy in intensive care. Theor Med Bioeth. 2009;30(6):401–10.

47. Guidet B, Flaatten H, Boumendil A, Morandi A, Andersen FH, Artigas A, et al. Withholding or withdrawing of life-sustaining therapy in older adults (≥80 years) admitted to the intensive care unit. Intensive Care Med. 2018;44(7):1027–38.

48. Guidet B, Hodgson E, Feldman C, Paruk F, Lipman J, Koh Y, et al. The Durban world congress ethics round table conference report: II. Withholding or withdrawing of treatment in elderly patients admitted to the intensive care unit. J Crit Care. 2014;29(6):896–901.

49. Wilkinson D, Savulescu J. A costly separation between withdrawing and withholding treatment in intensive care. Bioethics. 2014;28(3):127–37.

50. Paul JA, Whittington RA, Baldwin MR. Critical illness and the frailty syndrome: mechanisms and potential therapeutic targets. Anesth Analg. 2020;130(6):1545–55.

第 12 章　营养不良

Lahaye Clement

目录

🏠 **学习目标**
- 理解营养不良的概念和老年人特定营养风险起源的代谢紊乱。
- 讨论有关老年重症患者的营养评估方法的意义和局限性。
- 了解营养不良对 ICU 的发病率和死亡率的影响。
- 发现老年重症患者营养支持的特殊性。

12.1　引言

营养不良是最常见的老年综合征之一,重症医学病房(intensive care unit, ICU)患者特别容易受到营养状态恶化的影响。

不检测营养不良会使临床医生失去一个核心的预后因素,从而影响到某些治疗的相关性。

营养支持不足会导致并发症的发生,延长住院时间,降低功能恢复能力和生存率。

在老年人中,营养支持是在 ICU 期间和之后维持和优化功能状态和生活质量的基石之一。

在本章中,我们将介绍老年人营养不良的定义和风险因素,不同的营养评估方法,营养不良对预后的影响,最后介绍营养支持的主要内容。

12.2　老年人营养不良的定义和风险因素

营养不良包括食物摄入或吸收减少以及不同程度的急性或慢性炎症,导致身体组成改变和生物功能下降[1]。

身体成分的改变表现为肌肉质量的任何指标的减少(无脂肪质量、肌肉质量指数或体细胞质量)。营养不良与不良的功能和临床结局有关。

老年重症患者入院时营养不良的发生率很高,但根据所使用的评估方法不同,在 20%到 60% 不等[2,3],与在其他医院病房观察到的发生率相似[4,5]。

在全球主要临床营养学会之间达成共识的努力下,最近全球营养不良领导倡议(Global Leadership Initiative on Malnutrition, GLIM)提出了基于表现型标准和病因型标准相结合的诊断标准[1](图 12.1)。

因此,重症患者自然符合病因型标准。然而,必须寻求表现型标准。我们将在下文中看到可能有利于这种表现型标准发生的生理和病理生理学的改变。

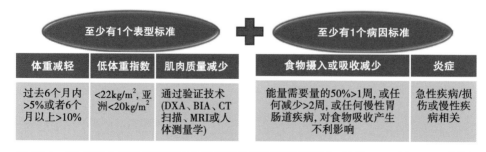

图 12.1　70 岁以上患者营养不良的表现型和病因型诊断标准,根据 2018 年 GLIM 共识。DXA,双能 X 线吸收仪;BIA,生物电阻抗分析;CT,计算机断层扫描;MR,磁共振成像

衰老与对急性压力的反应能力下降有关。

营养储备是限制身体适应急性疾病的主要因素之一。

衰老营养方面的特点是与体内平衡控制和代谢适应的改变相关的身体成分的进行性改变（见第 33 章）（Traité de nutrition Clinique SFNCM 2016）。

在宏观层面上，脂肪量在 20～70 岁之间稳步增加，女性从 18%～25% 增至 35%～40%，男性从 13%～18% 增至 30%～35%[6]。这种增加主要涉及内脏周围和肌肉间的脂肪组织，以牺牲瘦体重为代价。因此，从 30 岁开始肌肉质量每十年下降 3%～8%，60 岁以后下降更快[7]，而其他器官的总体质量没有明显变化。功能损失甚至比肌肉质量损失更明显，反映了 Ⅱ 型纤维数量的减少（具有快速收缩和糖代谢功能），活性运动单元数量减少，或肌营养不良[8-10]。

衰老伴随着调节食物摄入机制的改变[11]。

此外，慢性器官病变、慢性疼痛、抑郁症和认知障碍的频繁发生，导致食欲下降和过早饱食[12,13]。这些因素导致老年人蛋白质能量平衡的长期不足，尤其在多种疾病情况下。

在代谢和细胞水平上有许多变化。代谢性酸中毒的趋势，特别是 50 岁以后会导致肌肉和骨骼质量的丢失[14]。体力活动减少和低度炎症导致胰岛素抵抗，伴随着肌肉氧化脂肪酸和使用葡萄糖的能力下降[15]。

这些变化与肌肉和肝脏组织中的脂肪堆积以及线粒体功能障碍有关[16]。餐后蛋白质的合成代谢减少，同时缺乏分解代谢抑制，导致肌肉质量逐渐减少[17]。这种对合成代谢刺激反应的丧失有几个根源，如胰岛素抵抗[18]、低度炎症[19]、内脏提取增加[20]或维生素 D 缺乏[21]。

这种合成代谢抵抗证实了老年健康受试者每天需要更多的蛋白质摄入，即 1～1.2g/kg/d，而成年人则是 0.8g/kg/d[22,23]。有趣的是，体力活动尤其是抗阻训练，可以改善蛋白质摄入的肌肉合成作用，即使在老年受试者中也是如此[24-26]。

任何急性疾病都伴随着高代谢和蛋白质分解的增加（特别是在炎症事件中）[27,28]，以及合成代谢信号（如食物摄入和体力活动）的减少。在这种情况下，重症患者住院会迅速改变营养状况，使身体脂肪和皮肤肌肉蛋白消耗殆尽[27]。在老年患者中，这种损失发生在预先存在的肌肉质量消耗上[22]，这使他们容易出现 ICU 获得性肌无力[29]。在一组术后 ICU 患者（平均年龄 60.1±17.4 岁）中，65 名患者至少有 2 次 CT 扫描腰肌横截面积[−9mm²（−16，−4），或每天约 1%]和密度 ｛以 Hounsfield 单位计[−1.0HU（−10.2，7.0）（2.3%）]或每天约 0.3%｝平均下降[30]。超声评估的肌肉质量损失发生在 ICU 患者的早期（55±17 岁），损失的程度通常在入院第一周内 14%～21%[31]。除了肌肉质量的损失，在 ICU 这种急性疾病情况下的强制固定还伴随着肌肉代谢和质量的进一步改变，如肌肉氧化脂质的能力下降，肌肉的燃料利用从脂质转向葡萄糖，导致脂质在肌肉中的积累[32,33]。与年轻人相比，老年人在恢复习惯性体力活动时，短期体力的代谢影响不容易恢复[34]。

12.3　ICU 中的营养评估和预后

重症患者营养不良与感染风险增加和住院时间延长有关，并可能在 ICU 出院后很长一段时间内导致生活质量下降、残疾和发病[35,36]。营养状况的早期评估，虽然对完善患者的预后和确定从强化营养策略中获益最大的患者至关重要，但并不总是基于共识或阈值。欧洲临床营养与代谢学会（European Society for Clinical Nutrition and Metabolism, ESCNM）建议，在一个特定的工具被验证之前，使用病史（体重减轻或近期体能下降）、体格检查以及对身体成分、肌肉质量和力量的一般评估[35]。此外，由于筛查和诊断工具通常没有在老年人群中进行专门评估，这些建议适用于任何年龄段[37]。

体重下降和能量摄入减少是识别住院患者营养不良的主要标准[38]。然而，这些标准在危重病患者中并不总是可以评估的（警惕性或认知障碍，水化状态的快速变化等）。同样，由于操作者之间的差异性，特别是重症患者水肿的存在，人体测量往往是不可靠的[39]。

在传统的营养评估方法中，BMI 似乎是最容易获得的。在人群中已经发现，身体质量指数（BMI）和全因死亡率之间存在 J 型关联[40]。在健康老年人群中，BMI 在 25 到 30 之间与无残疾年限和预期寿命方面的最佳预后有关[41-43]。在一项全球住院患者调查中，与正常（18.5～24.9）或低（<18.5）BMI 相比，BMI 在 25～29.9 或 ≥30 与较低院内死亡风险有关，即使在 75 岁以上的人群中也是如此[44]。据报道，严重肥胖（BMI>35）和体重不足（BMI<20）都是心脏外科 ICU 患者术后并发症的独立风险因素（中位年龄 70 岁）[45]。在一个日本全国性的 ICU 患者数据库中（中位年龄 70 岁；IQR, 60～78 岁），Sasabuchi 等发现 BMI 和院内死亡率之间存在反 J 形的关系。在非通气组中，BMI 约为 24kg/m²，在机械通气组中为 23kg/m²，其死亡率最低[46]。

然而，BMI 是对营养状况一个非常粗略的估计，不能完全地反映身体成分。因此，成像技术的使用正在开展，特别是用于评估瘦体重。经常在 ICU 进行的计算机断层扫描（CT）是一种有希望改善营养评估的方法，尽管目前在实践中还不能使用。特别是，骨骼肌和脂肪组织横截面积（通过第三腰椎处的单片 CT 扫描进行量化）与全身肌肉和脂肪组织的质量密切相关[47,48]。在 149 名受伤的老年重症患者（中位年龄 79 岁）队列中，CT 测量 L3 处骨骼肌横截面积除以身高的平方米（定义肌肉指数）[49]。在 71% 的低肌肉指数患者中（女性低于 38.9cm²/m²，男性低于 55.4cm²/m²[48]），9% 体重不足，44% 体重正常，47% 超重 / 肥胖（基于 BMI）。在多变量分析中，低肌肉指数与死亡率增加和无呼吸机和无 ICU 天数减少有关。入院时的 BMI、血清白蛋白或总脂肪组织都不能说明生存率或无呼吸机或无 ICU 天数[49]。除了数量之外，通过分析骨骼肌密度（SMD）或肌肉间脂肪组织（IMAT）的数量来评估 CT 扫描的肌肉质量，可能是一个重要的预后因素。在一项包括 491 名机械通气的成年重症患者（平均年龄 58±18 岁）的回顾性研究中，低 SMD 而非 IMAT 与较高的 6 个月死亡率独立相关[50]。

肌肉超声检查可以对肌肉数量（横截面积、肌层厚度）和质量（灰度回声强度和羽状角）进行可视化和分类[51]。尽管该技术在住院期间提供了一种无创且易于重复的方法，但它仍然存在测量标准化和缺乏针对年龄的共识标准的问题[52,53]。

生物电阻抗分析（bioelectrical impedance analysis, BIA）可用于评估身体成分（脂肪量或无脂肪量），但这些测量方法通常不适合 ICU 病情不稳定的患者，因为他们有液室转移[54]。大多数在 ICU 的研究集中在使用更可靠的 BIA 参数，即相位角，作为危重病患者营养状况和预后的良好标志[55-57]。与超声检查一样，BIA 尚未广泛应用于临床。

在过去 30 年，许多基于临床诊断、生物学结果、体格检查、人体测量、食物 / 营养素摄入和功能评估的营养不良筛查工具被创建出来，目的是确定最能从营养支持中受益的患者。一些工具，如 2002 年营养风险筛查或 mini- 营养评估，通常用于老年人群（住院或门诊患者），但往往不适合 ICU 患者。其他此类测试已在 ICU 使用。因此，根据主观总体评估（subjective global assessment，SGA）（排名 B 或 C），中度或严重营养不良与较高的院内死亡率有关[58]，甚至在 65 岁以后也是如此[59]。在一个前瞻性队列中，有 76 名外科患者被送入 ICU（平均年龄 60.36±16.24 岁），根据 SGA 分级（排名 B 或 C）的营养不良患者与营养良好的患者（SGA A）相比，身体质量指数、中臂围、小腿围和血清白蛋白较低，住院死亡率更高[2]。一些研究没有发现这些测试与预后之间的联系。在另一个队列研究中，ICU 入院时的 SGA（73.1±95.4 岁）与血清白蛋白值、住院时间或死亡率没有关系[60]。在印度 109 名 ICU 患者（平均年龄 76.5±9.6 岁）的前瞻性队列研究中，1 年死亡率与 APACHE Ⅱ 评分（$P<0.001$；OR，1.2；95% CI，1.1～1.3）、严重营养不良风险（营养不良通用筛选工具得分 ≥2）（$P=0.006$；OR，0.08；95% CI，0.01～0.48）和谵妄（$P=0.03$；OR，0.32；95% CI，0.11～0.9）有关[61]。

Heyland 等开发了重症营养风险评分（Nutrition Risk in the Critically Ill，NUTRIC），作为第一个 ICU 患者营养风险评估工具。它基于年龄、急性生理和慢性健康（Acute Physiology and Chronic Health Evaluation，APACHE）Ⅱ 评分、序贯器官衰竭评估（Sequential Organ Failure Assessment，SOFA）评分、合并症数量、从入院到进入 ICU 的天数以及 IL-6 水平[62]。在最近的一项综述中，NUTRIC 评分成功地预测了 ICU 住院时间和死亡率[63]。除 IL-6 水平外，由所有变量组成的改良型 NUTRIC 评分在预测 28 天死亡率方面的表现与初始 NUTRIC 评分相似（AUC，0.757；95% CI，0.713～0.801）[64]。在 136 名 COVID-19 重症患者（中位年龄 69 岁；IQR，57～77）的回顾性队列研究中，NUTRIC 评分可预先预测 ICU 中的并发症，如急性呼吸窘迫综合征（acute respiratory distress syndrome，ARDS）、休克、急性心肌损伤、继发感染，以及 28 天 ICU 死亡[65]。然而，对于识别 ICU 中营养不良的最佳工具，目前还没有达成共识，而且不同的测试结果，营养不良的发生率也不同[66]。这些研究都没有根据年龄组来比较这些工具的性能。

维生素 D 不足是最常见的营养缺乏症，占健康普通成人人群的 40%～60%，在任何年龄（40～75 岁）的 ICU 患者中也很常见（60%～95% 的缺乏或不足）[67]。入院时维生素 D 缺乏的患者表现出更高的严重程度评分，如 APACHE Ⅱ 或 SOFA[68-70]；更多的并发症，如急性呼吸功能不足、急性肝衰竭或感染[71]；以及更长的住院时间[72]。在另一项前瞻性研究中，ICU 入院时维生素 D 不足（截止值为 11ng/ml）与 28 天死亡率和急性肾脏损伤有关[73]。脓毒症患者入院时血清 25（OH）D 水平低于 20ng/ml 与 28 天死亡率有关[69]。一项纳入 655 名外科和非外科危重病患者（中位年龄 65 岁；IQR，23 岁）的回顾性队列研究，如果 25（OH）D 水平低（总体低于 20ng/ml，有季节变化），调整后的住院死亡率要乘以 2[70]。除了众所周知的骨代谢作用外，普通人群中的维生素 D 缺乏还与肌肉性能下降、全因和心血管死亡率以及心血管事件增加有关[74,75]。此外，维生素 D 似乎积极参与免疫系统，包括固有和获得性免疫[76]。维生素 D 缺乏（11～25ng/ml 之间的各种截止值）不仅仅是整体健康或急性疾病严重程度的标志，还可能是并发症尤其是感染和住院时间的影响因素[67]。在这种情况下，脆弱的老年人群特别容易受到预后恶化的影响。然而，目前仍缺乏干预性研究来验证这一假设。

白蛋白和转甲状腺素蛋白（transthyretin，TTR；又称前白蛋白）水平在临床实践中被广泛使用，分别用于评估住院患者和门诊患者的营养状况和近期的营养摄入量[77]。然而，近年来白蛋白水平已经从一个营养标志物发展到整体预后标志物[35]。特别是，它的水平与炎症的严重程度、蛋白尿的存在或肝衰竭成反比。入住 ICU 时的白蛋白水平（因脓毒症或手术）是死亡率[78,79]或强化呼吸或血管加压支持的独立风险因素[80]，其阈值在 24～30g/L 之间[79-81]。入住 ICU 时 TTR 水平低也与较高的院内死亡率、较多的感染性并发症、较长的总住院时间和 ICU 入住时间独立相关[82]。由于其预后性能，白蛋白和前白蛋白水平仍然是最广泛使用的"营养性"生物标志物[83]。然而，ICU 中的热量和 / 或蛋白质输送与血清白蛋白的变化没有关系[84]。TTR 和视黄醇结合蛋白（retinol-binding protein，RBP）作为快速周转蛋白，对持续一周以上的营养治疗有监测意义，并与 ICU 能量摄入和氮平衡相关[85,86]。随着时间的推移，较高的 TTR 水平与较低的住院死亡率、较少的感染并发症、较短的总住院时间和 ICU 住院时间以及较短的呼吸机天数独立相关[82]。然而，TTR 正常值在 50 岁后随着瘦体重的变化而下降[87]。此外，这些研究只包括少数老年受试者。老年重症患者的营养风险或营养干预效果的有效和可获得的生物标志物仍有待确定[88]。

随着 ICU 监护人群的年龄和 BMI 增加，肥胖和营养不良并存的情况往往更加频繁[89]。在肥胖人群（BMI≥30）中，确定营养状况更加困难，导致错过或延迟发现营养不良，从而导致治疗不充分。

12.4 老年重症患者的营养干预

营养支持是维持和优化老年重症患者功能状态和生活质量的基石之一。

在临床情况和警惕水平允许的情况下，经口饮食和经口补充营养剂仍是非通气患者的一线干预措施[35]。然而，由于食欲下降、味觉和嗅觉的改变、胃肠道症状、衰弱、谵妄或厌食[91,92]，老年重症患者的能量摄入不理想[90]。饮食监测对于评估经口摄入量不足和毫不拖延地决定何时实施人工营养至关重要。应特别注意筛查老年人群在急性期特别存在的吞咽障碍，然后必须提出质地合适的食物。

如果无法经口进食或经口摄入不足，ESPEN 关于 ICU 临床营养的指南建议在 48 小时内使用肠内营养（enteral nutrition，EN）或在 3～7 天内如果肠内营养不可行，使用肠外营养（parenteral nutrition，PN）[35]。在胃肠道完好的老年患者中，推荐使用肠内营养而不是肠外营养。特别是为了减少老年人经常出现的并发症，如感染或血栓形成[23]。在一项比较 ICU 中肠内与肠外喂养策略的荟萃分析中，肠内营养与总死亡率显著降低无关，但可以降低 ICU 引起的感染和住院时间[93]。

虽然通常建议热量目标为静息能量消耗（resting energy expenditure，REE）的 70%～100%，在急性期（第一周）逐渐增加，但最佳的热量和时间也有争议。间接热量测量法是评估 REE 的推荐工具，但在实践中很少可用。对于机械通气患者，通过呼吸机测量二氧化碳产生量（carbon dioxide production，VCO_2）或耗氧量（oxygen consumption，VO_2）来计算 REE 似乎是一个可靠方法。一些方程式已被确定为用基本的临床信息如体重、身高和年龄来估计 REE。哈里斯和本尼迪克特方程已在 70～98 岁的健康老年人群中得到验证，实践中使用最广泛[94,95]。然而，这些很难外推到不同类型的住院老年人群，而且在 ICU 中往往不准确[96-98]。在没有间接热量测量法或 VCO_2 测量法的情况下，也可以使用简单的基于体重的公式（如急性期 20～25kcal/kg/d，此后 30～35kcal/kg/d）来防止不足或过度喂养[35,99]。

最近的观察性研究表明，高血糖和过度喂养的风险使得高代谢患者在 ICU 第一周需要减少 15kcal/kg/d 的热量负荷[100]。Zusman 等[101]在对 1 171 名 ICU 患者（中位年龄 60 岁）的回顾性队列研究发现，相当于 REE 70% 的热量摄入与 ICU 患者死亡率、住院时间和机械通气时间最低有关。在 100 名 ICU 患者（平均年龄为 65.8±11.6 岁）的队列研究中，正常热量的肠内营养(100% 的 REE, 19.7±5.7kcal/kg)与低热量(50% 的 REE, 11.3±3.1kcal/kg)的营养相比,与较少的院内感染有关(分别为 11.1% 和 26.1%),但不影响 ICU 死亡率[102]。在一项包括 2 517 名患者(平均年龄 53±5 岁)的荟萃分析显示,接受故意低热量喂养的患者与接受正常热量喂养的患者在获得性感染风险、医院死亡率、ICU 住院时间或无呼吸机天数方面没有差异[103]。然而,还没有针对老年人群的研究。因此,最近有人建议老年重症患者采用低热量饮食,目的是在急性期达到 70%~80% 的 REE,并在适当 / 可行的情况下逐步提高到等量饮食,以避免过度喂养的并发症[104]。

大多数研究都强调高热量摄入(超过 100%~110% 的 REE)的有害影响,这可能导致再喂养综合征。再喂养综合征是一种潜在的致命疾病,其特点是水电解质紊乱(低磷酸盐血症、低钾血症等)、液体潴留以及代谢和临床并发症(血糖紊乱、呼吸困难等)。老年营养不良的患者特别容易出现这种综合征,这是由于在营养不足的时期后迅速开始再喂养造成的[70]。这是因为随着年龄的增长,生理储备减少,某些共病(糖尿病、癌症)的频发和某些治疗(利尿剂、抗酸剂)的频繁使用,以及急性疾病的严重程度。在一个由 109 名马来西亚 ICU 患者(平均年龄 51±16 岁)组成的前瞻性队列研究中,44 名(42.6%)发生再喂养低磷血症的患者年龄相仿,有较高的 SOFA 评分,以及较低的血清白蛋白[71]。预防的方法是每天进行临床和生物监测,最初限制热量摄入(10kcal/kg/d),纠正水电解失衡,以及多补充维生素和微量元素。

蛋白质摄入似乎是一个关键的预后因素,特别是在急性期。成人膳食蛋白质摄入量的建议是基于氮平衡,即氮入量(食物或人工营养)和氮损失(尿素氮排泄量加上 4g/d 的常数)之间的差异[22,105]。因此,负氮平衡反映了身体总蛋白的丢失和分解代谢状态。健康老年人往往需要更高的蛋白质摄入量来平衡他们的氮平衡[106]。即使在营养支持下,大多数重症患者也会受到负氮平衡的影响,平均每天损失 11g[107]。前 7 天的蛋白质缺乏会影响肌肉质量,CT 扫描显示肌肉密度下降[30],并与 ICU 住院时间延长和无呼吸机天数减少有关[108]。

此外,大多数研究表明,高蛋白摄入(1.2~2g/kg/d)可以改善重症患者的氮平衡和预后[109,110]。在一个 113 名 ICU 患者(平均年龄 59±17.2 岁)的前瞻性队列研究中,较高的平均蛋白质摄入量(1.5g/kg/d vs 1.1g/kg/d 或 0.8g/kg/d)与较低的氮失衡(−2.6g/d vs −4.6g/d 或 −6.6g/d)和较低的 ICU 死亡率(16% vs 24% 或 27%)有关[110]。然而,能量的提供与生存率没有关系。在一项 54 名 ICU 老年患者(>65 岁)的队列研究中,Dickerson 等发现蛋白质摄入量为 1.5~2.5/kg/d 才能明显改善氮平衡,对蛋白质摄入量递增的氮平衡反应有很大的差异[105]。在重症 III 期国际营养调查中,对 4 040 名 ICU 患者(平均年龄 60±17 岁)的大型队列,达到 ≥80% 规定的蛋白质摄入量与降低 60 天死亡率和住院时间减少有关,但达到 ≥80% 规定的能量摄入量对这些因素没有明显影响[111]。

这些因素是 ESPEN 最近提出危重病期间 1.3g/kg/d 蛋白质的建议的起源[35],而美国肠外和肠内营养学会(American Society for Parenteral and Enteral Nutrition, ASPEN)和危重病医学会营养指南推荐 1.2~2.0g/kg/d 蛋白质[99]。

一些文章还强调了处方和有效的蛋白质能量摄入之间的重要差距,后者占处方剂量的 60%~70%[111]。由于生理上的胃排空缓慢,这种差异在老年人群中可能更加明显。为了减少胃部喂养不耐受,静脉用红霉素(最好是甲氧氯普胺)可作为促动力疗法,同时监测 QT 延长和心律失常的风险。

经典的肠内等热量(1kcal/kg/d)和正常蛋白质(15% 的总能量摄入与蛋白质有关)配方

不适合实现降低能量但高蛋白的目标,可能导致蛋白质摄入不足[112]。因此,在过去的 5 年里,新的商业配方已经被开发出来,以最大限度地提高蛋白质的摄入量,同时限制过多的热量摄入[113]。建议进行体育活动以提高营养治疗的有益效果[35]。

在 ICU 幸存者中进行早期运动训练(被动或主动骑车),可提高出院时的功能运动能力和肌肉力量的恢复[114]。在 200 名外科 ICU 患者(平均年龄 65 岁)的队列研究中,早期动员缩短了患者在 ICU 的住院时间,并提高了患者出院时的功能运动能力[115]。然而,在 ICU 开始的身体康复计划未能证明在 12 个月内对生活质量有好处[116]。一项 Cochrane 综述分析了在 ICU 开始的早期干预(运动能力或积极锻炼),结论是对身体功能或表现、肌肉力量或健康相关生活质量有益的证据不足[117]。

在重症监护中,建议微量营养素(维生素和微量元素)的摄入量至少相当于每日所需[35, 118]。每天至少提供 1 500kcal 的肠内营养就属于这种情况,但这需要在肠外营养的情况下做出特定的贡献。此外,某些微量营养素(铁、铜、硒、维生素 D、维生素 B_1、维生素 B_6 和维生素 C)的缺乏在营养不良情况下很常见,并可能因急性病期间需求增加或再喂养而进一步加重。对风险因素(酗酒、以前做过减肥手术、限制性饮食等)的询问和目标生物剂量必须确定哪些维生素或微量元素需要在建议的每日摄入量之外进行特别补充。与一般老年人一样,ICU 患者的血浆水平低(25-羟基维生素 D<12.5ng/ml,或 50nmol/L)可以从补充中受益。在 ICU 的随机补充试验显示,与安慰剂相比,即使是 6 个月的随访,死亡率也会降低[119, 120]。通过肠道、肌肉或静脉途径给药的剂量为 200 000~540 000U 时,没有发现特别的副作用。ESPEN 建议在入院后 1 周内单次服用大剂量的维生素 D_3(500 000U)[35]。

与其他领域一样,除了保健专业人员外,护理人员还可以辅助营养护理。基于营养教育课程和营养日记的以家庭为中心的干预也可以改善危重病后恢复阶段的营养状况[121](见第 7 章)(图 12.2)。

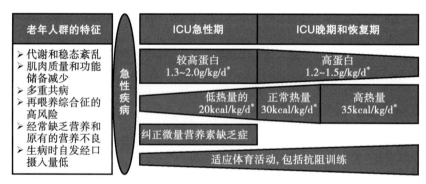

图 12.2 老年人群的主要特征和根据 ICU 阶段的营养支持原则(*需要根据高分解代谢水平和以前的营养状况调整的指示值)

结论

营养不良在重症患者中很常见,特别是在累积多个风险因素的老年人群中。

严重的疾病和重症监护对老年机体构成了主要代谢挑战,并促使其营养状况退化。

营养不良伴随着更频繁的住院并发症、住院时间增加、功能受损时间延长以及生存率下降。

调查营养状况的常规方法在重症监护病房中具有严重局限性。

以标准蛋白质 - 能量摄入为基础的营养干预措施已经演变为适应非常多样化的需求，尤其是老年受试者。

相关的治疗方法，如体育活动和纠正维生素 D 缺乏症，具有显著的协同作用。

需要进行新的研究，以更好地考虑到 ICU 中越来越多的老年人口的特殊性。

要点
- 营养不良伴随着生存率下降，还会导致功能预后恶化，尤其是在老年人群中。
- 早期营养评估（通过任何可用的手段）对于确定个体化的监护范围是必要的。
- 营养保健的主要内容是高蛋白但热量正常的营养、抗阻训练和补充缺乏维生素。

（方坤 译，李莉 审校）

参考文献

1. Cederholm T, Jensen GL, Correia MITD, Gonzalez MC, Fukushima R, Higashiguchi T, et al. GLIM criteria for the diagnosis of malnutrition - a consensus report from the global clinical nutrition community. J Cachexia Sarcopenia Muscle. 2019;10(1):207–17.
2. Gattermann Pereira T, da Silva FJ, Tosatti JAG, Silva FM. Subjective global assessment can be performed in critically ill surgical patients as a predictor of poor clinical outcomes. Nutr Clin Pract. 2019;34(1):131–6.
3. Sheean PM, Peterson SJ, Chen Y, Liu D, Lateef O, Braunschweig CA. Utilizing multiple methods to classify malnutrition among elderly patients admitted to the medical and surgical intensive care units (ICU). Clin Nutr. 2013;32(5):752–7.
4. Barker LA, Gout BS, Crowe TC. Hospital malnutrition: prevalence, identification and impact on patients and the healthcare system. Int J Environ Res Public Health. 2011;8(2):514–27.
5. Elia M, Zellipour L, Stratton RJ. To screen or not to screen for adult malnutrition? Clin Nutr. 2005;24(6):867–84.
6. Cohn SH, Vartsky D, Yasumura S, Sawitsky A, Zanzi I, Vaswani A, et al. Compartmental body composition based on total-body nitrogen, potassium, and calcium. Am J Phys. 1980;239(6):E524–30.
7. Fleg JL, Lakatta EG. Role of muscle loss in the age-associated reduction in VO2 max. J Appl Physiol (1985). 1988;65(3):1147–51.
8. Brooks SV, Faulkner JA. Skeletal muscle weakness in old age: underlying mechanisms. Med Sci Sports Exerc. 1994;26(4):432–9.
9. Lexell J. Evidence for nervous system degeneration with advancing age. J Nutr. 1997;127(5 Suppl):1011S–3S.
10. Delmonico MJ, Harris TB, Visser M, Park SW, Conroy MB, Velasquez-Mieyer P, et al. Longitudinal study of muscle strength, quality, and adipose tissue infiltration. Am J Clin Nutr. 2009;90(6):1579–85.
11. Hetherington MM. Taste and appetite regulation in the elderly. Proc Nutr Soc. 1998;57(4):625–31.
12. Donini LM, Savina C, Cannella C. Eating habits and appetite control in the elderly: the anorexia of aging. Int Psychogeriatr. 2003;15(1):73–87.
13. MacIntosh C, Morley JE, Chapman IM. The anorexia of aging. Nutrition. 2000;16(10):983–95.
14. Frassetto L, Sebastian A. Age and systemic acid-base equilibrium: analysis of published data. J Gerontol A Biol Sci Med Sci. 1996;51(1):B91–9.
15. Rimbert V, Boirie Y, Bedu M, Hocquette J-F, Ritz P, Morio B. Muscle fat oxidative capacity is not impaired by age but by physical inactivity: association with insulin sensitivity. FASEB J. 2004;18(6):737–9.
16. Petersen KF, Befroy D, Dufour S, Dziura J, Ariyan C, Rothman DL, et al. Mitochondrial dysfunc-

tion in the elderly: possible role in insulin resistance. Science. 2003;300(5622):1140–2.

17. Rolland Y, Czerwinski S. Abellan Van Kan G, Morley JE, Cesari M, Onder G, et al. sarcopenia: its assessment, etiology, pathogenesis, consequences and future perspectives. J Nutr Health Aging. 2008;12(7):433–50.

18. Guillet C, Prod'homme M, Balage M, Gachon P, Giraudet C, Morin L, et al. Impaired anabolic response of muscle protein synthesis is associated with S6K1 dysregulation in elderly humans. FASEB J. 2004;18(13):1586–7.

19. Balage M, Averous J, Rémond D, Bos C, Pujos-Guillot E, Papet I, et al. Presence of low-grade inflammation impaired postprandial stimulation of muscle protein synthesis in old rats. J Nutr Biochem. 2010;21(4):325–31.

20. Volpi E, Mittendorfer B, Wolf SE, Wolfe RR. Oral amino acids stimulate muscle protein anabolism in the elderly despite higher first-pass splanchnic extraction. Am J Phys. 1999;277(3):E513–20.

21. Salles J, Chanet A, Giraudet C, Patrac V, Pierre P, Jourdan M, et al. 1,25(OH)2-vitamin D3 enhances the stimulating effect of leucine and insulin on protein synthesis rate through Akt/PKB and mTOR mediated pathways in murine C2C12 skeletal myotubes. Mol Nutr Food Res. 2013;57(12):2137–46.

22. Bauer J, Biolo G, Cederholm T, Cesari M, Cruz-Jentoft AJ, Morley JE, et al. Evidence-based recommendations for optimal dietary protein intake in older people: a position paper from the PROT-AGE study group. J Am Med Dir Assoc. 2013;14(8):542–59.

23. Volkert D, Beck AM, Cederholm T, Cruz-Jentoft A, Goisser S, Hooper L, et al. ESPEN guideline on clinical nutrition and hydration in geriatrics. Clin Nutr. 2018.

24. Biolo G, Tipton KD, Klein S, Wolfe RR. An abundant supply of amino acids enhances the metabolic effect of exercise on muscle protein. Am J Phys. 1997;273(1 Pt 1):E122–9.

25. Endo Y, Nourmahnad A, Sinha I. Optimizing skeletal muscle anabolic response to resistance training in aging. Front Physiol [Internet]. 2020 Jul 23 [cited 2021 Apr 17];11. Available from: https://www.ncbi.nlm.nih.gov/pmc/articles/PMC7390896/

26. Yang Y, Breen L, Burd NA, Hector AJ, Churchward-Venne TA, Josse AR, et al. Resistance exercise enhances myofibrillar protein synthesis with graded intakes of whey protein in older men. Br J Nutr. 2012;108(10):1780–8.

27. Monk DN, Plank LD, Franch-Arcas G, Finn PJ, Streat SJ, Hill GL. Sequential changes in the metabolic response in critically injured patients during the first 25 days after blunt trauma. Ann Surg. 1996;223(4):395–405.

28. Biolo G. Protein metabolism and requirements. World Rev Nutr Diet. 2013;105:12–20.

29. Phillips SM, Dickerson RN, Moore FA, Paddon-Jones D, Weijs PJM. Protein turnover and metabolism in the elderly intensive care unit patient. Nutr Clin Pract. 2017;32(1_suppl):112S–20S.

30. Yeh DD, Ortiz-Reyes LA, Quraishi SA, Chokengarmwong N, Avery L, Kaafarani HMA, et al. Early nutritional inadequacy is associated with psoas muscle deterioration and worse clinical outcomes in critically ill surgical patients. J Crit Care. 2018;45:7–13.

31. Gruther W, Benesch T, Zorn C, Paternostro-Sluga T, Quittan M, Fialka-Moser V, et al. Muscle wasting in intensive care patients: ultrasound observation of the M. quadriceps femoris muscle layer. J Rehabil Med. 2008;40(3):185–9.

32. Stein TP, Wade CE. Metabolic consequences of muscle disuse atrophy. J Nutr. 2005;135(7):1824S–8S.

33. Casaer MP, Langouche L, Coudyzer W, Vanbeckevoort D, De Dobbelaer B, Güiza FG, et al. Impact of early parenteral nutrition on muscle and adipose tissue compartments during critical illness. Crit Care Med. 2013;41(10):2298–309.

34. Bowden Davies KA, Pickles S, Sprung VS, Kemp GJ, Alam U, Moore DR, et al. Reduced physical activity in young and older adults: metabolic and musculoskeletal implications. Therapeut Adv Endocrinol. 2019;10:2042018819888824.

35. Singer P, Blaser AR, Berger MM, Alhazzani W, Calder PC, Casaer MP, et al. ESPEN guideline on clinical nutrition in the intensive care unit. Clin Nutr. 2019;38(1):48–79.

36. Wieske L, Dettling-Ihnenfeldt DS, Verhamme C, Nollet F, van Schaik IN, Schultz MJ, et al. Impact of ICU-acquired weakness on post-ICU physical functioning: a follow-up study. Crit Care. 2015;19:196.

37. Tatucu O, Lambell K, Ridley E. Nutritional Management of the Critically Ill Older Adult. 2020 [cited 2021 Apr 18]; Available from: https://research.monash.edu/en/publications/nutritional-management-of-the-critically-ill-older-adult

38. Vest MT, Papas MA, Shapero M, McGraw P, Capizzi A, Jurkovitz C. Characteristics and outcomes of adult inpatients with malnutrition. JPEN J Parenter Enteral Nutr. 2018;42(6):1009–16.

39. Cheng AT, Plank LD, Hill GL. Prolonged overexpansion of extracellular water in elderly patients with sepsis. Arch Surg. 1998;133(7):745–51.

40. Bhaskaran K. dos-Santos-Silva I, Leon DA, Douglas IJ, Smeeth L. association of BMI with overall and cause-specific mortality: a population-based cohort study of 3·6 million adults in the UK. Lan-

cet Diabetes Endocrinol. 2018;6(12):944–53.

41. Al Snih S, Ottenbacher KJ, Markides KS, Kuo Y-F, Eschbach K, Goodwin JS. The effect of obesity on disability vs mortality in older Americans. Arch Intern Med. 2007;167(8):774–80.

42. Flegal KM, Kit BK, Orpana H, Graubard BI. Association of all-cause mortality with overweight and obesity using standard body mass index categories: a systematic review and meta-analysis. JAMA. 2013;309(1):71–82.

43. Oreopoulos A, Kalantar-Zadeh K, Sharma AM, Fonarow GC. The obesity paradox in the elderly: potential mechanisms and clinical implications. Clin Geriatr Med. 2009;25(4):643–59.

44. Cereda E, Klersy C, Hiesmayr M, Schindler K, Singer P, Laviano A, et al. Body mass index, age and in-hospital mortality: the NutritionDay multinational survey. Clin Nutr. 2017;36(3):839–47.

45. Zittermann A, Becker T, Gummert JF, Börgermann J. Body mass index, cardiac surgery and clinical outcome. A single-center experience with 9125 patients. Nutr Metab Cardiovasc Dis. 2014;24(2): 168–75.

46. Sasabuchi Y, Yasunaga H, Matsui H, Lefor AT, Horiguchi H, Fushimi K, et al. The dose-response relationship between body mass index and mortality in subjects admitted to the ICU with and without mechanical ventilation. Respir Care. 2015;60(7):983–91.

47. Shen W, Punyanitya M, Wang Z, Gallagher D, St-Onge M-P, Albu J, et al. Total body skeletal muscle and adipose tissue volumes: estimation from a single abdominal cross-sectional image. J Appl Physiol. 2004;97(6):2333–8.

48. Mourtzakis M, Prado CMM, Lieffers JR, Reiman T, McCargar LJ, Baracos VE. A practical and precise approach to quantification of body composition in cancer patients using computed tomography images acquired during routine care. Appl Physiol Nutr Metab. 2008;33(5):997–1006.

49. Moisey LL, Mourtzakis M, Cotton BA, Premji T, Heyland DK, Wade CE, et al. Skeletal muscle predicts ventilator-free days, ICU-free days, and mortality in elderly ICU patients. Crit Care. 2013;17(5):R206.

50. Looijaard WGPM, Dekker IM, Stapel SN, Girbes ARJ, Twisk JWR, Oudemans-van Straaten HM, et al. Skeletal muscle quality as assessed by CT-derived skeletal muscle density is associated with 6-month mortality in mechanically ventilated critically ill patients. Crit Care. 2016;20(1):386.

51. Formenti P, Umbrello M, Coppola S, Froio S, Chiumello D. Clinical review: peripheral muscular ultrasound in the ICU. Ann Intensive Care [Internet]. 2019 17 [cited 2021 Apr 17];9. Available from: https://www.ncbi.nlm.nih.gov/pmc/articles/PMC6525229/

52. Mourtzakis M, Parry S, Connolly B, Puthucheary Z. Skeletal muscle ultrasound in critical care: a tool in need of translation. Ann Am Thorac Soc. 2017;14(10):1495–503.

53. Nakanishi N, Tsutsumi R, Okayama Y, Takashima T, Ueno Y, Itagaki T, et al. Monitoring of muscle mass in critically ill patients: comparison of ultrasound and two bioelectrical impedance analysis devices. J Intensive Care. 2019;7(1):61.

54. Savalle M, Gillaizeau F, Maruani G, Puymirat E, Bellenfant F, Houillier P, et al. Assessment of body cell mass at bedside in critically ill patients. Am J Physiol Endocrinol Metabolism. 2012;303(3):E389–96.

55. Kuchnia A, Earthman C, Teigen L, Cole A, Mourtzakis M, Paris M, et al. Evaluation of bioelectrical impedance analysis in critically ill patients: results of a multicenter prospective study. J Parenter Enter Nutr. 2017;41(7):1131–8.

56. Lee Y, Kwon O, Shin CS, Lee SM. Use of bioelectrical impedance analysis for the assessment of nutritional status in critically ill patients. Clini Nutr Res. 2015;4(1):32–40.

57. Reis de Lima e Silva R, Porto Sabino Pinho C, Galvão Rodrigues I, Gildo de Moura Monteiro Júnior J. [Phase angle as an indicator of nutritional status and prognosis in critically ill patients]. Nutr Hosp. 2014;31(3):1278–85.

58. Bector S, Vagianos K, Suh M, Duerksen DR. Does the subjective global assessment predict outcome in critically ill medical patients? J Intensive Care Med. 2016;31(7):485–9.

59. Giannasi SE, Venuti MS, Midley AD, Roux N, Kecskes C, San RE. Mortality risk factors in elderly patients in intensive care without limitation of therapeutic effort. Med Intensiva. 2018;42(8):482–9.

60. Atalay BG, Yagmur C, Nursal TZ, Atalay H, Noyan T. Use of subjective global assessment and clinical outcomes in critically ill geriatric patients receiving nutrition support. JPEN J Parenter Enteral Nutr. 2008;32(4):454–9.

61. Tripathy S, Mishra JC, Dash SC. Critically ill elderly patients in a developing world—mortality and functional outcome at 1 year: A prospective single-center study. Journal of Critical Care. 2014;29(3):474.e7–13.

62. Heyland DK, Dhaliwal R, Jiang X, Day AG. Identifying critically ill patients who benefit the most from nutrition therapy: the development and initial validation of a novel risk assessment tool. Crit Care. 2011;15(6):R268.

63. Reis AMD, Fructhenicht AVG, Moreira LF. NUTRIC score use around the world: a systematic review. Rev Bras Ter Intensiva. 2019;31(3):379–85.

64. Jeong DH, Hong S-B, Lim C-M, Koh Y, Seo J, Kim Y, et al. Comparison of accuracy of NUTRIC and modified NUTRIC scores in predicting 28-Day mortality in patients with sepsis: a single center retrospective study. Nutrients. 2018;17:10(7).

65. Zhang P, He Z, Yu G, Peng D, Feng Y, Ling J, et al. The modified NUTRIC score can be used for nutritional risk assessment as well as prognosis prediction in critically ill COVID-19 patients. Clin Nutr. 2021;40(2):534–41.

66. Coltman A, Peterson S, Roehl K, Roosevelt H, Sowa D. Use of 3 tools to assess nutrition risk in the intensive care unit. JPEN J Parenter Enteral Nutr. 2015;39(1):28–33.

67. de Haan K, Groeneveld ABJ, de Geus HRH, Egal M, Struijs A. Vitamin D deficiency as a risk factor for infection, sepsis and mortality in the critically ill: systematic review and meta-analysis. Crit Care. 2014;18(6):660.

68. Anwar E, Hamdy G, Taher E, Fawzy E, Abdulattif S, Attia MH. Burden and outcome of vitamin D deficiency among critically ill patients: a prospective study. Nutr Clin Pract. 2017;32(3):378–84.

69. Chen Z, Luo Z, Zhao X, Chen Q, Hu J, Qin H, et al. Association of vitamin D status of septic patients in intensive care units with altered procalcitonin levels and mortality. J Clin Endocrinol Metab. 2015;100(2):516–23.

70. Amrein K, Zajic P, Schnedl C, Waltensdorfer A, Fruhwald S, Holl A, et al. Vitamin D status and its association with season, hospital and sepsis mortality in critical illness. Crit Care. 2014;18(2):R47.

71. Gomes TL, Fernandes RC, Vieira LL, Schincaglia RM, Mota JF, Nóbrega MS, et al. Low vitamin D at ICU admission is associated with cancer, infections, acute respiratory insufficiency, and liver failure. Nutrition. 2019;60:235–40.

72. Lr M, Y A, Kl W, Dd G, Ok D. Worsening severity of vitamin D deficiency is associated with increased length of stay, surgical intensive care unit cost, and mortality rate in surgical intensive care unit patients. American journal of surgery [Internet]. 2012 Jul [cited 2021 Apr 3];204(1). Available from: https://pubmed.ncbi.nlm.nih.gov/22325335/

73. Zapatero A, Dot I, Diaz Y, Gracia MP, Pérez-Terán P, Climent C, et al. Severe vitamin D deficiency upon admission in critically ill patients is related to acute kidney injury and a poor prognosis. Med Intensiva. 2018;42(4):216–24.

74. Holick MF. Vitamin D deficiency. N Engl J Med. 2007;357(3):266–81.

75. Dobnig H, Pilz S, Scharnagl H, Renner W, Seelhorst U, Wellnitz B, et al. Independent association of low serum 25-hydroxyvitamin d and 1,25-dihydroxyvitamin d levels with all-cause and cardiovascular mortality. Arch Intern Med. 2008;168(12):1340–9.

76. Hewison M. Vitamin D and innate and adaptive immunity. Vitam Horm. 2011;86:23–62.

77. Dellière S, Cynober L. Is transthyretin a good marker of nutritional status? Clin Nutr. 2017;36(2):364–70.

78. Basile-Filho A, Lago AF, Menegueti MG, Nicolini EA, De Rodrigues LAB, Nunes RS, et al. The use of APACHE II, SOFA, SAPS 3, C-reactive protein/albumin ratio, and lactate to predict mortality of surgical critically ill patients: a retrospective cohort study. Medicine (Baltimore). 2019;98(26):e16204.

79. Kendall H, Abreu E, Cheng A-L. Serum albumin trend is a predictor of mortality in ICU patients with sepsis. Biol Res Nurs. 2019;21(3):237–44.

80. Wi YM, Kim JM, Peck KR. Serum albumin level as a predictor of intensive respiratory or vasopressor support in influenza a (H1N1) virus infection. Int J Clin Pract. 2014;68(2):222–9.

81. Yin M, Si L, Qin W, Li C, Zhang J, Yang H, et al. Predictive value of serum albumin level for the prognosis of severe sepsis without exogenous human albumin administration: a prospective cohort study. J Intensive Care Med. 2018;33(12):687–94.

82. Haltmeier T, Inaba K, Durso J, Khan M, Siboni S, Cheng V, et al. Transthyretin at admission and over time as a marker for clinical outcomes in critically ill trauma patients: a prospective single-center study. World J Surg. 2020;44(1):115–23.

83. Ferrie S, Tsang E. Monitoring nutrition in critical illness: what can we use? Nutr Clin Pract. 2018;33(1):133–46.

84. Yeh DD, Johnson E, Harrison T, Kaafarani HMA, Lee J, Fagenholz P, et al. Serum levels of albumin and Prealbumin do not correlate with nutrient delivery in surgical intensive care unit patients. Nutr Clin Pract. 2018;33(3):419–25.

85. Parent B, Seaton M, O'Keefe GE. Biochemical markers of nutrition support in critically ill trauma victims. JPEN J Parenter Enteral Nutr. 2018;42(2):335–42.

86. Casati A, Muttini S, Leggieri C, Colombo S, Giorgi E, Torri G. Rapid turnover proteins in critically ill ICU patients. Negative acute phase proteins or nutritional indicators? Minerva Anestesiol. 1998;64(7–8):345–50.

87. Ingenbleek Y. Plasma transthyretin as a biomarker of sarcopenia in elderly subjects. Nutrients. 2019;21:11(4).

88. Stoppe C, Wendt S, Mehta NM, Compher C, Preiser J-C, Heyland DK, et al. Biomarkers in critical

care nutrition. Crit Care. 2020;24(1):499.

89. Mauldin K, O'Leary-Kelley C. New guidelines for assessment of malnutrition in adults: obese critically ill patients. Crit Care Nurse. 2015;35(4):24–30.

90. Chapple L, Gan M, Louis R, Yaxley A, Murphy A, Yandell R. Nutrition-related outcomes and dietary intake in non–mechanically ventilated critically ill adult patients: a pilot observational descriptive study. Aust Crit Care. 2020;33(3):300–8.

91. Bryczkowski SB, Lopreiato MC, Yonclas PP, Sacca JJ, Mosenthal AC. Risk factors for delirium in older trauma patients admitted to the surgical intensive care unit. J Trauma Acute Care Surg. 2014;77(6):944–51.

92. Reid MB, Allard-Gould P. Malnutrition and the critically ill elderly patient. Crit Care Nurs Clin North Am. 2004;16(4):531–6.

93. Elke G, van Zanten ARH, Lemieux M, McCall M, Jeejeebhoy KN, Kott M, et al. Enteral versus parenteral nutrition in critically ill patients: an updated systematic review and meta-analysis of randomized controlled trials. Crit Care. 2016;20(1):117.

94. Harris JA, Benedict FG. A biometric study of human basal metabolism. Proc Natl Acad Sci U S A. 1918;4(12):370–3.

95. Melzer K, Laurie Karsegard V, Genton L, Kossovsky MP, Kayser B, Pichard C. Comparison of equations for estimating resting metabolic rate in healthy subjects over 70 years of age. Clin Nutr. 2007;26(4):498–505.

96. Neelemaat F, van Bokhorst-de van der Schueren MAE, Thijs A, Seidell JC, Weijs PJM. Resting energy expenditure in malnourished older patients at hospital admission and three months after discharge: predictive equations versus measurements. Clin Nutr. 2012;31(6):958–66.

97. Zusman O, Kagan I, Bendavid I, Theilla M, Cohen J, Singer P. Predictive equations versus measured energy expenditure by indirect calorimetry: a retrospective validation. Clin Nutr. 2019;38(3):1206–10.

98. Segadilha NLAL, Rocha EEM, Tanaka LMS, Gomes KLP, Espinoza REA, Peres WAF. Energy expenditure in critically ill elderly patients: indirect calorimetry vs predictive equations. JPEN J Parenter Enteral Nutr. 2017;41(5):776–84.

99. McClave SA, Taylor BE, Martindale RG, Warren MM, Johnson DR, Braunschweig C, et al. Guidelines for the provision and assessment of nutrition support therapy in the adult critically ill patient: Society of Critical Care Medicine (SCCM) and American Society for Parenteral and Enteral Nutrition (a.S.P.E.N.). JPEN J Parenter Enteral Nutr. 2016;40(2):159–211.

100. Rugeles SJ, Ochoa Gautier JB, Dickerson RN, Coss-Bu JA, Wernerman J, Paddon-Jones D. How many nonprotein calories does a critically ill patient require? a case for hypocaloric nutrition in the critically ill patient. Nutr Clin Pract. 2017;32(1_suppl):72S–6S.

101. Zusman O, Theilla M, Cohen J, Kagan I, Bendavid I, Singer P. Resting energy expenditure, calorie and protein consumption in critically ill patients: a retrospective cohort study. Crit Care. 2016;20(1):367.

102. Petros S, Horbach M, Seidel F, Weidhase L. Hypocaloric vs Normocaloric nutrition in critically ill patients: a prospective randomized pilot trial. JPEN J Parenter Enteral Nutr. 2016;40(2):242–9.

103. Marik PE, Hooper MH. Normocaloric versus hypocaloric feeding on the outcomes of ICU patients: a systematic review and meta-analysis. Intensive Care Med. 2016;42(3):316–23.

104. McKendry J, Thomas ACQ, Phillips SM. Muscle mass loss in the older critically ill population: potential therapeutic strategies. Nutr Clin Pract. 2020;35(4):607–16.

105. Dickerson RN. Nitrogen balance and protein requirements for critically ill older patients. Nutrients. 2016;8(4):226.

106. Morse MH, Haub MD, Evans WJ, Campbell WW. Protein requirement of elderly women: nitrogen balance responses to three levels of protein intake. J Gerontol A Biol Sci Med Sci. 2001;56(11):M724–30.

107. Dickerson RN, Pitts SL, Maish GO, Schroeppel TJ, Magnotti LJ, Croce MA, et al. A reappraisal of nitrogen requirements for patients with critical illness and trauma. J Trauma Acute Care Surg. 2012;73(3):549–57.

108. Yeh DD, Fuentes E, Quraishi SA, Lee J, Kaafarani HMA, Fagenholz P, et al. Early protein inadequacy is associated with longer intensive care unit stay and fewer ventilator-free days: a retrospective analysis of patients with prolonged surgical intensive care unit stay. JPEN J Parenter Enteral Nutr. 2018;42(1):212–8.

109. Scheinkestel CD, Kar L, Marshall K, Bailey M, Davies A, Nyulasi I, et al. Prospective randomized trial to assess caloric and protein needs of critically ill, anuric, ventilated patients requiring continuous renal replacement therapy. Nutrition. 2003;19(11–12):909–16.

110. Allingstrup MJ, Esmailzadeh N, Wilkens Knudsen A, Espersen K, Hartvig Jensen T, Wiis J, et al. Provision of protein and energy in relation to measured requirements in intensive care patients. Clin Nutr. 2012;31(4):462–8.

111. Nicolo M, Heyland DK, Chittams J, Sammarco T, Compher C. Clinical outcomes related to pro-tein delivery in a critically ill population: a multicenter, multinational observation study. JPEN J Parenter Enteral Nutr. 2016;40(1):45–51.

112. Berger MM, Soguel L, Charrière M, Thériault B, Pralong F, Schaller MD. Impact of the reduc-tion of the recommended energy target in the ICU on protein delivery and clinical outcomes. Clin Nutr. 2017;36(1):281–7.

113. ApSimon M, Johnston C, Winder B, Cohen SS, Hopkins B. Narrowing the protein deficit gap in critically ill patients using a very high-protein enteral formula. Nutr Clin Pract. 2020;35(3):533–9.

114. Burtin C, Clerckx B, Robbeets C, Ferdinande P, Langer D, Troosters T, et al. Early exercise in critically ill patients enhances short-term functional recovery. Crit Care Med. 2009;37(9):2499–505.

115. Schaller SJ, Anstey M, Blobner M, Edrich T, Grabitz SD, Gradwohl-Matis I, et al. Early, goal-directed mobilisation in the surgical intensive care unit: a randomised controlled trial. Lancet. 2016;388(10052):1377–88.

116. Cuthbertson BH, Rattray J, Campbell MK, Gager M, Roughton S, Smith A, et al. The PRaCTI-CaL study of nurse led, intensive care follow-up programmes for improving long term outcomes from critical illness: a pragmatic randomised controlled trial. BMJ. 2009;339:b3723.

117. Doiron KA, Hoffmann TC, Beller EM. Early intervention (mobilization or active exercise) for critically ill adults in the intensive care unit. Cochrane Database of Systematic Reviews [Internet]. 2018 [cited 2021 Apr 17];(3). Available from: https://doi.org/10.1002/14651858.CD010754.pub2/full

118. Lefrant J-Y, Hurel D, Cano NJ, Ichai C, Preiser J-C, Tamion F, et al. Guidelines for nutrition sup-port in critically ill patient. Ann Fr Anesth Reanim. 2014;33(3):202–18.

119. Zajic P, Amrein K. Vitamin D deficiency in the ICU: a systematic review. Minerva Endocrinol. 2014;39(4):275–87.

120. Putzu A, Belletti A, Cassina T, Clivio S, Monti G, Zangrillo A, et al. Vitamin D and outcomes in adult critically ill patients. A systematic review and meta-analysis of randomized trials. J Crit Care. 2017;38:109–14.

121. Marshall AP, Lemieux M, Dhaliwal R, Seyler H, MacEachern KN, Heyland DK. Novel, family-centered intervention to improve nutrition in patients recovering from critical illness: a feasibility study. Nutr Clin Pract. 2017;32(3):392–9.

第 13 章　功能状态和老年

Nazir I. Lone, Lisa Salisbury, and Atul Anand

目录

📋 **学习目标**

- 理解与正常衰老相关的功能状态改变，以及功能状态改变的风险因素。
- 比较测量老年人功能状态的工具，以及它们在 ICU 中的特定应用。
- 评价与功能状态相关的文献，及其对入住 ICU 的老年人分诊和预后的影响。

13.1 引言

在考虑老年人入住 ICU 以及他们从重症疾病中幸存和康复的能力时，功能状态是临床评估的重要组成部分。许多老年人在幸存后将经历身体功能的下降。功能状态与衰老有关的其他特征密切相关，包括衰弱、残疾和共病。因此，ICU 临床医生将受益于对正常衰老功能状态的理解，以及个体的疾病前功能对 ICU 预后的影响。

在本章中，我们将评估年龄和功能状态变化之间的相互作用，以及在老龄化人口中功能状态下降的风险因素。然后，我们将严格评估目前用于测量老年人功能状态的工具，特别关注 ICU 内的评估。在本章的最后，我们分析了与病前功能状态及其与老年重症患者预后关系的证据。

13.2 正常衰老和功能状态改变的预测因素

13.2.1 正常衰老中的功能状态变化

世界卫生组织(World Health Organization，WHO)将维持功能能力作为健康老龄化和福祉的核心[1]。充分的功能能力被描述为人们"能够成为和做他们有理由珍视的事情"[2]。这个以人为中心的定义已经取代了以往对个人年龄的预期基准[3]。因此，评估"正常"衰老更微妙，尽管在不同人群中可以观察到一些常见的功能状态变化。这些过程受到与衰老无关的因素(尤其是共病和社会经济剥夺)的影响或混淆的程度仍然存在争议。直到中年，残疾通常与创伤或单一疾病过程的深远影响有关[4]。然而，在老年人群中，这种简单的因果关系通常不存在；多因素性残疾通常没有一个简单的疾病病灶。正常衰老与多种慢性疾病(共存疾病)同时作用的相互影响特别复杂。考虑到高收入国家老年人口中慢性退行性疾病的年龄特异性患病率急剧增加[5]，这一点非常重要，尽管这种增长率可能正在下降[6]。

随访数十年的纵向观察性队列研究提供了大量关于正常衰老的证据。这些研究揭示了早期和中期因素对个体功能变化轨迹的影响，并试图将与年龄相关的衰退与其他原因分开。现在人们已经达成共识，即随着年龄的增长，功能的丧失是分等级的。例如，在 Newcastle 85+ 英国队列研究中，"剪脚趾甲"被确定为老年人测量最困难的功能，也是最早失去独立性的功能。相比之下，"自我喂养"被观察到是最简单的，因此也是最后受损的功能[7]。美国老龄化纵向研究(American Longitudinal Study of Aging，LSOA)指出，处于层次结构顶端的独立行走是早期的功能丧失，但也有报道认为丧失自我进食是衰退的最晚期阶段[8]。在较年轻的参与者(60～64 岁)中，爬楼梯困难可能是功能衰退的早期标志[9]。这些等级表中所包含的功能活动的变异并不一定意味着不一致。由于使用不同的功能测量工具，很难在队列之间进行直接比较[10]。这种方法学上的挑战可能解释了报告中估计残疾人口患病率的差异，例如在大体上相似的欧洲国家中，估计残疾人口患病率 6%～35%[11]。

在某些方面,功能衰退可能因性别而异。与力量有关的功能衰退在女性会更早出现,而老年男性可能更快出现行走困难[7]。其中一些发现可能反映了传统社会角色的性别差异,如家务和购物。但是,在多项纵向研究中肌肉力量丧失和下肢平衡受损似乎是老年早期功能衰退的常见诱因[4, 7, 9, 12]。肌肉力量可以使用握力计在临床中轻松测量,可以作为衰弱前的标志[13]。老年人肌肉力量的衰减必须与肌少症区分,后者是肌肉力量和肌肉质量和 / 或功能均减退的病症。肌少症是功能衰退和死亡的明显风险因素,但不是老年人的必然状态[14, 15]。

功能衰退速度因人而异,但来自欧洲的纵向观察数据表明,在 60～70 岁人群 10 年随访中,有可能将人群分为 3 种常见轨迹:快速、中等或低 / 无功能衰退[16]。然而,当个体接近生命尽头时,功能丧失模式变得越来越难以预测。在突发事件项目(Precipitating Events Project, PEP)中,每月记录了参与者生命最后一年的残疾进展情况。在这个较短的时间内,发现了 5 个不同的功能衰退轨迹。这些组具有数量相似、但有限的共同预测因素:持续严重、稳步进展、早期加速、晚期灾难性和无残疾[17]。由于正常衰老没有单一的共同路径,因此通过从观察到的肌肉力量、平衡和手灵巧度等对功能状态的变化进行分类更直接。残疾模型中采用基于任务的方法(例如测量日常生活活动的方法),往往无法解释老年人的异质性,特别是在生命末期。

13.2.2　功能状态变化的风险因素和预测因素

通过长期观察老年人,大量研究不但帮助了定义正常衰老这一概念,也积累了与功能状态变化相关的证据。相关证据水平差异很大。本节将讨论在多项研究中观察到的最常见特征。这些因素可大致分为几组(图 13.1)。

其中一些预测因素是不可改变的,例如年龄增长等社会人口学风险因素。大量研究表明女性的功能衰退风险高于男性[18-20]。这种关系只能部分地通过女性寿命更长来解释。其他风险因素可能在社会层面上是可改变的。通常正规教育越低、家庭收入越低和其他形式的社会经济剥夺的个体,功能状态衰退越快[21]。

衰弱是一个常用术语,用于描述当面对急性压力时易于陷入依赖或死亡的脆弱性[22]。然而,即使没有这样的应激事件,体弱者的功能状态衰退速度也比非体弱者更快。从概念上讲,衰弱被视为与年龄无关的一个过程,但最终这个术语可用于描述个体之间衰老模式的变异[23]。2001 年首次描述了身体衰弱表型,包括 5 种特征:行动迟缓、衰弱、体重下降、疲劳和低体力活动[13]。对于一个被认为是衰弱的人,必须表现至少 3 个特征,阈值基本上是基于人群正常值的最低 20%。在对 5 000 多名社区老年人的心血管健康研究的原始描述中,根据这一定义,与非衰弱者相比,衰弱者 3 年内功能下降的风险增加 1 倍。这是在校正重要潜在混杂因素(如年龄、性别、医学共病和基线功能状态)后得出的结果。衰弱、多病和残疾是密切相关的状态,但以不同的方式影响个人[24]。总体而言,衰弱似乎是未来残疾的一个强有力的独立预测因素。

在一项评估个人衰弱特征影响的系统综述中,行动迟缓和低体力活动是未来功能衰退最重要的预测因素。但除了自我报告的疲劳以外,其他所有衰弱特征似乎都很重要[25]。这表明了单一衰弱标记的 "前衰弱" 状态作为早期指标来预测发展依赖风险的潜在重要性。很容易想象 "衰弱循环" 是如何形成的,如一个人肌肉力量减弱(衰弱)会导致步速减慢

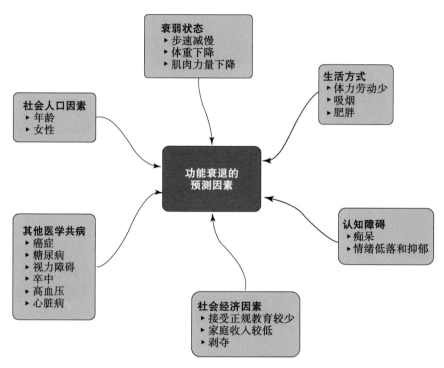

图 13.1 功能衰退的主要预测因素总结

（行动迟缓）和参与减少（体力活动减少）。这可能成为恶性循环，导致完全衰弱状态、最终残疾[13]。

执行认知功能是成功完成日常生活活动的关键。认知功能障碍是功能能力衰退的有力预测因素，这不足为奇。在痴呆症中，有证据表明阿尔茨海默亚型，特别是存在行为障碍特征时，是一个特别重要的风险因素[26, 27]。视力是老年人独立的另一个基本组成部分。纵向数据表明，与没有视力受损者相比，视力受损者的日常生活活动依赖的未经调整的风险增加了3倍[28]。情绪障碍是痴呆症状态的一个重要鉴别诊断，但据报道抑郁症本身是老年人功能状态下降的风险因素之一[29, 30]。考虑到更广泛的慢性健康状况，自我报告的共病数量也与较差的功能有关。特定的健康状况也值得特别关注，如卒中、糖尿病、高血压和慢性肺病和缺血性心脏病，但共存疾病的叠加效应也很重要[19, 31]。极端的低体重和高体重也是功能衰退的风险因素，这可能与这些其他健康状况的进展密切相关[21, 30]。

个人生活方式的选择是医疗干预的潜在目标，但值得承认的是社会决定因素在这方面具有的强大作用，可能需要更广泛的社会层面的改变[32]。主动吸烟是导致功能衰退的一个风险因素，尽管这种关联性在已经戒烟的人群中不太明显[18, 19]。久坐的生活方式会增加残疾的风险，但如前所述，这种低体力活动可能代表了更广泛的衰弱状态的进展。虽然有证据表明，已婚夫妇可以减少功能衰退的风险，但观察性研究在单身生活、孤立或社交网络差的影响方面并不一致，通常与功能状况的关联较弱[20, 21]。

13.2.3 成功老龄化

越来越多的研究和政策关注如何压缩功能衰退，试图将个人转移到一个缩短他们残疾生存年限,并尽可能长时间促进他们功能独立的轨迹上[10]。基于我们对功能衰退预测因素的理解,成功老龄化不能简单地被认为是衰老的过程。这是一个贯穿整个生命周期的问题,一些不可改变的风险从出生时就存在,受早期和中年健康行为和活动的影响。这些概念已经具体化为内在能力的概念,它是一个人所有身体和心理能力的综合。这可以被看作是未来残疾的储备[33]。如果与年龄有关的功能衰退是恒定的,那么那些在中年累积了最大内在能力的人很可能在晚年会受到更长时间的保护,不会出现残疾。

成功老龄化不仅仅意味着没有疾病和残疾。不同的定义包括参与积极的家庭生活,在学习的"第三阶段"发展新技能以及保持认知和身体功能。这使得研究之间的直接比较具有挑战性,尽管确实出现了共同的主题[34]。正如从功能衰退预测因素中所预期的那样,持续的体力活动是迄今为止最有力的、最一致的成功老龄化预测因素。在一个包括纳入超过17 000名参与者9个纵向研究的荟萃分析中,中高程度的体力活动(如每日休闲散步等)与10年随访期间日常生活活动的新损伤风险降低49% 有关[35]。类似的风险降低也出现在现有残疾的进展中。其他队列集中在更广泛的成功老龄化概念上,例如英国老龄化的纵向研究。在3 000多名参与者8年随访中,观察到体力活动量与无重大慢性疾病、抑郁症或身体或认知障碍的生存概率之间存在剂量依赖关系[36]。这一重要领域的研究主要在较富裕的西方国家进行,来自中低收入国家的证据仍然有限[37]。

重要的是,不能完全排除疾病管理对成功老龄化的重要性。精心控制共病状况为成功老龄化提供基础,并使老年人能够参与保护性体力活动[38]。认知功能衰退和痴呆症缺乏有效的药物治疗,这些情况是功能衰退的强有力风险因素。在一项随机试验中,针对无痴呆老年人的定向认知训练已被证明可以减少日常生活工具活动的下降[39],尽管有更强的证据证明体育活动对未来认知衰退具有保护作用[40]。最终,体育活动可能是促进成功老龄化的唯一最有效的干预措施。

13.3　功能状态的测量

功能状态的测量在实践中没有统一标准,有各种各样的测量方法用于捕捉老年人群的功能状态[41-43]。这种差异反映了功能状态作为一个概念的复杂性[44]。例如,行走和坐立的能力可能不会被关联使用厕所的能力,而不同的厕所高度或扶手的可用性可能会影响独立使用厕所的能力。这种复杂性在测量功能状态的概念中也有所体现,存在不同的测量方法。

世界卫生组织国际功能、残疾和健康分类[45](World Health Organization International Classification of Functioning, Disability and Health, WHO-ICF)是一个概念框架,确定了健康的组成部分以及他们之间复杂的相互作用。WHO-ICF 框架包括 3 个不同的领域——身体功能和结构(如力量)、活动(个体执行任务或行动的能力)和参与(涉及生活情况的参与),并考虑到所有领域的环境和个人背景因素。WHO-ICF 的活动和参与领域最符合功能状态,进一步将领域分为:学习知识和应用知识、一般任务和要求、沟通、运动能力、自理、家庭生活、人际交往和关系、主要生活领域、社区和社会公民生活。WHO-ICF 框架阐明了领域之间复杂的相互作用,是衡量功能状态时需要考虑的一个有用框架。例如,工具评估的是功能状态的哪些方面? 也许一个测量工具不足以反映功能状态,需要考虑一系列测量工具。下一节将讨论一些用于测量老年人功能状态的工具。

13.3.1 测量老年人功能状态的工具

现有一系列工具可用于测量老年人的功能状态,其中大多数反映了 WHO-ICF 的活动和自理领域。这些测量工具从简单的自我评价开始,例如,单一功能活动的独立性与否,到包含多项功能活动的顺序量表。表 13.1 总结了常用于反映老年人功能状态的有效测量工具。这个列表并不是详尽无遗的,但包括了文献中经常报告和在临床实践中使用的预后测量工具。

表 13.1　老年人功能状态的有效测量工具

测量工具	WHO-ICF 活动和参与子类别
功能伸展	运动能力 / 身体功能和结构
180° 转身	运动能力 / 身体功能和结构
5 次坐立	运动能力
定时站立和走动	运动能力
6 分钟步行测试	运动能力
Tinetti 量表	运动能力
老年人运动能力量表	运动能力
Katz 日常生活活动	自我照顾
Lawton 日常生活活动	自我照顾
Barthel 指数	自我照顾
FIM	自我照顾

FIM,功能独立自主量表;WHO-ICF,世界卫生组织国际功能、残疾和健康分类。

13.3.1.1 运动能力

有些工具可用于衡量运动能力反映功能状况,其范围从反映单一结构到评估多项功能活动。功能性前伸[46]通过前倾姿势评估动态姿势控制。这是一项简单快速的平衡测试,需要很少的设备。但是只能在一个方向上进行评估,可能受限于柔韧度和力量的降低以及恐惧心理。180° 转身[47]通过评估个体独立完成 180° 步伐的步数,来评估动态姿势稳定性。虽然这两种测量方法从概念上评估了行动所需的正常运动的组成部分,但可以认为所测量的潜在结构是平衡,因此应归类为 WHO-ICF 的身体功能和结构。单独来看,这些工具测量功能状态的能力有限。

其他的运动能力测量工具使用达成功能目标所需的时间长短来评估功能活动。5 次坐立测试(Five Times Sit-to-Stand Test, FTSST)是最早被报道的一种测量下肢肌肉力量的简单方法,通过进行 10 次连续坐立所需时间来评估[48],经过多年的变化形成了常用的定时 FTSST[49]。采用 FTSST 对老年重症患者进行评估[50],发现其既安全又可靠,但仅适用于高功能老年人。计时步行测试包括 10m 步行测试,使用任何辅助工具以及个体的首选速度测量 10m 步行速度[51],以及 6 分钟步行测试,测量 6 分钟内行走的距离作为有氧能力和耐力的次极限测试[52]。这些定时测量只评估一种功能活动,由于其进行测量前需要个人在功能活动中保持独立,因而定时测量可能具有下限效应。

进一步的测量将多个功能活动结合在一个测量工具中。定时站立和走动记录了从椅子上站起来、走 3m、转身、走回来并重新坐下所花费的时间[53]。以表现为导向的移动性评估（Performance-Oriented Mobility Assessment, POMA）由 Tinetti[54]描述，包括 9 项平衡和 8 项步态活动，每项活动的分数为 0～2 分。POMA 修订版包括以问题为导向的移动评估和 Tinetti 步态或平衡量表，每个量表都反映了被测量功能状态的轻微差异。老年人运动能力量表评估转移、站立、步态和功能伸展[55]等 7 项活动。所有这些评分都是按顺序进行的，总分最高 20 分。低于 10 分通常意味着个体在功能活动中具有依赖性，10～13 分是功能活动中安全和独立的边界，大于 14 分表明个体是安全和独立的。可以说，包含多种移动活动的测量方法提供了更全面的功能状态测量，尽管它们仍然只关注移动活动，而不考虑自我照护活动。

13.3.1.2　自我照护

作为正常日常生活的一部分所进行的活动被称为日常生活活动（activities of daily living, ADL），包括洗澡、穿衣、吃饭、上厕所、转移和自制。工具性日常生活活动（instrumental activities of daily living, IADL）是更复杂的活动，如使用电话、购物、准备食物、做家务、洗衣服、使用交通工具、管理药物和财务。在 WHO-ICF 框架中，ADL 和 IADL 将被归类为自我照护。

对个人 ADL 的测量可以通过对一项活动的广泛分类来进行。例如，独立、需要一些帮助、大部分依赖和完全依赖。这种方法可能会导致偏差，如果类别没有明确定义，则可以对其进行解释。然而，这种偏见可以通过使用一个有效的量表来克服。Katz 日常生活活动独立指数（Katz ADL）是为测量患有慢性病的老年人的功能而设计的，评估了六种日常生活活动。每项 ADL 都被评为 0（依赖）或 1（独立），每类都有明确的定义[56,57]。Lawton 工具性日常生活活动量表[58]评估了 8 种依赖身体和认知功能的 IADL。尽管 Katz 和 Lawton 量表都是几十年前开发的，但它们仍然经常被用来测量老年人群的 ADL[59]。其他可用的 ADL 测量方法，虽然不是专门为老年人群开发的，如 Barthel 指数，一个测量 10 种 ADL 的方法[60]，以及独立功能测量，它有 18 个独立的组成部分，其中一些反映了自我照护的结构[61]。

13.3.2　测量 ICU 内功能状态的工具

在 ICU，个人的功能状态可能会受到危重疾病和 ICU 获得性衰弱的影响[62]。已经设计了一些测量工具来捕捉 ICU 中的功能状态。这些工具不是专门为评估老年人而设计的，但许多测量的内容反映了用于评估老年人功能状态的工具。

重症监护身体功能测试（Physical Function in Intensive Care Test, PFIT）最初设计为 5 分制[63]，随后被验证为序数制（PFIT-s），包括 4 个部分，测量上下肢力量以及从椅子上站起来和原地踏步的功能活动[64]。重症医学病房功能状态评分（Functional Status Score For The Intensive Care Unit, FSS-ICU）采用功能独立测量（Functional Independence Measure, FIM）中的 0（完全协助）至 7（完全独立）的评分。然而，FSS-ICU 只采用了 FIM 中的行走部分，并增加了 4 项活动（翻身、仰卧坐、坐立、坐床边），并使用 FIM 的评分系统来评估每项活动，得出的总分从 0 到 35 不等[65]。PFIT-s 和 FSS-ICU 只包含 4 或 5 个类别，而其他测量方法则包含了更多的功能活动。Manchester 移动性评分[66]是一个顺序量表，包含从床上干预到移动/行走的7项功能活动,用0到7分来描述运动能力。重症监护功能康复结果测量[67]评估了从直腿抬高到至少走10步的9项功能活动,使用的是FIM和FSS-ICU所用的0到7分的评分系统。Chelsea重症监护身体评估工具[68]测量七项功能活动以及握力、呼吸功能和咳嗽。所有的活动都按0到5的顺序进行测量,从而得出0到50的总分。Perme评分[69]包含15个评分项目,以反映运动状态,从服从命令的能力到2分钟内行走的距离,而de Morton运动指数[70]也包含15个层次的活动,从搭桥到跳跃,评分为0或1,有些活动为2,提供一个总分。ICU运动性量表(ICU Mobility Scale, IMS)[71]是针对测量ICU功能状态的工具的差异性而开发的,这使得数据集的比较具有挑战性。IMS是由一个国家间的团队开发的,包括10个运动性里程碑,有一个11分的等级表,范围从0(什么都不能做)到没有步态辅助工具的独立行走,11个分类中的每一个都有明确的标准,得分为0或1。

显然,在ICU环境中,有一系列的工具可用于测量功能状态,但活动的数量和评分方法各不相同。核心成果集(Core Outcome Sets, COS)是在临床试验中作为最低限度报告的一组公认的标准化结局衡量标准[72],这有助于确定一个公认的通用标准。目前正在确定评估危重病人物理康复的COS,这将有助于指导未来功能状态测量的选择[73]。

13.4 功能状态及其对ICU分诊和结局的影响

一个人患病前的功能状态会影响其ICU入院后的可能结局。因此,在入院时权衡ICU治疗的好处和负担时,对功能状态的评估具有一定的作用。临床医生可以借鉴越来越多的文献,对功能状态与死亡率和身体功能结局之间的关系进行量化。患病前的功能状态,最简单的是可以通过病人或家属的回忆在入院前的一个时间点进行测量。然而,研究已经发展到探讨入院前某一确定时期内功能变化对结局的影响。同样地,身体功能作为一种结果,可以在ICU出院后的一个时间点进行测量,也可以包括从基线到ICU后结局测量时间点的功能变化。用来定义病前身体功能,通常是日常生活活动能力的工具范围是不同的。本节回顾了有关病前功能状况如何影响老年患者在ICU的结局以及入院分流的文献。

13.4.1 功能状态和结局

13.4.1.1 死亡率结局

死亡率是风险预测模型中使用的主要结局,这些模型经常被用来作为全球ICU治疗的基准。然而,常用的模型,如APACHE Ⅱ,并不包括对入院前功能状态的测量。ICNARC模型,源自病例组合计划数据库,包括英格兰、威尔士和北爱尔兰的ICU入院情况,于2015年进行了更新,以评估纳入额外的变量是否会提高模型性能[74]。其中一个变量是对入院前功能状态的测量。这个变量包含与日常生活活动所需协助有关的3个级别:无、部分和全部。尽管该模型在预测ICU患者的院内死亡率方面表现出很好的区分度,但将该变量加入模型中,模型性能仍得到改善,因为它与死亡率独立相关(部分日常活动协助 vs 无协助,OR 1.61;全部协助 vs 无协助,OR 2.43)。在美国进行的一项单中心研究中,衡量入院前日常生活活动能力的类似三类变量与医院死亡率独立相关,即使在多变量模型中纳入APACHE Ⅳ预测死亡率[75]。这些研究表明,功能状态是死亡率的一个独立预测因子,即使添加到表现良好的风险预测模型中也能提高模型性能。

13.4.1.2 身体功能结局

研究通常不包括基线时明确有效的身体功能测量。然而，简化的客观指标，如"在家独立生活"常常被记录下来。这类衡量指标结合了功能、活动和参与方面的障碍和限制，以及环境和个人因素，由于易于收集和患者或代理人召回的问题较少，因此经常使用这些措施。一项这样的研究确定了急性肺损伤后 6 个月身体损伤的风险因素，报告了客观评估的身体功能测量，即 6 分钟步行测试和自我报告的身体功能测量，即 SF-36 身体功能[76]。那些在危重病前独立生活在家里的人，其 6 分钟步行测试和 SF-36 身体功能得分明显高于预测的比例。这些关联在多变量模型中仍然显著。重要的是，除了更常用的 Charlson 共病指数[78]外，多变量模型还使用了专门为身体功能结局验证的条件指数——功能性共病指数（Functional Comorbidity Index，FCI）[77]，对共病进行调整。功能性共病指数是在对身体功能进行验证的基础上开发出来的，使用 SF-36 身体功能评分作为结果，而不是使用死亡率，是迄今为止开发和验证共病指数时最常用的结局。

相比之下，Heyland 及其同事在一项针对 80 岁及以上 ICU 患者队列研究中，使用了一种有效的患病前功能状态测量方法[79]。该研究旨在明确与恢复基线身体功能相关的特征。重要的是，研究人员在多变量预测模型中纳入共病、衰弱和基线身体功能测量。基线身体功能的定义是使用 36 项短表调查的身体功能领域。这是一个经过验证的 36 项工具，是对一般健康状况的自我报告调查，范围在 0 到 100 之间，其中分数较高代表功能较好。该队列研究中 610 名参与者的基线身体功能（physical function，PF）得分是 40 分，表明有明显的损伤。研究发现，较高的基线 PF 评分与幸存者在 12 个月随访时更高的生存率和更好的身体功能相关。然而，该研究的主要结果，即恢复到基线身体功能，被定义为 12 个月时存活，并且 PF 得分在基线得分的 10 分之内，最低 PF 得分为 10 分，以避免底线效应。这一结果以二进制格式将死亡率和功能状态结合起来。在以该结果为因变量的多变量模型中，入院前良好的身体功能（定义为较高的基线 PF 得分）与活着并恢复到基线功能的可能性较低有关。作者解释说，这一有点反常的发现是由于他们选择的结局：对于开始时基线得分较高的病人来说，恢复到基线 PF 得分的 10 分以内比开始时基线得分较低的病人更难实现。这在按基线 PF＜40 与≥40 分进行的分层未调整结局分析中很明显（图 13.2）。

Heyland 及其同事的这项研究非常重要，因为它扩展了结局测量，使我们能够更好地区分预先存在的功能障碍和在 ICU 入院后新出现的损伤，这些损伤可能是由危重疾病引起的。然而，一旦在研究中选择了非死亡结局，分析报告就需要明确说明如何处理那些在随访期间死亡的患者[80]。将无法恢复和死亡结合起来的缺点是，这实际上将这两种结局等同于具有同等价值。虽然有些人可能会说，病人可能更看重活着，而不是功能障碍，但在一项基于社区的调查中却没有这样的报告[81]。

另一项对 754 名 70 岁以上老人进行的研究，调查了入院前与入院后 6 个月内功能恢复相关的因素[82]。功能恢复被定义为恢复到总残疾数小于或等于入住 ICU 前的残疾数。与 Heyland 及其同事使用的自我报告 SF-36 PF 评分不同，身体功能是由简易体能状况量表测量的，是对身体功能的客观评估。在单变量分析中，相对于高体能（SPPB 得分 8～12），入院前低体能（SPPB 得分 0～3）与功能恢复的可能性较低有关（HR 0.46，95% CI 0.28～0.77，p=0.003）。

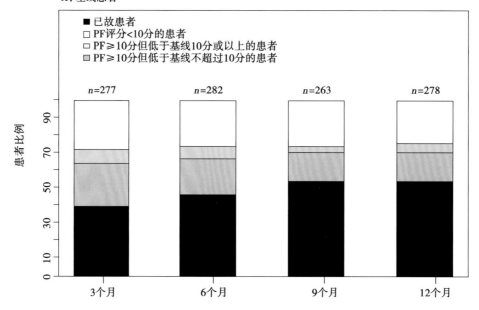

A：基线患者

- ■ 已故患者
- □ PF评分<10分的患者
- □ PF≥10分但低于基线10分或以上的患者
- ▨ PF≥10分但低于基线不超过10分的患者

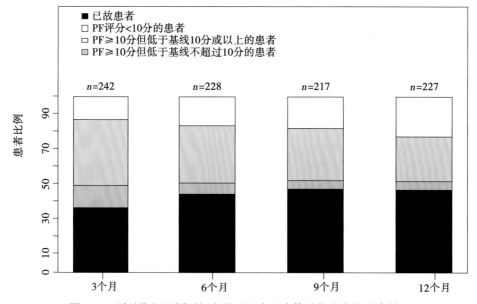

B：基线患者

- ■ 已故患者
- □ PF评分<10分的患者
- □ PF≥10分但低于基线10分或以上的患者
- ▨ PF≥10分但低于基线不超过10分的患者

图13.2 随访期间不同时间点的死亡率和身体功能变化的联合结局

13.4.2 患病前功能状态的变化作为结局的预测因子

　　测量危重病前单一时间点的功能状态是相对容易确定的,尽管评估者需要考患病前时期的持续时间并确定在此之前的状态(通常是危重病前2周至2个月)。然而,入院前身体功能的变化也可能凸显出不良结局。在英国进行的一项双中心研究中,入住ICU前的功能变化被简单定义为患者或家属报告的前一年功能状况恶化,并作为二元变量进行分析[83]。与入院前功能稳定的患者相比,入院前功能下降的患者1年死亡率更高(59.4% 比

33.0%）。然而，两组之间的基线特征存在系统性差异，这可能是造成这种不同死亡率的原因。例如，功能恶化的患者年龄更大，入院时器官功能障碍更多，共病更多和衰弱更严重。由于没有进行多变量分析，目前还不清楚功能状态的恶化是否与死亡率独立相关。

　　一个更复杂的方法是在纵向数据中使用功能状态的重复测量，这样可以确定功能状态随时间变化的轨迹。Ferrante 等采用了这样的研究设计[84]。他们使用一个人需要帮助的日常生活活动的数量作为 ICU 前功能轨迹的衡量标准。这些活动包括 13 项基本的、工具性的和运动能力的活动。采用纵向队列重复测量的稳健研究设计，在 ICU 入院前 12 个月内确定了 3 种不同的 ICU 前功能轨迹。在研究开始时，轻度残疾者的平均残疾程度为 0.6（SD 1.0）项，轻度至中度残疾患者的平均残疾程度为 3.1（SD 2.2），重度残疾患者的平均残疾程度为 8.4（SD 3.2）（总共 13 项活动）。ICU 前残疾的增加与 30 天死亡率（残疾程度越高，死亡率越高，分别为 12%、26% 和 34%）和 1 年死亡率（18.6%、44.5% 和 67.5%）增加相关，尽管在调整潜在混杂因素的多变量模型中，对 30 天死亡率没有显著影响。本研究最具启发性的特征之一是对 ICU 入院前后残疾组之间的患者过渡的描述。对于入住 ICU 前残疾程度较轻的患者，51% 患者有更严重的残疾程度或在入院后 30 天内死亡。对于轻度 / 中度残疾的人，66% 过渡到严重残疾或死亡。入院后 6 个月，三组患者在功能轨迹上均没有改善。

13.4.3　功能状态和 ICU 分诊

　　虽然大部分文献的重点是关于入住 ICU 后的结局，但也有关于老年人 ICU 分诊的较小规模但很重要的文献。功能状态在这个过程中起着重要作用。ICE-CUB 小组报告了未将 80 岁及以上患者转至 ICU 的相关因素[85]。在多变量分析中，较差的功能状态，即通过 Katz 日常生活活动指数来确定，与不转诊独立相关。患者每增加一项能够独立完成的日常生活活动，不转诊概率减少 7%（OR 0.93，95% CI 0.88～0.99；P=0.02）。一项针对 75 岁及以上人群的系统性 ICU 分流的随机对照试验强调了入院前功能状态对决策的重要影响，该试验的入院标准包括保留功能状态，即日常生活活动独立指数至少为 4[86]。患病前的功能状态对 ICU 分诊和患者结局都有明显影响。对证据基础的进一步了解将使临床医生能够与病人和家属进行知情对话，以确保入住 ICU 的结局与患者的优先事项和治疗偏好一致。它还强调了为 ICU 存活老年患者提供全面康复服务的必要性，以最大限度地提高他们的康复机会。

> **实践**
>
> 　　－ 在评估功能状态时，有必要考虑可用工具的范围，如依赖相对容易管理的自我报告的测量，以及需要临床监测的测量，如 6 分钟步行测试。出于研究目的，研究者应该只使用在 ICU 人群中得到验证的工具，并等待关于功能状态的商定核心结局集的发表。
>
> 　　－ 与健康老龄化有关的文献越来越多，可以为社会和公共卫生带来重大收益。促进老年人保持活动水平、谨慎管理长期健康状况和在成年早期对生活方式干预的公共卫生干预措施，可以通过将发病率压缩到生命末期较短的时期，实现巨大的社会效益。
>
> 　　－ 在入住 ICU 时评估，临床医生应准确记录与功能状态和日常生活活动相关的病史。如果病人无行为能力，应向其家人了解这一病史。以前就存在功能状态不佳的人，或者功能轨迹不断下降的人，可能会有更糟糕的结局。仔细探讨治疗偏好后，临床医生

应利用这些信息来权衡危重症治疗的好处和负担，以达成以人为本的决定。

　　— 在 ICU 内和 ICU 后康复方面，需要仔细评估功能状态，以跟踪进展并为病人建立现实的目标。

结论

　　患病前功能状态是 ICU 分诊的一个重要考虑因素，对患者预后有明显影响。一系列经过验证的工具可以用来客观地评估功能状态，包括在入住 ICU 之前，以及跟踪康复情况。鉴于老年人群中慢性退行性疾病的特定年龄段发病率急剧上升，这将变得越来越重要。更多了解本章所介绍的证据基础，将使医生能够与病人和家属进行知情对话，以确保入住 ICU 的结局与病人的治疗偏好相一致。此外，老年人对功能独立的重视程度很高，表明需要为 ICU 存活老年患者提供全面的康复服务，以最大限度地提高他们的康复机会。

要点

　　— 老年人功能状态下降的风险因素包括不可改变的特征，如年龄、性别和社会经济地位，以及潜在的可改变因素，如体力活动少、吸烟和肥胖。可以促进保持功能状态的干预措施包括对共存疾病的精心控制、生活方式的干预以及早期体力活动。

　　— 有一系列经过验证的工具可以用来客观地评估功能状态，包括入住 ICU 前，以及跟踪康复情况。

　　— 患病前功能状况是影响与入住 ICU 有关的决策的一个关键因素。ICU 入院前功能状态不佳与较高的死亡率和较差的功能结局有关。研究证实，即使是对病前功能状态的简单测量，也可改善用于治疗质量基准的复杂 ICU 死亡率风险预测模型的性能。

（方坤　译，李莉　审校）

参考文献

1. World Health Organization. World report on ageing and health. Geneva, Switzerland: World Health Organization; 2015.
2. World Health Organisation. Ageing: Healthy ageing and functional ability DOI. 2020
3. Kirch W. Functional ability. In: Kirch W, editor. Encyclopedia of public health. New York: Springer; 2008.
4. Ferrucci L, Guralnik JM, Cecchi F, Marchionni N, Salani B, Kasper J, Celli R, Giardini S, Heikkinen E, Jylha M, Baroni A. Constant hierarchic patterns of physical functioning across seven populations in five countries. Gerontologist. 1998;38:286–94.
5. Fleming DM, Cross KW, Barley MA. Recent changes in the prevalence of diseases presenting for health care. Br J Gen Pract. 2005;55:589–95.
6. Puts MT, Deeg DJ, Hoeymans N, Nusselder WJ, Schellevis FG. Changes in the prevalence of chronic disease and the association with disability in the older Dutch population between 1987 and 2001. Age Ageing. 2008;37:187–93.
7. Kingston A, Collerton J, Davies K, Bond J, Robinson L, Jagger C. Losing the ability in activities of daily living in the oldest old: a hierarchic disability scale from the Newcastle 85+ study. PLoS One.

2012;7:e31665.

8. Dunlop DD, Hughes SL, Manheim LM. Disability in activities of daily living: patterns of change and a hierarchy of disability. Am J Public Health. 1997;87:378–83.

9. Wloch EG, Kuh D, Cooper R. Is the hierarchy of loss in functional ability evident in midlife? Findings from a British birth cohort. PLoS One. 2016;11:e0155815.

10. Gore PG, Kingston A, Johnson GR, Kirkwood TBL, Jagger C. New horizons in the compression of functional decline. Age Ageing. 2018;47:764–8.

11. Phellas CN. Aging in European societies: healthy aging in Europe. New York: Springer; 2013.

12. Guralnik JM, Ferrucci L, Simonsick EM, Salive ME, Wallace RB. Lower-extremity function in persons over the age of 70 years as a predictor of subsequent disability. N Engl J Med. 1995;332:556–61.

13. Fried LP, Tangen CM, Walston J, Newman AB, Hirsch C, Gottdiener J, Seeman T, Tracy R, Kop WJ, Burke G, McBurnie MA, Cardiovascular Health Study Collaborative Research G. Frailty in older adults: evidence for a phenotype. J Gerontol A Biol Sci Med Sci. 2001;56:M146–56.

14. Cruz-Jentoft AJ, Bahat G, Bauer J, Boirie Y, Bruyère O, Cederholm T, Cooper C, Landi F, Rolland Y, Sayer AA, Schneider SM, Sieber CC, Topinkova E, Vandewoude M, Visser M, Zamboni M, Writing Group for the European Working Group on Sarcopenia in Older People 2 (EWGSOP2) atEGfE. Sarcopenia: revised European consensus on definition and diagnosis. Age Ageing. 2019;48:16–31.

15. Cruz-Jentoft AJ, Sayer AA. Sarcopenia. Lancet. 2019;393:2636–46.

16. Jonkman NH, Del Panta V, Hoekstra T, Colpo M, van Schoor NM, Bandinelli S, Cattelani L, Helbostad JL, Vereijken B, Pijnappels M, Maier AB. Predicting trajectories of functional decline in 60- to 70-year-old people. Gerontology. 2018;64:212–21.

17. Gill TM, Gahbauer EA, Han L, Allore HG. Trajectories of disability in the last year of life. N Engl J Med. 2010;362:1173–80.

18. Sun F, Park NS, Klemmack DL, Roff LL, Li Z. Predictors of physical functioning trajectories among Chinese oldest old adults: rural and urban differences. Int J Aging Hum Dev. 2009;69:181–99.

19. Freedman VA, Martin LG, Schoeni RF, Cornman JC. Declines in late-life disability: the role of early- and mid-life factors. Soc Sci Med. 2008;66:1588–602.

20. Black SA, Rush RD. Cognitive and functional decline in adults aged 75 and older. J Am Geriatr Soc. 2002;50:1978–86.

21. van der Vorst A, Zijlstra GA, Witte N, Duppen D, Stuck AE, Kempen GI, Schols JM, Consortium DS. Limitations in activities of daily living in community-dwelling people aged 75 and over: a systematic literature review of risk and protective factors. PLoS One. 2016;11:e0165127.

22. Morley JE, Vellas B, van Kan GA, Anker SD, Bauer JM, Bernabei R, Cesari M, Chumlea WC, Doehner W, Evans J, Fried LP, Guralnik JM, Katz PR, Malmstrom TK, McCarter RJ, Gutierrez Robledo LM, Rockwood K, von Haehling S, Vandewoude MF, Walston J. Frailty consensus: a call to action. J Am Med Dir Assoc. 2013;14:392–7.

23. Rockwood K. Conceptual models of frailty: accumulation of deficits. Can J Cardiol. 2016;32:1046–50.

24. Fried LP, Ferrucci L, Darer J, Williamson JD, Anderson G. Untangling the concepts of disability, frailty, and comorbidity: implications for improved targeting and care. J Gerontol A Biol Sci Med Sci. 2004;59:255–63.

25. Vermeulen J, Neyens JC, van Rossum E, Spreeuwenberg MD, de Witte LP. Predicting ADL disability in community-dwelling elderly people using physical frailty indicators: a systematic review. BMC Geriatr. 2011;11:33.

26. Smith GE, O'Brien PC, Ivnik RJ, Kokmen E, Tangalos EG. Prospective analysis of risk factors for nursing home placement of dementia patients. Neurology. 2001;57:1467–73.

27. Hebert R, Dubois MF, Wolfson C, Chambers L, Cohen C. Factors associated with long-term institutionalization of older people with dementia: data from the Canadian Study of Health and Aging. J Gerontol A Biol Sci Med Sci. 2001;56:M693–9.

28. Idland G, Pettersen R, Avlund K, Bergland A. Physical performance as long-term predictor of onset of activities of daily living (ADL) disability: a 9-year longitudinal study among community-dwelling older women. Arch Gerontol Geriatr. 2013;56:501–6.

29. Stuck AE, Walthert JM, Nikolaus T, Bula CJ, Hohmann C, Beck JC. Risk factors for functional status decline in community-living elderly people: a systematic literature review. Soc Sci Med. 1999;48:445–69.

30. Corona LP, Nunes DP, Alexandre Tda S, Santos JL, Duarte YA, Lebrao ML. Weight gain among elderly women as risk factor for disability: health, well-being and aging study (SABE study). J Aging Health. 2013;25:119–35.

31. Avlund K, Due P, Holstein BE, Sonn U, Laukkanen P. Changes in household composition as deter-

minant of changes in functional ability among old men and women. Aging Clin Exp Res. 2002;14:65–74.

32. Cockerham WC, Hamby BW, Oates GR. The social determinants of chronic disease. Am J Prev Med. 2017;52:S5–S12.

33. Cesari M, Araujo de Carvalho I, Amuthavalli Thiyagarajan J, Cooper C, Martin FC, Reginster JY, Vellas B, Beard JR. Evidence for the domains supporting the construct of intrinsic capacity. J Gerontol A Biol Sci Med Sci. 2018;73:1653–60.

34. Depp CA, Jeste DV. Definitions and predictors of successful aging: a comprehensive review of larger quantitative studies. Am J Geriatr Psychiatry. 2006;14:6–20.

35. Tak E, Kuiper R, Chorus A, Hopman-Rock M. Prevention of onset and progression of basic ADL disability by physical activity in community dwelling older adults: a meta-analysis. Ageing Res Rev. 2013;12:329–38.

36. Hamer M, Lavoie KL, Bacon SL. Taking up physical activity in later life and healthy ageing: the English longitudinal study of ageing. Br J Sports Med. 2014;48:239–43.

37. Daskalopoulou C, Stubbs B, Kralj C, Koukounari A, Prince M, Prina AM. Physical activity and healthy ageing: a systematic review and meta-analysis of longitudinal cohort studies. Ageing Res Rev. 2017;38:6–17.

38. Michel JP, Dreux C, Vacheron A. Healthy ageing: evidence that improvement is possible at every age. Eur Geriatr Med. 2016;7:298–305.

39. Willis SL, Tennstedt SL, Marsiske M, Ball K, Elias J, Koepke KM, Morris JN, Rebok GW, Unverzagt FW, Stoddard AM, Wright E, Group AS. Long-term effects of cognitive training on everyday functional outcomes in older adults. JAMA. 2006;296:2805–14.

40. Sofi F, Valecchi D, Bacci D, Abbate R, Gensini GF, Casini A, Macchi C. Physical activity and risk of cognitive decline: a meta-analysis of prospective studies. J Intern Med. 2011;269:107–17.

41. Freiberger E, de Vreede P, Schoene D, Rydwik E, Mueller V, Frändin K, Hopman-Rock M. Performance-based physical function in older community-dwelling persons: a systematic review of instruments. Age Ageing. 2012;41:712–21.

42. Huisingh-Scheetz M, Kocherginsky M, Schumm PL, Engelman M, McClintock MK, Dale W, Magett E, Rush P, Waite L. Geriatric syndromes and functional status in NSHAP: rationale, measurement, and preliminary findings. J Gerontol B Psychol Sci Soc Sci. 2014;69(Suppl 2):S177–90.

43. Soto-Perez-de-Celis E, Li D, Yuan Y, Lau YM, Hurria A. Functional versus chronological age: geriatric assessments to guide decision making in older patients with cancer. Lancet Oncol. 2018;19:e305–16.

44. Wang T-J. Concept analysis of functional status. Int J Nurs Stud. 2004;41:457–62.

45. World Health Organization. Towards a common language for functioning, disability and health. 2002.

46. Duncan PW, Weiner DK, Chandler J, Studenski S. Functional reach: a new clinical measure of balance. J Gerontol. 1990;45:M192–7.

47. Nevitt MC, Cummings SR, Kidd S, Black D. Risk factors for recurrent nonsyncopal falls. A prospective study. JAMA. 1989;261(18):2663–8.

48. Csuka M, McCarty DJ. Simple method for measurement of lower extremity muscle strength. Am J Med. 1985;78:77–81.

49. Guralnik JM, Simonsick EM, Ferrucci L, Glynn RJ, Berkman LF, Blazer DG, Scherr PA, Wallace RB. A short physical performance battery assessing lower extremity function: association with self-reported disability and prediction of mortality and nursing home admission. J Gerontol. 1994;49:M85–94.

50. Melo TA, Duarte ACM, Bezerra TS, França F, Soares NS, Brito D. The five times sit-to-stand test: safety and reliability with older intensive care unit patients at discharge. Revista Brasileira De Terapia Intensiva. 2019;31:27–33.

51. Wade DT, Wood VA, Heller A, Maggs J, Langton Hewer R. Walking after stroke. Measurement and recovery over the first 3 months. Scand J Rehabil Med. 1987;19:25–30.

52. Guyatt GH, Thompson PJ, Berman LB, Sullivan MJ, Townsend M, Jones NL, Pugsley SO. How should we measure function in patients with chronic heart and lung disease? J Chronic Dis. 1985;38:517–24.

53. Podsiadlo D, Richardson S. The timed "up & go": a test of basic functional mobility for frail elderly persons. J Am Geriatr Soc. 1991;39:142–8.

54. Tinetti M. Performance-orientated assessment of mobility problems in elderly patients. J Am Geriat Soc. 1986;34:119–26.

55. Smith R. Validation and reliability of the elderly mobility scale. Physiotherapy. 1994;80:744–7.

56. Katz S, Downs TD, Cash HR, Grotz RC. Progress in development of the index of ADL. The Gerontologist. 1970;10:20–30.

57. Katz S, Ford AB, Moskowitz RW, Jackson BA, Jaffe MW. Studies of illness in the aged. The index

of ADL: a standardized measure of biological and psychosocial function. JAMA. 1963;185:914–9.

58. Lawton MP, Brody EM. Assessment of older people: self-maintaining and instrumental activities of daily living. The Gerontologist. 1969;9:179–86.

59. Noelker LS, Browdie R. Sidney Katz, MD: a new paradigm for chronic illness and long-term care. The Gerontologist. 2014;54:13–20.

60. Mahoney FI, Barthel DW. Functional evaluation: the Barthel index. A simple index of independence useful in scoring improvement in the rehabilitation of the chronically ill. Md State Med J. 1965;14:61–5.

61. Keith RA, Granger CV, Hamilton BB, Sherwin FS. The functional independence measure: a new tool for rehabilitation. Adv Clin Rehabil. 1987;1:6–18.

62. Jolley SE, Bunnell AE, Hough CL. ICU-acquired weakness. Chest. 2016;150:1129–40.

63. Skinner EH, Berney S, Warrillow S, Denehy L. Development of a physical function outcome measure (PFIT) and a pilot exercise training protocol for use in intensive care. Crit Care Resusc. 2009;11:110–5.

64. Denehy L, de Morton NA, Skinner EH, Edbrooke L, Haines K, Warrillow S, Berney S. A physical function test for use in the intensive care unit: validity, responsiveness, and predictive utility of the physical function ICU test (scored). Phys Ther. 2013;93:1636–45.

65. Zanni JM, Korupolu R, Fan E, Pradhan P, Janjua K, Palmer JB, Brower RG, Needham DM. Rehabilitation therapy and outcomes in acute respiratory failure: an observational pilot project. J Crit Care. 2010;25:254–62.

66. McWilliams DJ, Atkins G, Hodson J, Boyers M, Lea T, Snelson C. Feasibility and reliability of the Manchester mobility score as a measure of physical function within the intensive care unit. J Assoc Chart Physiotherap Respirat Care. 2016;48:26–33.

67. Twose PW, Wise MP, Enright S. Critical care functional rehabilitation outcome measure: developing a validated measure. Physiother Theory Pract. 2015;31:474–82.

68. Corner EJ, Wood H, Englebretsen C, Thomas A, Grant RL, Nikoletou D, Soni N. The Chelsea critical care physical assessment tool (CPAx): validation of an innovative new tool to measure physical morbidity in the general adult critical care population; an observational proof-of-concept pilot study. Physiotherapy. 2013;99:33–41.

69. Perme C, Nawa RK, Winkelman C, Masud F. A tool to assess mobility status in critically ill patients: the Perme intensive care unit mobility score. Methodist Debakey Cardiovasc J. 2014;10: 41–9.

70. Sommers J, Vredeveld T, Lindeboom R, Nollet F, Engelbert RHH, van der Schaaf M. de Morton mobility index is feasible, reliable, and valid in patients with critical illness. Phys Ther. 2016;96: 1658–66.

71. Tipping CJ, Bailey MJ, Bellomo R, Berney S, Buhr H, Denehy L, Harrold M, Holland A, Higgins AM, Iwashyna TJ, Needham D, Presneill J, Saxena M, Skinner EH, Webb S, Young P, Zanni J, Hodgson CL. The ICU mobility scale has construct and predictive validity and is responsive. A Multicenter observational study. Ann Am Thorac Soc. 2016;13:887–93.

72. Williamson PR, Altman DG, Blazeby JM, Clarke M, Devane D, Gargon E, Tugwell P. Developing core outcome sets for clinical trials: issues to consider. Trials. 2012;13:132.

73. Connolly B, Denehy L, Hart N, Pattison N, Williamson P, Blackwood B. Physical rehabilitation core outcomes in critical illness (PRACTICE): protocol for development of a core outcome set. Trials. 2018;19:294.

74. Harrison DA, Ferrando-Vivas P, Shahin J, Rowan KM. Ensuring comparisons of health-care providers are fair: development and validation of risk prediction models for critically ill patients. Southampton (UK): NIHR Journals Library; 2015.

75. Krinsley JS, Wasser T, Kang G, Bagshaw SM. Pre-admission functional status impacts the performance of the APACHE IV model of mortality prediction in critically ill patients. Crit Care. 2017;21(1):10.

76. Needham DM, Wozniak AW, Hough CL, Morris PE, Dinglas VD, Jackson JC, Mendez-Tellez PA, Shanholtz C, Ely EW, Colantuoni E, Hopkins RO. Risk factors for physical impairment after acute lung injury in a national, multicenter study. Am J Respir Crit Care Med. 2014;189:1214–24.

77. Groll DL, To T, Bombardier C, Wright JG. The development of a comorbidity index with physical function as the outcome. J Clin Epidemiol. 2005;58:595–602.

78. Charlson M, Szatrowski TP, Peterson J, Gold J. Validation of a combined comorbidity index. J Clin Epidemiol. 1994;47:1245–51.

79. Heyland DK, Garland A, Bagshaw SM, Cook D, Rockwood K, Stelfox HT, Dodek P, Fowler RA, Turgeon AF, Burns K, Muscedere J, Kutsogiannis J, Albert M, Mehta S, Jiang X, Day AG. Recovery after critical illness in patients aged 80 years or older: a multi-center prospective observational cohort study. Intensive Care Med. 2015;41:1911–20.

80. Colantuoni E, Scharfstein DO, Wang C, Hashem MD, Leroux A, Needham DM, Girard TD. Statistical methods to compare functional outcomes in randomized controlled trials with high mortal-

ity. BMJ (Clinical Research Ed). 2018;360:j5748.

81. Fried TR, Tinetti ME, Iannone L, O'Leary JR, Towle V, Van Ness PH. Health outcome prioritization as a tool for decision making among older persons with multiple chronic conditions. Arch Intern Med. 2011;171:1854–6.

82. Ferrante LE, Pisani MA, Murphy TE, Gahbauer EA, Leo-Summers LS, Gill TM. Factors associated with functional recovery among older intensive care unit survivors. Am J Respir Crit Care Med. 2016;194:299–307.

83. Gross JL, Borkowski J, Brett SJ. Patient or family perceived deterioration in functional status and outcome after intensive care admission: a retrospective cohort analysis of routinely collected data. BMJ Open. 2020;10:e039416.

84. Ferrante LE, Pisani MA, Murphy TE, Gahbauer EA, Leo-Summers LS, Gill TM. Functional trajectories among older persons before and after critical illness. JAMA Intern Med. 2015;175:523.

85. Garrouste-Orgeas M, Boumendil A, Pateron D, Aergerter P, Somme D, Simon T, Guidet B, Group I-C. Selection of intensive care unit admission criteria for patients aged 80 years and over and compliance of emergency and intensive care unit physicians with the selected criteria: an observational, multicenter, prospective study. Crit Care Med. 2009;37:2919–28.

86. Guidet B, Leblanc G, Simon T, Woimant M, Quenot J-P, Ganansia O, Maignan M, Yordanov Y, Delerme S, Doumenc B, Fartoukh M, Charestan P, Trognon P, Galichon B, Javaud N, Patzak A, Garrouste-Orgeas M, Thomas C, Azerad S, Pateron D, Boumendil A, Network I-CS. Effect of systematic intensive care unit triage on long-term mortality among critically ill elderly patients in France: a randomized clinical trial. JAMA. 2017;318:1450–9.

第 14 章　老年综合评估

Hélène Vallet, Céline Bianco, and Caroline Thoma Thomas

目录

🎯 **学习目标**
- 了解老年综合评估的概念。
- 了解 CGA 的核心要素。
- 了解 CGA 对老年患者预后的影响。
- 了解 CGA 的局限性。
- 了解 CGA 对急诊和重症治疗中老年患者管理的重要性。

14.1　引言

对"老年患者"的定义目前仍有争议。衰老是一个复杂的现象,包括一系列由于遗传、表观遗传和环境因素等引起的生理变化。这些改变影响到所有器官和系统,个体内和个体间均存在巨大变异。衰老还与共病和功能障碍的风险增加相关,可能会影响老年患者的预后。

基于这些原因,对这一群体的评估应该是多模式的和复杂的。它需要包括:
- 医疗方面
- 功能方面
- 社会层面
- 经济方面

此外,由于老年人群的异质性很大,评估需要个性化。

14.1.1　老年综合评估的历史

老年综合评估(Comprehensive Geriatric Assessment, CGA)第一个概念的提出是在 20 世纪 30 年代的英国,有 3 位老年科的先驱医生,他们开发了一种多维的方法,审查所有影响老年患者健康的能力和问题[1,2]。1948 年老年医学在英国成为一个专业领域,CGA 成为该专业的"基石"[2]。1988 年,来自国家卫生研究院共识发展会议的专家声明得出以下结论:当与医疗计划持续相结合时,CGA 是有效的[3]。

在本章中,我们将解释 CGA,并解释其对老年人群预后的影响。正如我们将看到的,这种评估是耗费时间的,因此很难应用于紧急情况。我们将建议老年患者在 ICU 住院前和住院期间对 CGA 进行调整。

14.2　什么是老年综合评估(CGA)?

CGA 的认知是随着时间而发展的。这个概念是①识别不良预后风险较高的患者、②提出最适当的治疗方案和③分配多学科团队的资源[4]。近期的一篇综述指出,CGA 最常用的定义是"一个多模式的、多学科的过程,识别医疗、社会、功能需求,并制定一个综合 / 协调的医疗计划,以满足这些需求"[5]。

CGA 的核心标准如下[6,7]:
- **医学维度**:共病、多药治疗、认知、抑郁、老年综合征(跌倒风险、精神错乱、尿失禁、牙列、视觉、听力障碍)、虚弱、营养
- **功能维度**:活动性、步态速度、日常生活活动、日常生活的工具性活动

- 社会维度：照顾者、社会网络、支持需求、财政资源、环境和安全

CGA 需要涉及的参与者如下[6]：

- 老年病医生

- 护士

- 物理治疗师

- 社会工作者

- 药剂师

- 牙医

- 职业治疗师

- 营养学家

- 精神病医生／心理学家

- 听力学家

- 足科医生

- 验光师

CGA 应用于不同类型的医疗保健环境。在一项荟萃分析中，Stuck 等首次描述了在医院内外应该使用 CGA 的几种情况[8]。

住院患者 CGA 分为[8]：

- 老年评估和管理单元（Geriatric Evaluation and Management Unit，GEMU）：一个接收虚弱的老年住院患者，进行多学科评估、审查和治疗的病房[9]。它可以是一个急性老年医学中心或一个康复中心。

- 住院老年医学咨询服务（Inpatient Geriatrics Consultation Service，IGCS）：一个多学科团队，评估、讨论和建议对虚弱的老年住院患者的治疗计划（流动团队）[9]。

门诊 CGA 分为[8]：

- 家庭评估服务（Home Assessment Service，HAS）：面向社区老年人的居家 CGA。

- 医院家庭评估服务（Hospital Home Assessment Service，HHAS）：近期出院患者的居家 CGA。

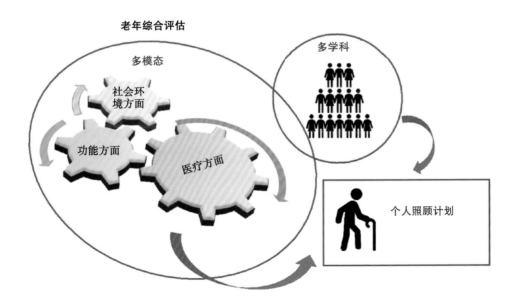

– 门诊评估服务（Outpatient Assessment Service, OAS）：在门诊环境中提供的 CGA。最近，CGA 被应用于特殊情况下，如肿瘤学[10]或老年骨科学[11]。

14.3 评分和CGA

多种评分被用来评估 CGA 的各个维度。所有这些评分都在老年人群中得到了验证。其中一些在这本书的前一个特别章节中有描述。表 14.1 给出了 CGA 使用的主要评分方法，但该列表不是详尽的。

需要澄清的是，CGA 不是一个分数列表，而是一个多维评估，需要评估医生具有真正的老年专业知识。评分主要用于研究和作为筛查工具以确定需要真正进行老年评估的患者。

表 14.1　CGA 使用的评分

指标	分数
共病	累积疾病评定量表（Cumulative Illness Rating Scale, CIRS）[12] 查尔森量表[13]
认知	小型精神状态检查（Mini-Mental State Examination, MMSE）[14]，蒙特利尔认知评估（Montreal Cognitive Assessment, MoCA）[15]
抑郁	老年抑郁量表（Geriatric Depression Scale, GDS）[16]
谵妄	混淆评估方法（Confusion Assessment Method, CAM）[17]
运动能力 / 肌少症 / 跌倒的风险	简易体能状况量表（Short Physical Performance Battery, SPPB）[18] 定时起立和走动测试[19] 手握力[20]
衰弱	衰弱指数[21] 临床衰弱量表（Clinical Frailty Scale, CFS）[22]
营养	小型营养评估（Mini Nutritional Assessment, MNA）[23]
功能状态	日常生活活动（Activity of Daily Living, ADL）[24] 工具性日常生活活动（Instrumental Activity of Daily Living, IADL）[25]
生活质量	SF-36、SF-12 健康调查[26]
照顾者负担	Zarit 负担（Zarit Burden Interview, ZBI）[27]

14.4 CGA 对患者预后的影响

多项试验研究了 CGA 改善老年患者预后的影响。对这些研究的结果进行对比应考虑多种因素：第一，由于 CGA 的多模态特性导致了其复杂性；第二，选择的评估终点不一致（短期和长期死亡率、自主功能的丧失、新的评估法、生活质量等）；第三，评估的医疗环境和特殊条件。因此，我们在这一部分只介绍荟萃分析的结果。

14.4.1 死亡率

一项发表于 1993 年的包括 10 000 名患者和对照组的 28 项研究的荟萃分析得出结论：

应用 CGA 使 GEMU 6 个月死亡率降低了 35%（OR 0.65，95% CI 0.46～0.91），且使 HAS 36 个月的死亡率降低了 14%（OR 0.86，95% CI 0.75～0.99）[8]。最近，另一项对包括 4 700 名患者在内的 17 项试验进行荟萃分析，评估了专门为老年住院患者设计的康复效果。出院时的死亡率降低了 28%（OR 0.72，95% CI 0.55～0.95），长期死亡率（3～12 个月）降低了 13%（OR 0.87，95% CI 0.77～0.97）[28]。一项评估住院老年患者会诊团队干预有效性的荟萃分析得出结论，患者 6 个月和 8 个月的死亡率显著降低（OR 0.66，95% CI 0.52～0.85；OR 0.51，95% CI 0.31～0.85）[29]。另一方面，2011 年发表的 Cochrane 荟萃分析得出结论，CGA 与较低的死亡率或较低的病情恶化相关（OR 0.76，95% CI 0.64～0.90），但这种效应只在 CGA 病房中观察到，而在移动团队中没有[30]。

14.4.2　自主功能

大多数荟萃分析得出的结论是：CGA 对功能状态及预后有显著影响。Van Craen 等发现 GEMU 有良好的效果，功能自主性下降较小（RR 0.87，95% CI 0.77～0.99）[7]。急性老年病房的入院也与功能下降的减少相关（RR 0.87，95% CI 0.78～0.97）[31]。Baztan 等进一步证实了这种积极效果，与常规护理病房的老年人相比，急性老年病房的患者出院时功能下降的风险降低（OR 0.82，95% CI 0.68～0.99）[32]。对于门诊患者，预防性家访只有在该项目包括临床检查时才对预防功能衰退有影响（OR 0.64，95%CI 0.48～0.87）[33]。

14.4.3　制度化

一些荟萃分析评估了 CGA 对防止制度化的影响。与传统护理单元相比，老年急性监护住院治疗降低了出院到养老院的风险（RR 0.82，95% CI 0.68～0.99）[31]，出院后在家生活的机会更多（OR 1.30，95% CI 1.11～1.52）[32]。GEMU 住院也与出院后 1 年住院率较低相关（RR 0.78，95% CI 0.66～0.92）[7]。此外，CGA 与 CGA 病房的低住院率相关（OR 0.73，95% CI 0.64～0.84），但与 CGA 团队无关（OR 1.16，95% CI 0.83～1.63）[30]。

14.5　CGA 的局限性

CGA 的主要局限在于耗时，且需要很多参与者。由于痴呆或精神错乱，许多患者没有信息或仅有部分信息。为了收集有关共病和治疗的信息，老年科医生需要经常询问护理人员、主治医生、患者的常规药剂师，或计算机化的医疗记录。由于老年患者的身体和精神限制，评估认知、营养、虚弱、活动能力和骨骼肌减少症所需的临床检查和特殊测试往往比年轻患者需要更多的时间。此外，社会和环境评估有时看起来像是一个真正的"警察调查"，需要社会工作者进行很长时间的调查。

14.6　CGA 和重症

目前还没有研究对 ICU 老年患者进行 CGA 评估。然而，由于老年患者在 ICU 入院的增加，似乎在患者不同轨迹点进行评估是很有必要的。

14.6.1　ICU 准入

ICU 对老年患者来说是一个很大的急性应激，因为疾病的严重程度，也因为以插管、导尿或透析为代表的身体攻击及环境因素（光、噪声）。在这种压力下，并不是所有的老年病人都能在良好的状态下（没有残疾）生存。有必要确定他们中最健壮的，并为此使用 CGA。不幸的是，老年病医生很少参与老年患者入住 ICU 的决定。第一个原因可能是重症医师和老年病医师之间没有合作的"传统"。第二种更实用：考虑到病人的严重程度，入院决定应该迅速做出，可能 24/7 全天候进行，而且老年病医生并不总是有空。

在这种情况下，一个详细的 CGA 是不可能的，但是 CGA 适应紧急情况似乎越来越重要。基本工具可用于评估老年患者的虚弱程度，如临床虚弱量表（Clinical Frailty Scale，CFS）。这一实用的量表与 ICU 的 1 个月死亡率相关（HR 每点 1.1，95% CI 1.05~1.15，$P < 0.001$）[34]，无论评估者（ICU 医生、护士、专门研究人员）和评估方法（从患者、家庭或医院记录获得的信息），均可重复，所有测量的加权卡帕值为 0.86，95% CI 为 0.84~0.87[35]。然而，即使在紧急情况下，该量表也可能不够用，应该通过对共病和多药治疗的评估来完成。

14.6.2　ICU 住院期间

在 ICU 住院期间，一个更完整的 CGA 可能是可行的，但需要老年医生参与。老年医生的作用可以是在上述维度上评估老年患者，也可以评估他们的照顾者。老年科医生可以帮助患者在 ICU 进行精神错乱管理、多药管理、吞咽障碍管理或早期康复等。老年科医生整合多学科团队关于继续和终止生命维持治疗是重要的。在过去 15 年里，特殊老年急诊模型被开发为特殊科[36]或多学科老年急诊团队，并取得了令人鼓舞的结果：ICU 入住率下降[37]，功能下降[38]，入院率下降[39,40]，再入院率下降[40]。最近发表了欧洲老年急诊医学研究议程的十大高优先级研究问题，突出了这一紧急专业的重要性[41]。

14.6.3　ICU 出院后

ICU 出院后，对老年患者的管理具有挑战性。事实上，许多医疗并发症可能发生在入住 ICU 的几天内，如感染、急性心力衰竭或精神错乱。此外，患者经常出现吞咽障碍和重症神经肌病，需要早期和特殊的康复。考虑老年患者在 ICU 后的临床轨迹是必要的，CGA 应占据重要地位。缺乏老年 ICU 后病房，这一病房对改善这些患者的预后非常有利。许多文献强调，与骨科病房标准护理相比，老年科病房在提高髋部骨折后的生存率和功能自主性方面更具有效性。在一项法国队列研究中，老年患者因髋部骨折住院 6 个月后的生存率明显高于在骨科病房住院后（83.7% vs 74.6%；$P = 0.002$），再住院率显著减少（26% vs 36%；$P < 0.001$）[42]。最近一项前瞻性随机研究得出结论，与骨科护理相比，在专门的老年病房进行综合老年护理，使得髋部骨折后 4 个月和 12 个月有更大的活动能力、功能自主性和生活质量相关。此外，综合老年护理，比骨科护理降低 88% 的成本，且更有效[11]。基于骨科 - 老年病学模式基础上，应开发专门的老年 ICU 后病房作为一种临床发展方向，评估这些患者的特殊需求，并在 ICU 出院后为他们提供个性化的、适应的护理方案。

结论

老年综合评估是老年治疗的核心，以多维多专业照护为基础。CGA 的有效性已被证明，特别是在专门的老年病房。在紧急情况下，CGA 可以由非老年医生进行实用和可实现的调整。在 ICU 中，特别是在 ICU 出院后，CGA 可改善老年患者的预后，是今后进一步发展的方向。

要点

- 老年综合评估是老年治疗的核心。
- 老年综合评估是基于多维和多专业照护。
- CGA 的有效性在改善生存、自主功能和减少入住医疗机构方面已经被证实。
- 在紧急情况下，CGA 可以由非老年科医生实施。
- 在 ICU 中，特别是在 ICU 出院后，CGA 可改善老年患者预后，是今后发展的方向。

（颜默磊　译，蔡国龙　审校）

参考文献

1. Matthews DA. Dr. Marjory Warren and the origin of British geriatrics. J Am Geriatr Soc. 1984;32(4):253–8.
2. Rubenstein LZ, Siu AL, Wieland D. Comprehensive geriatric assessment: toward understanding its efficacy. Aging (Milano). 1989;1(2):87–98.
3. National Institutes of Health Consensus Development Conference Statement: geriatric assessment methods for clinical decision-making. J Am Geriatr Soc. 1988;36(4):342–7.
4. Solomon DH. Geriatric assessment: methods for clinical decision making. JAMA. 1988;259(16):2450–2.
5. Parker SG, McCue P, Phelps K, McCleod A, Arora S, Nockels K, et al. What is comprehensive geriatric assessment (CGA)? An umbrella review. Age Ageing. 2018;47(1):149–55.
6. Pilotto A, Cella A, Pilotto A, Daragjati J, Veronese N, Musacchio C, et al. Three decades of comprehensive geriatric assessment: evidence coming from different healthcare settings and specific clinical conditions. J Am Med Dir Assoc. 2017;18(2):192.e1–192.e11.
7. Van Craen K, Braes T, Wellens N, Denhaerynck K, Flamaing J, Moons P, et al. The effectiveness of inpatient geriatric evaluation and management units: a systematic review and meta-analysis. J Am Geriatr Soc. 2010;58(1):83–92.
8. Stuck AE, Siu AL, Wieland GD, Adams J, Rubenstein LZ. Comprehensive geriatric assessment: a meta-analysis of controlled trials. Lancet. 1993;342(8878):1032–6.
9. Ellis G, Langhorne P. Comprehensive geriatric assessment for older hospital patients. Br Med Bull. 2004;71:45–59.
10. Extermann M, Aapro M, Bernabei R, Cohen HJ, Droz J-P, Lichtman S, et al. Use of comprehensive geriatric assessment in older cancer patients: recommendations from the task force on CGA of the International Society of Geriatric Oncology (SIOG). Crit Rev Oncol Hematol. 2005;55(3):241–52.
11. Prestmo A, Hagen G, Sletvold O, Helbostad JL, Thingstad P, Taraldsen K, et al. Comprehensive geriatric care for patients with hip fractures: a prospective, randomised, controlled trial. Lancet. 2015;385(9978):1623–33.
12. Linn BS, Linn MW, Gurel L. Cumulative illness rating scale. J Am Geriatr Soc. 1968;16(5):622–6.
13. Charlson ME, Pompei P, Ales KL, MacKenzie CR. A new method of classifying prognostic comorbidity in longitudinal studies: development and validation. J Chronic Dis. 1987;40(5):373–83.
14. Folstein MF, Folstein SE, McHugh PR. "Mini-mental state". A practical method for grading the cognitive state of patients for the clinician. J Psychiatr Res. 1975;12(3):189–98.
15. Nasreddine ZS, Phillips NA, Bédirian V, Charbonneau S, Whitehead V, Collin I, et al. The Mon-

treal Cognitive Assessment, MoCA: a brief screening tool for mild cognitive impairment. J Am Geriatr Soc. 2005;53(4):695–9.

16. Yesavage JA, Brink TL, Rose TL, Lum O, Huang V, Adey M, et al. Development and validation of a geriatric depression screening scale: a preliminary report. J Psychiatr Res. 1982–1983;17(1):37–49.

17. Wei LA, Fearing MA, Sternberg EJ, Inouye SK. The Confusion Assessment Method: a systematic review of current usage. J Am Geriatr Soc. 2008;56(5):823–30.

18. Guralnik JM, Ferrucci L, Pieper CF, Leveille SG, Markides KS, Ostir GV, et al. Lower extremity function and subsequent disability: consistency across studies, predictive models, and value of gait speed alone compared with the short physical performance battery. J Gerontol A Biol Sci Med Sci. 2000;55(4):M221–31.

19. Podsiadlo D, Richardson S. The timed "Up & Go": a test of basic functional mobility for frail elderly persons. J Am Geriatr Soc. 1991;39(2):142–8.

20. Rijk JM, Roos PR, Deckx L, van den Akker M, Buntinx F. Prognostic value of handgrip strength in people aged 60 years and older: a systematic review and meta-analysis. Geriatr Gerontol Int. 2016;16(1):5–20.

21. Rockwood K, Stadnyk K, MacKnight C, McDowell I, Hébert R, Hogan DB. A brief clinical instrument to classify frailty in elderly people. Lancet. 1999;353(9148):205–6.

22. Rockwood K, Song X, MacKnight C, Bergman H, Hogan DB, McDowell I, et al. A global clinical measure of fitness and frailty in elderly people. CMAJ. 2005;173(5):489–95.

23. Vellas B, Guigoz Y, Garry PJ, Nourhashemi F, Bennahum D, Lauque S, et al. The Mini Nutritional Assessment (MNA) and its use in grading the nutritional state of elderly patients. Nutrition. 1999;15(2):116–22.

24. Katz S, Downs TD, Cash HR, Grotz RC. Progress in development of the index of ADL. The Gerontologist. 1970;10(1):20–30.

25. Lawton MP, Brody EM. Assessment of older people: self-maintaining and instrumental activities of daily living. The Gerontologist. 1969;9(3):179–86.

26. Gandek B, Ware JE, Aaronson NK, Apolone G, Bjorner JB, Brazier JE, et al. Cross-validation of item selection and scoring for the SF-12 Health Survey in nine countries: results from the IQOLA Project. International Quality of Life Assessment. J Clin Epidemiol. 1998;51(11):1171–8.

27. Zarit SH, Reever KE, Bach-Peterson J. Relatives of the impaired elderly: correlates of feelings of burden. The Gerontologist. 1980;20(6):649–55.

28. Bachmann S, Finger C, Huss A, Egger M, Stuck AE, Clough-Gorr KM. Inpatient rehabilitation specifically designed for geriatric patients: systematic review and meta-analysis of randomised controlled trials. BMJ. 2010;340:c1718.

29. Deschodt M, Flamaing J, Haentjens P, Boonen S, Milisen K. Impact of geriatric consultation teams on clinical outcome in acute hospitals: a systematic review and meta-analysis. BMC Med. 2013;11:48.

30. Ellis G, Whitehead MA, O'Neill D, Langhorne P, Robinson D. Comprehensive geriatric assessment for older adults admitted to hospital. Cochrane Database Syst Rev. 2011;(7):CD006211.

31. Fox MT, Persaud M, Maimets I, O'Brien K, Brooks D, Tregunno D, et al. Effectiveness of acute geriatric unit care using acute care for elders components: a systematic review and meta-analysis. J Am Geriatr Soc. 2012;60(12):2237–45.

32. Baztán JJ, Suárez-García FM, López-Arrieta J, Rodríguez-Mañas L, Rodríguez-Artalejo F. Effectiveness of acute geriatric units on functional decline, living at home, and case fatality among older patients admitted to hospital for acute medical disorders: meta-analysis. BMJ. 2009;338:b50.

33. Huss A, Stuck AE, Rubenstein LZ, Egger M, Clough-Gorr KM. Multidimensional preventive home visit programs for community-dwelling older adults: a systematic review and meta-analysis of randomized controlled trials. J Gerontol A Biol Sci Med Sci. 2008;63(3):298–307.

34. Guidet B, de Lange DW, Boumendil A, Leaver S, Watson X, Boulanger C, et al. The contribution of frailty, cognition, activity of daily life and comorbidities on outcome in acutely admitted patients over 80 years in European ICUs: the VIP2 study. Intensive Care Med. 2020;46(1):57–69.

35. Flaatten H, Guidet B, Andersen FH, Artigas A, Cecconi M, Boumendil A, et al. Reliability of the Clinical Frailty Scale in very elderly ICU patients: a prospective European study. Ann Intensive Care. 2021;11(1):22.

36. Hogan TM, Olade TO, Carpenter CR. A profile of acute care in an aging America: snowball sample identification and characterization of United States geriatric emergency departments in 2013. Acad Emerg Med Off J Soc Acad Emerg Med. 2014;21(3):337–46.

37. Grudzen C, Richardson LD, Baumlin KM, Winkel G, Davila C, Ng K, et al. Redesigned geriatric emergency care may have helped reduce admissions of older adults to intensive care units. Health Aff. 2015;34(5):788–95.

38. McCusker J, Verdon J, Tousignant P, de Courval LP, Dendukuri N, Belzile E. Rapid emergency department intervention for older people reduces risk of functional decline: results of a multicenter

randomized trial. J Am Geriatr Soc. 2001;49(10):1272–81.

39. Harper KJ, Barton AD, Arendts G, Edwards DG, Petta AC, Celenza A. Controlled clinical trial exploring the impact of a brief intervention for prevention of falls in an emergency department. Emerg Med Australas. 2017;29(5):524–30.

40. Conroy SP, Ansari K, Williams M, Laithwaite E, Teasdale B, Dawson J, et al. A controlled evaluation of comprehensive geriatric assessment in the emergency department: the "Emergency Frailty Unit". Age Ageing. 2014;43(1):109–14.

41. Mooijaart SP, Nickel CH, Conroy SP, Lucke JA, van Tol LS, Olthof M, et al. A European Research Agenda for Geriatric Emergency Medicine: a modified Delphi study. Eur Geriatr Med. 2021;12(2):413–22.

42. Boddaert J, Cohen-Bittan J, Khiami F, Le Manach Y, Raux M, Beinis J-Y, et al. Postoperative admission to a dedicated geriatric unit decreases mortality in elderly patients with hip fracture. PLoS One. 2014;9(1):e83795.

4

第四篇 分诊

第 15 章　ICU 前分诊: 高龄重症患者

Gavin M. Joynt

目录

😊 **学习目标**

　　重症医学病房(intensive care unit, ICU)不是无限的, 很多情况下, 一线临床医生要优先考虑那些需要转诊至 ICU 的患者。当资源(如床位数量)不能满足所有患者入住 ICU 时, 就要拒绝一些患者入住 ICU。对于高龄患者而言, 这样的分诊过程令人担忧。一方面, 有些人担心高龄患者可能因为年龄过大被拒收; 而另外一部分人则担心高龄患者可能会因为不适当的 ICU 治疗, 经历不必要的痛苦, 而该资源用于年轻人可能收益更大。

　　本章将对高龄患者可能被拒绝进入 ICU 的原因进行分类, 重点阐述有限医疗资源机构下的分诊过程。我们用一种实用的方法去优化所有年龄组(包括高龄老人在内)的合理分诊。我们建议的优先级排序方法避免了直接按照实际年龄排序。我们提出了一个决策流程框架以及优先排序工具, 从而指导一线分诊。

15.1　引言

　　重症治疗是一种昂贵的资源, 因此, 可利用的 ICU 床位不是无限的[1]。据预测, 大多数国家高龄患者的比例快速增加将导致全球 ICU 资源的短缺[2]。许多国家 ICU 床位供不应求, 因此制订了优先收住患者进入 ICU 的流程。这种优先排序的术语是分诊, 有几个国内外专业机构以及专家共识小组已经制定了分诊声明, 确立了目前公认的主要分诊原则的合理性, 还提出了分诊的方法, 该方法为管理者和一线医护人员提供了实用建议[3-5]。当前冠状病毒感染(COVID-19)大流行, 对 ICU 资源的需求日益增长, 即使是那些以前 ICU 资源较多的机构, 这一分诊问题也成为当前焦点[6-8]。

　　本章将重点介绍在医疗资源有限机构的急诊入院分诊。这样的分诊意味着限量满足需求, 正如美国重症医学学会(American Society of Critical Care Medicine, ASCCM)关于重症医学价值、伦理和定量分配所定义的那样, "在可用医疗资源有限的情况下, 向一些人提供可能有益的医疗服务, 这必然会导致另一部分人得不到这些服务"[4]。ICU 床位数有限, 无法让那些可以从入住 ICU 获益的所有患者都能进入 ICU, 因此评估优先入住 ICU 顺序是必要的。在 ICU 资源长期不足的一些国家, 这种情况可能持续存在[3, 9-11], 或者在医疗系统压力较大时短暂出现, 例如在 COVID-19 大流行期间的许多北美和欧洲国家[6-8, 12-14]。

　　众所周知, 在许多资源丰富的高收入国家, 正常情况下, 收治单个患者的能力几乎不受限制。目前发表的许多研究高龄患者入院和结局特征的 ICU 文献都是在这些国家或不需要做日常分诊的情况下报道的。这些研究关于入住 ICU 优先的问题, 主要集中在确定哪些高龄患者将从入住 ICU 中获益最多, 以及对于这些患者短期、中期和长期预后有价值[15-17]。这些信息非常重要, 可以在决定是否入住 ICU 前, 与患者或者监护人就"治疗目标"进行充分沟通, 根据沟通结果决定是否入住, 以及可能决定入住 ICU 后重症治疗的强度和持续时间。但是在这种情况下, 医疗决策是医患双方共同决定的, 更侧重于患者本人的需求和愿望, 同时还要考虑 ICU 的收益和负担。这是与分诊相反的策略, 分诊的目的是在医疗资源有限的情况下, 把医疗资源优先分配给更需要的患者。在医疗资源有限的情况下, 特别是在人口老龄化的背景下, 本章将重点阐述分诊。

15.2 分诊原则

当 ICU 资源(ICU 床位数量)不足以满足所有患者的 ICU 入住请求时,必须拒绝某些患者入住 ICU。少部分患者入住 ICU 的请求可能会被拒绝,因为与继续在普通病房治疗或其他更高级别病房治疗(如专科病房或高依赖性病房)相比,这些患者入住 ICU 不会带来额外获益。这些患者可能相对健康,不需要 ICU 治疗来提高生存率或改善预后("太好了"以致无法获益),或病情严重到 ICU 治疗也无法提高生存率或改善预后("太差了"以致无法获益)。这种"非有益"或"无效"的治疗可以被合理拒绝[18,19]。然而,应该强调的是,即使在有资源充足的情况下,这些患者也可能被拒绝进入 ICU,因为支出与"非有益"ICU 治疗相关的额外费用是不合理的。然而,真正让我们担忧的是,当我们面临需要拒绝那些可能合理期待入住 ICU 进一步治疗能获益的患者的时候。这些患者被合理转入 ICU,因为他们经过 ICU 的治疗确实有机会获益好转,即使这种获益可能性相对较小。对于这些合理转入 ICU 的患者,拒绝收治可能是有害的[20-23]。入住 ICU 前分诊可以使筛选出入住 ICU 可能获益的患者的过程更简单;换句话说,就是筛选出哪些人可以入住 ICU,哪些人不能入住。本章将讨论困难的分诊过程,特别是高龄患者特有的一些关键和具有挑战性的问题,并提出一个指导框架,以帮助一线 ICU 临床医生合理优先考虑安排那些转入到 ICU 的高龄患者。

应用原则性方法与伦理思考作为分诊目的的基础。其理由如下:一般来说,医生在治疗患者时,他们最看重的是某些价值观。这些价值观包括保护人类生命、保护或改善健康以及有效利用现有资源的愿望,同时尊重人权、维护治疗关系和保护贫困患者[24]。然而,当资源有限时,一些普遍被接受的医疗价值观必须受到损害,比如患者自主性和对患者的尽责,这些通常是医患关系的重要组成部分[25]。平衡这些价值观,建立必要性和/或重要性的等级排序,以确定哪些价值观可以保留,哪些价值观可以放弃或妥协,这是至关重要的。在分诊的背景下,以下是一些关键论点。

首先,ICU 收治分诊只应在 ICU 床位不足以让所有可能获益的转诊患者入住时进行(即使获益很小)。因此,我们应该努力尽量增加医疗资源(ICU 床位可用性),并且应该发布提供相关措施的一些文件[7,10]。

鉴于 ICU 无法同时收治所有合理转诊的患者,必须以公平的方式实现分诊(优先排序),并满足公正原则的要求[26]。当然,用抽签的方法来决定是否入住 ICU 是公平的,因为每个人有相同的概率。简单地根据"先到先得"来选择患者确实代表了一种自然抽签的形式。但如果这样做的话,一些从 ICU 治疗中获益机会非常低的患者仍将被收治,而一些获益机会非常高的患者将被拒收,仅仅是因为他们转诊的时间点不同。因此,ICU 的有效使用将受到影响。为了避免这种昂贵有限资源的效用损失,可以通过优先收治那些最有可能从可用 ICU 资源中受益的患者来切实更好地使用 ICU 床位。效益主义伦理方法证明了为社会最大数量的人提供最大利益的行为是正确的[27,28]。使用改进的效益主义方法,优先收治那些更有可能受益的患者,应该会从可用资源中为社会带来更大的整体利益。显然,我们同样要考虑 ICU 资源的消耗,以提供综合的最大化成本效益评估,从而优化可用 ICU 床位的效益。在重症治疗机构资源有限的情况下,最近关于分诊的国际共识指导文件,倾向于效益最大化的方法,使用改进的效益主义方法优先考虑收治入住 ICU[3,4,29-30]。虽然这种功利的公平主义为随后的分诊方法提供了基础,但应该承认,它并没有被普遍接受,也受到了一些人的批评[28,31]。

最后，所有分诊决定都应仅基于医疗健康需要，优先收治不应取决于患者的种族、性别、年龄、宗教、社会经济重要性、社会地位或个人信仰[10]。

建议的分诊政策应该尊重医护人员、患者和广大公众之间的关系，这一点仍然很重要。因此，这些政策在发布时应该是合理的，并且不因时间推移而改变。因此，政策执行需要公开透明、问责制以及受影响的利益攸关方审查和上诉的机制[32]。

由于资源主要由社会提供，并由社会个体使用，而且分诊过程复杂，无论是在道德公正还是在床边实施方面，分诊都不应依赖个人的单独判断，而应以明确的制度政策为指导。这些政策需要利益相关者的审查和广泛意见的验证[33]。

15.3　高龄患者的关键问题

15.3.1　避免年龄偏见

当前社会越来越期望老年人不会因其年龄而受到不公平的歧视[34]。另外，随着年龄增长，身体和精神心理方面的机能都会下降，老年人越来越衰弱，发生疾病的风险越来越大；如果老年人被定义为易受伤害的人群，我们就应该给社会中的弱势群体提供额外保护[35]。在拥有充足医疗设施的国家，高龄患者可能会被不公平地排除在 ICU 收治之外，这样的担忧是合理的。几项研究表明，拒绝转诊患者入住 ICU 的分诊决定与年龄增长有关[20-23]。这就提出了基于年龄的不公平排斥问题。最近，构建良好的聚类随机临床试验为揭示这个问题的答案提供了一些线索。在这项研究中，把改进高龄重症患者 ICU 系统化收治与常规做法进行了比较，以确定增加 ICU 收治是否对高龄患者有益。6 个月死亡率的降低即为获益。结果确实显示了该组 ICU 入住的人数按照预期几乎增加了一倍，但 6 个月死亡率并未降低，且入院患者的功能状态和生活质量均未提高[36]。该研究和最近其他类似研究对关于评估高龄患者入住 ICU 的适宜性的现行方法，提出了很多问题，然而，至少在资源充足的医疗系统中，他们没有提供证据证明高龄患者被不适当地拒绝入住 ICU 进行治疗[36-37]。尽管如此，即使在没有 ICU 床位资源限制的情况下，由于转到 ICU 的高龄患者人数将继续增加，因此仍迫切需要建立可靠的入住标准，以准确预测相关结果和费用。这些标准对于防止对个人施加不必要的 ICU 治疗负担以及防止过度浪费昂贵的医疗资源至关重要。

如果我们回到资源有限的情况，就需要限制 ICU 收治，这是本章的重点，那么 ICU 收治前分诊应尽可能在所有年龄段公平分配。

15.3.2　年龄对预后的影响

尽管考虑需要避免年龄偏见，但也有充分的理由证实，年龄可能会因为两个客观原因对分诊决定产生合理影响。第一个现实原因是高龄患者的预期寿命通常比年轻患者短。因此，如果获益是通过获益的持续时间来量化的话，例如，通过获得的寿命来量化的话，那么在所有其他条件相同的情况下，高龄患者必然比年轻患者获益更少。当患者年龄接近极限时，或者争夺有限 ICU 床位的患者年龄远远小于老年人时，这一措施自然会更加重要。我们需要谨慎考虑生活质量。尽管与年轻人相比，ICU 出院后的老年人长期生活质量可能相对较差，但这似乎与年龄匹配的人群相似[38,39]。然而，在资源是一个重要考虑因素的地区,根据质量校正后寿命(quality-adjusted life years,QALYs)来考虑预后是有启示意义的。Kaarlola 等的数据显示,80 岁以上患者入住 ICU 后的 QALYs 中位数为 4.1 年,65~69 岁患者为 10.2 年,65 岁以下患者达到了 22 年[38]。究竟多大的差异可以左右 ICU 收治前的不同分诊结果,这是一个很难回答的问题。一些人坚决认为,这种类型的计算在道义上或法律上都不合理[40-41]。由于这种道德上的不确定性和较大争议,限制寿命或 QALYs 对分诊决策的影响似乎是明智的,如果使用,则可作为次要因素考虑。如后所述,例如,只有当直接竞争入住 ICU 的患者具有相同的入住优先级时,才能去考虑增加的寿命年数或获得的 QALYs。

第二个原因是年龄可能合理影响入住 ICU 前的分诊决定,这与年龄对生存预后和生活质量的总体影响有关,从而对可能从 ICU 入院中获得的益处产生负面影响。关于生存率,有确切的证据表明,年龄,特别是超高龄,对短期、中期和长期预后有负面影响。最近报道了入住 ICU 后的高龄患者粗死亡率,ICU 内死亡率 12%~20%,院内死亡率 24%~26%,12个月及以上死亡率 44%~50%[42-46]。据 Heyland 等报道,只有四分之一入住 ICU 的高龄患者在 1 年后恢复了入住 ICU 前的生理功能[15]。另一项研究报道了类似的结果,并表明入住 ICU 前差的生理功能与 1 年后更差的生理功能之间存在关联[45]。据报道,患者的年龄与资源受限情况下的分诊决策相关[20, 22, 47-48],这并不奇怪;然而,用患者年龄作为分诊标准存在许多重要问题。这些问题包括基于年龄歧视强烈的道德争论,以及对仅以年龄作为高龄患者预后的预测因素的批判[34, 40, 41, 49]。

15.3.3　是否有比年龄更好的结局预测因子?

虽然从生存率和生活质量来看,年龄本身与相对较差的预后明显相关,但越来越明显的是,并非所有年龄相同的患者都有相同预后。此外,这种在一个人身上的影响程度有时难以衡量,需要在个案中进行仔细评估。年龄对生存预后的影响是复杂的。众所周知,如慢性病导致的共病发病率等因素会随着年龄的增长而增加,并与较差的预后相关。入住 ICU 前评估健康的其他测量指标,如衰弱程度(一种与年龄相关但不完全由年龄决定的综合征)以及测量功能状态的指标,比单独用年龄更能客观地了解和预测生存预后,因此这些指标在指导定量配给决策方面将更有吸引力[50]。从伦理道德角度来看,此类测量指标的使用也更具吸引力[41, 49]。

一项合理的观察性研究支持将衰弱程度作为转诊至 ICU 的评估预后的指标,衡量衰弱程度最常用最方便的方法,是通过临床衰弱量表(Clinical Frailty Scale,CFS)[51]来测量。一项系统回顾和荟萃分析得出结论,衰弱程度增加与较高的住院率和长期死亡率相关[52]。在大型多中心"VIP1"研究中发现,CFS 为 3 时 30 天死亡率为 30%,CFS 为 9 时 30 天死亡率为 75%,这一结果证实了急诊 ICU 入院时测得的 CFS 与 30 天死亡率之间存在正线性关系[16]。一项大型队列研究发现,中老年人的长期(中位数 7 年)死亡率增加与衰弱程度增加相关[53]。Brummel 等也证明了 65 岁以下患者的衰弱程度与较低的生存率相关[54],所有衰弱患者大约有一半年龄<65 岁。同样,来自北美患者的前瞻性队列研究表明,在入住 ICU 的 50~65 岁患者中,衰弱程度仍然与校正后的 12 个月死亡率相关[55]。因此,利用衰弱程度来评估预后是很有吸引力的(如 CFS),因为它可以跨年龄组使用,并且是短中期死亡率的一个相当好的预测指标。但是 CFS 本身并不是一个在任何情况下都稳定的预测因子[56],当对个体患者进行现场分诊时,应该由经验丰富的一线 ICU 临床医生[7, 11]做出评估预测,并需要综

合其他预测因子[57]。其他已知类型的预后指标可以在病房床边快速评估，这些指标包括器官衰竭数量（或 SOFA 评分）、功能能力或通过简单评分（如改进的 ASA 评分等）测得的合并症[58-60]。临床医生的直观生存预测也很重要，有研究已证实其至少与个体预后评分相当[61,62]。

15.3.4　生活质量作为预后指标

生活质量很大程度上是个人评估，除非预测的未来生活质量可能极差（如终末期痴呆症或微意识状态），否则不建议将其作为拒绝收治 ICU 的理由[10]。采取这种谨慎的做法是出于以下原因。必须在客观的功能限制和主观感受的生活质量之间作出重要区分。研究表明，老年人的客观功能限制不一定会影响其主观感受的生活质量[38]。在紧急入院时，讨论患者对生活质量的主观感受并不容易，并且健康服务提供者经常犯的一个错误是假设功能性健康受限自然地与生活质量降低相关。认识到功能性健康受限与生活质量降低通常不是必然相关的，这是至关重要的。因此以生活质量降低作为拒绝或限制入住 ICU 的依据时，我们应当谨慎。

15.3.5　尊重个人自主权

由于老年人发生严重并发症、极度衰弱以及认知能力下降的概率增加，患者本人可能希望避免 ICU 治疗和康复的负担，或者限制他们承受这些负担。因此，尽管客观评估并且与患者和 / 或监护人明确沟通可能的预后及 ICU 治疗的获益和负担，是所有患者"治疗目标"讨论的重要组成部分，但这对高龄患者而言尤为重要。因此，一些接受 ICU 治疗的患者可能会选择在转诊时通过表示倾向于拒绝入住 ICU 而行使自主权[63]。要注意对"治疗目标讨论"的时间安排，在做出最终是否接受治疗的分诊决定前通常应避免此类讨论。这是因为改进的效益主义分诊优先考虑分配公平（和社会利益）而不是患者的自主性和意愿。因此，可以预见的是，对于那些在评估讨论后选择接受 ICU 治疗的患者或监护人，如果被告知因否定的分诊结果而不符合入住 ICU 资格，他们可能会感到痛苦。

15.4　"限时治疗试验"在入院前分诊中的潜在作用

相对而言，没有一致的客观证据表明，入住 ICU 后高龄患者比年轻患者更有可能延长 ICU 住院时间（length of stay，LOS）[52]。然而，对于所有入住 ICU 的患者来说，如果要从可用的 ICU 资源中得到最大获益，那么 LOS 是一个重要的考虑因素[10]。

限时治疗试验的概念正逐渐成为一种可接受的方法，当一个患者对最初的侵入性治疗没有反应时，可以对侵入性治疗进行限制。限时治疗试验还可能有助于降低患者重症治疗的效果和预后的不确定性，因为医生在看到患者对治疗是否有初始反应后，可能会更容易作出预测。医疗决策者在面对疾病的潜在结果时，有时可能会感到难以抉择，这可能会使他们无法做出快速、理性的决策。面对这种不确定性，使用限时治疗试验有时有助于提供更多时间来更好地评估患者有意义的恢复概率，有助于更好地与家人建立信任关系，并为医生留出更多的时间以便就预后达成深思熟虑后的共识。简而言之，限时治疗试验就是在入住 ICU 前,在医疗团队和患者 / 监护人之间建立一项协议,在固定的时间段内实施必要的重症加强治疗。治疗团队随时与家属沟通进展情况,当达到预先约定的时限时,如果患者对治疗反应积极,则继续生命支持治疗,如果治疗失败,则退出生命支持治疗[64]。

为治疗设定一个合适的时间范围并不容易,需要在平衡资源可利用性的同时,对患者具体病情进行仔细临床评估。一些已经发表的通用指南建议对于缺氧缺血性脑病、终末期心力衰竭和其他类似情况,治疗时长可以设定为 3～7 天,而对于卒中等情况可能需要更长时间(1～2 周)[64]。最近一项综述建议,对于潜在终末期患者的急性疾病,至少要 24～72 小时的时间限制[65]。这篇综述建议将有时间限制的治疗终点分为狭义的目标和广义的目标[65]。狭义的目标指实验室指标的具体趋势(如乳酸浓度)、器官衰竭评分(如 SOFA 评分的变化)[59],依赖循环支持(如血管活性药物剂量)、撤机尝试等,这些适用于急性情况,如严重肺炎、腹部感染和感染性休克。另一方面,对于创伤性脑损伤、卒中或感染性脑损伤患者,我们可以选择清醒、行动能力、反应能力和自理能力等这类广义的目标。虽然目前缺乏确凿证据表明限时治疗与常规治疗相比更优,但如果实施得当,限时治疗有可能缩短 ICU 住院时间,提高患者及家属的满意度。

限时治疗试验的概念诞生于以患者为中心的临终考虑,但可能可以建设性地应用于入住 ICU 前的分诊决策过程。如前所述,在做出是否入住 ICU 的分诊决定时,一个关键因素是评估转诊患者适中的中长期预后所需的资源。如果已明确患者的临床病情需要长时间的 ICU 治疗,同时有许多潜在的并发症,依然允许患者入院后无限制地使用 ICU 资源,这样会导致 ICU 资源成本较高。我们可以基于预估的资源使用情况和较差的增量成本效益收益,拒绝患者入 ICU 治疗是合理的。但仍然存在不确定性,一些患者可能对治疗敏感,没有并发症,在使用很少资源的情况下获得较佳结果。在患者入住 ICU 时,不确定其是否会在短时间内恢复,或因偶然的好转而长时间地消耗资源,或出现更差的预后。在这种情况下,合理的限时治疗可以帮助分诊决策者判断患者是否进入 ICU 治疗,同时更好地确定治疗资源的成本上限。并且可能在有限的 ICU 治疗后,明确患者的治疗结果。

15.5 实践应用:包括高龄患者在内的综合分诊方法

15.5.1 建议框架和床边咨询工具

考虑到上述讨论的具体问题,我们将调整分诊策略和指导方针,综合考虑适用于高龄患者的一些关键因素。例如,将功能、衰弱和并发症均纳入预后评估,可以弱化实际年龄和分诊决定之间的直接关系,更容易实现所有年龄段患者的一视同仁。考虑到这一原则,下面的分诊方法旨在保证适用于所有年龄段框架的同时为老年人提供公平,并列举了如何构建一线分诊方法的示例。

该方法的一个关键基础是,ICU 预分诊应该对所有年龄段的患者公平。因此,所有年龄段的患者都应该被认为是同一待分诊群体,并相应地进行优先排序。入科的优先顺序应基于比较增量医疗成本效益评估。因此,应优先考虑相对于成本效益最大的患者,以最大限度地提高可用 ICU 床位的效率。增量效益是指如果患者留在最高级别水平病房(例如普通病房、高级护理病房),可能获得的额外效益。总体的决策框架如图 15.1 所示[11,66]。

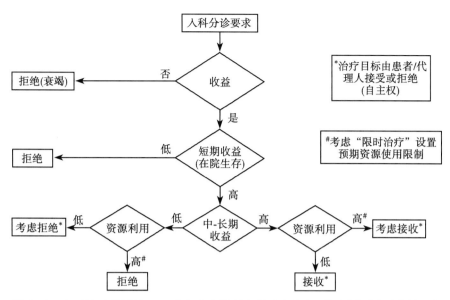

图 15.1　由于缺乏足够的 ICU 床位来容纳所有的重症患者，分诊（优先级）决策是复杂的临床决定，透明的决策过程是提高决策一致性的必要条件。预估获益差别后（入住 ICU 后与患者留在普通病房 / 其他高级别护理区域相比），优先考虑受益最大的患者。这个概念性算法概述了分诊的决策过程。决策界限与特定环境相关，在转诊人数大幅增加（如传染病大流行）或资源减少（如 ICU 床位关闭）时，可以使用更严格的界限。在适当的情况下，长期获益（≥6 个月生存期）可包括预期生活质量评估。注：在入住 ICU 治疗前，应在"治疗目标"讨论中探讨患者的入院预期。最实际的资源使用预估是估计 ICU 住院时间，这可能是通过"限时治疗"的过程来前瞻性地确定积极治疗时间的合理上限[11,66]

　　由于没有单一的、经过验证的、客观的预测评分或工具来准确预测 ICU 生存率（或入住 ICU 后的生存时间）[67]，预测应基于快速获得的临床信息，包括并发症、基线水平和生理储备以及急性疾病的严重程度等方面。下面例子展示了优先入住的床边评估工具。它是根据最初提出用于 COVID-19 分诊的方法进行改编和修改的，见图 15.2[7,11]。

　　一旦满足纳入和排除标准，通过评估衰弱（CFS）、并发症（修改的 ASA 评分如图 15.1 所示）以及急性疾病严重程度（器官衰竭数量，由临床判断或 SOFA 评分评估）来确定预后，如表 15.1 所示。虽然优先考虑的是中短期生存预后，但进入 ICU 的资源成本也必须考虑在内。ICU 治疗的费用比普通病房治疗的费用高昂很多，并与患者在 ICU 的天数成正比。因此，增量资源成本可以通过考虑预期 ICU LOS 来合理估计，并纳入最终决策（图 15.2）。需要注意的是，虽然平均 ICU LOS 因诊断、并发症和急性疾病严重程度而异，但通常不受年龄本身的影响[52]。

　　转诊患者获得优先入院所需的增量成本效益（分诊阈值）的大小应由当地情况和政策确定。为了公平起见，以及转诊医疗团队决策的一致性，需要长期保持恒定的分诊阈值。然而，在资源极度有限时，分诊阈值可能会更高；而当资源较丰富时，分诊阈值可能会降低。当 ICU 可用床位足够，且能保证同样足够的床位适应每日入科需求的波动时，可以暂不予分诊。由于当地医疗情况时常变化，需要经常修订分诊阈值，例如在临时病床关闭期间或在 COVID-19 大流行的急性阶段。在需要作出调整时，应由相应机构委员会作出决议，并公开明确地告知一线医护人员。

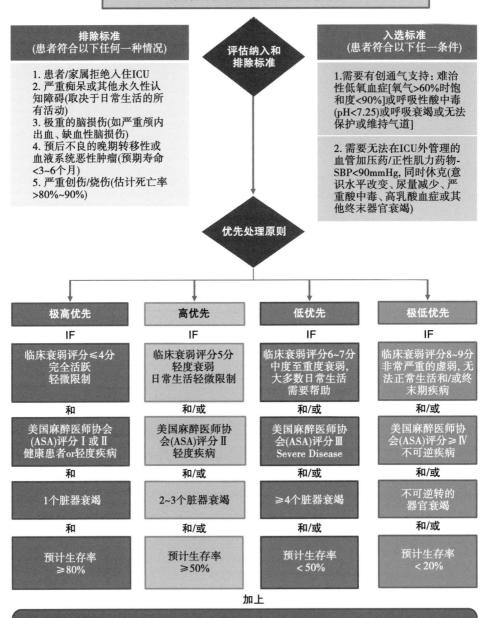

图15.2 在ICU可用床位有限时,使用ICU分诊方法的示例(在当地使用时进行必要的修改)。这些是那些被迫每天拒绝接受一个或多个适合转诊病人的单位。在这样的病房中,对于被评估为极高优先或高优先的患者,无论预计ICU住院时间多长,通常都应该入科。低优先级的分配通常会被拒绝,除非预期的LOS很短和/或已同意"限时治疗"。在大多数情况下,那些被评估为极低优先级的患者将被拒绝入科。请注意,具体的地方政策应根据资源可用程度(例如,可用ICU床位数量的变化,或排队患者数量的系统性变化)经常设置/重置分诊阈值(改编自[7, 11])

表 15.1　修改后的美国麻醉医师协会评分，可用于资源有限的 ICU，与预分诊方法配合使用

美国麻醉医师协会（ASA）评分		
分级	具体情况	示例
Ⅰ	入科前身体健康	具备正常的活动耐受（与同龄人比较）
Ⅱ	轻度已控制的全身性合并症	没有实质性的功能限制（例如控制良好的糖尿病 / 高血压，轻度肺部疾病，活动耐受达到正常速度可爬多于 1~2 层楼梯）
Ⅲ	严重但不致残的并发症	可评估的功能限制（例如糖尿病 / 高血压控制不良、慢性阻塞性肺疾病、心脏射血分数降低、无法耐受以正常速度爬楼梯、终末期肾脏病、既往心肌梗死、卒中、短暂脑缺血或冠状动脉疾病）
Ⅳ	失去功能的并发症	严重的功能限制（例如持续的心脏缺血或严重的瓣膜功能障碍，射血分数严重降低，或在水平地面上的短距离活动受限）
Ⅴ	濒临死亡	预计无法存活 24 小时（大面积创伤，严重颅内出血伴大量块体效应，大面积肠道缺血，终末期心力衰竭，多个或不可逆器官系统衰竭）

改编和简化自：https://www . asahq. org/standards-and-guidelines/asa-physical-status-classification-system。
修改及改编自 [60]。

值得注意的是，工具上显示的预测存活率百分比是绝对预测。该方法中设置的纳入标准是如果不入住 ICU，可以预估患者的死亡率将 ＞90%。因此，预估增加的死亡率应该比算出的绝对预后百分比少 10%。最近在南非举行的关于分诊的协商会议中，商讨得出的获得优先入院所需的预估增量效益数值与上述特定方法大致一致。南非公立 ICU 资源存在中 - 重度的短缺，专家一致认为，将普通城市 ICU 的入科门槛定为 3~6 个月的增量生存效益 ＞20%~30% [5]。

应由高级重症医学专家做出最终的床边分诊决定，或由其直接监督。他通常是与患者接触过的人中冲突最少的，对患者预期的 ICU 结局和当前 ICU 资源限制有最好的理解，并能最好地预估入科后潜在的资源影响的人。

考虑到分诊决定的高责任性及复杂性，所有负责分诊决定的医生都应接受相应的监督培训。转诊团队和 ICU 分诊主管医生之间的分歧应通过医院高级管理部门的官方机制来处理。最后需要牢记的是，为了确保每个患者之间的公平，应在没有患者 / 授权人知情的情况下做出分诊决定 [68]。

实践

　　－ 虽然最终决定是资深 ICU 临床医生的任务，但框架和方法应有助于促进关键利益相关者之间的理解、沟通、一致性和透明度。

15.5.2　合理性和局限性

之前已经提出，高龄患者的 ICU 预分诊过程应该与年轻患者的分诊过程不同。并且在理想情况下，应该使用与年轻患者不同的方式进行通知 [69, 70]。但也有人提出另一种相反的

意见,对所有年龄使用单一的决策过程和分诊方法将减少与年龄有关的偏见,并否定了把年龄单独作为分诊决定因素的特定情况。虽然年龄与预后相关,也与 ICU 获益的可能性相关,但如果我们转而关注与年龄相关的功能、认知和生理储备的恶化,并直接评估这些因素,应该有助于避免将实际年龄作为分诊决策的主导因素。

由于没有单一的评分系统能够综合患者入 ICU 治疗的预后、不同护理级别的预后、预测 ICU LOS 和生活质量等因素,因此 ICU 分诊决策者有必要综合这些因素进行临床决策。本文提出的方法提供了一个框架和方式,首先概述决策的组成部分,其次提醒决策者注意预后的影响因素,同时包括评估预测 LOS 的规定。这些辅助将提高决策的一致性,也许还会提高最终决定的可靠性。该方法中多种预测指标的组合,反映了基于急性疾病前影响因素、急性疾病本身以及与年龄无关预后相关因素。该方法应有助于减少个别评分 / 内容的不足[57]。

需要指出的是,这里提供的分诊方式的示例内容仅为代表性的,应根据个人情况和不断变化的知识和条件进行修改。当新的更好的预后评分指标可以应用时,我们应添加或替换现有的指标。此外,虽然框架原则保持不变,但分诊方法是可以修改的。需因地制宜更换分数 / 组成部分,包括以更严格或更宽松的标准上设置入科门槛。如果分诊阈值保持相对一致,预计 ICU 和转诊临床医生都能更好地理解分诊的基本原理和实施方式,并作出一致的决策。

必须认识到有以下几个不足,预测生存百分比的设计 应与对应栏目中基本客观的分数 / 组成部分有一致的解释结果。然而,可能存在遗漏的个别因素。因此,预期生存率的百分比是患者能否优先入科的关键预后决策因素。必须承认预测中难免存在不确定性,尽可能实现最准确的预测有助于决策的一致性依赖于预计框架和方式的提供,最终将有助于分诊决策更加一致和可靠。因此,高级主管分诊决策者的经验和培训应该是所提议方法实施的重要组成部分。所提议的决策框架和分诊方式均未对其有效性进行前瞻性测试。从直觉上看,该决策框架似乎是合理的,并正式成为香港公立医院分诊方案的基础。最近,南非重症医学学会采用了该决策框架,为制订预分诊政策提供依据。然而,在这两种情况下,鼓励每家医院制定符合框架原则的本地分诊政策。尽管之前发表的方式是通过专家共识形成的,但分类工具仍是相对新颖的[7,11],尚未在实践中得到正式检验。因此,这些类似方式都应该经过仔细改进和完善后再实施,并在将要应用的机构和社会中公开实施。

最后一个重要不足,上述分诊过程无法为那些需要"择期"ICU 入院的患者提供优先安排的指导。这主要是指那些在选择性介入治疗或外科手术后需要术后监护的患者。入 ICU 治疗对这些患者来说,是可以拯救生命的,或至少是提高生活质量,对个人和社会都有好处。因此,每家机构应考虑合理安排择期手术,术后 ICU 住院时间一般较短,资源占用相对较少[71]。然而必须明确,由于需要照顾紧急情况而造成的资源限制有时可能取消或推迟择期患者入科。

结论

许多关于分诊的回顾性研究发现，年龄是影响入院的重要因素，年龄较大的患者不太可能入院。较低的入住率可能与以下几个因素有关，这些因素限制了高龄患者入住后获益，以及需要为预后更好的年轻患者节省资源。然而，在维护资源分配和利益评估的公平性时，必须非常谨慎，因为年龄与预后之间存在客观关系，所以年龄本身就是排除的理由。在这方面，实际年龄本身并不是帮助分诊的决定因素，应该在所有年龄段公平地评估。本章采用的分诊方法试图将所有年龄放在平等的基础上，治疗预后和预测资源是决定是否优先入科的唯一因素。因此，应利用预后标志物，如衰竭、并发症、器官功能和入院前功能，以便可以淡化年龄界限比较入科优先顺序。未来的研究需要寻求更好的预后标志物，确定一个快速、客观、低成本和可取的评分标准或生物标志物仍然是预测的首要追求。一些开展良好的研究证明，在评估患者 ICU 入科后的生活质量时应格外注意，高龄患者仅 ICU 入科后功能较差并不能预测生活质量，尤其是在进行分诊决定时应考虑到这一点。关于 ICU 入科的资源消耗评估，当意识到入 ICU 治疗可能收益很小时，可以提供有限的治疗，以便观察治疗的反应，并在治疗失败时重新分配有限的资源。

最后，我们这些被迫定期分诊的人都清楚地意识到，分诊决定从来都不容易，而且在情感上往往很难执行。无论对我们来说有多大的挑战，接受分诊的病人和他们的医生可能会承受更多的痛苦。在做决定时，我们有责任做到诚实、公平、一致和公开，最重要的是，始终以共情和细致的态度传达决定的结果。

要点

— 对分诊的研究表明，年龄是影响入院的重要因素，年龄较大的患者入院的可能性较小。

— 在保证所有年龄组资源分配和获益评估的公平性方面应极其谨慎，因为任何特定个体的年龄和预后之间均存在客观关系，所以年龄本身只能间接成为排除的理由。

— 分诊决定最好由资深 ICU 临床医生做出，并且最大限度地增加 ICU 住院患者队列的总体增量收益。

— 应使用帮助优先排序所需的预后标志物，如衰竭、并发症、器官功能和入科前功能，以便不同年龄段之间评估入科优先顺序。

— 所提供的框架概述了分诊决策的内容，该方法将提供决策者可能预测预后的因素，同时包括评估预测 LOS 的建议。

— 提供的这种决策辅助方式将提高决策的一致性，并可能提高最终决策的可靠性。

— 该方法中多种预测成分的组合，反映了基于急性疾病前因素、急性疾病本身以及与年龄无关的预后预测因素，应有助于弥补个别评分 / 内容的不足。

（袁清照　董佳馨　译，黄敏　周苏明　审校）

参考文献

1. Chin-Yee N, D'Egidio G, Thavorn K, Heyland D, Kyeremanteng K. Cost analysis of the very elderly admitted to intensive care units. Crit Care. 2017;21(1):109. https://doi.org/10.1186/s13054-017-1689-y.

2. Flaatten H, de Lange DW, Artigas A, Bin D, Moreno R, Christensen S, Joynt GM, Bagshaw SM, Sprung CL, Benoit D, Soares M, Guidet B. The status of intensive care medicine research and a future agenda for very old patients in the ICU. Intensive Care Med. 2017;43(9):1319–28. https://doi.org/10.1007/s00134-017-4718-z.

3. Blanch L, Abillama FF, Amin P, et al. Triage decisions for ICU admission: report from the Task Force of the World Federation of Societies of Intensive and Critical Care Medicine. J Crit Care. 2016;36:301–5. https://doi.org/10.1016/j.jcrc.2016.06.014.

4. Nates JL, Nunnally M, Kleinpell R, et al. ICU admission, discharge, and triage guidelines: a framework to enhance clinical operations, development of institutional policies, and further research. Crit Care Med. 2016;44(8):1553–602. https://doi.org/10.1097/ccm.0000000000001856.

5. Joynt GM, Gopalan DP, Argent AA, Chetty S, Wise R, Lai VKW, Hodgson E, Lee A, Joubert I, Mokgokong S, Tshukutsoane S, Richards GA, Menezes C, Mathivha RL, Espen B, Levy B, Asante K, Paruk F. The Critical Care Society of Southern Africa Consensus Guideline on ICU triage and rationing (ConICTri). S Afr Med J. 2019;109(8b):630–42. https://doi.org/10.7196/SAMJ.2019.v109i8b.13.

6. White DB, Lo B. A framework for rationing ventilators and critical care beds during the COVID-19 pandemic. JAMA. 2020;323(18):1773–4. https://doi.org/10.1001/jama.2020.5046.

7. Sprung CL, Joynt GM, Christian MD, Truog RD, Rello J, Nates JL. Adult ICU triage during the coronavirus disease 2019 pandemic: who will live and who will die? Recommendations to improve survival. Crit Care Med. 2020;48(8):1196–202. https://doi.org/10.1097/CCM.0000000000004410. PMID: 32697491; PMCID: PMC7217126.

8. Maves RC, Downar J, Dichter JR, Hick JL, Devereaux A, Geiling JA, Kissoon N, Hupert N, Niven AS, King MA, Rubinson LL, Hanfling D, Hodge JG Jr, Marshall MF, Fischkoff K, Evans LE, Tonelli MR, Wax RS, Seda G, Parrish JS, Truog RD, Sprung CL, Christian MD, ACCP Task Force for Mass Critical Care. Triage of scarce critical care resources in COVID-19: an implementation guide for regional allocation: an expert panel report of the Task Force for Mass Critical Care and the American College of Chest Physicians. Chest. 2020;158(1):212–25. https://doi.org/10.1016/j.chest.2020.03.063.

9. Sprung CL, Baras M, Iapichino G, Kesecioglu J, Lippert A, Hargreaves C, Pezzi A, Pirracchio R, Edbrooke DL, Pesenti A, Bakker J, Gurman G, Cohen SL, Wiis J, Payen D, Artigas A. The Eldicus prospective, observational study of triage decision making in European intensive care units: part I--European Intensive Care Admission Triage Scores. Crit Care Med. 2012;40(1):125–31. https://doi.org/10.1097/CCM.0b013e31822e5692. PMID: 21926598.

10. Joynt GM, Gopalan DP, Argent AA, Chetty S, Wise R, Lai VKW, Hodgson E, Lee A, Joubert I, Mokgokong S, Tshukutsoane S, Richards GA, Menezes C, Mathivha RL, Espen B, Levy B, Asante K, Paruk F. The Critical Care Society of Southern Africa Consensus Statement on ICU triage and rationing (ConICTri). S Afr Med J. 2019;109(8b):613–29. https://doi.org/10.7196/SAMJ.2019.v109i8b.13947.

11. Joynt GM, Leung AKH, Ho CM, So D, Shum HP, Chow FL, Yeung AWT, Lee KL, Tang GKY, Yan WW. Admission triage tool for adult intensive care unit admission in Hong Kong during the COVID-19 outbreak. Hong Kong Med J. 2021; https://doi.org/10.12809/hkmj209033. Epub ahead of print.

12. Leclerc T, Donat N, Donat A, Pasquier P, Libert N, Schaeffer E, D'Aranda E, Cotte J, Fontaine B, Perrigault PF, Michel F, Muller L, Meaudre E, Veber B. Prioritisation of ICU treatments for critically ill patients in a COVID-19 pandemic with scarce resources. Anaesth Crit Care Pain Med. 2020;39(3):333–9. https://doi.org/10.1016/j.accpm.2020.05.008. Epub 2020 May 17. PMID: 32426441; PMCID: PMC7230138.

13. Valiani S, Terrett L, Gebhardt C, Prokopchuk-Gauk O, Isinger M. Development of a framework for critical care resource allocation for the COVID-19 pandemic in Saskatchewan. CMAJ. 2020;192(37):E1067–73. https://doi.org/10.1503/cmaj.200756.

14. Herreros B, Gella P, Real de Asua D. Triage during the COVID-19 epidemic in Spain: better and worse ethical arguments. J Med Ethics. 2020;46(7):455–8. https://doi.org/10.1136/medethics-2020-106352.

15. Heyland DK, Garland A, Bagshaw SM, Cook D, Rockwood K, Stelfox HT, Dodek P, Fowler RA, Turgeon AF, Burns K, Muscedere J, Kutsogiannis J, Albert M, Mehta S, Jiang X, Day AG. Recovery after critical illness in patients aged 80 years or older: a multi-center prospective observational cohort study. Intensive Care Med. 2015;41(11):1911–20. https://doi.org/10.1007/s00134-015-4028-2.

16. Flaatten H, De Lange DW, Morandi A, Andersen FH, Artigas A, Bertolini G, Boumendil A, Cecconi M, Christensen S, Faraldi L, Fjølner J, Jung C, Marsh B, Moreno R, Oeyen S, Öhman CA, Pinto BB, Soliman IW, Szczeklik W, Valentin A, Watson X, Zaferidis T, Guidet B, VIP1 Study Group. The impact of frailty on ICU and 30-day mortality and the level of care in very elderly patients (≥ 80 years). Intensive Care Med. 2017;43(12):1820–8. https://doi.org/10.1007/s00134-017-4940-8.

17. Guidet B, de Lange DW, Boumendil A, Leaver S, Watson X, Boulanger C, Szczeklik W, Artigas A, Morandi A, Andersen F, Zafeiridis T, Jung C, Moreno R, Walther S, Oeyen S, Schefold JC, Cecconi M, Marsh B, Joannidis M, Nalapko Y, Elhadi M, Fjølner J, Flaatten H, VIP2 Study Group. The contribution of frailty, cognition, activity of daily life and comorbidities on outcome in acutely admitted patients over 80 years in European ICUs: the VIP2 study. Intensive Care Med. 2020;46(1):57–69. https://doi.org/10.1007/s00134-019-05853-1.

18. Schneiderman LJ, Jecker NS, Jonsen AR. Medical futility: its meaning and ethical implications. Ann Intern Med. 1990;112(12):949–54.

19. Bosslet GT, Pope TM, Rubenfeld GD, Lo B, Truog RD, Rushton CH, Curtis JR, Ford DW, Osborne M, Misak C, Au DH, Azoulay E, Brody B, Fahy BG, Hall JB, Kesecioglu J, Kon AA, Lindell KO, White DB, American Thoracic Society ad hoc Committee on Futile and Potentially Inappropriate Treatment; American Thoracic Society; American Association for Critical Care Nurses; American College of Chest Physicians; European Society for Intensive Care Medicine; Society of Critical Care. An official ATS/AACN/ACCP/ESICM/SCCM policy statement: responding to requests for potentially inappropriate treatments in intensive care units. Am J Respir Crit Care Med. 2015;191(11):1318–30. https://doi.org/10.1164/rccm.201505-0924ST.

20. Sprung CL, Geber D, Eidelman LA, Baras M, Pizov R, Nimrod A, Oppenheim A, Epstein L, Cotev S. Evaluation of triage decisions for intensive care admission. Crit Care Med. 1999;27(6):1073–9.

21. Azoulay E, Pochard F, Chevret S, Vinsonneau C, Garrouste M, Cohen Y, Thuong M, Paugam C, Apperre C, De Cagny B, Brun F, Bornstain C, Parrot A, Thamion F, Lacherade JC, Bouffard Y, Le Gall JR, Herve C, Grassin M, Zittoun R, Schlemmer B, Dhainaut JF, PROTOCETIC Group. Compliance with triage to intensive care recommendations. Crit Care Med. 2001;29(11):2132–6.

22. Joynt GM, Gomersall CD, Tan P, Lee A, Cheng CA, Wong EL. Prospective evaluation of patients refused admission to an intensive care unit: triage, futility and outcome. Intensive Care Med. 2001;27(9):1459–65. https://doi.org/10.1007/s001340101041.

23. Iapichino G, Corbella D, Minelli C, Mills GH, Artigas A, Edbooke DL, Pezzi A, Kesecioglu J, Patroniti N, Baras M, Sprung CL. Reasons for refusal of admission to intensive care and impact on mortality. Intensive Care Med. 2010;36(10):1772–9. https://doi.org/10.1007/s00134-010-1933-2.

24. Dougherty CJ. Ethical values at stake in health care reform. JAMA. 1992;268(17):2409–12.

25. Moskop JC, Iserson KV. Triage in medicine, part II: underlying values and principles. Ann Emerg Med. 2007;49(3):282–7. https://doi.org/10.1016/j.annemergmed.2006.07.012.

26. Beauchamp TL, Childress JF. Moral principles. Principles of biomedical ethics. New York: Oxford University Press; 2013.

27. Sanders JT. Why the numbers should sometimes count. Philos Publ Aff. 1988;17:3–14.

28. Baker R, Strosberg M. Triage and equality: an historical reassessment of utilitarian analyses of triage. Kennedy Inst Ethics J. 1992;2:103–23.

29. Christian MD, Joynt GM, Hick JL, Colvin J, Danis M, Sprung CL, European Society of Intensive Care Medicine's Task Force for intensive care unit triage during an influenza epidemic or mass disaster. Chapter 7. Critical care triage. Recommendations and standard operating procedures for intensive care unit and hospital preparations for an influenza epidemic or mass disaster. Intensive Care Med. 2010;36 Suppl 1(Suppl 1):S55–64. https://doi.org/10.1007/s00134-010-1765-0.

30. Christian MD, Sprung CL, King MA, Dichter JR, Kissoon N, Devereaux AV, Gomersall CD, Task Force for Mass Critical Care; Task Force for Mass Critical Care. Triage: care of the critically ill and injured during pandemics and disasters: CHEST consensus statement. Chest. 2014;146(4 Suppl):e61S–74S. https://doi.org/10.1378/chest.14-0736.

31. American Thoracic Society Bioethics Task Force. Fair allocation of intensive care unit resources. Am J Respir Crit Care Med. 1997;156(4):1282–301. https://doi.org/10.1164/ajrccm.156.4.ats7-97.

32. Daniels N. Accountability for reasonableness. BMJ. 2000;321(7272):1300–1.

33. Tomlinson T, Czlonka D. Futility and hospital policy. Hast Cent Rep. 1995;25(3):28–35.

34. Bowling A. Honour your father and mother: ageism in medicine. Br J Gen Pract. 2007;57(538):347–8.

35. Bozzaro C, Boldt J, Schweda M. Are older people a vulnerable group? Philosophical and bioethical perspectives on ageing and vulnerability. Bioethics. 2018;32(4):233–9. https://doi.org/10.1111/bioe.12440.

36. Guidet B, Leblanc G, Simon T, Woimant M, Quenot JP, Ganansia O, Maignan M, Yordanov Y, Delerme S, Doumenc B, Fartoukh M, Charestan P, Trognon P, Galichon B, Javaud N, Patzak A,

Garrouste-Orgeas M, Thomas C, Azerad S, Pateron D, Boumendil A, ICE-CUB 2 Study Network. Effect of systematic intensive care unit triage on long-term mortality among critically ill elderly patients in France: a randomized clinical trial. JAMA. 2017;318(15):1450–9. https://doi.org/10.1001/jama.2017.13889.

37. Boumendil A, Angus DC, Guitonneau AL, Menn AM, Ginsburg C, Takun K, Davido A, Masmoudi R, Doumenc B, Pateron D, Garrouste-Orgeas M, Somme D, Simon T, Aegerter P, Guidet B, ICE-CUB Study Group. Variability of intensive care admission decisions for the very elderly. PLoS One. 2012;7(4):e34387. https://doi.org/10.1371/journal.pone.0034387. Epub 2012 Apr 11. PMID: 22509296; PMCID: PMC3324496.

38. Kaarlola A, Tallgren M, Pettila V. Long-term survival, quality of life, and quality-adjusted life-years among critically ill elderly patients. Crit Care Med. 2006;34(8):2120–6.

39. Andersen FH, Flaatten H, Klepstad P, Romild U, Kvåle R. Long-term survival and quality of life after intensive care for patients 80 years of age or older. Ann Intensive Care. 2015;5(1):53. https://doi.org/10.1186/s13613-015-0053-0.

40. Erasmus N. Age discrimination in critical care triage in South Africa: the law and the allocation of scarce health resources in the COVID-19 pandemic. S Afr Med J. 2020;110(12):1172–5.

41. den Exter A. View. The Dutch critical care triage guideline on Covid-19: not necessarily discriminatory. Eur J Health Law. 2020;27:495–8. https://doi.org/10.1163/15718093-bja10028.

42. Heyland D, Cook D, Bagshaw SM, Garland A, Stelfox HT, Mehta S, Dodek P, Kutsogiannis J, Burns K, Muscedere J, Turgeon AF, Fowler R, Jiang X, Day AG, Canadian Critical Care Trials Group; Canadian Researchers at the End of Life Network. The very elderly admitted to ICU: a quality finish? Crit Care Med. 2015;43(7):1352–60. https://doi.org/10.1097/CCM.0000000000001024.

43. Boumendil A, Maury E, Reinhard I, Luquel L, Offenstadt G, Guidet B. Prognosis of patients aged 80 years and over admitted in medical intensive care unit. Intensive Care Med. 2004;30(4):647–54.

44. Bagshaw SM, Webb SA, Delaney A, George C, Pilcher D, Hart GK, Bellomo R. Very old patients admitted to intensive care in Australia and New Zealand: a multi-centre cohort analysis. Crit Care. 2009;13(2):R45. https://doi.org/10.1186/cc7768.

45. Ferrante LE, Pisani MA, Murphy TE, Gahbauer EA, Leo-Summers LS, Gill TM. Functional trajectories among older persons before and after critical illness. JAMA Intern Med. 2015;175(4):523–9. https://doi.org/10.1001/jamainternmed.2014.7889.

46. Hoffman KR, Loong B, Haren FV. Very old patients urgently referred to the intensive care unit: long-term outcomes for admitted and declined patients. Crit Care Resusc. 2016;18(3):157–64.

47. Garrouste-Orgeas M, Boumendil A, Pateron D, Aergerter P, Somme D, Simon T, Guidet B, ICE-CUB Group. Selection of intensive care unit admission criteria for patients aged 80 years and over and compliance of emergency and intensive care unit physicians with the selected criteria: an observational, multicenter, prospective study. Crit Care Med. 2009;37(11):2919–28.

48. Garrouste-Orgeas M, Tabah A, Vesin A, Philippart F, Kpodji A, Bruel C, Grégoire C, Max A, Timsit JF, Misset B. The ETHICA study (part II): simulation study of determinants and variability of ICU physician decisions in patients aged 80 or over. Intensive Care Med. 2013;39(9):1574–83. https://doi.org/10.1007/s00134-013-2977-x.

49. Wilkinson DJC. Frailty triage: is rationing intensive medical treatment on the grounds of frailty ethical? Am J Bioeth. 2020;8:1–22. https://doi.org/10.1080/15265161.2020.1851809.

50. Cuthbertson BH, Wunsch H. Long-term outcomes after critical illness. The best predictor of the future is the past. Am J Respir Crit Care Med. 2016;194(2):132–4. https://doi.org/10.1164/rccm.201602-0257ED. PMID: 26953728.

51. Rockwood K, Song X, MacKnight C, Bergman H, Hogan DB, McDowell I, Mitnitski A. A global clinical measure of fitness and frailty in elderly people. CMAJ. 2005;173(5):489–95. https://doi.org/10.1503/cmaj.050051.

52. Muscedere J, Waters B, Varambally A, Bagshaw SM, Boyd JG, Maslove D, Sibley S, Rockwood K. The impact of frailty on intensive care unit outcomes: a systematic review and meta-analysis. Intensive Care Med. 2017;43(8):1105–22. https://doi.org/10.1007/s00134-017-4867-0.

53. Hanlon P, Nicholl BI, Jani BD, Lee D, McQueenie R, Mair FS. Frailty and pre-frailty in middle-aged and older adults and its association with multimorbidity and mortality: a prospective analysis of 493 737 UK Biobank participants. Lancet Public Health. 2018;3(7):e323–32. https://doi.org/10.1016/S2468-2667(18)30091-4.

54. Brummel NE, Bell SP, Girard TD, Pandharipande PP, Jackson JC, Morandi A, Thompson JL, Chandrasekhar R, Bernard GR, Dittus RS, Gill TM, Ely EW. Frailty and subsequent disability and mortality among patients with critical illness. Am J Respir Crit Care Med. 2017;196(1):64–72. https://doi.org/10.1164/rccm.201605-0939OC.

55. Bagshaw M, Majumdar SR, Rolfson DB, Ibrahim Q, McDermid RC, Stelfox HT. A prospective multicenter cohort study of frailty in younger critically ill patients. Crit Care. 2016;20(1):175. https://doi.org/10.1186/s13054-016-1338-x. Erratum in: Crit Care. 2016;20(1):223.

56. Darvall JN, Bellomo R, Bailey M, Paul E, Young PJ, Rockwood K, Pilcher D. Frailty and outcomes from pneumonia in critical illness: a population-based cohort study. Br J Anaesth. 2020;125(5):730–8. https://doi.org/10.1016/j.bja.2020.07.049. Epub 2020 Sep 3. PMID: 32891413; PMCID: PMC7467940.

57. Flaatten H, Beil M, Guidet B. Prognostication in older ICU patients: mission impossible? Br J Anaesth. 2020;125(5):655–7. https://doi.org/10.1016/j.bja.2020.08.005.

58. Knaus WA, Draper EA, Wagner DP, Zimmerman JE. Prognosis in acute organ-system failure. Ann Surg. 1985;202:685–93. https://doi.org/10.1097/00000658-198512000-00004.

59. Ferreira FL, Bota DP, Bross A, Mélot C, Vincent JL. Serial evaluation of the SOFA score to predict outcome in critically ill patients. JAMA. 2001;286:1754–8. https://doi.org/10.1001/jama.286.14.1754.

60. ASA Physical Status Classification System. American Society of Anaesthesiologists House of Delegates/Executive Committee. 2019. Available at: https://www.asahq.org/standards-and-guidelines/asa-physical-status-classification-system. Accessed March 22, 2021.

61. Sinuff T, Adhikari NK, Cook DJ, Schünemann HJ, Griffith LE, Rocker G, Walter SD. Mortality predictions in the intensive care unit: comparing physicians with scoring systems. Crit Care Med. 2006;34(3):878–85. https://doi.org/10.1097/01.CCM.0000201881.58644.41.

62. Detsky ME, Harhay MO, Bayard DF, Delman AM, Buehler AE, Kent SA, Ciuffetelli IV, Cooney E, Gabler NB, Ratcliffe SJ, Mikkelsen ME, Halpern SD. Discriminative accuracy of physician and nurse predictions for survival and functional outcomes 6 months after an ICU admission. JAMA. 2017;317(21):2187–95. https://doi.org/10.1001/jama.2017.4078.

63. Bernacki RE, Block SD. Communication about serious illness care goals: a review and synthesis of best practices. JAMA Intern Med. 2014;174(12):1994–2003. https://doi.org/10.1001/jamainternmed.2014.5271.

64. Quill TE, Holloway R. Time-limited trials near the end of life. JAMA. 2011;306(13):1483–4.

65. Vink EE, Azoulay E, Caplan A, Kompanje EJO, Bakker J. Time-limited trial of intensive care treatment: an overview of current literature. Intensive Care Med. 2018;44:1369–77.

66. Joynt GM, Gomersall C. Integrating elective workloads into an emergency setting in the intensive care unit. In: Flaatten H, Moreno RP, Putensen C, Rhodes A, editors. Organisation and management of intensive care. Berlin: Medizinisch Wissenschaftliche Verlagsgesellschaft; 2010. p. 53–64.

67. Guidet B, Hejblum G, Joynt G. Triage: what can we do to improve our practice? Intensive Care Med. 2013;39(11):2044–6. https://doi.org/10.1007/s00134-013-3063-0. Epub 2013 Aug 28. PMID: 23982726.

68. Sprung CL, Danis M, Iapichino G, Artigas A, Kesecioglu J, Moreno R, Lippert A, Curtis JR, Meale P, Cohen SL, Levy MM, Truog RD. Triage of intensive care patients: identifying agreement and controversy. Intensive Care Med. 2013;39(11):1916–24. https://doi.org/10.1007/s00134-013-3033-6.

69. Nguyen YL, Angus DA, Boumendil A, Guidet B. The challenge of admitting the very elderly to intensive care. Ann Intensive Care. 2011;1:29. https://doi.org/10.1186/2110-5820-1-29.

70. Flaatten H, Oeyen S, deLange DW. Predicting outcomes in very old ICU patients: time to focus on the past? Intensive Care Med. 2018;44(8):1344–5. https://doi.org/10.1007/s00134-018-5262-1.

71. Lupei MI, Chipman JG, Beilman GJ, Oancea SC, Konia MR. The association between ASA status and other risk stratification models on postoperative intensive care unit outcomes. Anesth Analg. 2014;118(5):989–94. https://doi.org/10.1213/ane.0000000000000187.

第16章 资源限制下的决策

Michael Beil, P. Vernon van Heerden, and Sigal Sviri

目录

☻ **学习目标**

在许多医疗系统中季节性或持续性的资源限制显而易见,因此对于重症医学病房(intensive care unit, ICU)的收治需作出必要限制。当 ICU 床位需求超过容量时,预计受益最大的患者将被优先安排入院并继续重症治疗。老年患者重症治疗的益处除了存活外,很大程度上取决于出院后的生活质量。在这一章中,我们将讨论预测这一患者群体预后面临的挑战,以及在分诊过程中可能出现的医学和伦理问题。

16.1　引言

由于经济或其他限制(例如缺乏训练有素的工作人员)造成的重症治疗资源有限,需强制有效利用 ICU。这尤其关系到在长期多病和进行性功能衰退背景下,病情复杂老年患者的入院。虽然发现对于老年患者群体来说 ICU 治疗的相对生存益处是最大的[1],但除了生存之外,入住 ICU 是否可能提供任何与患者个人对生活质量看法一致的益处,仍有待在个案中进行评估和确认[2]。当决定在 ICU 继续或升级治疗时,必须重新评估预后。每当重症治疗的需求大大超过其容量时,就必须实施分诊流程来选择那些入住 ICU 获益可能最大的患者。在医疗资源非常有限的地区[3]或在季节性紧张时期[4],通常会出现某种程度的分流。在重症医疗资源压力迅速增加的时候,例如在疫情指数增长期间,根据功利主义原则,入院前分诊可能不足以优化 ICU 容量的短期利用。因此,已经入住 ICU 的患者可能会被纳入分诊的决定,这可能最终导致本来预后良好的患者撤销维持生命的治疗[5]。一般来说,预测的基本不确定性[6],特别是在比较个体患者之间的预测结果时[7],会导致伦理困境和法律争议[8]。让医学界之外的其他利益相关者参与制定分诊指南有助于减轻这些问题的影响,减轻临床医生做出艰难决策的负担。

16.2　在限制条件下 ICU 资源的可用性和利用率

获得重症治疗取决于床位、设备和工作人员的可用性。这些资源的数量在欧洲各国之间存在显著差异,造成整个欧洲在重症医疗方面的严重不平等[9]。ICU 正式设定的床位数量在西欧国家中常见基准是每 100 000 人 34 张床位[10]。值得注意的是,这一基准与国内生产总值(gross domestic product, GDP)之间没有很强的相关性(图 16.1),尽管重症治疗是医疗中最昂贵的组成部分之一。重症治疗的定义和床边必备的重症监护设备因国家而异[11]。因此,需要根据国家标准和工作人员的可用性来确定 ICU 登记床位的数量。例如,2021 年4 月,德国每 100 000 人口中有 34 个 ICU 床位,其中不到一半的床位可用于有创通气或体外膜肺氧合(extracorporeal membrane oxygenation, ECMO)[12]。在预后质量体系下,ICU 人员配备是一个关键参数,它决定了 ICU 床位的实际可用性[13]。在法国,当患者与护士的比率大于2.5 的标准时,死亡风险增加 3.5 倍,当患者与医生的比率超过 14 时,死亡风险翻倍[14]。

近年来,ICU 内老年患者的总数和百分比都有所增加[15]。此外,严重和晚期疾病的发病年龄进一步向更高的年龄转移。因此,ICU 患者的人群发生了变化,有更多具有复杂的多病和多器官衰竭的老年和高龄患者在 ICU 接受治疗[16]。然而,由于过去十年的紧缩措施[17],一些国家需求的上升趋势面临着 ICU 容量的停滞。人员配备水平已经成为经济调整的一个变量。然而,在一些医疗系统中,支付系统对侵入性操作的误导性激励导致了 ICU 中患者

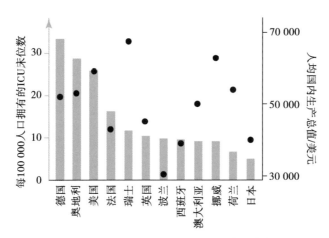

图 16.1　2017 年至 2020 年期间记录的选定国家每 100 000 人口拥有的 ICU 床位数（灰色栏）和 2017 年基于 OECD 数据以美元计算的人均国内生产总值（黑点）。请注意，ICU 病床的设定可能因国家而异[10]

的过度治疗[18]，这与替代治疗途径（尤其是姑息治疗）的持续稀缺有关。ICU 资源的不足和过度利用的威胁尤其影响着需要全面治疗的老年患者群体[2,19]。

当医疗系统面临压力时，老年患者群体很容易成为取消获得稀缺 ICU 资源的目标，因为他们错误地认为这些患者预后通常较差[20]。值得注意的是，对于 80 岁或以上的患者，入住 ICU 后的质量调整寿命（quality-adjusted life years, QALYs）平均约为 4QALYs[21]。有趣的是，对老年重症患者维持生命治疗的限制在高收入国家最为普遍，这表明与经济限制相比，文化因素的影响更大[22]。同样值得注意的是，一些新的概念旨在通过建立专门为老年病人服务的急症和重症监护设施来缓解这些问题，这些设施可以更全面地关注老年人的特殊需求。这包括根据预先指示和治疗计划分阶段进行重症治疗[23,24]。

上述问题已经影响了 ICU 对于计划外需要重症治疗的老年患者的收治能力。季节性流感对 ICU 容量反复造成的压力说明了这一问题。这些激增改变了护理流程，增加了患者不良事件的风险，并影响了工作人员的健康[25]。短期内扩大 ICU 规模以及随后扩增下游医院设施都会受到限制。危机局势的规划受到模型预测概率性质的阻碍，这可能导致昂贵的资源在大部分时间内未被利用。尽管存在这些限制，当重症患者突然激增超过 ICU 的收治能力而没有提前通知时，情况还是会发生[26]。一级应对措施是取消分诊和对 ICU 住院实施更严格的规定[27]。这些措施旨在为那些生存依赖于侵入性器官支持的患者保留 ICU 资源，至少保留到重症治疗服务的扩展和重组取得足够进展以容纳更多患者的时候。据报道，在澳大利亚 ICU 服务的扩充能够提供 191% 的床位增加[28]。如果这些措施没有创造足够的 ICU 容量，就需要在 ICU 入院时实施分诊[29]。

在 2020 年，一种高度传染性的呼吸道感染暴发，许多重症患者需要长时间的有创通气，这种疾病迅速使多个国家的 ICU 资源不堪重负[17]。当病例数呈指数级快速增长且患者住 ICU 时间成倍延长时，更大一些的 ICU 收治基线容量也只能使饱和的时间点稍稍延迟[30]。在现实情况下，即使在 ICU 资源扩大之后，一群不明原因呼吸衰竭的患者到达医院时，重症患者的总数也超过了可用的 ICU 容量。用于选择患者的分诊规则失效，并且入院前分诊的过程不足以确保所有那些被认为有同等理由适合有创通气的患者获得重症治疗。已经入住 ICU 的患者随后可能会被纳入分诊,并选择预后相对较差的患者撤销维持生命的治疗。因此,ICU 中的预后评估将不得不从对个体的独立评估转变为用于两个或更多患者之间预后比较,或用中止维持生命治疗的全系统阈值进行评估[27]。然而,在危机迅速升级,短时间内大量非特定人群受影响情况下,即使有这些措施也可能变得不够。可能最终导致基于非医疗标准[31]或随机选择 ICU 患者[32]而分诊,例如按照入院顺序("先来先服务")。

16.3　个体患者的预测

对 ICU 患者的决策取决于个体对干预措施反应和预后结果的预测。如果干预措施不能实现生理目标,如在短期内恢复血液循环,则被认为是无效的[19]。功能残疾和认知障碍是重症治疗众所周知的结局,老年重症患者的功能结果通常比年轻患者更差[33]。患有多种疾病的老年患者在 ICU 出现并发症的风险增加,并且 ICU 后恢复与器官支持的持续时间呈负相关[34]。因此,对老年患者来说,存活并不是唯一重要的结局。其他有意义的结局评价包括生活质量和未来可以达到的功能独立水平[35]。然而,这些措施的解释和权重取决于患者的个人经历以及出院后可获得的社会和经济支持。因此,将自我感知的生活质量纳入 ICU 干预措施适当性决策的考虑是至关重要的。例如,对于一些患者来说,拥有"美好"的生活意味着生活独立,具有高水平的社会功能,而对于其他人来说,活着并得到照顾者的支持可能是可以接受的。与身体健康相比,心理健康与自述不能接受结局的关联更强[36]。因此,个性化的预后预测对于老年重症患者是非常需要的,可能需要根据 ICU 治疗的持续时间和强度反复调整。

个体患者预后的不确定性构成了医疗保健的根本挑战[37],特别是重症治疗,因为其给患者带来了相当大的负担。重症医师对单个患者的评估存在显著差异,这可能最终导致相反的决定[38]。当被要求对 ICU 的预后进行预测时,即使汇集在一起,专家预测的错误率也很大,例如对生存的预测错误率>10%[39]。因此,ICU 停止或停止维持生命治疗后的生存率高得惊人[40]。医学专业人员对患者预测的传统方式是启发式的,包括基于他们过去经验基础上的规则。在时间有限和信息不足的情况下,直觉尤其有助于决策[41]。然而,人类可能有不同的体验,即使是专家也容易受到认知偏差的影响[42,43],这导致即使在被归类为简单明了的情况下,决策也有很大变化[44]。在更复杂的情况和环境中,随着信息量的增长,基于启发式的预测变得更容易出错,即在回顾时应该选择更合适的替代方案,但却做出了不恰当的判断[45]。

疾病严重程度评分或患者特征的其他回归模型对个体预后没有太大价值,不建议用于分诊决策[46]。这对老年患者尤其重要,因为到目前为止,许多模型尚未得到充分验证[47]。此外,还存在方法学问题,包括横截面数据采样问题,以及许多基于重叠分布的队列数据的模型的概率性质[7]。因此,统计模型被认为不适用于确定个体患者的不可逆决策[48]。例如,对于一个个体而言,10% 或 90% 的预测存活率之间没有实际差异,即样本量为 1。然而,在没有替代方案的情况下,疾病严重程度评分仍被用于决策[49]。然而,在大多数情况下,即使单个患者的可观察特征集与模型训练队列的特征集完全匹配[51],为决定干预措施而对患者特征施加阈值的要求也不可避免地导致假阳性或假阴性决策[50]。这样,在分诊时,那些预后良好但被错误地计算为阴性的患者可能会被分配到 ICU 治疗的低优先级。另一方面,由于假阳性预后,阴性预后的患者可能会优先进入 ICU。一些人口统计学特征对预测很重要,但大多数模型中不包括这些特征。例如,种族不是评分系统的一部分,但对他们的歧视有重大影响[52]。统计歧视的基本问题也通过历史队列的分类决策模拟得到了说明,该模拟显示，如果不排除 ICU 住院，大量患者存活了 5 年或更长时间[6]。在使用这种模型进行分类时，需要考虑到这些问题。值得注意的是，来自人工智能和机器学习领域的新技术并没有消除这些问题，而是增加了新的问题，特别是缺乏透明度和出现相反的例子[53]。

虽然个体预测的不确定性是不可避免的，但其程度可以通过延长评估时间来降低。在老年患者中，入住 ICU 前的长期功能障碍轨迹比急性疾病的严重程度包含更多的长期预后信息[54]。入住 ICU 后，分析器官生理的时间依赖性变化对预测患者生存具有重要价值[55]。基于这些数据与患者既往病史信息的综合预测优于疾病严重程度评分的预测[56]。然而，关于 ICU 治疗后预后的模型区分度仍然不足以用于个体化预测。目前的精确度上限由受者工作特征曲线（the area under the receiver operating characteristic curve，AUROC）下的面积测量，似乎为 0.9[57]，这就导致了大量的假阳性和假阴性预测。因此，似乎不适合用于中止或撤销维持生命治疗的分诊决策。

ICU 中的限时治疗试验通过获得对治疗反应的纵向数据，为个体预后提供更可靠的估计[58]。这一概念类似于 N-of-1 试验设计，该设计是为了解决临床研究中由于个体间变异性而产生的异质性治疗效果而开发的[59]。在这两种情况下，患者暴露于各种干预措施中，随着时间的推移，累积反应用于预测。该设置还为调整器官生理学数学模型提供了时间序列数据，可用于以确定性方式预测器官衰竭的恢复或恶化[60]。然而，在危机情况下，时间是宝贵的。与在分诊期间改善预后的潜在好处相反，在这种情况下，个人评估的可用时间实际上会缩短，并且不可能进行有时间限制的试验。

16.4　ICU 的分诊

ICU 分诊有许多方法，可以基于对立的原则和标准，也可以根据不同的认可和执行方式（表 16.1）。有专家协会和专家组[5,61]建议：当使用各种方法仍不能扩大 ICU 的收治能力或优化病员流动时，在患者激增的情况下我们可以考虑将已经在 ICU 接受治疗的患者也纳入分诊决策中。值得注意的是，这关系到所有的 ICU 患者，无论他们病情如何。一些伦理学家和重症医学家也主张废除一般情况下中止和撤销维持生命治疗之间的区别[62]。基于以上观点，ICU 患者必须从危机一开始就被纳入所有的分诊决策中，以确保所有具有相似临床需求的个体都能平等地获得重症治疗，而不论其入院时间。根据各种医疗和非医疗标准，这些建议的实用目标是挽救最多的人或其中生命最有价值的人。这些标准从年龄门槛、预期寿命到对社会至关重要的职业技能。它们可以随着 ICU 床位需求和供应水平的变化而变化，也可以出于社会、政治和经济考虑。因此，它们可以根据医学角度以外的社会规则，动态地为每个患者做出决定。

对患者结局的预测是 ICU 分诊的标准，得到医学界广泛共识。基于这一指标的分诊会使那些预后总体良好，但与新患者相比预后较差或预测结局阈值可调的个体，退出维持生命的治疗。由于这些比较是根据专家意见和统计学模型，他们将个体预测的基本不确定性传递到撤销维持生命治疗的决策中[50]。重要的是，在患者激增的情况下，决策时间的限制进一步增加了预测的不确定性。此外，关于最合适的预测时间范围仍存在争议，如短期和长期预后[63]，为分诊决策增加了另一层不确定性。即使不考虑紧急情况，预测的不确定性也会导致在不同层面（从同一 ICU 内的医疗团队到不同医疗系统和文化的地理区域）停止维持生命治疗的决定存在相当大的差异[64]。

表 16.1　指导 ICU 分诊的框架

	选项
原则	效益主义观念 vs 平等主义观念
	所有患者 vs 入 ICU 前的患者
	所有患者 vs 社会群体中重要的人群（例如社会支柱工作者）
	所有患者 vs 只有单一病症的患者（例如全球性流感）
	不歧视年龄、性别、种族、慢性残疾
准则	短期预后 vs 长期预后
	临床改善 vs 稳定状态 vs 病情恶化
	ICU 短期住院与长期住院的预测
	生理年龄 vs 实际年龄
	合并症和衰弱
	ICU 出院后的预期生活质量和身体机能
认可	民主机构 vs 专业团体
	司法审查 vs 无司法审查
	限时 vs 永久
实行	多学科团队 vs 个人
	外部专业人员 vs ICU 人员
	医疗决策者 vs 医疗和非医疗决策者一起
	地方决策 vs 区域或国家协调
	监督与法律问责

无论预测的不确定性程度如何，ICU 患者的分诊在许多国家被认为是非法的[8,65]，因为它侵犯了个人权利。未经他人同意放弃其生命支持，并且运用于患者个体时，这违背了医学原则。此外，一些国家的宪法关于人的尊严规定，禁止为这类行政决策比较个人的价值。值得注意的是，与上述效益主义相反的是一种平等主义方法，它会导致对患者的随机选择，而不考虑个体特征，如生理储备和预后。"先到先得"的概念是对平等原则的粗暴执行。许多重症监护专家和其他利益相关者也不认为这种方法是一种符合伦理的行为[66]。除此以外，这种行为也增长了群体内部的不良风气。似乎可以预见，分诊的困境很难得到完全解决，尤其是在面对危机期间为个体患者提供最佳护理和功利主义利益之间的矛盾时。即使在非分诊情况下，医疗专业人员对于在未经患者同意的情况下撤回维持生命治疗的反对率在国家（0～41%）和医疗专业（老年医学高达 42%）之间差异很大[67]。关于分诊原则的伦理和法律讨论将继续进行。这包括讨论利益相关者在决策过程中相互冲突的角色，以及对负责分诊的 ICU 工作人员心理健康的影响[17]。

重要的是，当不同的分诊模型应用于同一个重症患者群体时，模型之间存在实质性差异[68,69]，导致了关于伦理和法律含义的混淆。关于分诊讨论中的其他问题，包括需要制定特殊规则来处理以前处于不利地位的团体以及医疗保健中的长期偏见[70]。在此背景下，分诊指南需要遵守法律，保护慢性病患者、残疾人和老年人在医疗资源分配方面不受歧视[71]。需要重症治疗的患者，如长期患有心血管或呼吸系统疾病的患者，应保证其平等进入ICU[72]。

实用的分诊方案考虑了地域和文化的差异[73]。它们旨在于维护公众信任和社会凝聚力，而这在很大程度上取决于非医疗人员的信仰和观点。在英国和德国进行的两项调查显示，普通人群对实足年龄作为分诊标准的作用的态度相似[74,75]。与两国反对歧视的立法相反，超过三分之二的受访者更倾向于年轻患者而不是老年患者入住ICU。日本是人口老龄化最严重的国家之一，超过四分之三的受访者表示更倾向于年轻患者[76]。关于其他分诊标准，德国只有四分之一的非医疗人员会优先考虑在医疗保健领域工作的病人，而英国大约有三分之二的人会这样做。这些发现展示了多样化的观点，因此强调了在制定和实施分诊指南时，需要考虑来自专业团体之外的利益相关者的意见，以减少争议（表16.1）。此外，与患者家属和护理人员分享分诊决定，尽管在危机下难以实施，但可能有助于减轻这些问题的影响[77]。

16.5　年龄和老年状态在分诊决策中的作用

除了以上所述的伦理和法律问题，在危机升级期间可能需要对ICU患者进行分诊。应使用最可靠的预测指标，以保证在选择患者继续或退出维持生命治疗时做出公平的决定[78]。由于衰老过程的多样性，实际年龄不被认为是一个合适的预测指标[79]。尽管在最近的危机局势中，实际年龄被用于分诊或作为分诊的关键[17,69]。对于高龄患者，通过量化慢性疾病和功能障碍的程度，更好地确定了疾病轨迹中与医疗相关的相似性[80,81]。这些相互关联的特征被认为是老年状态的表现，与身体及认知压力的恢复力降低和脆弱性增加相关。所以，这些特点可能与老年重症患者的不良预后密切相关。事实上，在预测长期结局方面，它们显示出优于急性疾病的特征[56]。然而，这些特征的区分能力并不理想，在分诊期间将会出现大量假阳性或假阴性的预测结果。

衰弱[82]对80岁及以上的ICU患者的预后价值已被大型多中心研究证实[83,84]。2020年，英国和其他国家[85]建议使用临床衰弱量表（Clinical Frailty Scale，CFS）[80]评价衰弱，对入住ICU的65岁以上患者进行分诊评估。甚至在此之前，研究发现衰弱对老年ICU患者退出维持生命治疗的决策有显著影响[22]。重要的是，CFS是一种高度可重复性的工具，可用于量化评估ICU病人的衰弱程度[86]。然而，对于是否能准确测量慢性但病情稳定患者的衰弱，仍存在争议[87]，因此对分诊意见进行了相应修改。

一个人同时出现多种，通常是两种或多种慢性疾病，称为共病[88]。一些疾病及其后遗症的组合，特别是多重用药，可以引发超累加相互作用[89]，从而增加这些共病对功能残疾、生活质量和预期寿命的影响[90]。因此，共病本身被视为一种疾病。一项研究对44万名老年重症患者的共病进行了详细分析，包括疾病特异性生存率，以解释其对预后的可变影响。这为生存率提供了良好的预测，优于急性生理学生物标志物[91]。已知特定的共病集群与ICU的不同结局相关[92]。因此，尽管共病不是作为一个独立的特征[66]，建议将其纳入分诊方案。然而，仍然没有统一的标准来评估和量化共病[93]，削弱了公正透明的分诊决策的价值。

结论

维持重症医疗资源的供需平衡是重症医生的重要技能。虽然重点仍然是为患者提供最佳的医疗服务，但若在短时间内现有资源无法应对病患激增的情况下，可能迫使医疗专业人员偏离这一目标。虽然许多国家普遍采用平等主义原则指导医疗决策，但在灾害和大流行病期间，旨在使民众总体受益的效益主义原则似乎是医疗决策的首选办法。这一转变导致了基本的伦理和法律困境，特别是当 ICU 的生命支持治疗从一个病人身上撤出，只为了给另一个恰好更符合预后标准的病人提供治疗的时候。尽管有许多预测模型在队列水平上具有良好的准确性，但在为患者做决策时，没有一种方法可以消除不确定性带来的负担。因此，在 ICU 中使单个患者撤销生命支持治疗的分诊决策需要医学界以外的利益相关者的贡献。

实践

若患者激增使 ICU 不堪重负，需做好以下准备：

- 制定全面的计划，在短时间内增加 ICU 床位数，并增加降级和姑息治疗设备。
- 制定分诊方案，要基于法律和道德要求和对预后不确定性的透彻理解。
- 与其他利益相关方和公众保持联系，以应对仅凭医疗原因无法做出中止或撤销维持生命治疗的决定时的困难情况。

方案

- 遵守法律和专业准则；当它们彼此冲突时，寻求建议。
- 与其他利益相关者分享决策。
- 记录并审核决策过程。

要点

- 在资源严重紧张期间，关于开始、继续和退出重症治疗的决策有很大的不确定性，需要综合考虑医疗、法律和社会方面的问题。

（甘宇婧　吴丹瑛 译，黄敏　周苏明 审校）

参考文献

1. Sprung CL, Artigas A, Kesecioglu J, Pezzi A, Wiis J, Pirracchio R, Baras M, Edbrooke DL, Pesenti A, Bakker J, et al. The Eldicus prospective, observational study of triage decision making in European intensive care units. Part II: intensive care benefit for the elderly. Crit Care Med. 2012;40:132–8.
2. Turnbull AE, Bosslet GT, Kross EK. Aligning use of intensive care with patient values in the USA: past, present, and future. Lancet Respir Med. 2019;7:626–38.
3. Siow WT, Liew MF, Shrestha BR, Muchtar F, See KC. Managing COVID-19 in resource-limited settings: critical care considerations. Crit Care. 2020;24:167.
4. Rowan KM, Harrison DA, Walsh TS, McAuley DF, Perkins GD, Taylor BL, Menon DK. The Swine Flu Triage (SwiFT) study: development and ongoing refinement of a triage tool to provide

regular information to guide immediate policy and practice for the use of critical care services during the H1N1 swine influenza pandemic. Health Technol Assess. 2010;14:335–492.

5. Emanuel EJ, Persad G, Upshur R, Thome B, Parker M, Glickman A, Zhang C, Boyle C, Smith M, Phillips JP. Fair allocation of scarce medical resources in the time of Covid-19. N Engl J Med. 2020;382:2049–55.

6. Darvall JN, Bellomo R, Bailey M, Anstey J, Pilcher D. Long-term survival of critically ill patients stratified according to pandemic triage categories: a retrospective cohort study. Chest. 2021;160:538–48.

7. Beil M, Sviri S, Flaatten H, De Lange DW, Jung C, Szczeklik W, Leaver S, Rhodes A, Guidet B, van Heerden PV. On predictions in critical care: the individual prognostication fallacy in elderly patients. J Crit Care. 2021;61:34–8.

8. Liddell K, Martin S, Palmer S. Allocating medical resources in the time of Covid-19. N Engl J Med. 2020;382:e79.

9. Bauer J, Brüggmann D, Klingelhöfer D, Maier W, Schwettmann L, Weiss DJ, Groneberg DA. Access to intensive care in 14 European countries: a spatial analysis of intensive care need and capacity in the light of COVID-19. Intensive Care Med. 2020;46:2026–34.

10. OECD. Beyond containment: health systems responses to COVID-19 in the OECD. 2020. https://www.oecd.org/coronavirus/en/.

11. Phua J, Hashmi M, Haniffa R. ICU beds: less is more? Not sure. Intensive Care Med. 2020;46:1600–2.

12. DIVI-Intensivregister. Intensivmedizinischer Behandlungskapazitäten – Tagesreport vom April 3, 2021. www.intensivregister.de.

13. Rimmelé T, Pascal L, Polazzi S, Duclos A. Organizational aspects of care associated with mortality in critically ill COVID-19 patients. Intensive Care Med. 2021;47:119–21.

14. Neuraz A, Guérin C, Payet C, Polazzi S, Aubrun F, Dailler F, Lehot JJ, Piriou V, Neidecker J, Rimmelé T, Schott AM, Duclos A. Patient mortality is associated with staff resources and workload in the ICU: a multicenter observational study. Crit Care Med. 2015;43:1587–94.

15. Glattacker M, Kanat M, Schaefer J, Motschall E, Kivelitz L, Voigt-Radloff S, Dirmaier J. Availability and quality of assessment instruments on patient-centredness in the multimorbid elderly (AQuA-PCE): a study protocol of a systematic review. BMJ Open. 2020;10:e033273.

16. Damluji AA, Forman DE, van Diepen S, Alexander KP, Page RL 2nd, Hummel SL, Menon V, Katz JN, Albert NM, Afilalo J, Cohen MG. Older adults in the cardiac intensive care unit. Circulation. 2020;141:e6–e32.

17. Faggioni MP, González-Melado FJ, Di Pietro ML. National health system cuts and triage decisions during the COVID-19 pandemic in Italy and Spain: ethical implications. J Med Ethics. 2021;47(5):300–7.

18. Michalsen A, Neitzke G, Dutzmann J, Rogge A, Seidlein AH, Jöbges S, Burchardi H, Hartog C, Nauck F, Salomon F, et al. Overtreatment in intensive care medicine-recognition, designation, and avoidance. Med Klin Intensivmed Notfmed. 2021;116:281–94.

19. Kon AA, Shepard EK, Sederstrom NO, Swoboda SM, Marshall MF, Birriel B, Rincon F. Defining futile and potentially inappropriate interventions. Crit Care Med. 2016;44:1769–74.

20. Fowler RA, Yarnell CJ, Nayfeh A, Kiiza P. Challenging the pessimism in providing critical care for elderly patients. JAMA Netw Open. 2019;2:e193201.

21. Kaarlola A, Tallgren M, Pettilä V. Long-term survival, quality of life, and quality-adjusted life-years among critically ill elderly patients. Crit Care Med. 2006;34:2120–6.

22. Guidet B, Flaatten H, Boumendil A, Morandi A, Andersen FH, Artigas A, Bertolini G, Cecconi M, Christensen S, Faraldi L, Fjølner J, Jung C, Marsh B, Moreno R, Oeyen S, Öhman CA, Pinto BB, Soliman IW, Szczeklik W, Valentin A, Watson X, Zafeiridis T, De Lange DW, VIP1 Study Group. Withholding or withdrawing of life-sustaining therapy in older adults (≥80 years) admitted to the intensive care unit. Intensive Care Med. 2018;44:1027–38.

23. Southerland LT, Lo AX, Biese K, Arendts G, Banerjee J, Hwang U, Dresden S, Argento V, Kennedy M, Shenvi CL, Carpenter CR. Concepts in practice: geriatric emergency departments. Ann Emerg Med. 2020;75:162–70.

24. Palmer RM. The acute care for elders unit model of care. Geriatrics (Basel). 2018;3:59.

25. Rewa OG, Stelfox HT, Ingolfsson A, Zygun DA, Featherstone R, Opgenorth D, Bagshaw SM. Indicators of intensive care unit capacity strain: a systematic review. Crit Care. 2018;22:86.

26. Sviri S, et al. Logistic challenges and constraints in intensive care during a pandemic. In: Flaatten H, et al., editors. The very old critically ill patients. Cham: Springer; 2022. (this volume).

27. Flaatten H, Van Heerden V, Jung C, Beil M, Leaver S, Rhodes A, Guidet B, deLange DW. The good, the bad and the ugly: pandemic priority decisions and triage. J Med Ethics. 2020;47(12):e75.

28. Litton E, Bucci T, Chavan S, Ho YY, Holley A, Howard G, Huckson S, Kwong P, Millar J, Nguyen N, Secombe P, Ziegenfuss M, Pilcher D. Surge capacity of intensive care units in case of acute

increase in demand caused by COVID-19 in Australia. Med J Aust. 2020;212:463–7.

29. Joynt GM. Pre-ICU triage: the very old critically ill patient. In: Flaatten H, et al., editors. The very old critically ill patients. Cham: Springer; 2022. (this volume).

30. Ritter M, Ott DVM, Paul F, Haynes JD, Ritter K. COVID-19: a simple statistical model for predicting intensive care unit load in exponential phases of the disease. Sci Rep. 2021;11:5018.

31. Federatie Medisch Specialisten. Draaiboek Triage op basis van niet-medische overwegingen voor IC-opname ten tijde van fase 3 in de COVID-19 pandemie. 2020. https://nvic.nl/sites/nvic.nl/files/Draaiboek%20Triage%20op%20basis%20van%20niet-medische%20overwegingen%20voor%20IC-opname%20ten%20tijde%20van%20fase%203_COVID-19%20versie2.pdf.

32. Verweij M, van de Vathorst S, Schermer M, Willems D, de Vries M. Ethical advice for an intensive care triage protocol in the COVID-19 pandemic: lessons learned from the Netherlands. Public Health Ethics. 2020;13:157–65.

33. Brummel NE, Balas MC, Morandi A, Ferrante LE, Gill TM, Ely EW. Understanding and reducing disability in older adults following critical illness. Crit Care Med. 2015;43:1265–75.

34. Herridge MS, Chu LM, Matte A, Tomlinson G, Chan L, Thomas C, Friedrich JO, Mehta S, Lamontagne F, Levasseur M, et al. The RECOVER program: disability risk groups and 1-year outcome after 7 or more days of mechanical ventilation. Am J Respir Crit Care Med. 2016;194:831–44.

35. Gajic O, Ahmad SR, Wilson ME, Kaufman DA. Outcomes of critical illness: what is meaningful? Curr Opin Crit Care. 2018;24:394–400.

36. Kerckhoffs MC, Kosasi FFL, Soliman IW, van Delden JJM, Cremer OL, de Lange DW, Slooter AJC, Kesecioglu J, van Dijk D. Determinants of self-reported unacceptable outcome of intensive care treatment 1 year after discharge. Intensive Care Med. 2019;45:806–14.

37. Pate A, Emsley R, Ashcroft DM, Brown B, van Staa T. The uncertainty with using risk prediction models for individual decision making: an exemplar cohort study examining the prediction of cardiovascular disease in English primary care. BMC Med. 2019;17:134.

38. Reader TW, Reddy G, Brett SJ. Impossible decision? An investigation of risk trade-offs in the intensive care unit. Ergonomics. 2018;61:122–33.

39. Meadow W, Pohlman A, Frain L, Ren Y, Kress JP, Teuteberg W, et al. Power and limitations of daily prognostications of death in the medical intensive care unit. Crit Care Med. 2011;39:474–9.

40. Lobo SM, De Simoni FHB, Jakob SM, Estella A, Vadi S, Bluethgen A, Martin-Loeches I, Sakr Y, Vincent JL, ICON Investigators. Decision-making on withholding or withdrawing life support in the ICU: a worldwide perspective. Chest. 2017;152:321–9.

41. Adams E, Goyder C, Heneghan C, Brand L, Ajjawi R. Clinical reasoning of junior doctors in emergency medicine: a grounded theory study. Emerg Med J. 2017;34:70–5.

42. Kent DM, Steyerberg E, van Klaveren D. Personalized evidence based medicine: predictive approaches to heterogeneous treatment effects. BMJ. 2018;363:k4245.

43. Kahneman D, Slovic P, Tversky A. Judgment under uncertainty: heuristics and biases. Cambridge University Press; 1982.

44. Makridakis S, Kirkham R, Wakefield A, Papadaki M, Kirjkam J, Long L. Forecasting, uncertainty and risk – perspectives on clinical decision-making in preventive and curative medicine. Int J Forecast. 2019;35:659–66.

45. Kohn LT, Corrigan JM, Donaldson MS. To err is human. Washington, DC: Institute of Medicine. National Academies Press; 2000.

46. Aziz S, Arabi YM, Alhazzani W, Evans L, Citerio G, Fischkoff K, Salluh J, Meyfroidt G, Alshamsi F, Oczkowski S, Azoulay E, Price A, Burry L, Dzierba A, Benintende A, Morgan J, Grasselli G, Rhodes A, Møller MH, Chu L, Schwedhelm S, Lowe JJ, Bin D, Christian MD. Managing ICU surge during the COVID-19 crisis: rapid guidelines. Intensive Care Med. 2020;46:1303–25.

47. Flaatten H, de Lange DW, Artigas A, Bin D, Moreno R, Christensen S, Joynt GM, Bagshaw SM, Sprung CL, Benoit D, Soares M, Guidet B. The status of intensive care medicine research and a future agenda for very old patients in the ICU. Intensive Care Med. 2017;43:1319–28.

48. Nates JL, Nunnally M, Kleinpell R, Blosser S, Goldner J, Birriel B, Fowler CS, Byrum D, Miles WS, Bailey H, Sprung CL. ICU admission, discharge, and triage guidelines: a framework to enhance clinical operations, development of institutional policies, and further research. Crit Care Med. 2016;44:1553–602.

49. Grissom CK, Brown SM, Kuttler KG, Boltax JP, Jones J, Jephson AR, Orme JF Jr. A modified sequential organ failure assessment score for critical care triage. Disaster Med Public Health Prep. 2010;4:277–84.

50. White DB, Lo B. Reply to: social factors and critical care triage: right intentions, wrong tools. Am J Respir Crit Care Med. 2021; https://doi.org/10.1164/rccm.202103-0798LE.

51. Guptaa S, Batt J, Bourbeau J, Chapman KR, Gershon A, Hambly N, Hernandez P, Kolb M, Stephenson AL, Tullis DE, et al. Position statement from the Canadian Thoracic Society (CTS) on clinical triage thresholds in respiratory disease patients in the event of a major surge during the

COVID-19 pandemic. Can J Respir Crit Care Sleep Med. 2020;4:214–25.

52. Sarkar R, Martin C, Mattie H, Gichoya JW, Stone DJ, Celi LA. Performance of intensive care unit severity scoring systems across different ethnicities in the USA: a retrospective observational study. Lancet Digit Health. 2021;3:e241–9.

53. Beil M, Proft I, van Heerden D, Sviri S, van Heerden PV. Ethical considerations about artificial intelligence for prognostication in intensive care. Intensive Care Med Exp. 2019;7:70.

54. Ferrante LE, Pisani MA, Murphy TE, Gahbauer EA, Leo-Summers LS, Gill TM. Functional trajectories among older persons before and after critical illness. JAMA Intern Med. 2015;175:523–9.

55. Lehmann LH, Nemati S, Moody GB, Heldt T, Mark RG. Uncovering clinical significance of vital sign dynamics in critical care. Comput Cardiol. 2014;41:1141–4.

56. Nielsen AB, Thorsen-Meyer HC, Belling K, Nielsen AP, Thomas EC, Chmura PJ, et al. Survival prediction in intensive-care units based on aggregation of long-term disease history and acute physiology: a retrospective study of the Danish National Patient Registry and electronic patient records. Lancet Digit Health. 2019;1:e78–89.

57. Meiring C, Dixit A, Harris S, MacCallum NS, Brealey DA, Watkinson PJ, Jones A, Ashworth S, Beale R, Brett SJ, Singer M, Ercole A. Optimal intensive care outcome prediction over time using machine learning. PLoS One. 2018;13:e0206862.

58. Vink EE, Azoulay E, Caplan A, Kompanje EJO, Bakker J. Time-limited trial of intensive care treatment: an overview of current literature. Intensive Care Med. 2018;44:1369–77.

59. Schork NJ. Personalized medicine: time for one-person trials. Nature. 2015;520:609–11.

60. Gillis A, Beil M, Halevi-Tobias K, van Heerden PV, Sviri S, Agur Z. Alleviation of exhaustion-induced immunosuppression and sepsis by immune checkpoint blockers sequentially administered with antibiotics-analysis of a new mathematical model. Intensive Care Med Exp. 2019;7:32.

61. Marckmann G, Neitzke G, Schildmann J, Michalsen A, Dutzmann J, Hartog C, Jöbges S, Knochel K, Michels G, Pin M, et al. Decisions on the allocation of intensive care resources in the context of the COVID-19 pandemic. Med Klin Intensivmed Notfmed. 2020;115(Suppl 3):115–22.

62. Wilkinson D, Savulescu J. A costly separation between withdrawing and withholding treatment in intensive care. Bioethics. 2014;28:127–37.

63. Wilson ME, Hopkins RO, Brown SM. Long-term functional outcome data should not in general be used to guide end-of-life decision-making in the ICU. Crit Care Med. 2019;47:264–7.

64. Mark NM, Rayner SG, Lee NJ, Curtis JR. Global variability in withholding and withdrawal of life-sustaining treatment in the intensive care unit: a systematic review. Intensive Care Med. 2015;41:1572–85.

65. Steinberg A, Levy-Lahad E, Karni T, Zohar N, Siegal G, Sprung CL. Israeli position paper: triage decisions for severely ill patients during the COVID-19 pandemic. Rambam Maimonides Med J. 2020;11:e0019.

66. Sprung CL, Joynt GM, Christian MD, Truog RD, Rello J, Nates JL. Adult ICU triage during the coronavirus disease 2019 pandemic: who will live and who will die? Recommendations to improve survival. Crit Care Med. 2020;48:1196–202.

67. Sprung CL, Jennerich AL, Joynt GM, Michalsen A, Curtis JR, Efferen LS, Leonard S, Metnitz B, Mikstacki A, Patil N, McDermid RC, Metnitz P, Mularski RA, Bulpa P, Avidan A. The influence of geography, religion, religiosity and institutional factors on worldwide end-of-life care for the critically ill: the WELPICUS study. J Palliat Care. 2021:8258597211002308. https://doi.org/10.1177/08258597211002308.

68. Wunsch H, Hill AD, Bosch N, Adhikari NKJ, Rubenfeld G, Walkey A, Ferreyro BL, Tillmann BW, Amaral ACKB, Scales DC, Fan E, Cuthbertson BH, Fowler RA. Comparison of 2 triage scoring guidelines for allocation of mechanical ventilators. JAMA Netw Open. 2020;3:e2029250.

69. Piscitello GM, Kapania EM, Miller WD, Rojas JC, Siegler M, Parker WF. Variation in ventilator allocation guidelines by US state during the coronavirus disease 2019 pandemic. JAMA Netw Open. 2020;3:e2012606.

70. Peterson A, Largent EA, Karlawish J. Ethics of reallocating ventilators in the covid-19 pandemic. BMJ. 2020;369:m1828.

71. Liddell K, Skopek JM, Palmer S, Martin S, Anderson J, Sagar A. Who gets the ventilator? Important legal rights in a pandemic. J Med Ethics. 2020;46:421–6.

72. Konrad-Adenauer-Stiftung. Who gets the last ventilator? 2020. https://www.kas.de/en/single-title/-/content/who-gets-the-last-ventilator.

73. Myers LC, Escobar G, Liu VX. Goldilocks, the three bears and intensive care unit utilization: delivering enough intensive care but not too much. Pulm Ther. 2020;6:23–33.

74. Wilkinson D, Zohny H, Kappes A, Sinnott-Armstrong W, Savulescu J. Which factors should be included in triage? An online survey of the attitudes of the UK general public to pandemic triage dilemmas. BMJ Open. 2020;10:e045593.

75. Forschungsgruppe g/d/p. 2020. https://www.gdp-group.com/fileadmin/ms/pressemeldung_triage.pdf.

76. Norisue Y, Deshpande GA, Kamada M, Nabeshima T, Tokuda Y, Goto T, Ishizuka N, Hara Y, Nakata R, Makino J, Matsumura M, Fujitani S, Hiraoka E. Allocation of mechanical ventilators during a pandemic: a mixed-methods study of perceptions among Japanese health-care workers and the general public. Chest. 2021;159(6):2494–502.

77. Anantham D, Chai-Lim C, Zhou JX, Phua GC. Operationalization of critical care triage during a pandemic surge using protocolized communication and integrated supportive care. J Intensive Care. 2020;8:59.

78. Christian MD, Joynt GM, Hick JL, Colvin J, Danis M, Sprung CL. Chapter 7. Critical care triage. Recommendations and standard operating procedures for intensive care unit and hospital preparations for an influenza epidemic or mass disaster. Intensive Care Med. 2010;36 Suppl 1:S55–64.

79. Belsky DW, Caspi A, Houts R, Cohen HJ, Corcoran DL, Danese A, Harrington H, Israel S, Levine ME, Schaefer JD, Sugden K, Williams B, Yashin AI, Poulton R, Moffitt TE. Quantification of biological aging in young adults. Proc Natl Acad Sci U S A. 2015;112:E4104–10.

80. Theou O, Brothers TD, Mitnitski A, Rockwood K. Operationalization of frailty using eight commonly used scales and comparison of their ability to predict all-cause mortality. J Am Geriatr Soc. 2013;61:1537–51.

81. Cuthbertson BH, Wunsch H. Long-term outcomes after critical illness. The best predictor of the future is the past. Am J Respir Crit Care Med. 2016;194:132–4.

82. Walford R, et al. Frailty. In: Flaatten H, et al., editors. The very old critically ill patients. Cham: Springer; 2022. (this volume).

83. Flaatten H, De Lange DW, Morandi A, Andersen FH, Artigas A, Bertolini G, Boumendil A, Cecconi M, Christensen S, Faraldi L, Fjølner J, Jung C, Marsh B, Moreno R, Oeyen S, Öhman CA, Pinto BB, Soliman IW, Szczeklik W, Valentin A, Watson X, Zaferidis T, Guidet B, VIP1 Study Group. The impact of frailty on ICU and 30-day mortality and the level of care in very elderly patients (80 years). Intensive Care Med. 2017;43:1820–8.

84. Guidet B, de Lange DW, Boumendil A, Leaver S, Watson X, Boulanger C, Szczeklik W, Artigas A, Morandi A, Andersen F, Zafeiridis T, Jung C, Moreno R, Walther S, Oeyen S, Schefold JC, Cecconi M, Marsh B, Joannidis M, Nalapko Y, Elhadi M, Fjølner J, Flaatten H, VIP2 Study Group. The contribution of frailty, cognition, activity of daily life and comorbidities on outcome in acutely admitted patients over 80 years in European ICUs: the VIP2 study. Intensive Care Med. 2020;46:57–69.

85. Wilkinson DJC. Frailty triage: is rationing intensive medical treatment on the grounds of frailty ethical? Am J Bioeth. 2020;8:1–22.

86. Flaatten H, Guidet B, Andersen FH, Artigas A, Cecconi M, Boumendil A, Elhadi M, Fjølner J, Joannidis M, Jung C, Leaver S, Marsh B, Moreno R, Oeyen S, Nalapko Y, Schefold JC, Szczeklik W, Walther S, Watson X, Zafeiridis T, de Lange DW, VIP2 Study Group. Reliability of the Clinical Frailty Scale in very elderly ICU patients: a prospective European study. Ann Intensive Care. 2021;11:22.

87. Newdick C, Sheehan M, Dunn M. Tragic choices in intensive care during the COVID-19 pandemic: on fairness, consistency and community. J Med Ethics. 2020;46:646–51.

88. The Academy of Medical Sciences. Multimorbidity: a priority for global health research. 2018. https://acmedsci.ac.uk/file-download/99630838.

89. Mujica-Mota RE, Roberts M, Abel G, Elliott M, Lyratzopoulos G, Roland M, Campbell J. Common patterns of morbidity and multi-morbidity and their impact on health-related quality of life: evidence from a national survey. Qual Life Res. 2015;24:909–18.

90. Yarnall AJ, Sayer AA, Clegg A, Rockwood K, Parker S, Hindle JV. New horizons in multimorbidity in older adults. Age Ageing. 2017;46:882–8.

91. Min H, Avramovic S, Wojtusiak J, Khosla R, Fletcher RD, Alemi F, Kheirbek RE. A comprehensive multimorbidity index for predicting mortality in intensive care unit patients. J Palliat Med. 2017;20:35–41.

92. Zador Z, Landry A, Cusimano MD, Geifman N. Multimorbidity states associated with higher mortality rates in organ dysfunction and sepsis: a data-driven analysis in critical care. Crit Care. 2019;23:247.

93. Stirland LE, González-Saavedra L, Mullin DS, Ritchie CW, Muniz-Terrera G, Russ TC. Measuring multimorbidity beyond counting diseases: systematic review of community and population studies and guide to index choice. BMJ. 2020;368:m160.

第 17 章　高龄重症患者使用危险评分, 是否可行?

Rui Moreno

目录

⚙ **学习目标**

本章的学习目标是回顾现有的适用于高龄患者的风险评分。讨论了存在的问题、挑战和目前取得的进展，特别强调在改进或应用这些方法时应注意，对于高龄人群以前的健康状况比目前的生理功能紊乱和严重程度更重要。

17.1 引言

1981年公布最早的常用严重程度评分，如急性生理和慢性健康状况评分（Acute Physiology and Chronic Health Evaluation，APACHE）[1]，随后在1983年公布简化急性生理学评分（Simplified Acute Physiology Score，SAPS）[2]，1985年公布APACHE Ⅱ[3]，研究者们已经做了许多努力，将重症患者按病情严重程度分级，并预测出院时的生命状态。

然而，这一科学领域面临一些独特的挑战。首先，在短时间内必然导致死亡的重症疾病的预后有了很大改善。如今，无论是年轻人还是老年人，存活率都比几十年前高出几倍。

由于病理生理学、治疗方案和生命支持技术的发展，我们认识到导致临床综合征的生理学紊乱的影响，人口基线特征的变化，主要是由于生活方式改变，和对慢性疾病的早期识别和长期的控制，而不是由我们患者的内在（遗传）变化所导致。我们组织和提供医疗保健服务的方式以及我们预防、诊断和治疗重大疾病方式的变化，都会对我们疾病评分的准确性产生严重影响[4]。

这些变化的后果之一是，我们的患者数据库的代表性以及我们基于一组预测变量对患者预后进行建模的方式不断受到质疑。生活是由变化组成的，对重症医学（intensive care medicine，ICM）而言，大多数变化都是积极的。然而，在这个过程中，那些参与制定严重程度评分和预后模型的人面临着一个重大挑战：重症患者预后的主要决定因素是否仍然与1981年相同？如果是这样的话，我们是否能够应对这些变化并将它们纳入我们的模型中？

这些重大变化之一是大多数国家人口结构的变化和寿命的延长，以及重症疾病患者或慢性病急发、严重、失代偿患者的ICU转诊、评估和治疗方面的重大变化。1991年，当APACHE Ⅲ发表时[5]，急性生理紊乱解释了该模型约73%的预测价值，而年龄（7%）和慢性病（3%）仅解释了该模型预测价值的10%。

当我们在2005年发表SAPS 3模型时[6]，急性生理紊乱对模型解释的权重减少到27.4%，而慢性健康状况增加到49.9%。如果这是正确的，而且这种不可思议的变化——我们小组进行了详尽的探索——似乎不能用统计学或其他方法学来解释[7]，它可能代表了我们现今掌握的关于重症医学在成功处理生理学紊乱并能够在许多疾病和综合征中提升存活率的最好证据之一，这些疾病和综合征到目前为止都是预后极差的。

正如我们10多年前所写的那样，"当我们将现代ICU的病例组合与20年前的病例组合进行比较时，很明显，住院患者的平均年龄增加了，患有慢性病的数量和严重程度都在增加，诊断发生了变化，干预的复杂性也发生了巨大变化。这些变化导致重视对生理功能紊乱的早期发现和纠正（因为现在全球患者的生理储备程度比过去更低），并需要多学科的诊治方法，更多地关注我们治疗的有效性和安全性[4]"。

然而，这一演变在给出答案时，也提出了许多问题：

- 随着人口结构的快速变化，我们的数据库是否仍能代表实际人群？

– 我们在建立和发展模型时是否仍在使用最重要的变量,特别是那些与年龄和慢性健康状况相关的方面?

17.2 常用严重程度评分和预后模型的预后决定因素

到目前为止建立的大多数常用严重程度评分基本上由两组变量组成:

(a)评估生理功能障碍存在和严重程度的变量(如低氧血症、低血压、低体温、白细胞增多、贫血、尿量)。

(b)评估患者在重症疾病前健康状况的变量(年龄、基础疾病和与年龄相关的因素,如衰弱)。

除了这两组变量外,一些(并非全部)常用严重程度评分使用其他类型的变量,如入院时间、入住 ICU 前住院科室、诊断等。考虑到每种模型的特殊性,我们不在此进行评论。

17.3 生理功能紊乱的存在和严重程度

现在使用的大多数——即使不是全部——主要的常用严重程度评分,都是使用生理功能指标最差值(或替代指标,如需要器官功能支持)的组合来评估器官功能障碍/衰竭的存在和严重程度。总体而言,尽管变量和它们的限定条件不同,根据对死亡率的影响为每个变量分配分数(修正模型中的所有其他变量)。这些方法随后被简化了,由于器官衰竭评分的发展,如序贯器官衰竭评分(Sequential Organ Failure Assessment, SOFA)[8],该评分后来被证明与患者病情进展非常相关[9,10]。这些评分旨在描述而不是预测随着时间变化器官功能障碍/衰竭的存在和严重程度,这些评分与年龄和慢性健康状况的交互作用已在某些特定环境中进行了研究(例如,年龄、疾病、疾病严重程度和慢性健康状态之间的交互作用对急性疾病患者存活率的影响[11])。有趣的是,在最近关于 SARS-CoV-2 病毒感染的研究中,年龄(但不是唯一)对死亡率有显著影响,SOFA 评分对 ICU 脓毒症患者的生存预测仅显示出有限的准确性。尽管作者声称这种现象可能是由于需要机械通气治疗的新冠感染患者 SOFA 评分的准确性较差,因为这些患者通常有严重的单器官功能障碍,SOFA 评分变化较小[12],但我们目前还不能对这一现状做出明确的解释。

此外,尽管几个(即使不是所有的)生理功能指标的正常值随年龄变化,但据了解还没有严重程度评分或器官功能障碍/衰竭评分根据年龄使用不同的变量截断值。这一事实可能会弱化用于量化生理功能障碍的几个重要指标对死亡率的影响。

17.4 患者重症前的健康状况

到目前为止,主要根据(实足)年龄和是否存在非常有限的共病清单来获取患者在重症前的健康状况。而其他许多同样重要的人口统计学特征被忽略了,例如性别[13]。

在用于评估重症疾病前患者健康状况对预后影响的所有变量中,实际年龄是最一致的变量。如图 17.1 和图 17.2 所示,年龄这一因素会影响其余所有因素,我们可以看到随着实

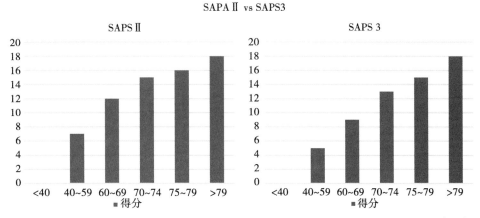

图 17.1 SAPS Ⅱ（左）和 SAPS 3（右）模型中分配给患者入住 ICU 时年龄的分数[6,35]。SAPS，简易的急性生理学评分

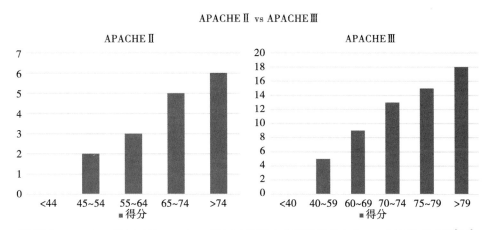

图 17.2 APACHE Ⅱ（左）和 APACHE Ⅲ（右）模型中分配给患者入住 ICU 时年龄的分数[3,5]。APACHE，急性生理学和慢性健康状况评价

际年龄的增加，评估模型中评分（以及死亡率）增加。这强调了年龄这一变量对模型的解释权重的影响和重要性。然而，自从它被纳入以来，对实际年龄与生理年龄的使用引起了争议。由于年龄对死亡率的影响随时间、性别和许多其他变量的显著变化而难以定义和测量，这阻碍了年龄测量在重症严重程度评估和结局预测领域中的进一步应用。

由于以上原因，"衰弱"这一概念在 2011 年首次提出并应用于重症患者后[14]，随后快速发展并提供一个简易方法去评估，甚至可以根据患者的近亲或其他认识患者的人提供的数据，并开发出一个便于使用的评估量表对其进行量化[15]。其被定义为"在应激事件发生后，平衡状态易受影响的脆弱状态"[16]，并与不同医疗环境中的不良后果密切相关（不仅发生在重症监护中）。这成为老年患者评估的一个重要部分[17]，尽管在自动提取而不是通过采访患者亲属收集数据受到了一些批评[18]。现在被一些人称为"衰弱综合征"[19]，也可以让研究者或临床医生关注患者生命最后阶段的衰弱迹象，当选择 ICU 治疗或是选择缓和治疗时，这将会是一个重要的参考信息[20]。

现在似乎很明确，衰弱与最差的健康状况有关[22]，甚至在衰弱的各个方面，尤其是功能依赖、营养不良和既往住院情况，并且能够在重症患者中可靠的数据收集[21]。我们研究小组（VIP）对80岁以上患者[23,24]和其他患者[16,25]的研究已经证明了这些结果。

尽管衰弱通过对生存率、寿命和生活质量的影响与资源分配相关[26]。但目前仍然不能完全取代时序年龄（这在多变量分析中仍然很重要，并增加了分析中的解释权重），也不能决定分诊问题。

最近COVID-19的大流行表明，在非常脆弱的患者群体尤其是老年人中，衰弱是生理脆弱性[27]和预后[28]的综合标志，如果不能追踪疾病的轨迹，就不能成为一个完美的指标，特别是在应用于个体患者时[29]，如果不同时考虑生理数据，这一目标仍不可能实现[12,30-32]。

说了这么多，衰弱能否帮助我们建立更好的严重程度评分和预后预测模型？可能。但其应用仅在一组高龄患者中进行了测试，并且使用了其他几个变量，没有基于这些变量预测死亡率的特定公式（而是使用了不同的临界值），其预测窗口是入住ICU后30天的生命状态[33]。事实上，这可能只是一个开始，但从长远来看，将其纳入当前严重程度评分和预后模型的初始变量中还为时过早。

结论

可以肯定的是，在未来，我们强调获得预后（包括短期和长期预后）将包括对患者背景更详尽的描述（就急性或急性-慢性损伤的炎症和抗炎反应的遗传变异而言），这些数据在ICU短时间内易于获得，这意味着更好地描述遗传背景与具有某种生活方式以及先前疾病之间几十年的相互作用，这种相互作用会影响特定免疫反应和生理储备（主要是神经和心血管储备），以及它可能与急性损伤相互作用，从而导致器官功能障碍/衰竭的发展，并最终导致死亡。

随着我们对精神错乱的生理学的了解，以及如何以个性化的方式应对它，这些在今天许多人看来属于科学功能的问题，在以后都将成为我们的知识前沿，以便为那些我们可以减少发病率和死亡率的人提供救治，节省重要的资源以及改善患者及其家属的发病率。

最后，回到最初的问题，"我们是否需要为高龄重症患者提供专门的风险评分？"我认为也许永远不需要，至少现在不需要；对"高龄"患者的定义在不同文化中是不同的，而且随着时间推移，容易随着生活节奏变化而增加，建立这种观点的主要论据是由于不同易感性体质（时序年龄和衰弱），面对损伤不同生理反应，如免疫、神经、心血管（可能还有其他）的生理性储备能力会下降，而在某个年龄段（或由遗传、疾病、或由所有因素的组合影响下）出现耗竭，需要使用不同方法来解决这些问题，针对年龄和其他因素的个性化治疗将成为现实。此外，人们会开始寻求对"年轻患者"或"特定年龄、性别或肤色的患者"提供一个"完美"的严重程度评分或预后预测模型。然而，就像哥德尔不完全性定理所论证的那样，这是不可能被制造出来的，也不可能证明一致性[34]。在我们能够了解特定患者的所有预后信息之前，我们无法百分之百确定。对于我们这代人来说，仍然需要确定的是，所有的一般严重程度评分和一般预后预测模型都不会是完美的，它们都带有一定程度的不确定性。不管我们感兴趣的是哪个利益相关群体，我们必须接受和应对。

要点

从这篇综述中可以看出，今后我们在研究高龄患者预后时，必须强调对患者进行更全面的描述。这意味着更好地描述遗传背景与具有某种生活方式以及先前疾病之间几十年的相互作用，这种相互作用会影响特定免疫反应和生理储备（主要是神经和心血管储备），以及它可能与急性损伤相互作用，从而导致器官功能障碍 / 衰竭的发展，并最终导致死亡。

这对于帮助我们为那些可以降低发病率和死亡率的患者提供治疗是至关重要的，并且可以优化资源的使用，减少患者及其亲人的发病率和医疗相关的压力。

作者称不需要为高龄重症患者制定专门的风险评分。同时，我们必须意识到现有工具的局限性，并学会在利益相关群体中接受和应用。

（史如鹏，冯孟文 译，黄敏，周苏明 审校）

参考文献

1. Knaus W, Zimmerman J, Wagner D, Draper E, Lawrence D. APACHE - Acute Physiology and Chronic Health Evaluation: a physiologically based classification system. Crit Care Med. 1981;9:591–7.
2. Le Gall J-R, Loirat P, Alperovitch A. Simplified acute physiological score for intensive care patients. Lancet. 1983;ii:741.
3. Knaus WA, Draper EA, Wagner DP, Zimmerman JE. APACHE II: a severity of disease classification system. Crit Care Med. 1985;13:818–29.
4. Moreno RP. Outcome prediction in intensive care: why we need to reinvent the wheel. Curr Opin Crit Care. 2008;14:483–4.
5. Knaus WA, Wagner DP, Draper EA, et al. The APACHE III prognostic system. Risk prediction of hospital mortality for critically ill hospitalized adults. Chest. 1991;100:1619–36.
6. Moreno RP, Metnitz PG, Almeida E, et al. SAPS 3. From evaluation of the patient to evaluation of the intensive care unit. Part 2: development of a prognostic model for hospital mortality at ICU admission. Intensive Care Med. 2005;31:1345–55.
7. Moreno R, Jordan B, Metnitz P. The changing prognostic determinants in the critically ill patient. In: Vincent JL, editor. 2007 yearbook of intensive care and emergency medicine. Springer-Verlag; 2007. p. 899–907.
8. Vincent J, Moreno R, Takala J, et al. The SOFA (Sepsis-related Organ Failure Assessment) score to describe organ dysfunction/failure. On behalf of the Working Group on Sepsis-Related Problems of the European Society of Intensive Care Medicine. Intensive Care Med. 1996;22:707–10.
9. Vincent J-L, de Mendonça A, Cantraine F, et al. Use of the SOFA score to assess the incidence of organ dysfunction/failure in intensive care units: results of a multicentric, prospective study. Crit Care Med. 1998;26:1793–800.
10. Moreno R, Vincent J-L, Matos R, et al. The use of maximum SOFA score to quantify organ dysfunction/failure in intensive care. Results of a prospective, multicentre study. Intensive Care Med. 1999;25:686–96.
11. Knaus WA. Prognosis with mechanical ventilation. The influence of disease, severity of disease, age, and chronic health status on survival from an acute illness. Am Rev Respir Dis. 1989;140:S8–13.
12. Raschke RA, Agarwal S, Rangan P, Heise CW, Curry SC. Discriminant accuracy of the SOFA score for determining the probable mortality of patients with COVID-19 pneumonia requiring mechanical ventilation. JAMA. 2021;325:1469.
13. Wernly B, Bruno RR, Kelm M, et al. Sex-specific outcome disparities in very old patients admitted to intensive care medicine: a propensity matched analysis. Sci Rep. 2020;10:18671.
14. McDermid RC, Stelfox HT, Bagshaw SM. Frailty in the critically ill: a novel concept. Crit Care. 2011;15:301.
15. Clegg A, Young J, Iliffe S, Rikkert MO, Rockwood K. Frailty in elderly people. Lancet. 2013;381:752–62.
16. So RKL, Bannard-Smith J, Subbe CP, et al. The association of clinical frailty with outcomes of

patients reviewed by rapid response teams: an international prospective observational cohort study. Crit Care. 2018;22:227.

17. Rockwood K, Howlett SE. Fifteen years of progress in understanding frailty and health in aging. BMC Med. 2018;16:220.

18. Bruno RR, Wernly B, Flaatten H, Schölzel F, Kelm M, Jung C. The hospital frailty risk score is of limited value in intensive care unit patients. Crit Care. 2019;23:239.

19. Whitlock EL, Whittington RA. The frailty syndrome: anesthesiologists must understand more and fear less. Anesth Analg. 2020;130:1445–8.

20. Stow D, Matthews FE, Hanratty B. Frailty trajectories to identify end of life: a longitudinal population-based study. BMC Med. 2018;16:171.

21. Flaatten H, Guidet B, Andersen FH, et al. Reliability of the Clinical Frailty Scale in very elderly ICU patients: a prospective European study. Ann Intensive Care. 2021;11:22.

22. Darvall JN, Greentree K, Braat MS, Story DA, Lim WK. Contributors to frailty in critical illness: multi-dimensional analysis of the Clinical Frailty Scale. J Crit Care. 2019;52:193–9.

23. de Lange DW, Guidet B, Moreno R, Christensen S, Flaatten H, on behalf of the VIP1 Study Group. Huge variation in obtaining ethical permission for a non-intervention observational study in Europe. Intensive Care Med Exp. 2017;5:44.

24. Guidet B, de Lange DW, Boumendil A, et al. The contribution of frailty, cognition, activity of daily life and comorbidities on outcome in acutely admitted patients over 80 years in European ICUs: the VIP2 study. Intensive Care Med. 2019;46:57.

25. Muessig JM, Nia AM, Masyuk M, et al. Clinical Frailty Scale (CFS) reliably stratifies octogenarians in German ICUs: a multicentre prospective cohort study. BMC Geriatr. 2018;18:162.

26. Wilkinson DJC. Frailty triage: is rationing intensive medical treatment on the grounds of frailty ethical? Am J Bioeth. 2020:1–22.

27. Xue Q-L. Frailty as an integrative marker of physiological vulnerability in the era of COVID-19. BMC Med. 2020;18:333.

28. Jung C, Flaatten H, Fjølner J, et al. The impact of frailty on survival in elderly intensive care patients with COVID-19: the COVIP study. Crit Care. 2021;25:149.

29. Beil M, Sviri S, Flaatten H, et al. On predictions in critical care: the individual prognostication fallacy in elderly patients. J Crit Care. 2021;61:34–8.

30. Khan Z, Hulme J, Sherwood N. An assessment of the validity of SOFA score based triage in H1N1 critically ill patients during an influenza pandemic. Anaesthesia. 2009;64:1283–8.

31. Wunsch H, Hill AD, Bosch N, et al. Comparison of 2 triage scoring guidelines for allocation of mechanical ventilators. JAMA Netw Open. 2020;3:e2029250–e.

32. Flaatten H, Beil M, Guidet B. Prognostication in older ICU patients: mission impossible? Br J Anaesth. 2020;125:655–7.

33. de Lange DW, Brinkman S, Flaatten H, et al. Cumulative prognostic score predicting mortality in patients older than 80 years admitted to the ICU. J Am Geriatr Soc. 2019;67:1263–7.

34. Gödel K. Über formal unentscheidbare Sätze der Principia Mathematica und verwandter Systeme, I. Monatshefte für Mathematik und Physik. 1931;38:173–98.

35. Le Gall JR, Lemeshow S, Saulnier F. A new simplified acute physiology score (SAPS II) based on a European / North American multicenter study. J Am Med Assoc. 1993;270:2957–63.

第五篇　ICU 常规操作

第 18 章 呼吸支持治疗

Marta Lorente-Ros , Antonio Artigas , Jose A. Lorente

目录

😊 **学习目标**

在本章中,读者可以了解到接受无创呼吸支持治疗的经鼻高流量吸氧(high flow nasal cannulae,HFNC)和无创机械通气(noninvasive mechanical ventilation,NIMV)以及有创机械通气(invasive mechanical ventilation,IMV)的生理效应和常见适应证,特别关注文献中关于老年患者这个年龄组的特定信息。

实践

HFNC 越来越普遍用于治疗急性低氧血症呼吸衰竭(acute hypoxemic respiratory failure,AHRF)、慢性阻塞性肺疾病急性加重(acute exacerbation of chronic obstructive pulmonary disease,AECOPD)以及其他低氧血症风险相关的疾病。

与标准氧疗(standard oxygen therapy,SOT)不同,HFNC 能够提供更高的气体流速、吸入氧浓度(fraction of inspired oxygen,FiO_2)和有效加温湿化的气体。

生理效应包括提供一定水平的呼气末正压、改善氧合、减少解剖无效腔、提高患者舒适度和减少干燥。

与 SOT 相比,HFNC 降低了 AHRF 患者插管和呼吸支持升级的需求。

接受 HFNC 治疗的 AHRF 患者应密切监测,以便及时发现治疗失败的迹象和插管需求。有研究支持使用 ROX 指数 [(SpO_2/FiO_2)/RR] 来预测 HFNC 治疗患者的插管可能。

与 SOT 相比,NIMV 用于治疗 AECOPD 的老年患者,能显著降低气管插管率。

与 SOT 相比,NIMV 还用于治疗急性心源性肺水肿(acute cardiogenic pulmonary edema,ACPE),能降低医院死亡率、气管插管率和 ICU 住院时间,同时能更快地缓解症状和更好地让患者耐受。

与 SOT 相比,NIMV 用于治疗 AHRF 患者,能降低气管插管率和住院死亡率。

根据 LUNG SAFE 的研究,对于 ARDS 患者,NIMV 在轻度、中度和重度病例中的成功率分别为 78%、58% 和 53%。该研究表明,使用 NIMV 与增加 ICU(但不是医院)死亡率独立相关。使用倾向性评分,仅在 PaO_2/FiO_2 比率<150 的患者中,NIMV 组的 ICU 死亡率高于 IMV 组。因此,至少对于氧合更差的 ARDS 患者(例如 PaO_2/FiO_2<150),需要关注 NIMV 治疗失败的高死亡率、ARDS 患者初始使用 NIMV 治疗和死亡率之间的关联。LUNG SAFE 研究对象中位年龄在 66~63 岁,其结论部分适用于老年人。

18.1　引言

不同形式的呼吸支持可以用于治疗肺部氧合和通气功能障碍。我们将在本章讨论 HFNC、NIMV 和 IMV 在治疗老年患者急性呼吸衰竭(acute respiratory failure,ARF)中的作用。我们还将讨论与老年患者相关的 AHRF 和 COVID-19 患者的通气问题。大部分发表的文献并没有直接针对老年患者展开研究,但是其中很多项研究的患者年龄都超过了 65 岁,因此研究结论在一定程度上可以适用于老年患者。

18.2　经鼻高流量吸氧

　　HFNC 越来越被广泛用于治疗 AHRF、AECOPD、预防拔管后呼吸衰竭、插管前氧合、睡眠呼吸暂停、急性心力衰竭和不插管（do-not-intubate, DNI）决策下的低氧血症[1]。

　　与 SOT 不同，HFNC 提供更高的流速、更高的吸入氧浓度（FiO₂）以及有效加温加湿的气体，其生理效应包括提供一定水平的呼气末正压（positive end expiratory pressure, PEEP）、改善氧合、减少解剖无效腔、提高患者舒适度和减少干燥[2-4]。由于高气流量的输送，HFNC 能提供低水平的呼气末正压，其 FiO_2 比 SOT 更可控[5-7]，能够改善氧合[4, 7-15]、增加潮气量（tidal volume, Vt）并降低呼吸频率（respiratory rate, RR）[11]，从而减少呼吸做功。

18.3　经鼻高流量吸氧用于急性低氧血症呼吸衰竭

　　多项研究表明，HFNC 能够改善氧合并提高患者舒适度，但与 SOT 或 NIMV 相比，它是否还有其他益处尚不明确。不同荟萃分析描述了使用 HFNC 治疗的优势。

　　Nedel 等对 9 项研究中 HFNC 在 AHRF 危重病患者中的应用以及并发症风险进行了评估[16]，在降低 IMV 方面，与 NIMV 相比［比值比（odds ratio, OR）0.83, 95% 可信区间（confidence interval, CI）0.57～1.20］和 SOT 相比（OR 0.49, 95%CI 0.22～1.08），HFNC 并没有显著作用；在降低 ICU 死亡率方面，与 NIMV（OR 0.72, 95%CI 0.23～2.21）和 SOT 相比（OR 0.69, 95%CI 0.33～1.42），HFNC 的作用也不显著。与 SOT 相比，HFNC 在改善氧合方面表现更好，但气体交换方面不如 NIMV。

　　另一项随机对照试验荟萃分析是关于儿童急性下呼吸道感染使用 HFNC、SOT 和经鼻持续气道正压通气（nasal continuous positive airway pressure, nCPAP）3 种治疗方法以治疗失败作为主要终点的报道[17]。研究发现，对于轻度低氧血症患儿（SpO₂＞90%），HFNC 可显著降低治疗失败率［相对风险（risk ratio, RR）0.49, 95%CI 0.40～0.60］；但对于 1～6 个月重度低氧血症的婴儿（室内空气下 SpO₂＜90%，或辅助供氧时 SpO₂＞90%），HFNC 与 nCPAP 相比治疗失败的风险增加（RR 1.77, 95%CI 1.17～2.67）。在 HFNC、SOT 和 nCPAP 之间，插管率或死亡率无显著差异。HFNC 与 nCPAP 相比，鼻损伤风险显著降低（RR 0.35, 95%CI 0.16～0.77）。

　　近期 Lewis 等[18]的一项纳入了 51 项研究的荟萃分析，研究入住 ICU 的成人患者在拔管后或机械通气前的初始治疗。结果发现，相比于 SOT 治疗，HFNC 可能会减少治疗失败的可能性（低质量证据），但死亡率方面几乎没有差异（中等质量证据）。另外，没有证据表明 HFNC 与 NIMV 在治疗失败方面有差异，无论是在拔管后还是在插管前（低质量证据），院内死亡率也没有差异（低质量证据）。

　　因此，HFNC 已被证明可以提高患者的舒适度并改善氧合。与 SOT 相比，HFNC 可能降低治疗失败的风险，但与 NIMV 相比几乎没有差异，此结论支持程度为低或极低确定性。然而，就降低死亡率或降低气管插管率方面而言，没有足够证据支持使用 HFNC 的好处。

　　根据现有证据的建议，治疗 AHRF 时，HFNC 是首选，而不是 SOT[18]。与 SOT 相比，HFNC 能够降低气管插管率和呼吸支持升级的需求，同时可以更好地改善氧合。然而，关于死亡率、住院时间、呼吸困难或患者舒适度[19-24]，HFNC 并没有提供更多帮助。对于 AHRF 治疗，还没有足够数据比较 HFNC 和 NIMV[18]。尽管 HFNC 的患者舒适度更高，但并没有足够证据支持它在气管插管率、死亡率或住院时间等其他疗效方面有改善[25, 26]。

18.4 经鼻高流量吸氧的其他适应证

HFNC 主要用于气管插管前的预氧合和气管插管时的氧合。但是,目前关于其临床疗效的研究结果并不一致[27-30]。因此,相关临床指南并未推荐 HFNC 进行气管插管中的呼吸支持[1]。

有研究分析了拔管后呼吸衰竭应用 HFNC 的作用。针对拔管失败低风险患者,SOT 通常足以维持氧合。一项临床试验显示,HFNC 与 SOT 相比能降低再插管率[31],而在另一项研究中则无差异[32]。因此,对再次插管风险低的患者,不常规推荐使用 HFNC 预防拔管后呼吸衰竭。

对再插管风险高的患者,临床研究[4, 33-36]表明使用 HFNC 预防拔管后呼吸衰竭优于SOT,但与 NIMV 相比较没有明显差异[36-38]。因此,当前指南建议在特定机构的操作常规下,有条件则推荐使用 HFNC(与 SOT 相比),同时也可以选择使用 NIMV[1]。

部分患者术后接受 HFNC 治疗,可以治疗或预防术后出现的呼吸衰竭,特别是心胸手术后的肥胖和高危患者[1, 11, 18, 32, 39-48]。

此外,HFNC 还可用于支气管镜检查期间维持氧合、气管切开术撤机后以及与 NIMV 联合用于氧合支持。

18.5 急性低氧血症呼吸衰竭应用经鼻高流量吸氧的争议

AHRF 患者在使用 HFNC 治疗时应密切监测,以便及时发现治疗无效的迹象和气管插管的需要。ROX 指数是呼吸频率和氧合的首字母缩写,是一种用于预测患者使用 HFNC 时需要气管插管可能性的方法[15],其计算方法为$(SpO_2/FiO_2)/RR$,其中 SpO_2 表示动脉血氧饱和度,FiO_2 表示吸入氧气浓度,RR 表示呼吸频率。ROX 指数目前仍需进一步验证,尚未被广泛用于指导临床插管的决策。

Roca 等研究涉及 157 例重症肺炎患者,其中 44 例(28.0%)需要 MV[49]。ROX 指数在HFNC 开始治疗后 12 小时测得在预测 MV 需求方面最为精确的 ROC 曲线下的面积(area under the receiver operating characteristic curve, AUROC; 0.74),最佳阈值为 4.88。另一项多中心前瞻性队列研究[50]涉及 191 例接受 HFNC 治疗的肺炎患者,其中 68 例(35.6%)需要插管。ROX 指数的预测准确性随时间增加,2 小时(HR 0.434, 95%CI 0.264~0.715)、6 小时(HR 0.304, 95%CI 0.182~0.509)或 12 小时(HR 0.291, 95%CI 0.161~0.524)ROX 指数≥4.88 与插管风险降低相关有一致性。HFNC 开始使用 2、6 和 12 小时的 ROX 指数分别为<2.85、<3.47 和<3.85,是 HFNC 无效的预测指标。治疗无效的患者在 12 小时内 ROX 指数增加程度较低。ROX 指数的组成部分里,SpO_2/FiO_2 比 RR 更具有预测性。在 120 例接受HFNC 治疗的 COVID-19 肺炎患者中检测了 ROX 指数[51],35 例(29%)HFNC 治疗无效,需要插管。治疗 12 小时后测定的 ROX 指数是插管的最佳预测指标,AUROC 0.792,阈值为5.99,特异性为 96%,敏感性为 62%。ROX 指数在其他应用研究中,一项在 171 例接受 SOT的胸部创伤患者中,49 例(28.6%)需要气管插管,ROX 指数在预测气管插管的前 24 小时的阈值为 12.85(敏感性为 82%,特异性为 89%)[52]。ROX 指数可能有助于评估不同病症患者的治疗失败,但最佳阈值因病症而异。

18.6 无创机械通气的发展

起初在小儿麻痹症流行期间,负压呼吸机被用作铁肺治疗[53]。随着通过橡胶面罩提供间歇性正压通气和持续正压通气治疗不同的呼吸系统疾病成为可能,NIMV 得以发展[54,55]。1981 年,Sullivan 等描述了通过鼻罩使用持续正压通气成功治疗阻塞性睡眠呼吸暂停的方法[56],随后该方法被用于治疗由神经肌肉疾病和夜间低通气引起的呼吸衰竭[57]。随后,一次共识会议就 NIMV 在 ARF 患者管理中的作用达成了一致意见[58-61]。目前,NIMV 被推荐用于治疗不同形式的 ARF,具体细节如下所述,重点关注老年人的具体适应证。

18.7 无创机械通气治疗慢性阻塞性肺疾病急性加重

AECOPD 是导致住院的主要原因之一,其病理生理改变包括气流阻力增加、呼气不完全、动态过度充气、膈肌肌力降低和呼吸肌疲劳[62-64]。老年人的呼吸储备降低加剧了这些生理变化。NIMV 并非 AECOPD 的首选治疗方法,而是在严重病例中用于防止呼吸衰竭的进展[65]。NIMV 可以减轻呼吸肌的负担,改善氧合和通气[25]。

对 AECOPD 患者,建议 NIMV 治疗。该治疗方法已经被证实可以显著降低患者的死亡率、住院时间和气管插管率,并且有助于改善气体交换等[18,59,60,66-76]。

在这种情况下推荐的治疗方式是双水平正压通气(bilevel positive airway pressure,BPAP)。BPAP 在 AECOPD 的治疗中的益处适用于从轻度到重度的加重情况,因此应在所有严重程度下使用[69]。

Roberts 等进行的一项全国性调查[77]对 10 000 例慢性阻塞性肺疾病入院患者进行了分析,结果显示在酸中毒患者中,接受 NIMV 治疗的死亡率高于未接受治疗的患者。然而,这可能是由于在患者病情已经恶化的情况下使用 NIMV 治疗,或在非呼吸性酸中毒的情况下使用 NIMV 所致。

尽管 NIMV 在 AECOPD 的管理中被推荐使用,但在提出这些建议时[78,79],很少有证据支持其在老年人中使用,而且对于老年人在 AECOPD 中使用 NIMV 的指南也缺乏证据支持[80]。

后续研究证实了 NIMV 对老年 AECOPD 的治疗安全性和有效性。在一项关于使用 NIMV 治疗 AECOPD 的临床试验[81]中,随机分配了 82 名年龄超过 75 岁的患者,其中一组接受 NIMV 治疗,另一组接受标准医学治疗(standard medical treatment,SMT)。NIMV 与减少符合气管插管标准的患者比例(治疗组和对照组分别为 7.3% vs 63.4%)、降低死亡率(OR 0.40,95%CI 0.19～0.83)有显著相关性。有趣的是,SMT 组的 41 名患者中,有 22 名不插管患者使用 NIMV 作为抢救治疗的亚组,其死亡率与其他 19 名使用 NIMV 治疗组相当(OR 0.60,95%CI 0.18～1.92);而与插管患者相比,死亡率显著降低(OR 4.03,95%CI 2.35～6.94)。Balami 等对 36 名>65 岁的 AECOPD 患者进行了一项前瞻性研究[82],平均年龄为 77.4 岁,仅 2 例患者(6%)由于不耐受而无法接受 NIMV,34 名患者中有 27 名(79%)治疗成功,21% 的患者治疗无效。另一项关于 NIMV 用于老年患者有效的间接证据表明,与年轻患者相比,大于 75 岁的患者插管率或死亡率没有差异[83],提示 NIMV 用于高龄人群也是安全有效的。

重要的是要强调专业 NIMV 团队优化治疗成功率的临床影响。与 ICU 医生和护士单独管理相比,专门实施 NIMV 治疗的专业团队的患者死亡和插管风险更低,ICU 入住时间及住院时间更短[84]。

18.8 无创机械通气治疗急性心源性肺水肿

急性心源性肺水肿(acute cardiogenic pulmonary edema,ACPE)是老年人住院的主要原

因[85]，与较高死亡率有关。据报道，院内死亡率和 1 年死亡率分别为 12% 和 40%[86,87]。在 ACPE 中，血管外肺水增加，导致肺容量和呼吸系统顺应性降低、气道阻力增加和呼吸功增加。ACPE 患者使用 NIMV 可防止肺泡塌陷、减少肺泡水肿、改善肺顺应性[87]、降低前负荷和后负荷，从而减少呼吸功、增加心输出量和改善氧合[65,87,88]。

系统性回顾和荟萃分析发现，接受 NIMV 治疗可以降低患者的气管插管率和死亡率[89]。虽然一项非劣效性研究质疑 NIMV 在 ACPE 管理中的作用，发现 NIMV 和 SOT 组相比在短期死亡率或插管需求方面没有差异，但随后的几项研究得出结论，使用 NIMV 治疗 ACPE 可降低插管率和院内死亡率[90-94]。然而，不同临床研究试验之间关于死亡率的结果并不完全一致[89,90,95-101]。

很少有专门针对高龄人群的研究，但考虑到因急性心力衰竭入院的患者平均年龄大于 70 岁，我们认为以前的许多研究结果适用于这一人群。一项旨在研究 NIMV 在 75 岁以上 ACPE 患者中临床疗效的研究表明，NIMV 能改善早期临床过程，降低住院期间插管率和 48 小时死亡率，但在住院期间没有持续呈现其他的优势[101]。

18.9　无创机械通气治疗急性低氧血症呼吸衰竭

关于 NIMV 是否对非 ACPE 导致的 AHRF 患者有益，存在相互矛盾的证据[102-110]。一项关于在 AHRF 患者中使用 NIMV 的前瞻性观察性研究报告称，脓毒症休克患者的失败率为 61%，无脓毒症患者为 23%[111]。一项针对 11 项研究（排除 AECOPD 或 ACPE 患者）的荟萃分析[109]显示，NIMV 与 SOT 相比，减少了插管率（RR 0.59，95%CI 0.44～0.79）和住院死亡率（RR 0.46，95%CI 0.24～0.87），报告的广泛 CI 表明不同患者获益不同。一项网络荟萃分析研究了 25 项关于 AHRF 使用无创治疗（NIMV 或 HFNC）对比 SOT 的临床研究[25]。与 SOT 相比，使用头罩或面罩 NIMV 治疗的患者死亡率较低。所有 3 种无创方式（头罩无创机械通气、面罩无创机械通气、HFNC）均降低了插管率。高异质性和偏倚风险提示，解读本荟萃分析结果时要谨慎。此外，在氧合功能损害更严重的患者（$PaO_2/FiO_2 < 200mmHg$）中未观察到关于死亡率方面的获益。另一项荟萃分析纳入了 29 项随机试验，关于 AHRF 的混合人群使用 NIMV 与 HFNC 的比较[112]，发现 HFNC 组有较低的死亡率（RR 0.44，95%CI 0.24～0.79）、较低的气管插管率（RR 0.71，95%CI 0.53～0.95）、可能有较低的医院获得性肺炎发生率（RR 0.46，95%CI 0.15～1.45）和更高的患者舒适度。

LUNG SAFE 的研究为 ARDS 患者使用 NIMV 的治疗效果提供了重要的证据[113]。在 2 813 例 ARDS 患者中，436 例（15.5%）在满足诊断标准后的第 1 天和第 2 天用 NIMV 进行管理。NIMV 在中度和重度 ARDS 中的应用结果令人惊讶，因为对 ARDS 使用 NIMV 的建议是应限于轻度 ARDS 患者[114]。然而，NIMV 在轻度、中度和重度 ARDS 中的成功率并不低（分别为 78%、58% 和 53%）。NIMV 成功和失败患者的住院死亡率分别为 16.1% 和 45.4%。重要的是，NIMV 的使用仅与 ICU 死亡率增加独立相关（HR 1.446，95%CI，1.159～1.805），但不是住院死亡率。然而，使用倾向性评分发现，仅在 $PaO_2/FiO_2 < 150mmHg$ 的患者中，NIMV 组与 IMV 组相比会更高（NIMV 为 36.2%，IMV 为 24.7%）。因此，对于氧合受损严重的患者（例如，$PaO_2/FiO_2 < 150mmHg$）要考虑到 ARDS 患者使用 NIMV 治疗失败的高死亡率以及 NIMV 初始使用与 ARDS 死亡率之间的关联。LUNG SAFE 研究的全部结论并非都与老年人相关，但能看到 NIMV 成功或失败患者的中位（IQR）年龄分别为 66.5[52-77]

和 63.0[53-73] 岁,表明在这项研究中高龄患者有显著代表性。

在免疫功能低下的患者中,建议将 NIMV 作为轻度或中度 AHRF 患者治疗的首选方案[115-117]。有几项研究[118-122],但并非所有研究[123]显示在这些患者中使用 NIMV 能够降低死亡率。

18.10 无创机械通气用于机械通气撤机

不同的临床试验和一项荟萃分析发现,患者拔管后使用 NIMV,能降低死亡率、减少呼吸机相关性肺炎、缩短 ICU 和住院时间,而不会增加撤机失败风险或再插管风险[124-131]。

在一项 Cochrane 系统回顾中,比较了 16 项试验在成人持续有创机械通气撤机拔管后立即使用 NIMV 的作用,994 例受试者大多数为慢性阻塞性肺疾病患者[132]。使用 NIMV 与降低死亡率(RR 0.53,95%CI 0.36～0.80)、降低撤机失败(RR 0.63,95%CI 0.42～0.96)、减少呼吸机相关性肺炎(RR 0.25,95%CI 0.15～0.43)、降低 ICU 住院时间[平均差(MD)–5.59 天,95%CI –7.90～–3.28]和住院时间(MD –6.04 天,95%CI –9.22～–2.87)以及降低机械通气总持续时间(MD –5.64 天,95%CI –9.50～–1.77)相关。NIMV 的这种适应证主要适用于高碳酸血症型呼吸衰竭,纳入研究的患者通常年龄较大。在 Ferrer 等的研究[126]中患者平均年龄为 70 岁。

18.11 无创机械通气用于拔管后支持

与 SOT 相比,对于拔管后呼吸衰竭低风险的患者,拔管后使用 NIMV 没有显示获益;对于在拔管后呼吸衰竭高风险的患者,有一些研究未能发现再插管率或死亡率降低[133-136],而另一些研究则发现再插管率降低[131,132,136-140]。

18.12 无创机械通气在术后的应用

术后呼吸功能的变化,包括呼吸驱动力下降、因术后疼痛导致潮气量减少、卧床性肺不张等,使患者 ARF 的风险增加。老年患者由于肌肉功能可能已经退化,因此更可能出现这些变化。

NIMV 不建议用于所有术后患者以预防 ARF。NIMV 在术后阶段的一般适应证是用于治疗发展为 AHRF 且对使用 HFNC 治疗无效的患者[141-143]。

18.13 有创机械通气

ICU 患者中 ARDS 患者接受机械通气的比例较高。在 29 144 名 ICU 患者中,10.4% 符合 ARDS 的诊断标准,且在需要机械通气的患者中 ARDS 占 23.4%[144]。与上述结果一致[144],一项大型前瞻性研究发现,在 7 944 名需要机械通气>24 小时的患者中,986 名(12.3%)患有低氧性呼吸衰竭($PaO_2/FiO_2 < 300mmHg$),731 名(9.1%)符合 ARDS 诊断标准[145]。

AHRF 和 ARDS 的死亡率很高。在 LUNG SAFE 研究中,轻度、中度和重度 ARDS 患者的住院死亡率分别为 34.9%、40.3% 和 46.1%[144]。Parhar 等报告,轻度、中度和重度 ARDS 的住院死亡率分别为 26.5%、31.8% 和 60.0%，而 3 年死亡率分别为 43.5%、46.9% 和 71.1%[145]。

　　然而，ARDS 的诊治似乎并不理想。第一，该综合征仅在部分符合诊断标准的患者中被识别，识别率从轻度 ARDS 的 51.3% 到重度 ARDS 的 79% 不等[144]。第二，与机械通气设置相关的校准死亡率风险因素并非始终按照目前的推荐意见进行衡量或设置。在 2004 年到 2010 年间，因各种适应证接受机械通气的 18 302 名患者的潮气量逐渐从平均（SD）每千克体重 9.3（2.3）ml 下降至 8.2（2.0）ml。然而，最近 LUNG SAFE 研究[144]发现，在接受机械通气的 2 377 名 ARDS 患者中，只有不到三分之二的患者潮气量≤8ml/kg。仅 40.1% 的 ARDS 患者测量了气道平台压，且仅有 16.3% 的严重 ARDS 患者使用俯卧位通气[144]。此外，研究表明，机械功率与 28 天住院死亡率和 3 年死亡率增加相关[145]。这一发现很重要，因为机械功率校准因素，包括平台压和驱动压，与较低生存率相关。

　　关于机械通气的使用可能仅在一定程度上适用于老年人。例如，在一项针对 731 名患者的大型前瞻性研究中，ARDS 患者的中位（IQR）年龄为 60 岁（49～69 岁）[145]；在一项针对 3 022 名 ARDS 患者的研究中[144]，平均（95%CI）年龄为 61.5 岁（60.9～62.1 岁）。另一项针对 18 302 名患者的研究中，在 3 个不同时间段（分别为 1998 年、2004 年和 2010 年），患者平均年龄（SD）分别为 59（17）岁、59（17）岁和 61（17）岁[146]。尽管如此，我们有理由相信：ARDS 的识别和以低平台压、低驱动压、小潮气量以及规范的俯卧位通气为基础的 ARDS 优化治疗也将适用于老年患者群体。

18.14　比较有创通气与无创通气在新冠感染和急性呼吸衰竭的应用

　　临床经验表明，许多患者通过无创氧疗（HFNC 或 NIMV）就可以满足需求，只有在临床状况变得更加糟糕时，才需要接受气管插管和机械通气。对于延迟气管插管的患者是否预后更差目前尚不清楚。新冠感染和 AHRF 患者的死亡率似乎随着时间推移逐渐降低[147-148]，有人提出这可能与新冠感染和 AHRF 患者治疗中早期使用气管插管的频率降低有关。其他有助于降低死亡率的因素，还包括常规使用糖皮质激素、HFNC、肺保护性通气策略、更好的镇静、更加关注谵妄的治疗以及避免使用未经证实有效的治疗措施[149]。

　　在 COVID-ICU 研究的辅助分析中，Dres 等[150]研究了 1 199 名入住 ICU 的老年患者，其中 62% 的患者在第 1 天接受气管插管，另外 16% 的患者在 ICU 住院期间接受气管插管。这两组的 PaO_2/FiO_2 比值或其他特征没有差异，这表明是否接受气管插管仅基于临床判断。然而，在使用逆概率加权法和倾向性评分分析后发现，第一天插管的患者死亡率较高（42% vs 28%）。

　　在巴西开展的一项大型多中心队列研究中，纳入了 126 个 ICU 收治的 13 301 名确诊新冠感染的患者，发现年龄较小、无虚弱症状以及使用无创呼吸支持（non-invasive respiratory support，NIRS）作为首选支持策略与预后改善独立相关[151]。在这些患者中，18% 的患者接受了某种形式的 NIRS（如 NIMV、HFOT 或两者都有），而 13% 的患者则接受了 IMV。然而，从研究开始到结束的时间节点内存在一定的时间趋势：接受了某种形式 NIRS（NIMV 或 HFOT）的患者从 8.3% 增加到 25%，而只有接受 IMV 的患者比例从 25% 显著下降到 6.5%。在接受某种形式 NIRS 的患者中，出现了显著的变化：仅接受 NIMV 的患者从 92% 降至 79%，而仅接受 HFOT 的患者从 4.4% 增至 6%，NIVM 和 HFOT 都接受的患者从 3.3% 增至 15.0%。因此，随着时间的推移，患者较少进行气管插管接受 IMV，在未插管患者中，单纯 NIMV 的使用减少，而单纯 HFOT 的使用以及 NIMV 和 HFOT 的组合使用增加。此外，与直接气管插管的患者相比，NIRS 失败的患者没有表现出更高的死亡率[151]。总之，HFNC 在新冠感染暴发时期得到了使用[51, 152-154]。在新冠感染和 AHRF 患者中首先使用 NIRS，例如 HFNC，而不是立即使用 IMV，这似乎并不是没有根据的，即使是在老年患者中也是如此[150, 151]。

如果选择 HFNC，则需要进行密切监测，以便及早识别无创通气失败而需要使用 IMV 的迹象[152]。Roca 等[49]发现，如果患者在治疗开始后 12 小时测量的 ROX 指数<4.88，则 HFNC 失败的风险较高。一些新冠感染患者的研究也证实了这一阈值[155, 156]，但他们的气管插管率高于其他研究[153, 154, 157]。Panadero 等进行了一项回顾性的单中心观察研究，纳入 196 名新冠感染和双侧肺炎患者，其中 40 人接受 HFNC 治疗[156]。第 30 天插管率为 52.5%，总死亡率为 22.5%。需要插管的患者与没有插管的患者相比，PaO_2/FiO_2 显著降低（93.7±6.7 vs 113.4±6.6），ROX 指数也显著降低（4.0±1.0 vs 5.0±1.6）。治疗开始后 2~6 小时测量的 ROX 指数<4.94 与插管风险增加相关（HR 4.03，95%CI 1.18~13.7）。在另一项研究中，Vega 等[51]研究了 ROX 指数是否是在 ICU 外新冠感染患者 HFNC 失败的准确预测指标。在一项多中心回顾性观察研究中，120 名确诊新冠感染的患者接受了 HFNC 治疗，其中 35 例（29%）HFNC 失败需要插管。根据 ROC 曲线下面积，12 小时 ROX 指数是插管的最佳预测指标，阈值为 5.99（特异性 96%，敏感性 62%）。因此，ROX 指数似乎有助于预测 HFNC 治疗的失败，尽管最佳截点值不同于先前报道的其他类型 AHRF 患者。此前对新冠感染患者进行的两个小型单中心研究表明，在治疗的前 6 个小时，ROX 指数较低分别为 4.95 和 5.40[155, 156]。

18.15 老年患者的撤机

老年人的呼吸生理和解剖学特点使得撤机过程与年轻人不同。不同研究调查了 75 岁以上患者撤机的相关因素。老年人与年龄相关的呼吸生理变化包括肺和胸壁弹性回缩力降低、通气血流比例失调和肌肉力量减弱。有趣的是，回顾老年人撤机的研究并未将年龄本身确定为撤机困难的独立危险因素，但急性疾病的严重程度反而会影响撤机[158-163]。

已有研究表明，满足撤机标准和成功撤机的概率随着年龄增长而降低[159]，但撤机的独立预测因素是共病、疾病严重程度、呼吸浅快指数（呼吸频率与潮气量的比值）和肺静态顺应性，而不是年龄。液体负平衡和较低的中心静脉压也被证明与撤机成功有关[162]。

在另一项研究中，在校准 APACHE Ⅱ评分后，≥75 岁的患者比年轻患者更早通过自主呼吸试验，进一步表明年龄本身不是延迟拔管的危险因素[163]。Hifumi 等[158]在一项社区获得性肺炎患者的回顾性研究中得到了相同结果：年龄与撤机之间缺乏独立相关性。另一项研究发现，胸部 CT 中肺气肿改变和低血清白蛋白浓度（而不是年龄）与撤机困难有关[160]。

目前已经提出了许多加快撤机的措施，包括减少苯二氮䓬类药物的使用以降低谵妄的风险[164, 165]，以及早期康复和避免制动[166]。每日自主呼吸试验，以评估拔管的条件（病因已祛除），这对于缩短机械通气时间至关重要[167]。每日唤醒试验与机械通气天数减少、认知功能改善和长期死亡率降低相关[164, 165]。Cader 等[161]研究了 41 名机械通气至少 48 小时的老年插管患者，结果表明提供吸气肌训练可增加最大吸气压力，并将撤机时间缩短 1.7 天。此外，对插管超过 48 小时的患者在自然唤醒试验期间进行物理疗法和作业疗法具有降低谵妄发生率，缩短机械通气时间等有益的效果[166, 168]。

结论

对于不同形式的 ARF，推荐使用各种形式的呼吸支持（NIMV、HFNC、IMV）。然而，在老年患者中的研究很少，尚不足以为这个特定的年龄段提出建议。在 NIMV 治疗 AECOPD 和 ACPE 研究中的患者在一定程度上代表了这一老年群体，可以合理沿用于老年人群。关于使用 IMV 治疗 AHRF 和 ARDS 的研究较少。因此，有必要开展老年人呼吸支持的研究，特别是针对 AHRF 的治疗。

要点

- 不同形式的呼吸支持（SOT、CPAP、HFNC、NIMV、IMV）可用于治疗不同病因的 ARF。
- 了解这些疗法与 ARF 相关（或有 ARF 风险）各种情况下的具体适应证（和支持证据）非常重要。
- 早期识别治疗失败的迹象对于优化患者管理，及时做出升级治疗的决定至关重要，否则将会增加死亡率。
- 在临床试验中往往老年人的数量不多，因此，在将临床试验结果应用于老年人时，应考虑老年患者的生理特点。

（王首红　王中华　译，魏学标　审校）

参考文献

1. Rochwerg B, Einav S, Chaudhuri D, et al. The role for high flow nasal cannula as a respiratory support strategy in adults: a clinical practice guideline. Intensive Care Med. 2020;46(12):2226–37.
2. Roca O, Riera J, Torres F, Masclans JR. High-flow oxygen therapy in acute respiratory failure. Respir Care. 2010;55(4):408–13.
3. Tiruvoipati R, Lewis D, Haji K, Botha J. High-flow nasal oxygen vs high-flow face mask: a randomized crossover trial in extubated patients. J Crit Care. 2010;25(3):463–8.
4. Rittayamai N, Tscheikuna J, Rujiwit P. High-flow nasal cannula versus conventional oxygen therapy after endotracheal extubation: a randomized crossover physiologic study. Respir Care. 2014;59(4):485–90.
5. Sim MA, Dean P, Kinsella J, et al. Performance of oxygen delivery devices when the breathing pattern of respiratory failure is simulated. Anaesthesia. 2008;63(9):938–40.
6. Ritchie JE, Williams AB, Gerard C, Hockey H. Evaluation of a humidified nasal high-flow oxygen system, using oxygraphy, capnography and measurement of upper airway pressures. Anaesth Intensive Care. 2011;39(6):1103–10.
7. Wagstaff TA, Soni N. Performance of six types of oxygen delivery devices at varying respiratory rates. Anaesthesia. 2007;62(5):492–503.
8. Parke RL, McGuinness SP. Pressures delivered by nasal high flow oxygen during all phases of the respiratory cycle. Respir Care. 2013;58(10):1621–4.
9. Parke RL, Eccleston ML, McGuinness SP. The effects of flow on airway pressure during nasal high-flow oxygen therapy. Respir Care. 2011;56(8):1151–5.
10. Groves N, Tobin A. High flow nasal oxygen generates positive airway pressure in adult volunteers. Aust Crit Care. 2007;20(4):126–31.
11. Parke R, McGuinness S, Dixon R, Jull A. Open-label, phase II study of routine high-flow nasal oxygen therapy in cardiac surgical patients. Br J Anaesth. 2013;111(6):925–31.
12. Corley A, Caruana LR, Barnett AG, et al. Oxygen delivery through high-flow nasal cannulae increase end-expiratory lung volume and reduce respiratory rate in postcardiac surgical patients. Br J Anaesth. 2011;107(6):998–1004.
13. Frat JP, Brugiere B, Ragot S, et al. Sequential application of oxygen therapy via high-flow nasal cannula and noninvasive ventilation in acute respiratory failure: an observational pilot study. Respir Care. 2015;60(2):170–8.

14. Schwabbauer N, Berg B, Blumenstock G, et al. Nasal high-flow oxygen therapy in patients with hypoxic respiratory failure: effect on functional and subjective respiratory parameters compared to conventional oxygen therapy and non-invasive ventilation (NIV). BMC Anesthesiol. 2014;14:66. https://doi.org/10.1186/1471-2253-14-66. eCollection 2014.

15. Nishimura M. High-flow nasal cannula oxygen therapy in adults: physiological benefits, indication, clinical benefits, and adverse effects. Respir Care. 2016;61(4):529–41.

16. Nedel WL, Deutschendorf C, Moraes Rodrigues Filho E. High-flow nasal cannula in critically ill subjects with or at risk for respiratory failure: a systematic review and meta-analysis. Respir Care. 2017;62(1):123–32.

17. Luo J, Duke T, Chisti MJ, Kepreotes E, Kalinowski V, Li J. Efficacy of high-flow nasal cannula vs standard oxygen therapy or nasal continuous positive airway pressure in children with respiratory distress: a meta-analysis. J Pediatr. 2019;215:199–208.

18. Lewis SR, Baker PE, Parker R, Smith AF. High-flow nasal cannulae for respiratory support in adult intensive care patients. Cochrane Database Syst Rev. 2021;3(3):CD010172. https://doi.org/10.1002/14651858.CD010172.pub3. PMID: 33661521; PMCID: PMC8094160.

19. Azoulay E, Lemiale V, Mokart D, et al. Effect of high-flow nasal oxygen vs standard oxygen on 28-day mortality in immunocompromised patients with acute respiratory failure: the HIGH randomized clinical trial. JAMA. 2018;320(20):2099–107.

20. Bell N, Hutchinson CL, Green TC, Rogan E, Bein KJ, Dinh MM. Randomised control trial of humidified high flow nasal cannulae versus standard oxygen in the emergency department. Emerg Med Austr EMA. 2015;7(6):537–41.

21. Frat JP, Thille AW, Mercat A, et al. High-flow oxygen through nasal cannula in acute hypoxemic respiratory failure. N Engl J Med. 2015;372(23):2185–96.

22. Jones PG, Kamona S, Doran O, Sawtell F, Wilsher M. Randomized controlled trial of humidified high-flow nasal oxygen for acute respiratory distress in the emergency department: the HOT-ER study. Respir Care. 2016;61(3):291–9.

23. Lemiale V, Mokart D, Mayaux J, et al. The effects of a 2-h trial of high-flow oxygen by nasal cannula versus Venturi mask in immunocompromised patients with hypoxemic acute respiratory failure: a multicenter randomized trial. Crit Care. 2015;19:380.

24. Makdee O, Monsomboon A, Surabenjawong U, et al. High-flow nasal cannula versus conventional oxygen therapy in emergency department patients with cardiogenic pulmonary edema: a randomized controlled trial. Ann Emerg Med. 2017;70(4):465–72.

25. Ferreyro BL, Angriman F, Munshi L, et al. Association of Noninvasive Oxygenation Noninvasive ventilation in adults with acute respiratory failure: strategies with all-cause mortality in adults with acute hypoxemic respiratory failure: a systematic review and meta-analysis. JAMA. 2020;324(1):57–67.

26. Grieco DL, Menga LS, Raggi V, Bongiovanni F, Anzellotti GM, Tanzarella ES, Bocci MG, Mercurio G, Dell'Anna AM, Eleuteri D, Bello G, Maviglia R, Conti G, Maggiore SM, Antonelli M. Physiological comparison of high-flow nasal cannula and helmet noninvasive ventilation in acute hypoxemic respiratory failure. Am J Respir Crit Care Med. 2020;201(3):303–12.

27. Jaber S, Monnin M, Girard M, et al. Apnoeic oxygenation via high-flow nasal cannula oxygen combined with non-invasive ventilation preoxygenation for intubation in hypoxaemic patients in the intensive care unit: the single-Centre, blinded, randomized controlled OPTINIV trial. Intensive Care Med. 2016;42(12):1877–87.

28. Miguel-Montanes R, Hajage D, Messika J, et al. Use of high-flow nasal cannula oxygen therapy to prevent desaturation during tracheal intubation of intensive care patients with mild-to-moderate hypoxemia. Crit Care Med Crit Care Med. 2015;43(3):574–83.

29. Vourc'h M, Asfar P, Volteau C, et al. High-flow nasal cannula oxygen during endotracheal intubation in hypoxemic patients: a randomized controlled clinical trial. Intensive Care Med. 2015;41:1538.29.

30. Semler MW, Janz DR, Lentz RJ, et al. Randomized trial of Apneic oxygenation during endotracheal intubation of the critically ill. Am J Respir Crit Care Med. 2016;193(3):273–80.

31. Hernandez G, Vaquero C, Gonzalez P, et al. Effect of postextubation high-flow nasal cannula vs conventional oxygen therapy on reintubation in low-risk patients: a randomized clinical trial. JAMA. 2016;315(13):1354–61.

32. Futier E, Paugam-Burtz C, Godet T, et al. Effect of early postextubation high-flow nasal cannula vs conventional oxygen therapy on hypoxaemia in patients after major abdominal surgery: a French multicentre randomised controlled trial (OPERA). Intensive Care Med. 2016;42(12):1888–98.

33. Maggiore SM, Idone FA, Vaschetto R, et al. Nasal high-flow versus Venturi mask oxygen therapy after extubation. Effects on oxygenation, comfort, and clinical outcome. Am J Respir Crit Care Med. 2014;190(3):282–8.

34. Fernandez R, Subira C, Frutos-Vivar F, et al. High-flow nasal cannula to prevent postextubation respiratory failure in high-risk non-hypercapnic patients: a randomized multicenter trial. Ann Intensive Care. 2017;7(1):47. https://doi.org/10.1186/s13613-017-0270-9. Epub 2017 May 2. PMID:

28466461; PMCID: PMC5413462.

35. Song HZ, Gu JX, Xiu HQ, Cui W, Zhang GS. The value of high-flow nasal cannula oxygen therapy after extubation in patients with acute respiratory failure. Clinics (Sao Paulo). 2017;72(9): 562–7.

36. Hernandez G, Vaquero C, Colinas L, et al. Effect of postextubation high-flow nasal cannula vs noninvasive ventilation on reintubation and postextubation respiratory failure in high-risk patients: a randomized clinical trial. JAMA. 2016;316(15):1565–74.

37. Theerawit PN, Sutherasan Y. The efficacy of the Whisperflow CPAP system versus high flow nasal cannula in patients at high risk for postextubation failure. J Crit Care. 2021;63:117–23.

38. Jing G, Li J, Hao D, et al. Comparison of high flow nasal cannula with noninvasive ventilation in chronic obstructive pulmonary disease patients with hypercapnia in preventing postextubation respiratory failure: a pilot randomized controlled trial. Res Nurs Health. 2019;42(3):217–25.

39. Stephan F, Barrucand B, Petit P, et al. High-flow nasal oxygen vs noninvasive positive airway pressure in hypoxemic patients after cardiothoracic surgery: a randomized clinical trial. JAMA. 2015;313(23):2331–9.

40. Lu Z, Chang W, Meng S, et al. The effect of high-flow nasal oxygen therapy on postoperative pulmonary complications and hospital length of stay in postoperative patients: a systematic review and meta-analysis. J Intensive Care Med. 2020;35:1129–40.

41. Ansari BM, Hogan MP, Collier TJ, et al. A randomized controlled trial of high-flow nasal oxygen (Optiflow) as part of an enhanced recovery program after lung resection surgery. Ann Thorac Surg. 2016;101(2):459–64.

42. Brainard J, Scott BK, Sullivan BL, et al. Heated humidified high-flow nasal cannula oxygen after thoracic surgery—a randomized prospective clinical pilot trial. J Crit Care. 2017;40:225–8.

43. Corley A, Bull T, Spooner AJ, Barnett AG, Fraser JF. Direct extubation onto high-flow nasal cannulae post-cardiac surgery versus standard treatment in patients with a BMI >/=30: a randomised controlled trial. Intensive Care Med. 2015;41(5):887–94.

44. Pennisi MA, Bello G, Congedo MT, et al. Early nasal high-flow versus Venturi mask oxygen therapy after lung resection: a randomized trial. Crit Care (Lond Engl). 2019;23(1):68. https://doi.org/10.1186/s13054-019-2361-5.

45. Sahin M, El H, Akkoc I. Comparison of mask oxygen therapy and high-flow oxygen therapy after cardiopulmonary bypass in obese patients. Can Respir J. 2018;2018:1039635. https://doi.org/10.1155/2018/1039635. PMID: 29623135; PMCID: PMC5829344

46. Tatsuishi W, Sato T, Kataoka G, Sato A, Asano R, Nakano K. High-flow nasal cannula therapy with early extubation for subjects undergoing off-pump coronary artery bypass graft surgery. Respir Care. 2020;65(2):183–90.

47. Yu Y, Qian X, Liu C, Zhu C. Effect of high-flow nasal cannula versus conventional oxygen therapy for patients with thoracoscopic lobectomy after extubation. Can Respir J. 2017;2017:7894631. https://doi.org/10.1155/2017/7894631. Epub 2017 Feb 19

48. Zochios V, Collier T, Blaudszun G, et al. The effect of high-flow nasal oxygen on hospital length of stay in cardiac surgical patients at high risk for respiratory complications: a randomised controlled trial. Anaesthesia. 2018;73(12):1478–88.

49. Roca O, Messika J, Caralt B, et al. Predicting success of high-flow nasal cannula in pneumonia patients with hypoxemic respiratory failure: the utility of the ROX index. J Crit Care. 2016;35:200–5.

50. Roca O, Caralt B, Messika J, et al. An index combining respiratory rate and oxygenation to predict outcome of nasal high-flow therapy. Am J Respir Crit Care Med. 2019;199(11):1368–76.

51. Vega ML, Dongilli R, Olaizola G, Colaianni N, Sayat MC, Pisani L, Romagnoli M, Spoladore G, Prediletto I, Montiel G, Nava S. COVID-19 pneumonia and ROX index: time to set a new threshold for patients admitted outside the ICU. Pulmonology. 2021;S2531-0437(21)00092-1 https://doi.org/10.1016/j.pulmoe.2021.04.003.

52. Cornillon A, Balbo J, Coffinet J, Floch T, Bard M, Giordano-Orsini G, Malinovsky JM, Kanagaratnam L, Michelet D, Legros V. The ROX index as a predictor of standard oxygen therapy outcomes in thoracic trauma. Scand J Trauma Resusc Emerg Med. 2021;29(1):81. https://doi.org/10.1186/s13049-021-00876-4.

53. Drinker PA, McKhann CF 3rd. Landmark perspective: the iron lung. First practical means of respiratory support. JAMA. 1986;255(11):1476–80.

54. Motley HL, Cournand A, et al. Intermittent positive pressure breathing; a means of administering artificial respiration in man. JAMA. 1948;137(4):370–82.

55. Motley HL, Lang LP, Gordon B. Use of intermittent positive pressure breathing combined with nebulization in pulmonary disease. Am J Med. 1948;5(6):853–6.

56. Sullivan CE, Issa FG, Berthon-Jones M, Eves L. Reversal of obstructive sleep apnoea by continuous positive airway pressure applied through the nares. Lancet. 1981;1(8225):862–5.

57. Kerby GR, Mayer LS, Pingleton SK. Nocturnal positive pressure ventilation via nasal mask. Am Rev Respir Dis. 1987;135(3):738–40.

58. Bersten AD, Holt AW, Vedig AE, Skowronski GA, Baggoley CJ. Treatment of severe cardiogenic pulmonary edema with continuous positive airway pressure delivered by face mask. N Engl J Med. 1991;325(26):1825–30.

59. Bott J, Carroll MP, Conway JH, et al. Randomised controlled trial of nasal ventilation in acute ventilatory failure due to chronic obstructive airways disease. Lancet. 1993;341(8860):1555–7.

60. Brochard L, Mancebo J, Wysocki M, et al. Noninvasive ventilation for acute exacerbations of chronic obstructive pulmonary disease. N Engl J Med. 1995;333(13):817–22.

61. British Thoracic Society Standards of Care Committee. Non-invasive ventilation in acute respiratory failure. Thorax. 2002;57(3):192–211.

62. Antonelli M, Conti G. Noninvasive positive pressure ventilation as treatment for acute respiratory failure in critically ill patients. Crit Care. 2000;4(1):15–22.

63. Stevenson NJ, Walker PP, Costello RW, Calverley PM. Lung mechanics and dyspnea during exacerbations of chronic obstructive pulmonary disease. Am J Respir Crit Care Med. 2005;172(12):1510–6.

64. O'Donnell DE, Parker CM. COPD exacerbations. 3: pathophysiology. Thorax. 2006;61(4):354–61.

65. Organized jointly by the American Thoracic Society, the European Respiratory Society, the European Society of Intensive Care Medicine, and the Société de Réanimation de Langue Française, and approved by ATS Board of Directors, December 2000. International Consensus Conferences in Intensive Care Medicine: noninvasive positive pressure ventilation in acute Respiratory failure. Am J Respir Crit Care Med. 2001;163(1):283–91.

66. Williams JW Jr, Cox CE, Hargett CW, et al. Noninvasive Positive-Pressure Ventilation (NPPV) for Acute Respiratory Failure [Internet]. Rockville (MD): Agency for Healthcare Research and Quality (US); 2012 Jul. Report No.: 12-EHC089-EF. PMID: 22876372.

67. Diaz O, Iglesia R, Ferrer M, et al. Effects of noninvasive ventilation on pulmonary gas exchange and hemodynamics during acute hypercapnic exacerbations of chronic obstructive pulmonary disease. Am J Respir Crit Care Med. 1997;156(6):1840–5.

68. Lindenauer PK, Stefan MS, Shieh MS, Pekow PS, Rothberg MB, Hill NS. Outcomes associated with invasive and noninvasive ventilation among patients hospitalized with exacerbations of chronic obstructive pulmonary disease. JAMA Intern Med. 2014;174(12):1982–93.

69. Osadnik CR, Tee VS, Carson-Chahhoud KV, Picot J, Wedzicha JA, Smith BJ. Non-invasive ventilation for the management of acute hypercapnic respiratory failure due to exacerbation of chronic obstructive pulmonary disease. Cochrane Database Syst Rev. 2017;7(7):CD004104. https://doi.org/10.1002/14651858.CD004104.pub4. PMID: 28702957; PMCID: PMC6483555.

70. Conti G, Antonelli M, Navalesi P, et al. Noninvasive vs. conventional mechanical ventilation in patients with chronic obstructive pulmonary disease after failure of medical treatment in the ward: a randomized trial. Intensive Care Med. 2002;28(12):1701–7.

71. Kramer N, Meyer TJ, Meharg J, Cece RD, Hill NS. Randomized, prospective trial of noninvasive positive pressure ventilation in acute respiratory failure. Am J Respir Crit Care Med. 1995;151(6):1799–806.

72. Angus RM, Ahmed AA, Fenwick LJ, Peacock AJ. Comparison of the acute effects on gas exchange of nasal ventilation and doxapram in exacerbations of chronic obstructive pulmonary disease. Thorax. 1996;51(10):1048–50.

73. Celikel T, Sungur M, Ceyhan B, Karakurt S. Comparison of noninvasive positive pressure ventilation with standard medical therapy in hypercapnic acute respiratory failure. Chest. 1998;114(6):1636–42.

74. Plant PK, Owen JL, Elliott MW. Early use of non-invasive ventilation for acute exacerbations of chronic obstructive pulmonary disease on general respiratory wards: a multicentre randomised controlled trial. Lancet. 2000;355(9219):1931–5.

75. Mehta S, Hill NS. Noninvasive ventilation. Am J Respir Crit Care Med. 2001;163(2):540–77.

76. Wedzicha JA Ers Co-Chair, Miravitlles M, Hurst JR, Calverley PM, Albert RK, Anzueto A, Criner GJ, Papi A, Rabe KF, Rigau D, Sliwinski P, Tonia T, Vestbo J, Wilson KC, Krishnan JA Ats Co-Chair. Management of COPD exacerbations: a European Respiratory Society/American Thoracic Society guideline. Eur Respir J. 2017;49(3):1600791. https://doi.org/10.1183/13993003.00791-2016. PMID: 28298398.

77. Roberts CM, Stone RA, Buckingham RJ, Pursey NA, Lowe D, National Chronic Obstructive Pulmonary Disease Resources and Outcomes Project Implementation Group. Acidosis, non-invasive ventilation and mortality in hospitalised COPD exacerbations. Thorax. 2011;66(1):43–8.

78. National Collaborating Centre for Chronic Conditions. Chronic obstructive pulmonary disease. National clinical guideline on management of chronic obstructive pulmonary disease in adults in primary and secondary care. Thorax. 2004;59(Suppl 1):1–232.

79. National Clinical Guideline Centre. Chronic obstructive pulmonary disease: management of chronic obstructive pulmonary disease in adults in primary and secondary care. London: National Clinical Guideline Centre. 2010. Available at: http://guidance.nice.org.uk/CG101/Guidance/pdf/English.

80. Connolly MJ. Acute non-invasive ventilation in older patients: medical evolution and improvement in survival of the un-fittest. Age Ageing. 2011;40(4):414–6.

81. Nava S, Grassi M, Fanfulla F, et al. Non-invasive ventilation in elderly patients with acute hypercapnic respiratory failure: a randomised controlled trial. Age Ageing. 2011;40(4):444–50.

82. Balami JS, Packham SM, Gosney MA. Non-invasive ventilation for respiratory failure due to acute exacerbations of chronic obstructive pulmonary disease in older patients. Age Ageing. 2006;35(1):75–9.

83. Nicolini A, Santo M, Ferrera L, Ferrari-Bravo M, Barlascini C, Perazzo A. The use of non-invasive ventilation in very old patients with hypercapnic acute respiratory failure because of COPD exacerbation. Int J Clin Pract. 2014;68(12):1523–9.

84. Vaudan S, Ratano D, Beuret P, Hauptmann J, Contal O, Garin N. Impact of a dedicated noninvasive ventilation team on intubation and mortality rates in severe COPD exacerbations. Respir Care. 2015;60(10):1404–8.

85. Siirilä-Waris K, Lassus J, Melin J, Peuhkurinen K, Nieminen MS, Harjola VP, FINN-AKVA Study Group. Characteristics, outcomes, and predictors of 1-year mortality in patients hospitalized for acute heart failure. Eur Heart J. 2006;27(24):3011–7.

86. Girou E, Brun-Buisson C, Taillé S, Lemaire F, Brochard L. Secular trends in nosocomial infections and mortality associated with noninvasive ventilation in patients with exacerbation of COPD and pulmonary edema. JAMA. 2003;290(22):2985–91.

87. Nieminen MS, Böhm M, Cowie MR, ESC Committee for Practice Guideline (CPG). Executive summary of the guidelines on the diagnosis and treatment of acute heart failure: the Task Force on Acute Heart Failure of the European Society of Cardiology. Eur Heart J. 2005;26(4):384–416.

88. Gray A, Goodacre S, Newby DE, Masson M, Sampson F, Nicholl J. 3CPO Trialists. Noninvasive ventilation in acute cardiogenic pulmonary edema. N Engl J Med. 2008;359(2):142–51.

89. Masip J, Roque M, Sánchez B, Fernández R, Subirana M, Expósito JA. Noninvasive ventilation in acute cardiogenic pulmonary edema: systematic review and meta-analysis. JAMA. 2005;294(24):3124–30.

90. Potts JM. Noninvasive positive pressure ventilation: effect on mortality in acute cardiogenic pulmonary edema: a pragmatic meta-analysis. Pol Arch Med Wewn. 2009;119:349–53.

91. Goodacre SW, Gray A, Newby D. Errors in meta-analysis regarding the 3CPO trial. Ann Intern Med. 2010;153(4):277–8.

92. Bello G, De Santis P, Antonelli M. Non-invasive ventilation in cardiogenic pulmonary edema. Ann Transl Med. 2018;6(18):355. https://doi.org/10.21037/atm.2018.04.39. PMID: 30370282; PMCID: PMC6186545.

93. Weng CL, Zhao YT, Liu QH, et al. Meta-analysis: noninvasive ventilation in acute cardiogenic pulmonary edema. Ann Intern Med. 2010;152(9):590–600.

94. Mariani J, Macchia A, Belziti C, et al. Noninvasive ventilation in acute cardiogenic pulmonary edema: a meta-analysis of randomized controlled trials. J Card Fail. 2011;17(10):850–9.

95. Nava S, Carbone G, DiBattista N, Bellone A, Baiardi P, Cosentini R, Marenco M, Giostra F, Borasi G, Groff P. Noninvasive ventilation in cardiogenic pulmonary edema: a multicenter randomized trial. Am J Respir Crit Care Med. 2003;168(12):1432–7.

96. Nouira S, Boukef R, Bouida W, et al. Non-invasive pressure support ventilation and CPAP in cardiogenic pulmonary edema: a multicenter randomized study in the emergency department. Intensive Care Med. 2011;37(2):249–56.

97. Masip J, Betbesé AJ, Páez J, et al. Non-invasive pressure support ventilation versus conventional oxygen therapy in acute cardiogenic pulmonary oedema: a randomised trial. Lancet. 2000;356(9248):2126–32.

98. Cabrini L, Landoni G, Oriani A, et al. Noninvasive ventilation and survival in acute care settings: a comprehensive systematic review and metaanalysis of randomized controlled trials. Crit Care Med. 2015;43(4):880–8.

99. Mehta S, Al-Hashim AH, Keenan SP. Noninvasive ventilation in patients with acute cardiogenic pulmonary edema. Respir Care. 2009;54(2):186–95.

100. Winck JC, Azevedo LF, Costa-Pereira A, Antonelli M, Wyatt JC. Efficacy and safety of non-invasive ventilation in the treatment of acute cardiogenic pulmonary edema--a systematic review and meta-analysis. Crit Care. 2006;10(2):R69. https://doi.org/10.1186/cc4905. PMID: 16646987; PMCID: PMC1550884.

101. L'Her E, Duquesne F, Girou E, et al. Noninvasive continuous positive airway pressure in elderly cardiogenic pulmonary edema patients. Intensive Care Med. 2004;30(5):882–8.

102. Ferrer M, Esquinas A, Leon M, Gonzalez G, Alarcon A, Torres A. Noninvasive ventilation in severe hypoxemic respiratory failure: a randomized clinical trial. Am J Respir Crit Care Med. 2003;168(12):1438–44.

103. Martin TJ, Hovis JD, Costantino JP, et al. A randomized, prospective evaluation of noninvasive ventilation for acute respiratory failure. Am J Respir Crit Care Med. 2000;161:807–13.

104. Antonelli M, Conti G, Rocco M, et al. A comparison of noninvasive positive-pressure ventilation and conventional mechanical ventilation in patients with acute respiratory failure. N Engl J Med. 1998;339(7):429–35.

105. Delclaux C, L'Her E, Alberti C, et al. Treatment of acute hypoxemic nonhypercapnic respiratory insufficiency with continuous positive airway pressure delivered by a face mask: a randomized controlled trial. JAMA. 2000;284(18):2352–60.

106. Keenan SP, Sinuff T, Cook DJ, Hill NS. Does noninvasive positive pressure ventilation improve outcome in acute hypoxemic respiratory failure? A systematic review. Crit Care Med. 2004;32(12):2516–23.

107. Hernandez G, Fernandez R, Lopez-Reina P, et al. Noninvasive ventilation reduces intubation in chest trauma-related hypoxemia: a randomized clinical trial. Chest. 2010;137(1):74–80.

108. Faria DA, da Silva EM, Atallah ÁN, Vital FM. Noninvasive positive pressure ventilation for acute respiratory failure following upper abdominal surgery. Cochrane Database Syst Rev. 2015;2015(10):CD009134. https://doi.org/10.1002/14651858.CD009134.pub2. PMID: 26436599; PMCID: PMC8080101.

109. Xu XP, Zhang XC, Hu SL, et al. Noninvasive ventilation in acute hypoxemic Nonhypercapnic respiratory failure: a systematic review and meta-analysis. Crit Care Med. 2017;45(7):e727–33. https://doi.org/10.1097/CCM.0000000000002361. PMID: 28441237; PMCID: PMC5470860.

110. Schettino G, Altobelli N, Kacmarek RM. Noninvasive positive-pressure ventilation in acute respiratory failure outside clinical trials: experience at the Massachusetts General Hospital. Crit Care Med. 2008;36(2):441–7.

111. Duan J, Chen L, Liang G, et al. Noninvasive ventilation failure in patients with hypoxemic respiratory failure: the role of sepsis and septic shock. Ther Adv Respir Dis. 2019;13:1753466619888124. https://doi.org/10.1177/1753466619888124. PMID: 31722614; PMCID: PMC6856973.

112. Baldomero AK, Melzer AC, Greer N, et al. Effectiveness and harms of high-flow nasal oxygen for acute respiratory failure: an evidence report for a clinical guideline from the American College of Physicians. Ann Intern Med. 2021;174(7):952–66.

113. Bellani G, Laffey JG, Pham T, LUNG SAFE Investigators, ESICM Trials Group, et al. Noninvasive ventilation of patients with acute respiratory distress syndrome. Insights from the LUNG SAFE study. Am J Respir Crit Care Med. 2017;195(1):67–77.

114. Ferguson ND, Fan E, Camporota L, et al. The Berlin definition of ARDS: an expanded rationale, justification, and supplementary material. Intensive Care Med. 2012;38(10):1573–82.

115. Antonelli M, Conti G, Bufi M, et al. Noninvasive ventilation for treatment of acute respiratory failure in patients undergoing solid organ transplantation: a randomized trial. JAMA. 2000;283(2):235–41.

116. Adda M, Coquet I, Darmon M, Thiery G, Schlemmer B, Azoulay E. Predictors of noninvasive ventilation failure in patients with hematologic malignancy and acute respiratory failure. Crit Care Med. 2008;36(10):2766–72.

117. Squadrone V, Massaia M, Bruno B, et al. Early CPAP prevents evolution of acute lung injury in patients with hematologic malignancy. Intensive Care Med. 2010;36(10):1666–74.

118. Gristina GR, Antonelli M, Conti G, GiViTI (Italian Group for the Evaluation of Interventions in Intensive Care Medicine), et al. Noninvasive versus invasive ventilation for acute respiratory failure in patients with hematologic malignancies: a 5-year multicenter observational survey. Crit Care Med. 2011;39(10):2232–9.

119. Lemiale V, Resche-Rigon M, Mokart D, et al. Acute respiratory failure in patients with hematological malignancies: outcomes according to initial ventilation strategy. A groupe de recherche respiratoire en réanimation onco-hématologique (Grrr-OH) study. Ann Intensive Care. 2015;5(1):28. https://doi.org/10.1186/s13613-015-0070-z. Epub 2015 Sep 30. PMID: 26429355; PMCID: PMC4883632.

120. Azoulay E, Mokart D, Pène F, et al. Outcomes of critically ill patients with hematologic malignancies: prospective multicenter data from France and Belgium–a groupe de recherche respiratoire en réanimation onco-hématologique study. J Clin Oncol. 2013;31(22):2810–8.

121. Conti G, Marino P, Cogliati A, et al. Noninvasive ventilation for the treatment of acute respiratory failure in patients with hematologic malignancies: a pilot study. Intensive Care Med. 1998;24(12):1283–8.

122. Depuydt PO, Benoit DD, Roosens CD, Offner FC, Noens LA, Decruyenaere JM. The impact of the initial ventilatory strategy on survival in hematological patients with acute hypoxemic respiratory failure. J Crit Care. 2010;25(1):30–6.

123. Lemiale V, Mokart D, Resche-Rigon M, Groupe de Recherche en Réanimation Respiratoire du patient d'Onco-Hématologie (GRRR-OH), et al. Effect of noninvasive ventilation vs oxygen therapy on mortality among immunocompromised patients with acute respiratory failure: a randomized clinical trial. JAMA. 2015;314(16):1711–9.

124. Nava S, Ambrosino N, Clini E, et al. Noninvasive mechanical ventilation in the weaning of

patients with respiratory failure due to chronic obstructive pulmonary disease. A randomized, controlled trial. Ann Intern Med. 1998;128(9):721–8.

125. Girault C, Daudenthun I, Chevron V, Tamion F, Leroy J, Bonmarchand G. Noninvasive ventilation as a systematic extubation and weaning technique in acute-on-chronic respiratory failure: a prospective, randomized controlled study. Am J Respir Crit Care Med. 1999;160(1):86–92.

126. Ferrer M, Esquinas A, Arancibia F, et al. Noninvasive ventilation during persistent weaning failure: a randomized controlled trial. Am J Respir Crit Care Med. 2003;168(1):70–6.

127. Vaschetto R, Turucz E, Dellapiazza F, et al. Noninvasive ventilation after early extubation in patients recovering from hypoxemic acute respiratory failure: a single-Centre feasibility study. Intensive Care Med. 2012;38(10):1599–606.

128. Trevisan CE, Vieira SR, Research Group in Mechanical Ventilation Weaning. Noninvasive mechanical ventilation may be useful in treating patients who fail weaning from invasive mechanical ventilation: a randomized clinical trial. Crit Care. 2008;12(2):R51. https://doi.org/10.1186/cc6870. Epub 2008 Apr 17. PMID: 18416851; PMCID: PMC2447605.

129. Collaborating Research Group for Noninvasive Mechanical Ventilation of Chinese Respiratory, S., Pulmonary infection control window in treatment of severe respiratory failure of chronic obstructive pulmonary diseases: a prospective, randomized controlled, multi-centred study. Chin Med J. 2005;118(19):1589–94.

130. Prasad SB, Chaudhry D, Khanna R. Role of noninvasive ventilation in weaning from mechanical ventilation in patients of chronic obstructive pulmonary disease: an Indian experience. Indian J Crit Care Med. 2009;13(4):207–12.

131. Girault C, Bubenheim M, Abroug F, VENISE Trial Group, et al. Noninvasive ventilation and weaning in patients with chronic hypercapnic respiratory failure: a randomized multicenter trial. Am J Respir Crit Care Med. 2011;184(6):672–9.

132. Burns KE, Meade MO, Premji A, Adhikari NK. Noninvasive ventilation as a weaning strategy for mechanical ventilation in adults with respiratory failure: a Cochrane systematic review. CMAJ. 2014;186(3):E112–22.

133. Keenan SP, Powers C, McCormack DG, Block G. Noninvasive positive-pressure ventilation for postextubation respiratory distress: a randomized controlled trial. JAMA. 2002;287(24):3238–44.

134. Esteban A, Frutos-Vivar F, Ferguson ND, et al. Noninvasive positive-pressure ventilation for respiratory failure after extubation. N Engl J Med. 2004;350(24):2452–60.

135. Lin C, Yu H, Fan H, Li Z. The efficacy of noninvasive ventilation in managing postextubation respiratory failure: a meta-analysis. Heart Lung. 2014;43(2):99–104.

136. Nava S, Gregoretti C, Fanfulla F, Squadrone E, Grassi M, Carlucci A, Beltrame F, Navalesi P. Noninvasive ventilation to prevent respiratory failure after extubation in high-risk patients. Crit Care Med. 2005;33(11):2465–70.

137. Ferrer M, Valencia M, Nicolas JM, Bernadich O, Badia JR, Torres A. Early noninvasive ventilation averts extubation failure in patients at risk: a randomized trial. Am J Respir Crit Care Med. 2006;173(2):164–70.

138. El-Solh AA, Aquilina A, Pineda L, Dhanvantri V, Grant B, Bouquin P. Noninvasive ventilation for prevention of post-extubation respiratory failure in obese patients. Eur Respir J. 2006;28(3):588–95.

139. Ferrer M, Sellarés J, Valencia M, Carrillo A, Gonzalez G, Badia JR, Nicolas JM, Torres A. Non-invasive ventilation after extubation in hypercapnic patients with chronic respiratory disorders: randomised controlled trial. Lancet. 2009;374(9695):1082–8.

140. Khilnani GC, Galle AD, Hadda V, Sharma SK. Non-invasive ventilation after extubation in patients with chronic obstructive airways disease: a randomised controlled trial. Anaesth Intensive Care. 2011;39(2):217–23.

141. Jaber S, Lescot T, Futier E, NIVAS Study Group, et al. Effect of noninvasive ventilation on tracheal reintubation among patients with hypoxemic respiratory failure following abdominal surgery: a randomized clinical trial. JAMA. 2016;315(13):1345–53.

142. Jaber S, Chanques G, Jung B. Postoperative noninvasive ventilation. Anesthesiology. 2010;112(2):453–61.

143. Chiumello D, Chevallard G, Gregoretti C. Non-invasive ventilation in postoperative patients: a systematic review. Intensive Care Med. 2011;37(6):918–29.

144. Bellani G, Laffey JG, Pham T, LUNG SAFE Investigators, ESICM Trials Group, et al. Epidemiology, patterns of care, and mortality for patients with acute respiratory distress syndrome in intensive care units in 50 countries. JAMA. 2016;315(8):788–800.

145. Parhar KKS, Zjadewicz K, Soo A, et al. Epidemiology, mechanical power, and 3-year outcomes in acute respiratory distress syndrome patients using standardized screening. An observational cohort study. Ann Am Thorac Soc. 2019;16(10):1263–72. https://doi.org/10.1513/AnnalsATS.201812-910OC. PMID: 31247145; PMCID: PMC6812172.

146. Esteban A, Frutos-Vivar F, Muriel A, et al. Evolution of mortality over time in patients receiving mechanical ventilation. Am J Respir Crit Care Med. 2013;188(2):220–30.

147. Dennis JM, McGovern AP, Vollmer SJ, Mateen BA. Improving survival of critical care patients with coronavirus disease 2019 in England: a National Cohort Study, March to June 2020. Crit Care Med. 2021;49(2):209–14.

148. COVID-ICU Group on behalf of the REVA Network and the COVID-ICU Investigators. Clinical characteristics and day-90 outcomes of 4244 critically ill adults with COVID-19: a prospective cohort study. Intensive Care Med. 2021;47:60–73.

149. Prescott HC, Levy MM. Survival from severe coronavirus disease 2019: is it changing? Crit Care Med. 2021;49(2):351–3.

150. Dres M, Hajage D, Lebbah S, COVID-ICU Investigators, et al. Characteristics, management, and prognosis of elderly patients with COVID-19 admitted in the ICU during the first wave: insights from the COVID-ICU study: prognosis of COVID-19 elderly critically ill patients in the ICU. Ann Intensive Care. 2021;11(1):77.

151. Kurtz P, Bastos LSL, Dantas LF, et al. Evolving changes in mortality of 13,301 critically ill adult patients with COVID-19 over 8 months. Intensive Care Med. 2021;47(5):538–48.

152. Fernández R, González de Molina FJ, Batlle M, Fernández MM, Hernandez S, Villagra A, Grupo Semicríticos Covid. Non-invasive ventilatory support in patients with COVID-19 pneumonia: a Spanish multicenter registry. Med Intensiva (Engl Ed). 2021;45(5):315–7.

153. Franco C, Facciolongo N, Tonelli R, et al. Feasibility and clinical impact of out-of-ICU noninvasive respiratory support in patients with COVID-19-related pneumonia. Eur Respir J. 2020;56(5):2002130.

154. Patel M, Gangemi A, Marron R, et al. Retrospective analysis of high flow nasal therapy in COVID-19-related moderate-to-severe hypoxaemic respiratory failure. BMJ Open Respir Res. 2020;7(1):e000650. https://doi.org/10.1136/bmjresp-2020-000650. PMID: 32847947; PMCID: PMC7451488.

155. Zucman N, Mullaert J, Roux D, Roca O, Ricard JD, Contributors. Prediction of outcome of nasal high flow use during COVID-19- related acute hypoxemic respiratory failure. Intens Care Med. 2020;46(10):1924–6.

156. Panadero C, Abad-Fernández A, Rio-Ramirez MT, et al. High-flow nasal cannula for Acute Respiratory Distress Syndrome (ARDS) due to COVID-19. Multidiscip Respir Med. 2020;15(1):693. https://doi.org/10.4081/mrm.2020.693. PMID: 32983456; PMCID: PMC7512942.

157. Vianello A, Arcaro G, Molena B, et al. High-flow nasal cannula oxygen therapy to treat patients with hypoxemic acute respiratory failure consequent to SARS- CoV-2 infection. Thorax. 2020;75(11):998–1000.

158. Hifumi T, Jinbo I, Okada I, et al. The impact of age on outcomes of elderly ED patients ventilated due to community acquired pneumonia. Am J Emerg Med. 2015;33(2):277–81.

159. Frengley JD, Sansone GR, Shakya K, Kaner RJ. J Am Geriatr Soc. 2014;62(1):1–9.

160. Fujii M, Iwakami S, Takagi H, et al. Factors influencing weaning from mechanical ventilation in elderly patients with severe pneumonia. Geriatr Gerontol Int. 2012;12(2):277–83.

161. Cader SA, Vale RG, Castro JC, et al. Inspiratory muscle training improves maximal inspiratory pressure and may assist weaning in older intubated patients: a randomised trial. J Physiother. 2010;56(3):171–7.

162. Epstein CD, Peerless JR. Weaning readiness and fluid balance in older critically ill surgical patients. Am J Crit Care. 2006;15(1):54–64.

163. Ely EW, Evans GW, Haponik EF. Mechanical ventilation in a cohort of elderly patients admitted to an intensive care unit. Ann Int Med. 1999;131(2):96–104.

164. Kher S, Roberts RJ, Garpestad E, et al. Development, implementation, and evaluation of an institutional daily awakening and spontaneous breathing trial protocol: a quality improvement project. J Intensive Care Med. 2013;28(3):189–97.

165. Jackson DL, Proudfoot CW, Cann KF, Walsh T. A systematic review of the impact of sedation practice in the ICU on resource use, costs and patient safety. Crit Care. 2010;14(2):R59. https://doi.org/10.1186/cc8956. Epub 2010 Apr 9. PMID: 20380720; PMCID: PMC2887180.

166. Schweickert WD, Pohlman MC, Pohlman AS, et al. Early physical and occupational therapy in mechanically ventilated, critically ill patients: a randomised controlled trial. Lancet. 2009;373(9678):1874–82.

167. MacIntyre NR, Cook DJ, Ely EW, et al. Evidence-based guidelines for weaning and discontinuing ventilatory support: a collective task force facilitated by the American College of Chest Physicians; the American Association for Respiratory Care; and the American College of Critical Care Medicine. Chest. 2001;120(6 suppl):375S–95S.

168. Barr J, Fraser GL, Puntillo K, et al. Clinical practice guidelines for the management of pain, agitation, and delirium in adult patients in the intensive care unit. Crit Care Med. 2013;41(1):263–306.

第 19 章　血管活性药物

Dylan de Lange

目录

🎯 **学习目标**

　　衰老的心脏和血管无法适应不断变化的需求。常通过增加心率使心输出量保持在可接受的水平。与年轻患者相比，衰老的心脏对 β- 肾上腺素能刺激的反应较小，复苏的第一步是充分的液体复苏。然而，老年患者更容易出现液体过载。在所有血管活性药物中选择最佳的血管升压药的证据有限，特别是在老年患者中，缺乏证据。老年患者的最佳目标血压尚未确定，但一些试验表明，允许性低血压（平均动脉血压 60～65mmHg）是可以接受的，不会导致更多的器官功能障碍。

19.1　引言

　　随着患者年龄的增长，心脏和血管产生多种（病理）生理变化和适应性改变，因此可能需要更高的血压目标。在心脏内部，心肌细胞数量减少，心肌结缔组织和脂肪增加[1]。此外，心肌纤维化会导致心脏传导异常。这些综合变化导致左室射血分数下降和心室顺应性整体下降。随着年龄的增长，动脉扩张能力下降，导致心脏后负荷增加。心脏通过维持静息心排血量来适应这种情况，但最大心率、射血分数和心排血量会随着年龄的增长而下降。随着年龄的增长，心室舒张功能也会受损，因此舒张功能障碍在老年人中更为常见，特别是在那些高血压患者中[2,3]。这些变化的结果是心脏对 β- 肾上腺素能刺激的反应减弱。有人提出了"低交感神经状态"这个概念，这种状态下心脏对交感神经刺激的反应变弱，心率也不会增加。因此，衰老的心脏通过增加心室充盈（前负荷）和每搏量而不是通过增加心率来增加心输出量。由于这种前负荷依赖性，即使是轻微低血容量也会导致心输出量显著降低。由于与衰老相关的舒张功能障碍，这种依赖前负荷来维持心输出量更为重要。因此，老年患者对心房颤动的耐受性较差。

　　当然，上述心脏变化会因心脏合并症（如冠状动脉疾病）的高发而加剧。特别是在老年人中，冠状动脉疾病可能不被发现，因为心肌缺血可能表现为非特异性症状[4,5]。

实践

　　老年患者不能很好地耐受心律失常，它们可能对心输出量产生深远影响。因此，这些心律失常应立即纠正，同时特别关注前负荷和充盈压。

19.2　液体复苏

　　老年低血压患者对 β- 肾上腺素能刺激的反应较差，并且比年轻患者更依赖前负荷。因此，老年低血压患者救治的首要任务是纠正低血容量。不幸的是，老年患者的液体滴定尤其具有挑战性。快速补液可能导致肺静脉充血和肺水肿。建议输液 250～500ml，并密切监测患者的血压、心率、呼吸频率、尿量和动脉氧饱和度。在 ICU 病房中，这些参数都可以通过肺动脉导管、心脏超声检查、脉搏波等密切监测。然而，在老年患者中，这些设备的应用缺乏证据支持。事实上，无论患者年龄如何，多项研究已经证实，中心静脉压和肺毛细血管楔压都不能预测液体治疗的血流动力学反应性[6,7]。

19.3　血管活性药物

当充分液体复苏(约 30ml/kg)未达到目标平均动脉压(mean arterial pressure,MAP)>65mmHg 时,下一步就要使用血管升压药恢复器官灌注。老年脓毒症患者对大量输液有明显异常的心室反应,容量负荷试验下的左心室每搏功指数的增加显著低于对照组[8]。脓毒症的特征是双室功能障碍:收缩期射血分数降低和舒张期心室顺应性降低。心肌抑制、外周血管舒张和全身血管阻力降低是脓毒症患者的典型血流动力学特征。因为血管升压药产生的血管收缩作用可能阻碍外周循环,所以有时不愿为了优化血流动力学而使用血管升压药。然而,器官灌注未能恢复可能导致进行性多器官衰竭,甚至死亡[9]。然而,尽管经过多年研究,仍未确定脓毒症患者的最佳正性肌力药。目前,去甲肾上腺素仍是感染性休克患者的首选血管活性药物[10-16]。在接受去甲肾上腺素的患者中,应考虑使用低剂量血管升压素(0.01~0.04U/min)作为二线血管升压药。在脓毒症患者中,低剂量血管升压素显著增加动脉压[14,17]。

多巴胺已被用于增加心输出量和血管张力。然而,一项针对休克患者的随机对照试验显示,多巴胺在逆转休克方面大致相当于去甲肾上腺素。在多巴胺治疗组和去甲肾上腺素治疗组之间,28 天死亡率没有显著差异。然而,副作用的数量,特别是心律失常,在多巴胺治疗的患者组中更高[18]。鉴于老年患者无法应对心脏的这种节律异常,应避免使用多巴胺。

左西孟旦是一种钙增敏剂,可增加细胞内钙浓度,从而增加心肌细胞收缩力。它是一种具有正性肌力和血管扩张药物,已被用于治疗失代偿性心力衰竭。然而,在感染性休克中,在标准治疗(通常用去甲肾上腺素)中加入左西孟旦并没有产生更好的结局。相反,28 天死亡率并不显著高于标准治疗组(34.5% vs 30.9%)。其他短暂性终点,如 SOFA 评分,在这两个治疗组之间也没有差异[19]。

总的结论是,经过了几年研究,尽管多巴胺和左西孟旦并不经常用于感染性休克,但是并没有证据表明它们中哪种有明确的获益[20]。

在这些研究中,都没有针对老年患者进行调查。研究人群的中位年龄通常相当于脓毒症或脓毒症休克患者的中位年龄:65~70 岁。在所有这些随机临床试验中,真正的老年患者群体(如>80 岁)代表性非常低。

实践

老年患者的最佳血管升压药尚未确定,使用具有较弱 β- 肾上腺素能效应(有节律异常的风险)的血管升压药似乎是合理的。

19.4　老年重症患者的血压目标

老年患者全身血管顺应性较差,通常(但不总是)有较高的中位血压。因此,我们可以很直接地认为,老年患者在使用血管升压药治疗时,血压目标应该更高。

针对老年患者的研究已经在进行,尽管不是在高龄患者中[21]。在一项随机对照试验中,感染性休克患者被分配到平均动脉血压 65～70mmHg 或平均动脉血压 80～85mmHg 组[22]。与往常一样,患者平均年龄为 65 岁(标准差为 13 岁),这意味着很少有患者实际年龄>80 岁。然而,两组之间的结果没有太大差异:死亡率为 36.6% vs 34.0%,两组血管活性药的副作用发生率相似。一项对危重症休克成年患者血压的系统回顾研究表明,不支持为老年患者制定更高的血压目标[23]。然而,这篇文章血压目标的差异很小(MAP>65mmHg 与 MAP>70mmHg),并且"老年患者"的定义是年龄>65 岁。

另一个仍有争议的问题是,在发病期之前有高血压的患者是否需要更高的血压目标。最新的指南建议 65 岁以上患者的治疗目标为 130/80mmHg。然而,要达到这一目标需要考虑很多因素,建议采用临床判断和以团队为基础的方法[24]。个性化制定目标似乎是必要的。遵循指南,目前提倡所有人 MAP>65mmHg,对发病前低血压患者可能会导致血管升压药更长的治疗时间和更高的剂量[25, 26]。

最近的一项研究调查了"更高"和"更低"的血压目标,进一步研究了血管扩张性休克患者 MAP>60mmHg 和 MAP>65mmHg 对预后的差异。这项"65 研究"表明,与 MAP>65mmHg[27]的目标血压相比,进一步降低 65 岁以上患者的目标血压可降低 90 天死亡率。这是首批明确显示随机化年龄分布的研究之一,并显示了对不同年龄组的事后分析。非常违反常识的是,老年患者的低血压效应与较低的 90 天死亡率相关:年龄越高,90 天死亡的发生率越低。然而,这种效应在统计上并不显著。值得注意的是,两组之间的死亡率差异经过相当长的时间才出现分歧——只有在出院后,潜在的显著差异才出现。事后分析显示,慢性高血压患者群体预计受到低血压伤害的风险最大,但针对这一群体,允许性低血压似乎是最有益的。晚期、出院后死亡率受益的结果显示血管升压药不会引起器官损伤。过渡终点,如肾功能、呼吸功能、ICU 住院时间和液体平衡,在两个研究组中类似。因此,尚不清楚为什么较低的血管升压药剂量可以降低老年患者的死亡率。对此,已经提出了几个假说。

首先,较低的血压并不等于更少的灌注。全身灌注压为 MAP 与中心静脉压(central venous pressure, CVP)之差。如果你的目标是获得更高的 MAP,那么你必须补充更多的液体,这将同时增加 CVP。更高或更低的目标 MAP 实际上可能产生类似的全身灌注压。"65 试验"的潜在危险之一是,患者 MAP 在相当长的一段时间内<60mmHg,这可能对这些患者是有害的。

其次,目标血压较低的患者比正常目标血压组接受更少的血管升压药物。既往研究表明,血管升压药的使用与 ICU 获得性虚弱相关[28]。这种肌肉损耗可能会导致恢复期延长,容易出现继发性并发症,导致高剂量血管升压药组 90 天死亡率较高。

最后,儿茶酚胺的潜在有害影响似乎是通过刺激 β- 肾上腺素能受体介导的:心率加快、心律失常发生率增加、心肌缺血,以及对心肌细胞的直接毒性作用导致细胞凋亡和纤维化[18, 29-32]。此外,越来越多的证据支持去甲肾上腺素的潜在免疫调节损害[33, 34]和诱导高凝状态[30, 35]。代谢系统也受到影响,儿茶酚胺影响各种代谢途径,诱发高血糖[36]。

虽然这些研究为过度 β- 肾上腺素能刺激对骨骼肌的独立有害效应提供了生物学上的合理性,但这一领域显然需要进一步研究,以确认特定血管活性药物的使用与老年重症患者神经肌肉无力发展之间的联系。

结论

老年患者人群心脏和血管有许多病理生理变化,在病情危重时需要另一个目标血压。然而,目前尚不清楚老年重症患者的最佳血压是多少。大多数研究都没有专门分析这个年龄组。最新的一项研究表明,与常识相反,较低的目标血压比正常血压更好。然而,还需要更多的研究来阐明在特定疾病中需要哪种目标血压。

要点

老年患者液体复苏、血管升压药和最佳血压目标的相关证据是缺乏的。老年患者的允许性低血压似乎不会导致器官衰竭,而且似乎是合理的。但是,我们建议达到一个个体化的治疗目标。

（魏学标　译，王中华　审校）

参考文献

1. Pugh KG, Wei JY. Clinical implications of physiological changes in the aging heart. Drugs Aging. 2001;18(4):263–76. https://doi.org/10.2165/00002512-200118040-00004. PMID: 11341474

2. Sanders D, Dudley M, Groban L. Diastolic dysfunction, cardiovascular aging, and the anesthesiologist. Anesthesiol Clin. 2009;27(3):497–517.

3. Chang WT, Chen JS, Hung YK, Tsai WC, Juang JN, Liu PY. Characterization of aging-associated cardiac diastolic dysfunction. PLoS One. 2014;9(5):e97455.

4. Qureshi WT, Zhang ZM, Chang PP, et al. Silent myocardial infarction and long-term risk of heart failure: the ARIC study. J Am Coll Cardiol. 2018;71(1):1–8. https://doi.org/10.1016/j.jacc.2017.10.071.

5. Zhang ZM, Rautaharju PM, Prineas RJ, Tereshchenko L, Soliman EZ. Electrocardiographic QRS-T angle and the risk of incident silent myocardial infarction in the atherosclerosis risk in communities study. J Electrocardiol. 2017;50(5):661–6. https://doi.org/10.1016/j.jelectrocard.2017.05.001.

6. Velissaris D, Karamouzos V, Kotroni I, Pierrakos C, Karanikolas M. The use of pulmonary artery catheter in sepsis patients: a literature review. J Clin Med Res. 2016;8(11):769–76. https://doi.org/10.14740/jocmr2719w.

7. Ospina-Tascón GA, Cordioli RL, Vincent JL. What type of monitoring has been shown to improve outcomes in acutely ill patients? Intensive Care Med. 2008;34(5):800–20. https://doi.org/10.1007/s00134-007-0967-6. Epub 2008 Jan 5.

8. Ognibene FP, Parker MM, Natanson C, Shelhamer JH, Parrillo JE. Depressed left ventricular performance. Response to volume infusion in patients with sepsis and septic shock. Chest. 1988;93(5):903–10. https://doi.org/10.1378/chest.93.5.903.

9. Singer M, Deutschman CS, Seymour CW, Shankar-Hari M, Annane D, Bauer M, Bellomo R, Bernard GR, Chiche JD, Coopersmith CM, Hotchkiss RS, Levy MM, Marshall JC, Martin GS, Opal SM, Rubenfeld GD, van der Poll T, Vincent JL, Angus DC. The third international consensus definitions for sepsis and septic shock (Sepsis-3). JAMA. 2016;315(8):801–10. https://doi.org/10.1001/jama.2016.0287. PMID: 26903338; PMCID: PMC4968574

10. Hamzaoui O, Scheeren TWL, Teboul JL. Norepinephrine in septic shock: when and how much? Curr Opin Crit Care. 2017;23(4):342–7. https://doi.org/10.1097/MCC.0000000000000418.

11. Permpikul C, Tongyoo S, Viarasilpa T, Trainarongsakul T, Chakorn T, Udompanturak S. Early use of norepinephrine in septic shock resuscitation (CENSER). A randomized trial. Am J Respir Crit Care Med. 2019;199(9):1097–105. https://doi.org/10.1164/rccm.201806-1034OC.

12. Menich BE, Miano TA, Patel GP, Hammond DA. Norepinephrine and vasopressin compared with norepinephrine and epinephrine in adults with septic shock. Ann Pharmacother. 2019;53(9):877–85. https://doi.org/10.1177/1060028019843664. Epub 2019 Apr 8

13. Myburgh JA, Higgins A, Jovanovska A, Lipman J, Ramakrishnan N. Santamaria J; CAT study investigators. A comparison of epinephrine and norepinephrine in critically ill patients. Intensive Care Med. 2008;34(12):2226–34. https://doi.org/10.1007/s00134-008-1219-0. Epub 2008 Jul 25

14. Russell JA, Walley KR, Singer J, Gordon AC, Hébert PC, Cooper DJ, Holmes CL, Mehta S, Granton JT, Storms MM, Cook DJ, Presneill JJ, Ayers D, Investigators VASST. Vasopressin versus norepinephrine infusion in patients with septic shock. N Engl J Med. 2008;358(9):877–87. https://doi.org/10.1056/NEJMoa067373.

15. Annane D, Vignon P, Renault A, Bollaert PE, Charpentier C, Martin C, Troché G, Ricard JD, Nitenberg G, Papazian L, Azoulay E, Bellissant E; CATS Study Group. Norepinephrine plus dobutamine versus epinephrine alone for management of septic shock: a randomised trial. Lancet. 2007;370(9588):676–84. https://doi.org/10.1016/S0140-6736(07)61344-0. Erratum in: Lancet. 2007 Sep 22;370(9592):1034.

16. Hajjar LA, Zambolim C, Belletti A, de Almeida JP, Gordon AC, Oliveira G, Park CHL, Fukushima JT, Rizk SI, Szeles TF, Dos Santos Neto NC, Filho RK, Galas FRBG, Landoni G. Vasopressin versus norepinephrine for the Management of Septic Shock in cancer patients: the VANCS II randomized clinical trial. Crit Care Med. 2019;47(12):1743–50. https://doi.org/10.1097/CCM.0000000000004023.

17. Gordon AC, Mason AJ, Thirunavukkarasu N, Perkins GD, Cecconi M, Cepkova M, Pogson DG, Aya HD, Anjum A, Frazier GJ, Santhakumaran S, Ashby D, Brett SJ, Investigators VANISH. Effect of early vasopressin vs norepinephrine on kidney failure in patients with septic shock: the VANISH randomized clinical trial. JAMA. 2016;316(5):509–18. https://doi.org/10.1001/jama.2016.10485.

18. De Backer D, Biston P, Devriendt J, Madl C, Chochrad D, Aldecoa C, Brasseur A, Defrance P, Gottignies P, Vincent JL, SOAP II Investigators. Comparison of dopamine and norepinephrine in the treatment of shock. N Engl J Med. 2010;362(9):779–89. https://doi.org/10.1056/NEJMoa0907118.

19. Gordon AC, Perkins GD, Singer M, McAuley DF, Orme RM, Santhakumaran S, Mason AJ, Cross M, Al-Beidh F, Best-Lane J, Brealey D, Nutt CL, McNamee JJ, Reschreiter H, Breen A, Liu KD, Ashby D. Levosimendan for the prevention of acute organ dysfunction in sepsis. N Engl J Med. 2016;375(17):1638–48. https://doi.org/10.1056/NEJMoa1609409. Epub 2016 Oct 5.

20. Ospina-Tascón GA, Calderón-Tapia LE. Inodilators in septic shock: should these be used? Ann Transl Med. 2020;8(12):796. https://doi.org/10.21037/atm.2020.04.43. PMID: 32647721; PMCID: PMC7333155.

21. D'Aragon F, Belley-Cote EP, Meade MO, Lauzier F, Adhikari NK, Briel M, Lalu M, Kanji S, Asfar P, Turgeon AF, Fox-Robichaud A, Marshall JC, Lamontagne F. Canadian critical care trials group. Blood pressure targets for vasopressor therapy: a systematic review. Shock. 2015;43(6):530–9. https://doi.org/10.1097/SHK.0000000000000348.

22. Asfar P, Meziani F, Hamel JF, Grelon F, Megarbane B, Anguel N, Mira JP, Dequin PF, Gergaud S, Weiss N, Legay F, Le Tulzo Y, Conrad M, Robert R, Gonzalez F, Guitton C, Tamion F, Tonnelier JM, Guezennec P, Van Der Linden T, Vieillard-Baron A, Mariotte E, Pradel G, Lesieur O, Ricard JD, Hervé F, du Cheyron D, Guerin C, Mercat A, Teboul JL, Radermacher P, SEPSISPAM Investigators. High versus low blood-pressure target in patients with septic shock. N Engl J Med. 2014;370(17):1583–93. https://doi.org/10.1056/NEJMoa1312173. Epub 2014 Mar 18

23. Hylands M, Moller MH, Asfar P, Toma A, Frenette AJ, Beaudoin N, Belley-Côté É, D'Aragon F, Laake JH, Siemieniuk RA, Charbonney E, Lauzier F, Kwong J, Rochwerg B, Vandvik PO, Guyatt G, Lamontagne F. A systematic review of vasopressor blood pressure targets in critically ill adults with hypotension. Can J Anaesth. 2017;64(7):703–15. https://doi.org/10.1007/s12630-017-0877-1. English. Epub 2017 May 11.

24. Alsarah A, Alsara O, Bachauwa G. Hypertension management in the elderly: what is the optimal target blood pressure? Heart Views. 2019;20(1):11–16. https://doi.org/10.4103/HEARTVIEWS.HEARTVIEWS_28_18. PMID: 31143381; PMCID: PMC6524422.

25. Russell JA. Personalized blood pressure targets in shock: what if your normal blood pressure is "low"? Am J Respir Crit Care Med. 2020;202(1):10–2. https://doi.org/10.1164/rccm.202004-1124ED. PMID: 32352319; PMCID: PMC7328338.

26. Gershengorn HB, Stelfox HT, Niven DJ, Wunsch H. Association of Premorbid Blood Pressure with vasopressor infusion duration in patients with shock. Am J Respir Crit Care Med. 2020;202(1):91–9. https://doi.org/10.1164/rccm.201908-1681OC.

27. Lamontagne F, Richards-Belle A, Thomas K, Harrison DA, Sadique MZ, Grieve RD, Camsooksai J, Darnell R, Gordon AC, Henry D, Hudson N, Mason AJ, Saull M, Whitman C, Young JD, Rowan KM, Mouncey PR; 65 Trial Investigators. Effect of reduced exposure to vasopressors on 90-day mortality in older critically ill patients with vasodilatory hypotension: a randomized clinical trial. JAMA. 2020;323(10):938–49. https://doi.org/10.1001/jama.2020.0930. Epub ahead of print. PMID: 32049269; PMCID: PMC7064880.

28. Wolfe KS, Patel BK, MacKenzie EL, et al. Impact of vasoactive medications on ICU-acquired weakness in mechanically ventilated patients. Chest. 2018;154(4):781–7. https://doi.org/10.1016/j.chest.2018.07.016.

29. Schmittinger CA, Torgersen C, Luckner G, Schröder DCH, Lorenz I, Dünser MW. Adverse cardiac

events during catecholamine vasopressor therapy: a prospective observational study. Intensive Care Med. 2012;38(6):950–8.

30. Dünser MW, Hasibeder WR. Sympathetic overstimulation during critical illness: adverse effects of adrenergic stress. J Intensive Care Med. 2009;24(5):293–316.

31. Iwai-Kanai E, Hasegawa K, Araki M, Kakita T, Morimoto T, Sasayama S. α- and β-adrenergic pathways differentially regulate cell type-specific apoptosis in rat cardiac myocytes. Circulation. 1999;100(3):305–11.

32. Todd GL, Baroldi G, Pieper GM, Clayton FC, Eliot RS. Experimental catecholamine-induced myocardial necrosis. II. Temporal development of isoproterenol-induced contraction band lesions correlated with ECG, hemodynamic and biochemical changes. J Mol Cell Cardiol. 1985;17(7):647–56.

33. Stolk RF, van der Poll T, Angus DC, van der Hoeven JG, Pickkers P, Kox M. Potentially inadvertent immunomodulation: norepinephrine use in sepsis. Am J Respir Crit Care Med. 2016;194(5):550–8.

34. Stolk RF, van der Pasch E, Naumann F, Schouwstra J, Bressers S, van Herwaarden AE, Gerretsen J, Schambergen R, Ruth MM, van der Hoeven JG, van Leeuwen H, Pickkers P, Kox M. Norepinephrine dysregulates the immune response and compromises host Defense during sepsis. Am J Respir Crit Care Med. 2020;202(6):830–42. https://doi.org/10.1164/rccm.202002-0339OC.

35. de Montmollin E, Aboab J, Mansart A, Annane D. Bench-to-bedside review: β-adrenergic modulation in sepsis. Crit Care. 2009;13(5):230.

36. Trager K, DeBacker D, Radermacher P. Metabolic alterations in sepsis and vasoactive drug-related metabolic effects. Curr Opin Crit Care. 2003;9(4):271–8.

第 20 章　高龄重症患者的急性肾损伤和肾脏替代治疗

Antoine Lamblin, Florent Sigwalt, and Thomas Rimmele

目录

🔅　**学习目标**

- 急性肾损伤（acute kidney injury，AKI）在高龄重症患者中非常常见，占比高达 75%。
- 多重用药和药物相互作用会加剧 AKI 的发生。
- 在高龄重症患者这一亚群中，肾脏替代治疗（renal replacement therapy，RRT）既是临床挑战也是伦理挑战。
- 在伦理方面，以下规则至关重要：决定启动还是不启动 RRT，尊重患者预先医疗指示、患者的自主性、受益性与分配公正。
- 为了优化患者血流动力学状态，肾脏替代疗法的实施期间应当非常谨慎小心。
- 连续性肾脏替代疗法（continuous renal replacement therapy，CRRT）应在患者血流动力学不稳定的情况下进行，而间歇性血液透析可能比较适用于重症监护的康复阶段。

20.1　引言

50%～75% 的重症患者在重症医学病房（ICU）住院期间会发生急性肾损伤（AKI）[1]。大约 10% 的 ICU 患者接受 RRT[1]。在所有这些患者中，有些人年龄很大，因此，当涉及 ICU 中的 AKI 和 RRT 时，关注 ICU 人群中的这一亚组似乎很重要。这一亚组的重症患者 AKI 的特点是否相同？当这些高龄患者需要进行 RRT 时有哪些伦理问题需要讨论？当最终决定进行 RRT 治疗时，关于 RRT 处方有没有要特别强调的注意事项？

20.2　高龄重症患者的急性肾脏损伤

20.2.1　ICU 中急性肾损伤的流行病学

人口老龄化导致更多的合并症和并发症，如 ICU 中的 AKI。老龄化导致了肾脏的生理变化，体现在肾小球滤过率下降，肾小管功能障碍，以及肾脏阻力的增加。AKI 在 ICU 中极为常见，占整个 ICU 人群的 50%～75%，这在高龄危重患者中尤为明显[1,2]。

在老年人群中有几个风险因素已经专门指出过，例如多药治疗、慢性心血管疾病中的高血压、糖尿病和慢性肾脏疾病。此外，暴露于肾脏毒性药物（比如抗生素和免疫抑制治疗药物）也会增加发生 AKI 的风险。重要的是，AKI 与患者年龄密切相关（体现在 AKI 的发病率和严重程度）。在老年人群中，AKI 还与更高的死亡率、更高的依赖性以及更高的发展为终末期肾病和慢性透析的风险有关[3]。然而，高龄 AKI 患者（与老年 AKI 患者相比）不一定表现出更差的预后。这说明年龄作为一个独立的标准，与评估死亡率和进展到终末期肾病风险无关[4]。

20.2.2　高龄患者急性肾损伤的病因

尽管强调与年龄有相关性，但高龄人群中的 AKI 病因总体上与普通成年人群相同。肾前性 AKI（有时称为一过性 AKI）在高龄人群中经常被报道[5]。大循环和微循环血流动力学衰竭引起肾灌注缺陷，这与一过性 AKI 有关。这种 AKI 状态被定性为一过性的，因为迅速纠正这些血流动力学障碍通常可以迅速改善肾功能。一过性 AKI 在高龄患者中特别常见的原因之一是 50% 的高血压患者接受血管紧张素转换酶抑制剂或血管紧张素 II 受体阻断剂治疗[6]。众所周知,当可能需要收缩血管时,这些药物会通过抑制出球小动脉的血管收缩而直接影响肾脏血流动力学。此外,这些患者也更多受到低血容量情况的影响,这是由于他们频繁的口渴感觉受损和 / 或出现其他可能导致低血容量的情况,如化疗后腹泻和呕吐、肠梗阻、使用利尿剂、水和钠的重吸收调节失调。

慢性肾脏病(chronic kidney disease,CKD)与年龄密切相关,也是发生 AKI 的主要风险因素之一(称之为 CKD 基础上的 AKI)。ICU 的 AKI 常常是多种因素造成的,如血流动力学紊乱、脓毒症和 / 或肾毒性药物(抗生素、免疫抑制疗法)很常见。当血流动力学损害存在时(一过性 AKI 和 ATN 之间的连续状态),急性肾小管坏死(acute tubular necrosis,ATN)被认为是一过性 AKI 随后的状态[3]。重要的是,在老年群体中肾实质性 AKI 有两个原因需要强调:

– 肾小球肾炎[如伴有抗中性粒细胞胞浆抗体(antineutrophil cytoplasmic antibodies,ANCA)的急进性肾小球肾炎和与肾淀粉样变(AL 型或 AA 型)相关的肾小球肾炎]。

– 急性血管性肾炎(如胆固醇栓塞综合征、血栓性微血管病变)。

肾后性 AKI 也被称为梗阻性 AKI,在老年患者中更常见,因为盆腔癌症的发病率更高。老年男性的梗阻性前列腺原因(前列腺癌、良性前列腺增生)也经常涉及肾后性 AKI[7]。

20.3　ICU 内的肾脏替代治疗:该治疗应该用于高龄患者吗?

20.3.1　临床案例与伦理困境

对高龄重症患者启动 RRT 一直都难以抉择。当这个问题出现在以前入住 ICU 的患者身上时,医生们经常讨论是否应该中止或撤销这种维持生命的治疗。在流行病学方面,法国的一项多中心回顾性配对队列研究指出,80 岁以上的重症患者队列与 65~79 岁的患者队列相比,其接受 RRT 的比例较低[校正后 OR(95%),0.52(0.41~0.66);$P < 0.001$][8]。

为 ICU 内的老年患者提供 RRT,不仅是一个关于使用哪种方式和如何进行治疗的临床难题,也是一个伦理上的难题。换句话说,问题不仅是"怎样在这个患者身上开展 RRT",更重要的是"是否应该对这位高龄患者启用 RRT"。

尽管年龄本身似乎并不是一个充分的决定因素,在一些研究中,它似乎与长期死亡风险密切相关[9]。然而,人们可能会认为,在决策过程中使用年龄作为唯一的标准,在伦理上无法接受。这很容易被认为是基于个体年龄的歧视,有时被称为"年龄歧视"。

当涉及医疗状况时,可以发现,相同年龄的患者之间存在着重要的个体差异,这一点是人们公认的。就像 ICU 入院决策一样,合并症的存在、营养状况的评估、ICU 入院前患者的自主性以及患者的衰弱程度(通过 Rockwood 临床衰弱水平量表评估),综合起来似乎都是决定是否对一位高龄患者进行 RRT 的强有力标准[10,11]。当然,还必须考虑到正在发生的急性疾病的严重程度。

预后评分也可以帮助临床医生做出决定,即使这些评分没有专门针对重症患者进行验证。例如,Couchoud 评分是预测 75 岁以上终末期肾病(end-stage renal disease,ESRD)患者 3 个月后死亡率的预测工具。它由 15 个项目组成,包括年龄、性别、是否有特定的合并症、通过血清白蛋白血症评估的营养状况和活动能力。这个分数从 0 到 25 分不等,医生可以将短期死亡风险分为 3 组:低风险(分数<12 分,死亡率低于 20%)、中风险(分数 12~16 分,

死亡率 20%～40%)和高风险(分数>16 分,死亡率>40%)[12]。

在这种背景下,伦理思考占据了突出地位。它是个体化、整体化方法的一部分,考虑到临床、生物、心理和社会层面,同时也将患者视为决策的完全参与者。

20.3.2　决策过程的时间性和合议原则

当必须紧急启动 RRT 时,比如,一个对利尿剂无反应的尿毒症患者出现了严重肺水肿,时间上的紧急程度并不总是允许有组织且合议地进行伦理思考。同样情况也适用于夜班时,医生通常是独自一人做出决定。缺乏对给定患者开始进行何种治疗水平的明确指示,可能会导致独自值班的医生产生为难的感觉,如强烈的痛苦或明显的焦虑,这些医生清楚地面对他/她的决策的不确定性。在这里,医师的风险在于随后会产生一种内疚感,甚至可能导致精神或心身疾病,如倦怠综合征,特别是当这种情况多次发生时[13]。现在已经非常确定,为高龄患者提供的护理水平应当事先进行讨论。一个明确的治疗策略应该从患者被送入 ICU 的那一刻起就被确定下来,重要的是,这包括在有必要进行 RRT 时应遵循的策略/程序。

这些决定的合议性也是一个重要方面。这意味着 ICU 的医护人员、全科医生、老年病医生、最终的肾脏病医生以及其他外部顾问医生都必须参与到决策中来决定中止或撤销特定的治疗和疗法。正如法国国家医学院所指出的,"一个生命的命运需要片刻的反思,这不是一个人可以独立完成的。"尽团队之力去处理情况,有助于专业人士减轻甚至防止道德上的苦恼[14]。

如果对是否启动 RRT 有疑问,特别是患者处于事态紧急且事先还没有讨论过的情况下,可以参照 ICU 入院决策的"ICU 试验",可以建议进行"RRT 试验"[15]。这种疑问必须使患者受益,因为它总是可以重新评估是否需要继续或停止 RRT 治疗。

20.3.3　患者在决策中的作用:自主性原则

法国一项研究询问了 100 名 80 岁以上、需要几种主要的或侵入性器官支持疗法的患者,了解他们是否希望受益于这些疗法。他们观看了这些疗法的视频,只有 21% 受访者声称他们希望从 RRT 中获益(47% 的受访者为机械通气)[16]。这反映出了高龄患者的自主权问题,在欧洲决策中似乎很少考虑到这一点[17]。

因此,应在早期阶段考虑 RRT 的可能性,如果可能,在患者仍有意识的情况下事先与他们讨论。如果他们无法表达自己的意愿,预先医疗指示(如果已经制定)也可以使用,并必须得到重视。在法国,它们甚至已经成为规定并且强加给医生。在危及生命的紧急情况外可以给予充分时间评估情况。在没有预先医疗指示的情况下或者如果没有提到 RRT 的问题,必须征求家属或亲属的意见以确定患者的意愿,并告知他们随后的慢性透析风险。为了做出明智的决定,必须告知患者与 AKI 相关的中长期风险,特别是 ESRD 的风险。众所周知,终末期肾病风险在高龄患者中会增加,因为老年患者的生理储备减少和合并症增多[18]。在 ICU 患有 AKI 的老年患者有两倍的可能性发展为需要 RRT 的 ESRD。这就为受益于 ESRD 治疗的患者提出了未来生活质量(quality of life, QoL)的问题:采用 RRT(血液透析或腹膜透析)或保守治疗。透析会彻底改变这些患者的自主性和功能能力(如行动和转运不便),而且在住院患者中已经证明血液透析患者的功能能力迅速下降[19,20]。

只有很少或没有合并症的老年患者才可以考虑进行肾脏移植。在法国,卫生局建议在肾脏移植等待名单上登记的最高年龄是 85 岁。然而,超过 80 岁这种做法仍然是例外。保守护理,其目的是减少 ESRD 所遇到的症状的影响(疼痛、瘙痒、恶心、疲劳、焦虑、抑郁)。与透析相比,保守治疗在生存方面似乎显示出良好的效果,但需要定期监测,该方案对患者的生活质量(QoL)有很大影响[21]。

20.3.4 受益、无害与分配正义原则

在西方社会,人口老龄化和某些国家分配给医疗的资源减少使我们对 ICU 医生可利用资源的合理性提出质疑。在 20 世纪 80 年代和 90 年代之前盛行的平等主义原则要求维持生命的人力和物力治疗要用在任何有需要的患者身上。然而,鉴于入住 ICU 的老年患者人数增加,从严格的医学观点来看,是否有可能为所有需要的人提供包括 RRT 的最大限度的治疗? RRT 方案技术性较强,在急性期意味着需要相当大的人力和物力成本,如果出院后需要透析的话,长期成本也较高。

因此,分配正义的原则是平等主义的补充,医生有责任保护昂贵的医疗资源和避免不合理的治疗固执。我们面临的挑战是如何避免对患者进行昂贵的、潜在的侵入性治疗或造成患者身体或精神上的痛苦,而这种治疗对患者来说除了暂时提供一个或多个器官衰竭的功能支持没有其他作用,没有生存的希望。这是一种个性化的方法,基本上是以患者的利益和尊重他们的尊严为中心(道义论方法)并以分配正义的标准来平衡,避免对社会造成不合理的支出。

在 ICU 启动 RRT 之前,对风险/收益平衡的评估是至关重要的。RRT 需要一连串的干预措施,存在人为错误和材料失效的风险。在手术的各个阶段都存在医源性风险:在插入透析导管时(动脉穿刺、导管位置不当、感染、导管血栓等风险),在治疗过程中(与抗凝相关的风险,气体栓塞的风险)。学习型医疗协会起草了关于安全进行 RRT 的正式提议[22,23]。每个部门都必须有明确的协议以减少人为错误的风险。因此,从业人员必须意识到启动这种治疗对患者产生的风险,并权衡这些风险与预期得到的好处。在此再次强调,这是一种个体化的方法,其中不伤害原则发挥着主要作用。

20.4 如何为高龄重症患者提供肾脏替代治疗?

20.4.1 透析导管

最佳的透析导管管理对有效的 RRT 至关重要。与其他成人一样,最高龄重症患者的首选解剖部位仍然是右颈内静脉,其次是股静脉(右或左),然后是左颈内静脉,不推荐使用锁骨下通路。然而,由于 BMI<18kg/m^2 的营养不良患者在老年人群中更为普遍,一些专家建议将股静脉作为透析导管的首选部位。事实上,在老年患者这一亚群中,由于骨质疏松,颈静脉入路可能更加复杂[24]。重要的是,在超重/肥胖的情况下右侧颈内动脉部位仍是首选。

由于在这种情况下经常使用抗凝剂或抗血小板药物,与插入透析导管相关的出血性并发症在老年患者中更为常见。事实上,需要治疗性抗凝的合并症随年龄增长而增加[25]。此外,在这一患者群体中,特别是在 AKI 情况下,抗凝药物过量也更频繁(药物干扰下多重用药)。然而,如今通过血管超声插入透析导管,这种出血风险明显减少了。

重要的是,在选择透析导管的血管部位时应考虑到 ICU 中的老年人易发谵妄症(80%
的高龄患者使用机械通气)[26]。谵妄状态下非计划地拔出导管会导致严重不良事件,包括
气体栓塞、出血或死亡。由于气体栓塞的风险较高,特别是在半坐位(负压,吸气时更高),
因此在上腔静脉区的导管风险更大。此外,在这一人群中出现谵妄情况下,由于患者对导
管的不自主或自主操作,脓毒症风险也会增加。除免疫抑制、营养不良、机械通气和多器官
衰竭等因素外,高龄也是导管感染的一个独立风险因素[27]。

20.4.2 哪种肾脏替代治疗模式适用于 ICU 内的老年人群?

新的血流动力学不稳定(透析性低血压)定义为由血压下降 20% 或需要特殊处理的低
血压(血管升压素、血管充盈、净超滤停止),发生率为 15%~30%[28]。虽然科学文献并没有
报告在血流动力学稳定性方面连续的肾脏替代治疗优于间歇性治疗,然而一些学者认为连
续性透析下,血浆渗透压的变化更为渐进,从而导致更好的血流动力学耐受性[29,30]。此外,
超过 24 小时的净超滤很可能比 4~6 小时内相同的净超滤更好耐受。

重要的是,当启动 RRT 时,患者血液循环中的血液被晶体液所替代。这种置换发生在
治疗开始阶段,应当先以低血流速进行,然后逐渐增加,以达到保持患者的血流动力学的效
果。值得注意的是,我们在此提醒读者,与普遍的看法相反,除了在治疗前 3~5 分钟以外,
血流速度对血流动力学的耐受性是没有影响的,如上文所述。

因此,在连续性透析中,理论上更好的血流动力学耐受性应该是这一老年人群的"选择
标准"之一,他们的血压调节机制因药物摄入(β- 受体阻滞剂、血管紧张素转换酶抑制剂)、自
主神经功能障碍或与疾病相关的过程(如脓毒症休克)而改变。此外,由于这些老年患者中经
常观察到营养不良和低白蛋白血症,在复苏急性期还需要积极补充液体,液体过载成为一个
普遍问题(低渗透压导致水肿状态)。众所周知,连续性透析可以更容易地控制液体过载。

迄今为止,没有任何研究表明连续性静脉 - 静脉血液滤过(continuous veno-
venous hemofiltration, CVVH)比连续性静脉 - 静脉血液透析(continuous veno-venous
hemodiafiltration, CVVHD)更有优势,反之亦然[31]。话虽如此,CVVHD 似乎更适合使用于
局部枸橼酸盐抗凝治疗相关的代谢并发症,这要归功于透析液通过弥散去除枸橼酸盐 - 钙复
合物,并且归功于 CVVHD 使用较低的血流量,因此枸橼酸给药更少[32]。值得注意的是,与其
他重症患者一样,无论是否发现出血风险情况,建议将枸橼酸盐抗凝作为一线抗凝方式[2]。

最后但同样重要的是,老年人多药治疗的高发率需要在发生 AKI 时进行密切的药代
动力学监测。药物清除率受分子量、血浆蛋白结合率、特定肾脏清除率和分布容积的影响。
在 RRT 期间,使用连续模式是有意义的,因为与间歇性血液透析(intermittent hemodialysis,
IHD)相比,分布容积的变化有限且缓慢。事实上,CVVH 和 CVVHD 允许渐进和持续的净
化,可以更好地预测药物的药代动力学变化,可能会导致更少的药物剂量调整[33]。

20.4.3 重症监护康复阶段的优化:肾脏代替治疗模式选择的影响

在重症康复阶段,当血流动力学恢复后,IHD 和持续低流量血液透析(sustained low-
efficiency dialysis, SLED)可能有较大的研究意义。事实上,仅仅几小时的透析可能使老年
患者的时间优化,例如一些时间段专门用于患者活动或物理治疗。有趣的是,IHD 还允许

在同一天对几个患者使用同一台机器。此外, IHD 可以在没有循环抗凝情况下进行, 从而限制老年高危患者的出血风险。

除了去除大量不期望的低分子量化合物(氨基酸、维生素、微量元素)以外, RRT 还增加了蛋白质的分解代谢和自由基的产生。这些分子损失和代谢问题使老年患者的营养状况恶化。因此, RRT 疗程的持续时间越长, 这些低分子量化合物的损失就越大。尽管可能仍然需要补充微量元素、维生素和氨基酸, 在康复阶段使用 IHD 应该可以减少以上代谢后果。

相反, 连续性透析与更好的长期肾脏恢复是相关的, 有可能减少后续慢性血液透析的需求[30, 34]。这一发现对于经常出现明显晚期慢性肾脏疾病、已经处于慢性血液透析高风险的患者群体非常重要。

结论

与一般 ICU 人群一样, AKI 在高龄重症患者中极为常见。在 AKI 的其他风险因素中, 多重用药和药物相互作用需要重点关注。对一位高龄患者启动 RRT 一直以来都是一个复杂的决定。从伦理上讲, 这个决定应该遵循几个重要的规则和概念: 决策的合议性、尊重患者的预先医疗指示、患者的自主性、受益性和分配公正。当最终决定开始 RRT 时, 必须特别注意疗程中的血流动力学管理。当血流动力学受损时应进行 CRRT, 但 IHD 在重症监护的康复阶段也是非常有意义的。

要点

- 年龄本身不能成为决定是否对高龄重症患者启动 RRT 的唯一决定因素。

- 合并症的存在、营养状况的评估、ICU 入院前患者的自主性、患者的衰弱程度以及正在发生的急性疾病的严重程度也是必须考虑的因素。

- 在启动 RRT 的决策过程中, 需要考虑医疗服务提供者的合议性、对患者预先医疗指示的尊重、患者的自主性、受益性和分配公正。

(李洁 李汉彪 译, 李汉彪 李洁 审校)

参考文献

1. Hoste EA, Bagshaw SM, Bellomo R, et al. Epidemiology of acute kidney injury in critically ill patients: the multinational AKI-EPI study. Intensive Care Med. 2015;41:1411–23.
2. KDIGO AKI Work Group. KDIGO clinical practice guideline for acute kidney injury. Kidney Int Suppl. 2012;17:1–138.
3. Rosner MH, La Manna G, Ronco C. Acute kidney injury in the geriatric population. Contrib Nephrol. 2018;193:149–60.
4. Pascual J, Liano F. Causes and prognosis of acute renal failure in the very old. J Am Geriatr Soc. 1998;46:721–5.
5. Li Q, Zhao M, Du J, et al. Outcomes of renal function in elderly patients with acute kidney injury. Clin Interv Aging. 2017;12:153–60.
6. Formica M, Politano P, Marazzi F, et al. Acute kidney injury and chronic kidney disease in the elderly and polypharmacy. Blood Purif. 2018;46:332–6.
7. Commereuc M, Rondeau E, Ridel C. Acute kidney injury in elderly patient: diagnostic and therapeutic aspects. Presse Med. 2014;43:341–7.
8. Boumendil A, Aegerter P, Guidet B. CUB-Rea Network. Treatment intensity and outcome of patients aged 80 and older in intensive care units: a multicenter matched-cohort study. J Am Geriatr Soc. 2005;53:88–93.

9. Bouchard J, Acharya A, Cerda J, et al. A prospective international multicenter study of AKI in the intensive care unit. Clin J Am Soc Nephrol. 2015;10:1324–31.

10. Church S, Rogers E, Rockwood K, et al. A scoping review of the Clinical Frailty Scale. BMC Geriatr. 2020;20:393.

11. Guidet B, de Lange DW, Boumendil A, et al. VIP2 study group. The contribution of frailty, cognition, activity of daily life and comorbidities on outcome in acutely admitted patients over 80 years in European ICUs: the VIP2 study. Intensive Care Med. 2020;46:57–69.

12. Couchoud CG, Beuscart JB, Aldigier JC, et al. Development of a risk stratification algorithm to improve patient-centered care and decision making for incident elderly patients with end-stage renal disease. Kidney Int. 2015;88:1178–86.

13. Basile B, Mancini F, Macaluso E, et al. Deontological and altruistic guilt: evidence for distinct neurobiological substrates. Hum Brain Mapp. 2011;32:229–39.

14. Pagani V, Alla F, Cambon L, et al. Elaboration of prevention norms: need for ethical reflection? Sante Publique. 2018;1:121–31.

15. Scherer JS, Holley JL. The role of time–limited trials in dialysis decision making in critically ill patients. Clin J Am Soc Nephrol. 2016;11:344–53.

16. Philippart F, Vesin A, Bruel C, et al. The ETHICA study (part I): elderly's thoughts about intensive care unit admission for life-sustaining treatments. Intensive Care Med. 2013;39:1565–73.

17. Guidet B, De Lange DW, Christensen S, et al. Attitudes of physicians towards the care of critically ill elderly patients - a European survey. Acta Anaesthesiol Scand. 2018;62:207–19.

18. Singh S, Patel S, Doley PK, et al. Outcomes of hospital-acquired acute kidney injury in elderly patients: a single-centre study. Int Urol Nephrol. 2019;51:875–83.

19. Hole B, Tonkin-Crine S, Caskey FJ, et al. Treatment of end-stage kidney failure without renal replacement therapy. Semin Dial. 2016;29:491–506.

20. Kurella Tamura M, Covinsky KE, Chertow GM, et al. Functional status of elderly adults before and after initiation of dialysis. N Engl J Med. 2009;361:1539–47.

21. Levy JB, Chambers EJ, Brown EA. Supportive care for the renal patient. Nephrol Dial Transplant. 2004;19:1357–60.

22. Brochard L, Abroug F, Brenner M, et al. ATS/ERS/ESICM/SCCM/SRLF Ad Hoc Committee on Acute Renal Failure. An official ATS/ERS/ESICM/SCCM/SRLF statement: prevention and management of acute renal failure in the ICU patient: an international consensus conference in intensive care medicine. Am J Respir Crit Care Med. 2010;181:1128–55.

23. Vinsonneau C, Allain-Launay E, Blayau C, et al. Renal replacement therapy in adult and pediatric intensive care: recommendations by an expert panel from the French Intensive Care Society (SRLF) with the French Society of Anesthesia Intensive Care (SFAR) French Group for Pediatric Intensive Care Emergencies (GFRUP) the French Dialysis Society (SFD). Ann Intensive Care. 2015;5:58.

24. Huriaux L, Costille P, Quintard H, et al. Haemodialysis catheters in the intensive care unit. Anaesth Crit Care Pain Med. 2017;36:313–9.

25. Garwood CL, Corbett TL. Use of anticoagulation in elderly patients with atrial fibrillation who are at risk for falls. Ann Pharmacother. 2008;42:523–32.

26. Ely EW, Shintani A, Truman B, et al. Delirium as a predictor of mortality in mechanically ventilated patients in the intensive care unit. JAMA. 2004;291:1753–62.

27. Cheng S, Xu S, Guo J, et al. Risk factors of central venous catheter-related bloodstream infection for continuous renal replacement therapy in kidney intensive care unit patients. Blood Purif. 2019;48:175–82.

28. Palevsky PM, Zhang JH, O'Connor TZ, et al. Intensity of renal support in critically ill patients with acute kidney injury. N Engl J Med. 2008;359:7–20.

29. Tandukar S, Palevsky PM. Continuous renal replacement therapy: who, when, why, and how. Chest. 2019;155:626–38.

30. Wald R, Shariff SZ, Adhikari NK, et al. The association between renal replacement therapy modality and long-term outcomes among critically ill adults with acute kidney injury: a retrospective cohort study. Crit Care Med. 2014;42:868–77.

31. Friedrich JO, Wald R, Bagshaw SM, et al. Hemofiltration compared to hemodialysis for acute kidney injury: systematic review and meta-analysis. Crit Care. 2012;16:R146.

32. Sigwalt F, Bouteleux A, Dambricourt F, et al. Clinical complications of continuous renal replacement therapy. Contrib Nephrol. 2018;194:109–17.

33. Thompson A, Li F, Kendall GA. Considerations for medication management and anticoagulation during continuous renal replacement therapy. Adv Crit Care. 2017;28:51–63.

34. Bonnassieux M, Duclos A, Schneider AG, et al. Renal replacement therapy modality in the ICU and renal recovery at hospital discharge. Crit Care Med. 2018;46:e102–10.

第 21 章　镇静镇痛

Michelle Chew

目录

😀 学习目标

本章的主要目的是了解疼痛镇静和谵妄之间的相互作用。具体来说，考虑到高龄老人是一个特别脆弱的群体且经常有治疗优先级的冲突，读者应该能够认识到针对老年人的管理是个独特挑战。本章将讨论短期和长期入住 ICU 可能带来的影响，包括死亡率、机械通气时间、ICU 和住院时间的增加，以及长期认知障碍。最后，通过使用 ABCDEF 镇静集束化策略，读者应该能够掌握一种对于高龄重症患者镇静、疼痛和谵妄的管理方案。

实践

－非药物干预是管理计划的重要组成部分，应在药物治疗之前实施，并始终与药物治疗相结合。

－痴呆对 ICU 谵妄的影响经常被忽视，痴呆对改善 ICU 老年患者的管理模式具有实质性意义。

－在使用 ABCDEF 镇静策略时，应警惕潜在的合并症、多种药物背景下的药物相互作用以及药代动力学和药效学特征的改变。

建议的临床管理策略

－评估 ICU 前衰弱及认知功能，包括痴呆的存在。
－评估疼痛，使用 BPS 或 CPOT。
－评估谵妄，使用 CAM-ICU 或 ICDSC。
－评估是否需要镇静及其水平。
－每日记录镇痛及镇静的目标。
－有谵妄预防或管理的计划。
－避免使用有风险的药物，如抗胆碱能药、抗组胺药、三环类抗抑郁药及苯二氮䓬类药物。
－非药物干预：
　－在安静、光线充足的环境中平静地交谈和护理。
　－定期培训。
　－使用助听器和眼镜。
　－避免有危险的操作，如约束、移动床和噪声过大。
　－考虑增加人手来帮助管理精神错乱患者。
　－让家庭成员参与进来。
－药物
　－考虑镇痛优先和无镇静策略
　－从低剂量开始，逐步增加镇静剂和催眠药的剂量
　－注意禁忌证，并监测不良反应和副作用

21.1　引言

镇静镇痛和谵妄这三者是密不可分的,大量证据表明,在重症患者中对它们管理不当会产生有害影响。坚持最佳实践治疗策略对以患者为中心的结局有重要影响[1]。

虽然已经制定了循证指南和管理方案[1-3],但没有一个是专门针对高龄重症患者的。这些建议中的许多内容也适用于高龄患者,对这类生理储备减少、特别脆弱的患者给予了细致关注。这种脆弱性延伸到管理的各个方面,从更具挑战性的疼痛和谵妄评估,到与最佳管理策略相关的不良反应风险的增加。在本章中,我们将考虑如何管理高龄重症患者的疼痛、镇静和谵妄。

21.2　疼痛

21.2.1　问题的范围

大多数重症患者在住院期间都会经历疼痛。即使是在休息和常规 ICU 治疗中疼痛都经常发生[4-7]。操作性疼痛在成年 ICU 患者中很常见,且随年龄变化[1,5,7-10]。然而,在 ICU 中只有不到 20% 的患者在痛苦的操作前接受阿片类镇痛药[7,10]。无法自我报告是所有重症患者面临的主要挑战,在高龄患者中尤其如此,因为神经认知功能障碍、听力和语言障碍以及许多其他限制的发生率较高。这加重了护理人员评估疼痛和提供疼痛缓解的负担。

21.2.2　评估

疼痛的自我报告被认为是金标准,0～10 分的 NRS 被认为是最有效和可靠的工具。然而,自我报告在老年患者和高龄患者中尤其具有挑战性,他们可能存在各种认知问题,并有更高的谵妄风险。两者都会干扰自我报告的能力。虽然老年(>65 岁)和年轻 ICU 患者的疼痛强度没有差异,但年轻患者因操作性疼痛而使用镇痛药的比例更大[8,10]。使用生命体征作为操作性疼痛的标志是不可靠的[1,11],并且可能被心血管储备下降和同时服用降压药及 β- 受体阻滞剂所掩盖,这些药物在老年人和高龄人群中很常见。

有效可靠的床边疼痛评估工具可以缓解无法自我报告的患者进行可靠的疼痛评估的挑战,这些工具主要以患者的行为作为疼痛的指标,可能对那些难以用语言描述疼痛经历的老年人尤其有用。目前的指南推荐行为疼痛量表(Behavioral Pain Scale, BPS)和重症监护疼痛观察工具(Critical Care Sedation and Analgesia Pain Observation Tool, CPOT)作为最有效和可靠的行为疼痛量表,用于监测医疗、术后或创伤(脑损伤除外)成人 ICU 患者的疼痛,这些患者无法自我报告,但运动功能完好且行为可观察[1,5]。BPS 评分≥5 或 CPOT 评分≥3 表示疼痛明显。实施行为疼痛量表可改善 ICU 疼痛管理和临床预后,包括更好地使用镇痛和镇静药物,缩短机械通气时间和 ICU 住院时间[12-14]。

21.2.3　治疗

阿片类药物仍然是非神经性疼痛的主要药物。然而,在老年人中,由于蛋白结合、分布体积和消除的改变,可能需要考虑特殊的药代动力学/药效学因素。多重用药和药物间相互作用可能是重要的。老年人潜在的不当用药可以使用比尔斯标准进行评估[15]。

推荐采用多模式和基于方案对 ICU 患者进行疼痛管理[1],采用镇痛优先的方法进行镇痛镇静(即优先考虑镇痛以达到镇静目标)。关于非药物干预对这些患者有效性的研究很少发表[16]。最新指南建议使用非阿片类镇痛药,如奈福泮、氯胺酮和对乙酰氨基酚,以减少阿片类药物的数量和副作用[1]。虽然它可能使亚组患者受益,但出于安全考虑(如出血和肾损伤),不建议在重症患者中常规使用非甾体抗炎药,这尤其适用于老年重症患者。最近一项研究表明,在 ICU 的老年患者中,多模式疼痛治疗未得到充分利用[17]。ICU 预后的改善证明了评估和实施疼痛管理方案的重要性[18,19]。

21.3　镇静

21.3.1　问题的范围

大量证据表明,最低限度的镇静策略对机械通气患者具有明显的短期和长期益处,如缩短机械通气时间、缩短 ICU 住院时间、降低死亡率和改善心理结局。目前指南推荐自发觉醒试验(Spontaneous Awakening Trials, SAT)和自主呼吸试验(Spontaneous Breathing Trials, SBT)[1]。这可以通过每日镇静中断(Daily Sedation Interruption, DSI)或护士主导的方案来实现[20-22],注意 DSI 的使用可能与一天中其余时间的深度镇静有关,因此适得其反。对于所有重症患者,特别是护理负担增加的高龄患者来说,一个重要的问题是护士主导方案的可用性以及镇静管理如何影响护理工作量。

虽然轻度镇静(定义为 RASS -2 至 +1)被普遍接受为当前的护理标准,但轻度镇静和深度镇静的定义仍未达成共识[1]。评估临床结局的数据是模棱两可的,没有研究评估轻度镇静和深度镇静对认知功能的影响。为了进一步扩展镇静深度的问题,最近一项研究比较了轻度镇静和 DSI 与无镇静的结局。参与者中位年龄为 70~72 岁,两组 90 天死亡率没有差异,无呼吸机天数、ICU 或住院时间均无显著差异[23]。

21.3.2　评估

Richmond 躁动-镇静量表(Richmond Agitation-Sedation Scale, RASS)和 Riker 镇静-躁动量表(Riker Sedation-Agitation Scale, SAS)是最有效、最可靠的镇静评估工具。指南不推荐在深度镇静患者和神经肌肉阻滞患者的镇静滴定中使用脑功能客观测量,如脑电双频指数(Bispectral Index, BIS)等。相应的基础文献非常多,并且进行了多种研究设计。因此,在非昏迷、非瘫痪的成人 ICU 患者中,目前不常用也不推荐使用这些工具来监测镇静深度。当需要监测非惊厥性癫痫发作时,应进行脑电图监测。

21.3.3　治疗方法:选用镇静剂

目前指南建议使用非苯二氮䓬类镇静剂(丙泊酚或右美托咪定)的镇静策略可能优于苯二氮䓬类药物(咪达唑仑或劳拉西泮)的镇静策略,以改善机械通气成人 ICU 患者的临床预后[1, 24, 25]。最近一篇关于老年重症患者护理的综述也推荐了这种方法[26]。在一项中位年龄为 65 岁人群的大型随机试验中，右美托咪定在维持轻中度镇静和减少机械通气时间方面并不逊于咪达唑仑或异丙酚。然而，尽管在研究开始时排除了具有心动过缓和房室传导阻滞等危险因素的患者，右美托咪定治疗的患者心动过缓和低血压的发生率更高。右美托咪定的使用仍没有明确证据，研究表明心血管副作用可能是一个重要的限制因素，特别是高龄患者[24, 25, 27]。轻度镇静和 / 或 DSI 与应激反应和耗氧量增加有关[28, 29]，但与心肌缺血无关[28, 30]。如何将这一结果衍生至高龄人群还不得而知。

21.4　谵妄

21.4.1　问题的范围

谵妄被定义为注意力、意识和认知改变的急性功能性综合征，可表现为低活动和过度活动（激动）或混合形式。虽然高活动型谵妄可能更明显，但是只影响 ICU 中的少数患者。低活动型谵妄很常见[31-32]，并与生存率降低有关，但存活的患者可能比高活动型或混合型谵妄患者具有更好的长期功能[33]。

ICU 中成年患者谵妄的发生率估计 11% 到 91% 之间[1-5, 34]，差异较大可能是由潜在人群和检测方法差异造成的。高龄重症患者是一个易受多种易感风险和谵妄诱发因素影响的弱势群体（表 21.1），包括多药使用、睡眠剥夺、缺乏活动和痴呆[31, 35-37]。与年轻患者相比，

表 21.1　谵妄的诱因和诱发因素

诱发因素			代谢紊乱
	高龄		昏迷
	多病共存		多器官衰竭
	神经系统疾病	ICU 治疗	
	痴呆		机械通气
	抑郁症		苯二氮䓬类药物
	酗酒		深度镇静
	营养不良		抗胆碱药
	功能状态不佳		多巴胺激动剂
触发因素			类固醇
急性疾病			多药使用
	病情加重		便秘和尿潴留
	缺氧		治疗不当的疼痛
	卒中		睡眠不足
	脱水		缺乏运动
	感染		噪声和其他环境干扰
	外科手术		

他们谵妄总体发生率更高,以低活动型谵妄为主[32,35]。高龄和谵妄之间的关系独立于疾病的严重程度、机械通气和镇静剂的使用。这很有意思,因为除非进行系统筛查,否则治疗团队通常会错过低活动型谵妄。65 岁以上患者中,47% 的谵妄持续超过 ICU 住院时间[38]。

疼痛被认为是导致谵妄的原因之一;然而,谵妄风险增加也可能归因于止痛药[39-40]。疼痛和谵妄的症状和体征可能重叠,并使检测复杂化。最后,在高龄重症患者中,痴呆和谵妄并存并不罕见,痴呆独立预测 ICU 中谵妄的风险,甚至可以延伸到 ICU 后[38]。然而,诱发因素和诱发因素的相对贡献尚不清楚。这些结果,加上低活动型谵妄占多数,突出了对每个 ICU 患者进行常规评估的重要性。

病理生理学

重症期间谵妄的病理生理学可能是多因素的。有人提出了促炎症、脑生物能量衰竭、微循环和神经血管功能障碍[35]。观察到谵妄与 $GABA_A$ 激动剂和抗胆碱能药物的使用有关,这表明这些底物的作用[5,35,39-41]。过量的多巴胺能活性和炎症细胞因子的直接神经毒性作用也被认为是可能的病理生理机制。睡眠剥夺与谵妄的发展和严重程度有关,这表明昼夜节律的重要性。尽管这些假设都没有得到证实或导致战略性药物管理,但可以实施一些非药物干预措施。

21.4.2　评估

谵妄仍然是临床诊断。低活动型谵妄特别难以发现,常与抑郁症或昏迷相混淆。因此,需要对成年 ICU 患者的谵妄进行常规监测,以降低检测不足的风险。

两个经过验证和推荐的量表[1]是 ICU(CAM-ICU)的混淆评估方法[42]和重症监护谵妄筛查清单(ICDSC)[43]。CAM-ICU 依靠 4 个功能的组合——①急性 / 功能性病程、②注意力不集中、③意识水平改变和④思维混乱,检测谵妄具有较高的灵敏度和特异性。如果患者同时具有特征 1 和 2,加上特征 3 或 4,则 CAM ICU 为阳性。当与 RASS 结合时,它还可以可靠地检测低活动型谵妄(=CAM ICU 阳性,RASS 阴性范围),这经常被错过,并且可能在高龄人群中特别有用。ICDSC 是一种 8 项筛查工具,优点是可从医疗记录或治疗团队报告提取[43]。与 CAM ICU 相比,它的敏感性和特异性稍低,但也可检测出亚综合征性谵妄。与提供"简单印象"的 CAM ICU 不同,ICDSC 在整个 8 小时轮班或之前的 24 小时内对患者进行评分。得分>4 表示神志不清。两种量表在临床实践中都是可行的[6]。

21.4.3　结果

谵妄与短期和长期死亡率增加、ICU 和住院时间延长以及机械通气时间延长有关[1,34,44]。谵妄还与 ICU 出院后的认知功能障碍相关[1,34,45-47]。

谵妄是一种常见的事件,在没有定期评估的重症患者中检测不足,并且与不良的短期和长期结果相关。高龄 ICU 患者由于暴露于多种预先存在的和突发的危险因素而特别容易受到伤害。因此,在这一人群中,进行监测和管理势在必行。

使用苯二氮䓬类药物镇静似乎是有害的,会增加谵妄的发生率和持续时间[1,24-25,34,41]。与苯二氮䓬类药物相比,右美托咪定镇静可降低谵妄的发生率[24,25,27];然而,使用它的证据仍然有限。

21.4.4　预防和治疗

21.4.4.1　非药物

非药物干预是谵妄管理的重要基石。降噪、重新定向、认知刺激、视觉和助听器以及早期活动可以降低住院患者谵妄的发生率[1,41]。尽管并非专门针对 ICU 人群，医院老年生活计划（the Hospital Elder Life Program, HELP）是一种跨学科的管理模式，旨在防止住院患者的谵妄，这可能适用于 ICU 出院后的高龄患者。干预措施包括治疗活动、限制精神活性药物的使用、促进睡眠、关注内环境和营养需求以及早期活动[48,49]。对 ICU 患者，早期活动和间断镇静可显著减少谵妄[50]。

融合非药物方法的集束化护理方案可减少谵妄的持续时间[51-53]。评估、预防和管理疼痛，自主觉醒试验和自主呼吸试验，镇痛和镇静的选择，谵妄的评估、预防和管理、早期活动和锻炼和家庭参与和授权（ABCDEF）是谵妄管理整体方法的循证指南，也是成人 ICU 患者谵妄管理的标准[6,54]。

21.4.4.2　药理学

为了预防谵妄，以避免苯二氮䓬类药物和每日镇静休息为基础的策略是管理的主要内容。这不适用于酒精戒断，苯二氮䓬类药物仍然是主要治疗药物。预防性胆碱酯酶抑制剂，如利瓦斯汀，由于无效和潜在危害，不推荐使用[55,56]。一些研究表明，抗精神病药物，如老年重症患者中的低剂量氟哌啶醇[57]、喹硫平[58]和利培酮[59]，可能会降低谵妄的发生率，降低其严重程度和持续时间，增加无谵妄天数，或缩短 ICU 住院时间。氟哌啶醇预防也降低了 ICU 成年高危患者谵妄的发生率和 / 或持续时间[33,60]。在 HOPE-ICU 研究中，氟哌啶醇的早期治疗是安全的，但它并没有减少大部分未经筛选的危重患者谵妄的频率和持续时间[61]。尽管其中一些研究是在老年人和高龄人群中进行的，但由于缺乏证据，很少有明确的数据和指南建议在 ICU 中使用预防性抗精神病药物。高龄患者也更可能患有潜在的心血管疾病，容易出现传导异常，如长 QT 综合征和尖端扭转；因此，似乎应谨慎避免这些药物。使用抗精神病药物治疗和预防谵妄的一般原则包括：①对使用这些药物进行仔细的风险收益评估；②评估 QTc 间期的基线心电图；③从低剂量开始，逐步向上滴定；④使用最低有效剂量并制定降级计划；⑤仔细记录；⑥监测反应和副作用。

关于治疗谵妄的药理学策略，没有明确的证据。胆碱酯酶抑制剂似乎无效，PAD 指南不建议使用[1]。尽管利瓦斯汀用于治疗老年痴呆患者，但利瓦斯汀使用并未与 ICU 谵妄患者的获益相关，甚至可能存在危害[55]。没有足够数据支持使用氟哌啶醇。有限的数据表明，喹硫平和奥氮平等非典型抗精神病药添加到氟哌啶醇中可能会缩短谵妄的持续时间，或者可能是氟哌啶醇的更安全替代品[58,59,62]。值得注意的是，患有路易体痴呆症、帕金森病、抗精神病药物恶性综合征和酒精戒断的患者禁用传统抗精神病药，如氟哌啶醇。

目前数据还表明，右美托咪定在减少躁动性谵妄患者谵妄持续时间、拔管时间和住院时间方面可能比氟哌啶醇或安慰剂更有效[63,64]，但这些研究不专门针对老年人和高龄患者。指南建议使用右美托咪定治疗已确诊的谵妄，其中躁动会妨碍脱机 / 拔管；然而，对于高龄患者没有特别建议。心动过缓是一种不良反应，可能会限制右美托咪定在心血管疾病高危人群中的使用，并且可能已经在使用易导致传导异常的药物。

21.5　疼痛、镇痛、谵妄指南和 ABCDEF 策略的实施

　　研究表明，多模式治疗疼痛、镇痛和谵妄(pain, analgesia, and delirium, PAD)是有效的，可改善重症患者的预后。目前还没有针对高龄重症患者的研究，但这并不妨碍实施循证指南和集束化措施。最近一项针对 65 岁以上重症患者的全国性统计[17]显示，镇静剂和镇痛药的处方随着年龄增长而减少，这表明对最佳实践指南的遵守程度有所提高。苯二氮䓬类药物的使用在这组患者中仍然很常见，出现在 >70% 患者中，但随着时间推移，随着镇痛药使用的增加而减少，这反映了基于镇痛的策略。芬太尼和瑞芬太尼的使用增加，也符合使用半衰期短和非活性代谢物药物的建议。然而，同一项研究也报告了抗精神病药物使用增加，这可能是老年人谵妄发生率较高的原因[17]。ABCDEF 集束化方案的实施在世界范围内存在巨大差异，数据表明，根据最近的 PAD 指南，不完全转向以患者和家庭为中心的护理[54]。

　　ABCDEF 集束化[6]（表 21.2）是一个循证指南，包括六个广泛的管理 / 治疗领域：评估、预防和管理疼痛、自发觉醒试验和自主呼吸试验、镇痛和镇静选择、谵妄评估、预防和管理、早期活动和锻炼，以及家庭参与和授权。

表 21.2　ABCDEF 包含的关键因素

评估、预防和控制疼痛	不能自行报告患者定期使用 NRS.CPOT 或 BPS 评估疼痛
	治疗疼痛，包括使用阿片类药物治疗非神经性疼痛
	阿片类药物治疗非神经性疼痛
	非阿片类药物作为减少阿片类药物副作用和剂量的辅助手段
自发觉醒试验（SAT）和自主呼吸试验（SBT）	SAT：如果疼痛得到控制，则停止使用阿片类药物。停止镇静剂。以半剂量重新开始。也可以使用护士主导的方案。24 小时后重新评估
	SBT：与 SAT 同步。如果 SAT 通过，则开始。
镇痛镇静的选择	使用 RASS 或 SAS 定期评估
	同意并设定目标水平
	镇痛如上
谵妄：评估、预防和管理	使用 ICDSC 或 CAM-ICU
	促进睡眠，减少干扰
	早期和逐步运动锻炼
	无特定药理学证据
	预防或治疗
早期运动	早期物理治疗和运动
	建立康复团队
	甚至在 CRRT 和体外膜肺进行时，运动康复锻炼也是可行且安全的
家庭参与	家庭成员是多专业决策和治疗计划的一部分
	注重沟通
	伦理和姑息治疗咨询

结论

开发有效可靠的床边评估工具来监测ICU患者的疼痛镇静、激动和谵妄，使临床医生能够更好地管理患者，并评估与非药物和药物干预相关的结果。这些工具的使用对每一位重症患者都很重要，对ICU中的高龄患者来说是必不可少的，因为与年龄、衰弱、合并症、痴呆、认知障碍、多药使用以及药物动力学和药效学改变等多种因素相关的不良结果风险增加。

确保重症患者免于疼痛、躁动、焦虑和谵妄，有时可能与其他临床管理目标相冲突。高龄重症患者特别容易出现器官功能障碍和恶化，与年轻、健康和不那么脆弱的患者相比，某些药物治疗的风险收益比可能有所不同。

在世界范围内，文化和实践规范以及人力和资源的可用性存在差异，使得循证实践的广泛实施具有挑战性。标准化治疗计划和套餐的可用性，如ABCDEF为参与高龄重症患者治疗的临床医生提供了指南。

要点

－ 疼痛、谵妄和镇静是高度相关的，它们的相互依赖性会影响结局。老年人尤其容易受到谵妄监测和治疗不佳的影响。

－ 非药物干预是管理策略的重要组成部分。

－ 应仔细考虑药物干预措施，考虑药物相互作用和药代动力学和药效学特征的改变。

－ 应使用ABCDEF集束化方案。

（梁骏　郭伟新 译，郭伟新　梁骏 审校）

参考文献

1. Devlin JW, Skrobik Y, Gelinas C, Needham DM, Slooter AJC, Pandharipande PP, et al. Clinical practice guidelines for the prevention and management of pain, sedation, delirium, immobility and sleep disruption in adult patients in the ICU. Crit Care Med. 2018;46:e825–73.
2. DAS-Taskforce 2015, Baron R, Binder A, Biniek R, Braune S, Buerkle H, Dall P et al. Evidence and consensus based guideline for the management of delirium, analgesia, and sedation in intensive care medicine. Revision 2015 (DASGuideline 2015) - short version. Ger Med Sci. 2015;13:Doc19.
3. Sauder P, Andreoletti M, Cambonie G, Capellier G, Feissel M, Gall O, et al. Sedation and analgesia in intensive care (with the exception of new-born babies). French Society of Anesthesia and Resuscitation. Ann Fr Anesth Reanim. 2008;27:541–51.
4. Stein-Parbury J, McKinley S. Patients' experiences of being in an intensive care unit: a select literature review. Am J Crit Care. 2000;9:20–7.
5. Reade MC, Finfer S. Sedation and delirium in the intensive care unit. N Engl J Med. 2014;370:444–54.
6. Marra A, Ely EW, Pandharipande P, Patel MB. The ABCDEF bundle in critical care. Crit Care Clin. 2017;33:225–43.
7. Stotts NA, Puntillo K, Stanik-Hutt J, et al. Does age make a difference in procedural pain perceptions and responses in hospitalized adults? Acute Pain. 2007;9:125–34.
8. Stotts NA, Puntillo K, Bonham Morris A, et al. Wound care pain in hospitalized adult patients. Heart Lung. 2004;33:321–32.
9. Arroyo-Novoa CM, Figueroa-Ramos MI, Puntillo KA, et al. Pain related to tracheal suctioning in awake acutely and critically ill adults: a descriptive study. Intensive Crit Care Nurs. 2008;24:20–7.
10. Puntillo KA, White C, Morris AB, et al. Patients' perceptions and responses to procedural pain: results from Thunder Project II. Am J Crit Care. 2001;10:238–51.

11. Siffleet J, Young J, Nikoletti S, et al. Patients' self-report of procedural pain in the intensive care unit. J Clin Nurs. 2007;16:2142–8.

12. Chanques G, Jaber S, Barbotte E, Violet S, Sebanne M, Perrigault PF, et al. Impact of systematic evaluation of pain and agitation in an intensive care unit. Crit Care Med. 2006;34:1691–9.

13. Payen JF, Bosson JL, Chanques G, Mantz J, Labarere J, Investigators DOLOREA, et al. Pain assessment is associated with decreased duration of mechanical ventilation in the intensive care unit: a post Hoc analysis of the DOLOREA study. Anesthesiology. 2009;111:1308–16.

14. Arbour C, Gélinas C, Michaud C. Impact of the implementation of the Critical-Care Pain Observation Tool (CPOT) on pain management and clinical outcomes in mechanically ventilated trauma intensive care unit patients: a pilot study. J Trauma Nurs. 2011;18:52–60.

15. American Geriatrics Society Beers Criteria® Update Expert Panel. American Geriatrics Society 2019 updated AGS beers criteria® for potentially inappropriate medication use in older adults. J Am Geriatr Soc. 2019;2019(67):674–94.

16. Erstad BL, Puntillo K, Gilbert HC, Grap MJ, Li D, Medina J, et al. Pain management principles in the critically ill. Chest. 2009;135:1075–86.

17. Jung S-Y, Lee HJ. Utilization of medications amongst elderly patients in intensive care units: a cross-sectional using a nationwide claims database. BMJ Open. 2019;9:e026605.

18. Skrobik Y, Ahern S, Leblanc M, Marquis F, Awissi DK, Kavanagh BP. Protocolized intensive care unit management of analgesia, sedation, and delirium improves analgesia and subsyndromal delirium rates. Anesth Analg. 2010;111:451–63.

19. Georgiou E, Hadjibalassi M, Lambrinou E, et al. The impact of pain assessment on critically ill patients' outcomes: a systematic review. Biomed Res Int. 2015;2015:503830.

20. Kress JP, Pohlman AS, O'Connor MF, Hall JB. Daily interruption of sedative infusions in critically ill patients undergoing mechanical ventilation. N Engl J Med. 2000;342:1471–7.

21. Girard TD, Kress JP, Fuchs BD, et al. Efficacy and safety of a paired sedation and ventilator weaning protocol for mechanically ventilated patients in intensive care (Awakening and Breathing Controlled trial): a randomised controlled trial. Lancet. 2008;371:126–34.

22. Mehta S, Burry L, Cook D, Ferguson D, Steinberg M, Devlin J, et al. Daily sedation interruption in mechanically ventilated critically ill patients cared for with a sedation protocol: a randomized controlled trial. JAMA. 2012;308:1985–92.

23. Olsen HT, Nedergaard HK, Strøm T, Oxlund J, Wian K-A, Ytrebo KM, et al. Nonsedation or light sedation in critically ill, mechanically ventilated patients. N Engl J Med. 2020;382:1103–11.

24. Riker RR, Shehabi Y, Bokesch PM, Wisemandel W, Koura F, Whitten P, et al. Dexmedetomidine vs midazolam for sedation of critically ill patients: a randomized trial. JAMA. 2009;301:489–99.

25. Pandharipande PP, Pun BT, Herr DL, Maze M, Girard TD, Miller RR, et al. Effect of sedation with dexmedetomidine vs lorazepam on acute brain dysfunction in mechanically ventilated patients: the MENDS randomized controlled trial. JAMA. 2007;298:2644–53.

26. Guidet B, Vallet H, Boddaert J, De Lange D, Morandi A, LeBlanc G, et al. Caring for the critically ill patients over 80: a narrative review. Ann Int Care. 2018;8:114.

27. Jakob SM, Ruokonen E, Grounds RM, Sarapohja T, Garatt S, Pocock SJ, et al. Dexmedetomidine vs midazolam or propofol for sedation during prolonged mechanical ventilation: two randomized controlled trials. JAMA. 2012;307:1151–60.

28. Kress JP, Vinayak AG, Levitt J, Schweikert WD, Gelbach BK, Zimmerman F, et al. Daily sedative interruption in mechanically ventilated patients at risk for coronary artery disease. Crit Care Med. 2007;35:365–71.

29. Terao Y, Miura K, Saito M, Sekino M, Fukusaki M, Sumikawa K. Quantitative analysis of the relationship between sedation and resting energy expenditure in postoperative patients. Crit Care Med. 2003;31:830–3.

30. Hall RI, MacLaren C, Smith MS, McIntyre AJ, Allen CT, Murphy JT, et al. Light versus heavy sedation after cardiac surgery: myocardial ischemia and the stress response. Anesth Analg. 1997;85:971–8.

31. Kalish VB, Gillham JE, Unwin BK. Delirium in older persons: evaluation and management. Am Fam Physician. 2014;90:150-158. J Am Geriatr Soc. 2003;51:591–8.

32. Peterson JF, Pun BT, Dittus RS, Thomasson JWW, Jackson JC, Shintani AK, Ely EW. Delirium and its motoric subtypes: a study of 614 critically ill patients. J Am Geriatr Soc. 2006;54:479–84.

33. Van den Boogaard M, Schoonhoven L, Evers AW, van der Hoeven JG, van Achterberg T, Pickkers P. Delirium in critically ill patients: impact on long-term health-related quality of life and cognitive functioning. Crit Care Med. 2012;40:112–8.

34. Salluh JIF, Wang H, Schneider EB, Nagaraja N, Yenokyan G, Damluji A, et al. Outcome of delirium in critically ill patients: systematic review and metaanalysis. BMJ. 2015;350:h2538.

35. Bellelli G, Brathwaite JS, Mazzola P. Delirium: a marker of vulnerability in older people. Front Aging Neurosci. 2021;13:626127.

36. Ahmed S, Leurent B, Sampson EL. Risk factors for incident delirium among older people in acute hospital medical units: a systematic review and meta-analysis. Age Ageing. 2014;43:326–33.

37. Zaal IJ, Devlin JW, Peelen LM, Slooter AJC. A systematic review of risk factors for delirium in the ICU. Crit Care Med. 2014;43:40–7.

38. McNicholl L, Pisani MA, Zhang Y, Wesley E, Siegel MMD, Inouye SK. Delirium in the intensive care unit: occurrence and clinical course in older patients. J Am Geriatr Soc. 2003;51:591–8.

39. Sampson EL, West E, Fischer T. Pain and delirium: mechanisms, assessment, management. Eur Geriatr Med. 2020;11:45–52.

40. Clegg A, Young JB. Which medications to avoid in people at risk of delirium: a systematic review. Age Ageing. 2011;40:23–9.

41. Hayhurst CJ, Pandradipande PP, Hughes CG. Intensive care unit delirium. A review of diagnosis, prevention, and treatment. Anesthesiology. 2016;125:1229–41.

42. Ely EW, Inouye SK, Bernard GR, Gordon S, Francis J, May L, et al. Delirium in mechanically ventilated patients: validity and reliability of the confusion assessment method for the intensive care unit (CAM-ICU). JAMA. 2001;286:2703–10.

43. Bergeron N, Dubois MJ, Dumont M, Dial S, Skrobik Y. Intensive care delirium screening checklist: evaluation of a new screening tool. Intensive Care Med. 2001;27:859–64.

44. Pisani MA, Kong SY, Kasl SV, Murphy TE, Araujo KL, Van Ness PH. Days of delirium are associated with 1-year mortality in an older intensive care unit population. Am J Respir Crit Care Med. 2009;180:1092–7.

45. Ely EW, Shintani A, Truman B, Speroff T, Gordon SM, Harell FE Jr, et al. Delirium as a predictor of mortality in mechanically ventilated patients in the intensive care unit. JAMA. 2004;291:1753–62.

46. Pandharipande PP, Girard TD, Jackson JC, Morandi A, Thompson JL, Pun BT, et al. BRAIN-ICU Study Investigators: long-term cognitive impairment after critical illness. N Engl J Med. 2013;369:1306–16.

47. Wolters AE, van Dijk D, Pasma W, Cremer OL, Looije MF, De Lange DW, et al. Long-term outcome of delirium during intensive care unit stay in survivors of critical illness: a prospective cohort study. Crit Care. 2014;18:R125.

48. Inouye S, Bogardus S, Charpentier P, Leo-Summers L, Acampora D, Holford T, et al. A multicomponent intervention to prevent delirium in hospitalized older patients. N Engl J Med. 1999;340:669–76.

49. Inouye SK, Bogardus ST, Baker DI, Leo-Summers L, Cooney LM. The Hospital Elder Life Program: a model of care to prevent cognitive and functional decline in older hospitalized patients. Hospital Elder Life Program. J Am Geriatr Soc. 2000;48:1697–706.

50. Schweickert WD, Pohlman MC, Pohlman AS, Nigos C, Pawlik AJ, Esbrook CL, et al. Early physical and occupational therapy in mechanically ventilated, critically ill patients: a randomised controlled trial. Lancet. 2009;373:1874–82.

51. Dale CR, Kannas DA, Fan VS, Daniel SL, Deem S, Yanez ND, et al. Improved analgesia, sedation, and delirium protocol associated with decreased duration of delirium and mechanical ventilation. Ann Am Thorac Soc. 2014;11:367–74.

52. Balas MC, Vasilevskis EE, Olsen KM, Schmid KK, Shostrom V, Cohen MZ, et al. Effectiveness and safety of the awakening and breathing coordination, delirium monitoring/management, and early exercise/mobility bundle. Crit Care Med. 2014;42:1024–36.

53. Hsieh SJ, Otusanya O, Gershengorn HB, Hope AA, Dayton C, Levi D, et al. Staged implementation of awakening and breathing, coordination, delirium monitoring and management, and early mobilization bundle improves patient outcomes and reduces hospital costs. Crit Care Med. 2019;47:885–93.

54. Morandi A, Piva S, Ely EW, Myatra SN, Salluh JIF, Amare D, et al. Worldwide survey of the "assessing pain, both spontaneous awakening and breathing trials, choice of drugs, delirium monitoring/management, early exercise/mobility, and family empowerment" (ABCDEF) bundle. Crit Care Med. 2017;45:e1111–22.

55. van Eijk MM, Roes KC, Honing ML, Kuiper MA, Karakus A, van der Jagt M, et al. Effect of rivastigmine as an adjunct to usual care with haloperidol on duration of delirium and mortality in critically ill patients: a multicentre, double-blind, placebo-controlled randomised trial. Lancet. 2010;376:1829–37.

56. Gamberini M, Bolliger D, Lurati Buse GA, Burkhart CS, Grapow M, Gagneux A, et al. Rivastigmine for the prevention of postoperative delirium in elderly patients undergoing elective cardiac surgery—a randomized controlled trial. Crit Care Med. 2009;37:1762–8.

57. Wang W, Li HL, Wang DX, Zhu X, Li SL, Yao GQ, Chen KS, Gu XE, Zhu SN. Haloperidol prophylaxis decreases delirium incidence in elderly patients after noncardiac surgery: a randomized controlled trial. Crit Care Med. 2012;40:731–9.

58. Devlin JW, Roberts RJ, Fong JJ, Skrobik Y, Riker RR, Hill NS, et al. Efficacy and safety of quetiap-

ine in critically ill patients with delirium: a prospective, multicenter, randomized, double-blind, placebo-controlled pilot study. Crit Care Med. 2010;38:419–27.

59. Prakanrattana U, Prapaitrakool S. Efficacy of risperidone for prevention of postoperative delirium in cardiac surgery. Anaesth Intensive Care. 2007;35:714–9.

60. Kalisvaart KJ, de Jonghe JF, Bogaards MJ, Vreeswijk R, Egberts TC, Burger BJ, Eikelenboom P, van Gool WA. Haloperidol prophylaxis for elderly hip-surgery patients at risk for delirium: a randomized placebo-controlled study. J Am GeriatrSoc. 2005;53:1658–66.

61. Page VJ, Ely EW, Gates S, Zhao XB, Alce T, Shintani A, et al. Effect of intravenous haloperidol on the duration of delirium and coma in critically ill patients (Hope-ICU): a randomised, double-blind, placebo-controlled trial. Lancet Respir Med. 2013;1:515–23.

62. Skrobik YK, Bergeron N, Dumont M, Gottfried SB. Olanzapine vs haloperidol: treating delirium in a critical care setting. Intensive Care Med. 2004;30:444–9.

63. Reade MC, O'Sullivan K, Bates S, Goldsmith D, Ainslie WR, Bellomo R. Dexmedetomidine vs. haloperidol in delirious, agitated, intubated patients: a randomised open-label trial. Crit Care. 2009;13:R75.

64. Reade MC, Eastwood GM, Bellomo R, Bailey M, Bersten A, Cheung B, et al. Effect of dexmedetomidine added to standard care on ventilator- free time in patients with agitated delirium: a randomized clinical trial. JAMA. 2016;315:1460–8.

第 22 章　高龄重症患者的营养

Mette M. Berger, Claire Anne Hurni, and Olivier Pantet

目录

😊 **学习目标**

本章旨在提高人们对以下问题的认识：

– 老年综合征（包括衰弱、肌少症和营养不良）频繁的发病率。

– ICU 入院早期筛查的重要性：营养风险筛查评分是一种容易适用的筛查工具，尽管它与迷你营养评估表相比年龄特异性较低。

– 使用 CT 扫描（胸部或 L3）或生物阻抗分析与相位角计算评估剩余肌肉质量（干体重）的重要性。

– 老年人经常遇到的实际困难。

– 现有的测定能量、蛋白质和微量营养素需求的工具，以及早期肠内营养或口服营养补充剂的必要性。

– 一种潜在的致命并发症：再喂养综合征的高患病率，以及监测血清磷酸盐的重要性。

22.1　引言

高龄成人（通常定义为年龄≥80 岁）是近来备受关注的 ICU 患者群体，其数量在西方国家迅速增长。它们带来了多重挑战：代谢和营养管理问题非常突出，因为其与老年综合征相关的风险因素，包括虚弱、肌少症和先前存在的营养不良——这 3 种情况经常在老年患者中共存（见第 12、13 和 14 章）。肌少症在老年住院患者中非常普遍，并与短期死亡风险增加有关[1,2]。营养不良在老年人中也很常见，其原因是食物摄入量低、饮食单一和吞咽障碍[3,4]，以及肠道功能改变导致吸收减少[5,6]。由于全摄入量减少，微量营养素的摄入量也相应下降，通常导致维生素和微量元素缺乏[7]。

但是，高龄人群的年龄界限是容易发生变化的。日本的一项纵向研究表明，老年人口虽然在增加，但在 10 年时间里随着步态速度和握力的提高，老年人状况也在向好的方向变化。作者称之为"年轻化"[8]，这反映了他们肌肉功能的改善。因此，观点并不都是消极的，并指出了发现将从干预中受益的患者的重要性。本章目的是讨论营养筛选工具和营养支持方案，以整合到高龄患者的重症监护中。

22.2　营养治疗改善预后

营养干预是徒劳的，还是有效的？对营养不良的老年肌少症患者进行定向营养治疗确实可以减少体重减轻和死亡率[9,10]。2009 年发表的 Cochrane 综述和荟萃分析证实，对营养不良的老年人进行干预是可能的，并可以成功地降低并发症和死亡率[11]。

在非重症患者中，几项随机 RCT 证实了营养干预的获益。早在 1984 年，一项 RCT 就纳入了 122 名因股骨颈骨折入院的营养不良老年妇女，试验组提供了额外 1 000kcal（28g 蛋白质）/d 的热量[12]。这不仅改善了人体测量学指标和血浆蛋白水平（前白蛋白），也带来了临床结局的获益：试验组的住院时间和死亡率（喂养组为 8%，对照组为 22%）都有所下降，并且在非常瘦的患者中差异最显著。最近，NOURISH 试验在 65 岁以上营养不良患者中进行，结果表明，在急性住院期间和之后的几周内每天提供蛋白质可降低死亡率[10]。最近的另一项瑞士大型 RCT 研究也支持这样一个观念，即在入院时对患者进行系统性的营养筛查，能够为被评估为营养不良的患者提供个性化的营养支持，从而降低死亡率[13]。

22.3　综合高龄重症患者的特点

高龄重症患者营养治疗面临的具体挑战仍很少提及,我们分析了 2016—2018 年 Lausanne 大学医院综合 ICU 收治的 80 岁以上患者的具体特征。80 岁以上患者占 793/6 130 例(12.9%)。可能是由于选择标准的影响和预设条件限制,这些高龄患者在 ICU 的住院时间比年轻患者短,平均住院时间分别为 3.9±5.8 天(高龄)和 5.7±9.9 天(年轻),但他们的 ICU 死亡率明显高于年轻患者,分别为 27.9%(高龄)和 12.8%(年轻)。同样,住院死亡率也较高,高龄患者为 39.4%,而年轻患者为 17.8%。

然后,我们重点分析了 ICU 治疗>72 小时的高龄患者。时间点的选择与先前针对该亚组的研究一致[14],因为这是进行营养评估和实施治疗所需的最短时间。在试验进行的 3 年中,只有 218 名(27.5%)高龄患者住院时间超过 3 天(表 22.1)。重要的是,所有患者都进行了机械通气,181 人(83%)需要插管,17% 采用无创机械通气。43 人在 ICU 死亡(19.7%),20 人死于神经系统疾病(主要是心搏骤停和严重脑损伤)。值得注意的是,他们 BMI 的中位数为 24.2kg/m²,这让临床医生误以为患者没有营养不良,实际上他们的营养风险筛查中位数只有 5 分。25 名患者(11.5%)的 BMI 异常降低(BMI<20),27 名患者(12.4%)的 BMI 异常升高(BMI>30)。大多数患者肌少症可能已经存在,但未被发现。值得注意的是,WHO 指出,低 BMI 临界值在老年人中较高:BMI<20kg/m² 与死亡率增加有关。

表 22.1　高龄患者 ICU 治疗需要>72 小时的特征(*n*=218)[中位数(IQR 25; 75)]

年龄 / 岁	84(82; 84)
实际体重 /kg	70(60; 80)
理想体重 /kg	66(57; 70)
BMI/(kg/m²)	24.2(22.3; 27.7)
SAPS Ⅱ评分	56(46; 68)
NRS 评分	5(4; 6)
插管时间 /d(*n*=181)	4.0(1.9; 8.2)
ICU 入住时间(LICU)/d	6.5(4.5; 10.9)
根据哈里斯和本尼迪克特方程计算的基础能量消耗 /(kcal/d)	1 310(1 155; 1 440)
处方能量 /(kcal/d)	1 600(1 400; 1 800)
测量的能量消耗(*n*=20)/(kcal/d)	1 732(1 542; 2 299)

NRS,营养风险筛查。

22.4　临床挑战

研究显示需要长时间机械通气的高龄患者[15]预后较差,应尽量减少镇静,缩短机械通气时间和 ICU 住院时间。NIMV(NIV)或高流量氧疗是一种广泛应用的策略,但给喂养带来了困难。在我们的队列研究中,17% 的患者没有插管,但需要 NIV 或高流量氧疗。事实上,虽然通过肠内途径给插管患者喂养很容易,但在非插管患者中并不总是如此,有必要采用替代方案来满足营养需求。缩短 ICU 住院和应用 NIV 的时间,可以减少对营养需求进行单独评估和实施适当且个性化营养策略的时间。

对高龄重症患者的营养建议与其他 ICU 患者相同：当口服不可行时，应采用鼻胃管进行肠内营养（enteral nutrition，EN）[16-17]，但后者通过口服途径效率不高。澳大利亚的一项调查显示，不需要有创机械通气的成年重症患者的经口摄入量低于估计需求[18]。此外，尽管吞咽障碍经常发生在高龄患者中（老年综合征的一部分），但拔管后的获得性吞咽障碍也非常常见[19]，影响了有效的经口喂养。

本队列的喂养流程反映了这些困难，如下所示：13.8% 的患者未进食（规定禁食或不喂养），24.8% 的患者口服，39.5% 的患者肠内营养（EN），18.8% 的患者肠外营养（parenteral nutrition，PN），3.2% 的患者肠内外营养结合。13.8% 的未进食患者在尝试口服，但从未成功。未进食和口服与显著的累积能量缺乏相关。使用补充 PN 可能是一种务实的策略，以防止大量累积能量不足。值得注意的是，尽管方案推荐口服营养补充剂（Oral nutrition supplements，ONS），但只有 13 名患者（6%）使用了 ONS，而且很少在第 1 周使用。这一失败强调了在拔管患者中严格例行 ONS 程序的重要性，这些程序应该由护士掌握。

22.5　营养状况作为治疗的基础

为了能够迅速确定是否需要营养支持治疗，并优化喂养途径和目标，早期营养评估是必不可少的。不同的工具可用于营养评估，如前几章所述：主观整体评估（Subjective Global Assessment，SGA）、迷你营养评估 - 简表（Mini Nutritional Assessment-Short Form，MNA-SF）和营养风险筛查（Nutritional Risk Screening，NRS）。SGA 虽然在美国得到了验证和广泛应用，但通常很难应用于重症患者。MNA-SF 更容易实施，并已被证明可以轻松转换为 NRS 等效值[20]：后一点很重要，因为存在多个可用的评估量表增加了使用没有任何量表的风险。因此，ESPEN-ICU 指南推荐 NRS[16]，并以 5 分为临界值来定义高危患者。在我们的队列中，60.6% 的患者属于高 NRS 类别。这个分数很容易计算（图 22.1）。虽然它不是专为老年患者设计，但大多数重症医生都熟悉它的优点。

营养状况改变-A		分值	营养状况改变-B		分值
无	正常标准	0	无	健康	0
轻度	– 3个月内体重下降5%； – 摄取量低于平时的50%	1	轻度	轻度股骨骨折； 慢性阻塞性肺疾病； 糖尿病	1
中度	– 2个月内体重下降5%； – BMI 18.5~20.5kg/m²； – 摄取量：平常的25%~50%	2	中度	中重度肺炎； 大手术	2
重度	– 2个月内体重下降5%； – BMI < 18.5kg/m²； – 摄取量<平常的25%	3	重度	ICU患者APACHE 评分>10分	3
			年龄 C	<70岁	0
				≥70岁	1

NRS=A+B+C

图 22.1　营养风险筛查（NRS）评分包括营养评价（A）、疾病严重程度（B）和年龄（C）：得分是最差变量 A+B+C 的总和。所有的高龄患者评分为 1 分（C）+2～3 分（B），仅 A 部分的评分有所不同

肥胖症（BMI＞30kg/m²）存在于高龄人群中[21]，并且在我们的队列中占12.4%。轻度超重（BMI 25～30kg/m²）的发生率也较高，这是由于以牺牲瘦体重（lean body mass, LBM）为代价的脂肪质量比例的增加：随着年龄增长，身体成分中脂肪质量会增加，而肌肉质量[22]会减少。然而，在老年人中，轻度超重已被证明是"有保护作用的"。

唯一易于在床边使用的身体成分测定工具是多频率生物阻抗分析（bioimpedance analysis, BIA）。这种无痛且低成本的技术包括使用施加在手和脚上的电极来测量通过身体的电流（图22.2）。它可以在多个电流频率下测量电阻（R）、电抗和阻抗（Z），从而计算身体成分（身体水分、脂肪和肌肉质量）和相位角（反映细胞活力）。尽管受到输液的影响，相位角已被证明能准确地反映机体活力[23]。BIA已被用于一些老年人群的研究，结果证实了窄（低）相位角与虚弱和死亡率相关，并且排除了年龄和共病的影响[24]。相位角与老年受试者的肌肉质量和力量呈负相关，是一种容易获得的可以识别老年肌少症[25]的生物电学标志。

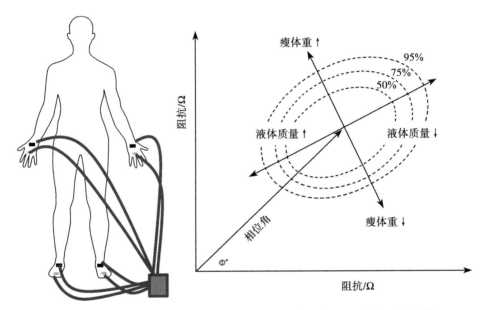

图22.2　多频生物阻抗可在坐姿或平卧位进行，在皮肤上放置4个电极（改编自Khalil et al.[42]）：大多数设备使用5～1 000Hz以及1～10μA的小电流（患者无法感知）

22.6　能量、蛋白质和微量营养素需求

由于基于证据的数据有限，老年人的需求存在不确定性：与正常衰老过程相关的生理变化在个体之间以不同的速度发生，导致重要变异。2018年ESPEN老年人指南强调，由于感受不到口渴，脱水在老年人很常见[17]。

一系列与年龄相关的变化使需求变得不确定。老年人的胃肠道变化包括食物机械分解减少、胃肠道运动功能障碍、食物转运、食物化学消化和肠壁功能下降[5,6]。质子泵抑制剂（proton-pump inhibitors, PPIs）的广泛使用也会降低营养物质的吸收[26]。这些变化逐渐降低了胃肠道为老年机体提供营养的能力，从而导致营养不良的发展[6]。

– 能量

老年指南建议提供每日30kcal/kg体重[17]。这些建议不仅适用于ICU，不同疾病阶段也适用。预测能量方程在老年患者中表现不佳[27]，甚至比年轻患者更差。在各种方程中，哈里斯和本尼迪克特（Harris and Benedict，HB）方程表现最佳，但在男女性别中都低估了能量消耗（energy expenditure，EE），尤其在虚弱的老年患者更明显[28]。获取"正常"体重的确切信息通常非常困难，许多 ICU 没有给患者称重的习惯。预测方程在病情危重老年患者中的有效性更加有限，一项包括 97 名危重老年患者的研究证实了这一点[29]。Segadilha 等观察到，将 HB 方程乘以 1.2 的校正因子可能是一个避免过度喂养的选择。另一个选择是在第一周使用 ESPEN-ICU 的建议：20kcal/kg 干体重（即在液体复苏前的入院体重），在头 3～4 天内完成。这些方程与间接卡路里测定值的比较表明，在没有间接卡路里测定情况下，第一周每日 20kcal/kg 可能是最佳的喂养水平，尽管间接卡路里测定仍然是评估 EE 的金标准，但它目前尚未广泛普及，而且在非气管插管和需要氧疗支持的患者中技术上不可行（见表22.2）。图 22.3 显示了在我们的队列中使用 HB 或 20kcal/kg 预测和间接卡路里测定测得的EE 之间的关系，并确认了 HB 方程低估需求的情况。

　　需要注意的是，需求在第一周后会增加，并可能在第二周增加到每日 30kcal/kg，这一点已经通过间接卡路里测定得到证实[30]。

表 22.2　ICU 高龄患者的治疗策略

		未插管	插管
能量目标		基于方程：Harris 和 Benedict+10% 或第一周 20kcal/kg/d，之后每周 25～30kcal/kg/d	在没有"间接热量法"的情况下，应优先考虑相同的目标
途径		口服：通常效率很低。吞咽障碍发生率高（插管可能加重） 口服营养补充剂：至少 400kcal/d 和 30g 蛋白质 EN：效率高，但对营养管耐受性较差 PN：中心静脉或外周静脉（如果 EN 不充分）	EN：优先选择 PN：EN 不足时，或存在 EN 禁忌证
蛋白		1.2～1.3g/d	
微量元素		从第 1 天开始，每天静脉注射 100～200mg 硫胺素、维生素 B$_{12}$ 以及静脉注射多种微量元素和多种维生素，至少持续 3 天	

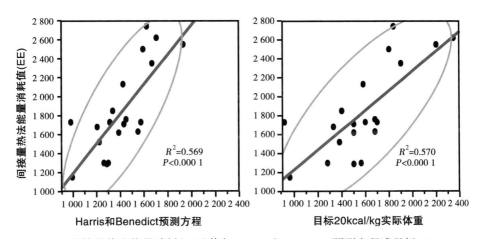

图 22.3　间接量热法能量消耗（EE）值与 Harris 和 Benedict 预测方程或目标 20kcal/kg 95% 椭圆置信度的比较

– 蛋白质

老年指南建议每天至少摄入 1g/kg 体重的蛋白质[17]。最近的一篇综述总结了以下建议：轻中度疾病的患者每天应接受 0.8～1.2g/kg 的蛋白质，而重症患者每天应接受更高剂量的 1.2～1.5g/kg 蛋白质[31]。近年来，蛋白质的重要性已经得到强调，尤其存在低瘦体重情况下：这些患者被证明特别受益于高蛋白喂养（>1.2g/kg）[32]。

Looijaard 等在一项包括 739 名 ICU 患者（平均年龄 58 岁）的大型回顾性研究中发现，根据入院时胸部 CT 扫描的数据，其中 60% 的患者瘦体重较低。对于瘦体重极低的患者，在 ICU 住院期间早期给予 >1.2g/kg 蛋白质可降低 6 个月死亡率[32]。

如果患者是口服喂养，强烈建议使用 ONSs，因为它们能够满足蛋白质需求，它们应该在口服喂养时常规使用。

– 微量营养素

老年人往往食欲缺乏，要通过口服食物来达到每日推荐摄入量（daily recommended intakes，DRI）每天需要摄入超过 1 500kcal，因此许多患者在 ICU 入院时可能已经存在微量营养素缺乏。上述提到的肠道吸收减少加重了微量营养素的生物利用度[5,6]。这些变化表明静脉给药补充微量营养素的必要性。减少不适当的 PPIs 使用也将最大限度地减少维生素和矿物质缺乏的潜在风险[26]。

随着年龄增长，维生素 B_{12} 的吸收效率降低，因为它涉及胃（酸度和内因子产生减少）、胰腺和小肠[5]。因此，维生素 B_{12} 缺乏极为普遍，硫胺素（B_1）缺乏也常见，尤其使用利尿剂的情况下[33]。可以假设需要 ICU 入院的老年人都有可能存在微量营养素缺乏的风险，其中以硫胺素、维生素 B_{12}、维生素 D、硒和锌的风险最高。

解决潜在缺乏的实用方法是从第 1 天开始提供这些微量营养素，不需要进行血液检测，只有在需要进行深入检查时才进行血液检测（见下文）。

22.7 再喂养综合征

再喂养综合征（refeeding syndrome，RFS）的风险通常被低估，特别是对衰弱的老年人[34]。这部分与老年人群体中非特异的临床表现和实验室变化有关。这种并发症影响了许多住院因营养不良而入院的患者。RFS 的特征是严重的电解质紊乱（低磷酸盐、镁和钾）、维生素缺乏（硫胺素）、液体负荷过多和钠盐潴留，导致器官功能障碍、心律失常和神经障碍[34]。一项研究二次分析了营养支持对营养不良住院患者效果的大型 RCT 试验，筛选患者的 RFS，并根据电解质变化、临床症状、临床背景和患者病史将其分为"RFS 确认"和"RFS 未确认"两组[35]。在 967 名患者中，141 名（14.6%）患者的 RFS 被确认。与没有 RFS 的患者相比，确认有 RFS 的患者 180 天的死亡率显著增高（29.8% vs 21.9%，$P<0.05$），ICU 入院的风险增加（4.3% vs 1.6%，$P<0.05$），住院平均天数更长（10.5±6.9 天 vs 9.0±6.6 天，$P=0.01$）。

在重症患者中，临床 RFS 标志尤其难以观察，因为它们很大程度上是非特异性的：磷酸盐、钾和镁的低值通常是唯一的指标。在我们的队列中，BMI、体重和 NRS 评分都无法预测低磷血症：218 名患者中有 138 名（63.3%）至少出现过 1 次低磷血症（Pi < 0.81mmol/L），其中 79 名（36.2%）出现严重低磷血症（Pi < 0.65mmol/L）。建议每日检测电解质，尤其是磷酸盐，以检测这种并发症[36]，因为低磷血症与死亡率增加相关[37]并且需要特定的营养管理即缓慢喂养[16,38]。

22.8 实际问题

口服营养补充剂(ONS)在口服喂食的非插管老年患者中应该常规使用[17]。ONS 可以有效增加蛋白质摄入量,改善手术后或存在压疮的伤口愈合[39]。我们自己的数据显示,这一建议并没有得到充分应用,导致能量摄入不足。

在高龄患者中,经鼻肠喂养管的耐受性通常较低,往往会发生扯掉喂养管的现象。频繁的意识混乱和谵妄加重了这一现象。多次重新插入喂养管在伦理角度上被认为是一种"攻击",患者和护理团队对此存在争论,而且这些操作还增加了错误插管的风险[40]。争取重新插入喂养管会延误喂养,从而增加了低能量摄入的风险。但在老年 ESPEN 指南中,以喂养为目的使用镇静药物是不可接受的[17]。

在这一亚组患者中,在等待口服摄入恢复的同时,使用肠外营养可能成为一种有效的选择,从而防止营养不良:如果有中心静脉导管,这很容易,但外周静脉全静脉营养可能会使联合喂养补充 600~800kcal,这是口服摄入不足的。然而,应特别注意液体的摄入量。

22.9 监测喂养反应

监测策略可以简化为以下简单的建议:

– 电解质:磷酸盐、钾和镁在入院时和之后应该每天常规检测[37]。

– 血糖:应遵循 ICU 的建议[16],但要注意老年患者中存在糖尿病的情况。对于这些患者,目标血糖水平 6~10mmol/L。

– 能量摄入:对于住院时间较短的患者,特别是口服喂食的患者,每日验证实际接受的摄入量非常重要,因为他们很可能无法满足其需求。

– 累积能量平衡的计算(摄入量和处方之间的差异),特别是在前 7 天内进行。

– 蛋白质摄入:每日记录摄入量。

– 每周进行前白蛋白测定:这种内脏蛋白在 1984 年已经被证明可以作为对蛋白质和能量摄入反应的指标[12]。入院时进行前白蛋白测定将有助于分析对喂养的反应,需要同时测定 C- 反应蛋白。

22.10 后 ICU 期

正如 NOURISH 试验所示,营养治疗不应该在出院时停止[10]。由于患者通常在完全康复之前出院,ICU 出院后期非常关键,应该由护士和营养师密切跟踪。目前对这一阶段的营养摄入和能量需求了解甚少[30]。

澳大利亚一项 RCT 试验中的巢式队列研究为临床重症患者在 ICU 出院后提供了前瞻性观察性数据[30]。研究对 32 名患者 227 天内的能量和蛋白质摄入进行了量化,其中 12 名患者通过间接热量测定法验证了能量消耗。中位数(IQR)的估计能量和蛋白质需求分别为 2 000(1 650~2 550)kcal 和 112(84~129)g。口服营养(55%)或与肠内营养联合使用(42%)是主要的喂养方式。患者每天摄入 1 240kcal 和 60g 蛋白质。在 12 名接受间接热量测定法的患者中,每日测得的能量消耗为 1 982(1 843~2 345)kcal,而日常能量赤字则比其他患者少,为 –95(–1 050~–347)kcal,似乎这种测定引起了对能量需求的关注。ICU 出院后期的能量和蛋白质摄入量都低于估计的和测定的能量需求,加剧了营养不足,而在这一期间患者更需要营养支持顺利度过恢复期。

导致 ICU 出院后期摄食不足的许多障碍包括患者本身的障碍(食欲不佳、持续性吞咽障碍、恶心、呕吐或腹泻)和临床障碍(沟通和资源问题,如护士与患者比例较低和知识缺乏)[41]。

结论

高龄患者出现营养不良、衰弱和肌少症的风险高,导致预后变差。我们知道获益最多的是那些 NRS 评分高(≥5)或体重低的高危人群。早期评估是必要的。如果由于缺乏人力而做不到早期评估,那么即刻启动营养应该是一个自动的过程,可能最好由护士完成。在插管患者中,如果有 EN 禁忌,应优先使用 EN 替代 PN。最困难的病例是未插管的患者,应尽一切努力使用 ONSs 或补充 PN 来满足蛋白质需求。

在高龄人群中,ICU 短时间住院的优势显示了早期干预的重要性。营养过程应贯穿于整个住院期间,对于手术病例,从术前营养评估开始,或住院患者入院时开始,直至 ICU 出院后继续。

注:本文不涉及伦理问题,但涉及临终决策和痴呆管理的营养方面需要纳入全球伦理讨论。

要点

- 高龄患者的特点是普遍存在营养不良、衰弱和肌少症,这些都与较高的死亡率有关。高龄患者比年轻 ICU 患者有更高的营养不良风险:早期评估是必要的,如使用 NRS。

- 一些 ICU 常规程序与长时间禁食有关,并使患者面临营养不良的额外风险。注意由于尝试拔管或 NIV 而禁食的情况。

- 对营养不良的老年人进行营养干预已被证明是有效的,并可减少并发症和死亡率。

- 老年人患再喂养综合征的风险非常高,需要每天监测磷酸盐、镁和钾的含量。

- 大多数患者口服喂养不足,ONS 应成为口服喂养的一部分。

- 微量元素缺乏是常见的,实用的解决方法是在 ICU 住院的前 3～5 天每天提供硫胺素 100～200mg,维生素 B_{12}、多微量元素和维生素。

（温剑艺　廖小龙 译,廖小龙　温剑艺 审校）

参考文献

1. Cruz-Jentoft AJ, Bahat G, Bauer J, et al. Sarcopenia: revised European consensus on definition and diagnosis. Age Ageing. 2019;48(1):16–31. https://doi.org/10.1093/ageing/afy169.
2. Cerri AP, Bellelli G, Mazzone A, et al. Sarcopenia and malnutrition in acutely ill hospitalized elderly: prevalence and outcomes. Clin Nutr. 2015;34(4):745–51. https://doi.org/10.1016/j.clnu.2014.08.015.
3. Robinson SM, Reginster JY, Rizzoli R, et al. Does nutrition play a role in the prevention and management of sarcopenia? Clin Nutr. 2018;37(4):1121–32. https://doi.org/10.1016/j.clnu.2017.08.016.

4. de Luis D, Lopez Guzman A. Nutrition Group of Society of C-L. Nutritional status of adult patients admitted to internal medicine departments in public hospitals in Castilla y Leon, Spain - a multi-center study. Eur J Intern Med. 2006;17(8):556–60. https://doi.org/10.1016/j.ejim.2006.02.030.

5. Stover PJ. Vitamin B12 and older adults. Curr Opin Clin Nutr Metab Care. 2010;13(1):24–7. https://doi.org/10.1097/MCO.0b013e328333d157.

6. Rémond D, Shahar DR, Gille D, et al. Understanding the gastrointestinal tract of the elderly to develop dietary solutions that prevent malnutrition. Oncotarget. 2015;6(16):13858–98. https://doi.org/10.18632/oncotarget.4030.

7. Marian M, Sacks G. Micronutrients and older adults. Nutr Clin Pract. 2009;24(2):179–95. https://doi.org/10.1177/0884533609332177.

8. Ouchi Y, Rakugi H, Arai H, et al. Redefining the elderly as aged 75 years and older: proposal from the Joint Committee of Japan Gerontological Society and the Japan Geriatrics Society. Geriatr Gerontol Int. 2017;17(7):1045–7. https://doi.org/10.1111/ggi.13118.

9. Guigoz Y. The Mini Nutritional Assessment (MNA) review of the literature--what does it tell us? J Nutr Health Aging. 2006;10(6):466–85. discussion 485-7. (In eng) (http://www.ncbi.nlm.nih.gov/pubmed/17183419)

10. Deutz N, Matheson E, Matarese L, et al. Readmission and mortality in malnourished, older, hospitalized adults treated with a specialized oral nutritional supplement: a randomized clinical trial. Clin Nutr. 2016;35(1):18–26. https://doi.org/10.1016/j.clnu.2015.12.010.

11. Milne AC, Potter J, Vivanti A, Avenell A. Protein and energy supplementation in elderly people at risk from malnutrition. Cochrane Database Syst Rev. 2009;(2):CD003288. https://doi.org/10.1002/14651858.CD003288.pub3.

12. Bastow M, Rawlings J, Allison S. Benefits of supplementary tube feeding after fractured neck of femur: a randomized controlled trial. BMJ. 1983;287:1589–92. https://pubmed.ncbi.nlm.nih.gov/6416514/

13. Schuetz P, Fehr R, Baechli V, et al. Individualised nutritional support in medical inpatients at nutritional risk: a randomised clinical trial. Lancet. 2019;393(10188):2312–21. https://doi.org/10.1016/S0140-6736(18)32776-4.

14. Soguel L, Revelly J, Schaller MD, Longchamp C, Berger MM. Energy deficit and length of hospital stay can be reduced by a two-step quality improvement of nutrition therapy: the intensive care unit dietitian can make the difference. Crit Care Med. 2012;40(2):412–9. (In eng). https://doi.org/10.1097/CCM.0b013e31822f0ad7.

15. Nabozny MJ, Barnato AE, Rathouz PJ, et al. Trajectories and prognosis of older patients who have prolonged mechanical ventilation after high-risk surgery. Crit Care Med. 2016;44(6):1091–7. https://doi.org/10.1097/CCM.0000000000001618.

16. Singer P, Reintam-Blaser A, Berger MM, et al. ESPEN guidelines: nutrition in the ICU. Clin Nutr. 2019;38:48–79. https://www.ncbi.nlm.nih.gov/pubmed/30348463.

17. Volkert D, Berner Y, Berry E, et al. ESPEN guidelines on enteral nutrition: geriatrics. Clin Nutr. 2006;25(2):330–360. (Consensus Development Conference Practice Guideline) (In eng). https://doi.org/10.1016/j.clnu.2006.01.012.

18. Chapple LA, Gan M, Louis R, Yaxley A, Murphy A, Yandell R. Nutrition-related outcomes and dietary intake in non-mechanically ventilated critically ill adult patients: a pilot observational descriptive study. Aust Crit Care. 2020;33(3):300–8. https://doi.org/10.1016/j.aucc.2020.02.008.

19. Macht M, King C, Wimbish T, et al. Post-extubation dysphagia is associated with longer hospitalization in survivors of critical illness with neurologic impairment. Crit Care. 2013;17(3):R119. https://doi.org/10.1186/cc12791.

20. Fournier J, Coutaz M, Hertzog H, Piccot P, Lamon J, Berger MM. Semi-automation of nutritional risk screening in the hospital results in systematic scoring. Clin Nutr Exp. 2016;8(1–8)

21. Ball L, Serpa Neto A, Pelosi P. Obesity and survival in critically ill patients with acute respiratory distress syndrome: a paradox within the paradox. Crit Care. 2017;21(1):114. https://doi.org/10.1186/s13054-017-1682-5.

22. Santanasto AJ, Goodpaster BH, Kritchevsky SB, et al. Body composition remodeling and mortality: the health aging and body composition study. J Gerontol A Biol Sci Med Sci. 2017;72(4):513–9. https://doi.org/10.1093/gerona/glw163.

23. Thibault R, Makhlouf A, Mulliez A, et al. Fat-free mass at admission predicts 28-day mortality in intensive care unit patients: the international prospective observational study phase angle project. Intensive Care Med. 2016;42(9):1445–53. https://www.ncbi.nlm.nih.gov/pubmed/27515162

24. Wilhelm-Leen ER, Hall YN, Horwitz RI, Chertow GM. Phase angle, frailty and mortality in older adults. J Gen Intern Med. 2014;29(1):147–54. https://doi.org/10.1007/s11606-013-2585-z.

25. Basile C, Della-Morte D, Cacciatore F, et al. Phase angle as bioelectrical marker to identify elderly patients at risk of sarcopenia. Exp Gerontol. 2014;58:43–6. https://doi.org/10.1016/j.exger.2014.07.009.

26. Heidelbaugh JJ. Proton pump inhibitors and risk of vitamin and mineral deficiency: evidence and

clinical implications. Ther Adv Drug Saf. 2013;4(3):125–33. https://doi.org/10.1177/2042098613482484.

27. Melzer K, Karsegard VL, Genton L, Kossovsky M, Kayser B, Pichard C. Comparison of equations for estimating resting metabolic rate in healthy subjects over 70 years of age. Clin Nutr. 2007;26(4):498–505. http://www.ncbi.nlm.nih.gov/entrez/query.fcgi?cmd=Retrieve & db=PubMed & dopt=Citation & list_uids=17583391.

28. Gaillard C, Alix E, Salle A, Berrut G, Ritz P. Energy requirements in frail elderly people: a review of the literature. Clin Nutr. 2007;26(1):16–24. https://doi.org/10.1016/j.clnu.2006.08.003.

29. Segadilha N, Rocha EEM, Tanaka LMS, Gomes KLP, Espinoza REA, Peres WAF. Energy expenditure in critically ill elderly patients: indirect calorimetry vs predictive equations. JPEN J Parenter Enteral Nutr. 2017;41(5):776–84. https://doi.org/10.1177/0148607115625609.

30. Ridley EJ, Parke RL, Davies AR, et al. What happens to nutrition intake in the post-intensive care unit hospitalization period? An observational Cohort Study in critically ill adults. JPEN J Parenter Enteral Nutr. 2019;43(1):88–95. https://doi.org/10.1002/jpen.1196.

31. Deer RR, Volpi E. Protein requirements in critically ill older adults. Nutrients. 2018;10(3) https://doi.org/10.3390/nu10030378.

32. Looijaard W, Dekker IM, Beishuizen A, Girbes ARJ, Oudemans-van Straaten HM, Weijs PJM. Early high protein intake and mortality in critically ill ICU patients with low skeletal muscle area and -density. Clin Nutr. 2020;39(7):2192–201. https://doi.org/10.1016/j.clnu.2019.09.007.

33. Suter PM, Haller J, Hany A, Vetter W. Diuretic use: a risk for subclinical thiamine deficiency in elderly patients. J Nutr Health Aging. 2000;4(2):69–71. https://www.ncbi.nlm.nih.gov/pubmed/10842416

34. Aubry E, Friedli N, Schuetz P, Stanga Z. Refeeding syndrome in the frail elderly population: prevention, diagnosis and management. Clin Exp Gastroenterol. 2018;11:255–64. https://doi.org/10.2147/ceg.S136429.

35. Friedli N, Baumann J, Hummel R, et al. Refeeding syndrome is associated with increased mortality in malnourished medical inpatients: secondary analysis of a randomized trial. Medicine (Baltimore). 2020;99(1):e18506. https://doi.org/10.1097/MD.0000000000018506.

36. Koekkoek WAC, Van Zanten ARH. Is refeeding syndrome relevant for critically ill patients? Curr Opin Clin Nutr Metab Care. 2017;21(2):130–7. (In Eng)

37. Reintam Blaser A, Gunst J, Ichai C, et al. Hypophosphatemia in critically ill adults and children: a systematic review. Clin Nutr. 2021;40(4):1744–54. https://doi.org/10.1016/j.clnu.2020.09.045

38. Doig G, Simpson F, Heighes P, et al. Restricted versus continued standard caloric intake during the management of refeeding syndrome in critically ill adults: a randomised, parallel-group, multicentre, single-blind controlled trial. Lancet Respir Med. 2015;3(12):943–52. https://doi.org/10.1016/S2213-2600(15)00418-X.

39. Elia M, Normand C, Norman K, Laviano A. A systematic review of the cost and cost effectiveness of using standard oral nutritional supplements in the hospital setting. Clin Nutr. 2016;35(2):370–80. https://doi.org/10.1016/j.clnu.2015.05.010.

40. de Aguilar-Nascimento J, Kudsk K. Use of small-bore feeding tubes: successes and failures. Curr Opin Clin Nutr Metab Care. 2007;10(3):291–6. (Review) (In eng). https://doi.org/10.1097/MCO.0b013e3280d64a1d.

41. Ridley EJ, Chapple LS, Chapman MJ. Nutrition intake in the post-ICU hospitalization period. Curr Opin Clin Nutr Metab Care. 2020;23(2):111–5. https://doi.org/10.1097/MCO.0000000000000637.

42. Khalil SF, Mohktar MS, Ibrahim F. The theory and fundamentals of bioimpedance analysis in clinical status monitoring and diagnosis of diseases. Sensors (Basel). 2014;14(6):10895–928. https://doi.org/10.3390/s140610895.

第六篇　保留和撤除治疗

第 23 章　限制生命支持治疗

Bertrand Guidet and Hélène Vallet

目录

🔵 **学习目标**

- 什么是限制生命支持治疗(limitation of life-sustaining treatment, LLST)?
- LLST 的决定因素是什么?
- 老年患者面临决策的频率是多少?
- 对死亡率有什么影响?
- 患者和医护人员在决策过程中的影响
- 如何处理不确定性:限时试验的概念
- 对医护人员有何影响?

23.1　引言

在西方国家,老年重症患者正逐年增加。这意味着入住 ICU 的老年患者比例增高,尽管与年轻患者相比预后不好,并且在 ICU 住院后康复能力降低。由此引发了关于 ICU 收治标准[1]和 ICU 治疗程度的问题。生命支持治疗(life-sustaining therapy, LST),如有创机械通气和肾脏替代治疗,可能不会(不予)(withholding, WH)开展或终止(撤除)(withdrawing, WD)。这种决策的决定因素和后果对于我们评估当前的实践至关重要,因为它对临床结局、收治标准、治疗程度、家庭和团队的满意度有着深远的影响。

决定限制和 / 或停止患者的任何积极治疗措施,可能是医生面临的最困难的决策之一。我们没有接受过这方面的专门训练。我们的目标是挽救个人生命和尽可能多地挽救生命。一方面,我们应避免 ICU 过度使用,以免对患者及其亲属和 ICU 团队造成潜在的不利影响和增加社会经济负担。然而,另一方面,我们也希望避免由于老年重症患者被拒绝入住 ICU 治疗,而使得老年患者没有得到恰当的重症加强治疗。

23.2　关于老年重症患者的思考

老年人在疾病面前是脆弱的,这是衰弱、肌少症、认知功能下降、合并症和多重用药综合造成的,使其应对脓毒症、创伤和急诊手术等打击的能力下降。从这个角度来看,如果器官衰竭对治疗反应不佳,限制 LST 也是一种选择。ICU 治疗的主要目的是挽救生命,同时也包括保证长期的生活质量。事实上,近 50% 的老年患者在 ICU 出院 6 个月后死亡或丧失功能自主性。

器官支持治疗通常是侵入性的,其本身也存在风险(医院获得性感染、谵妄等)。总之,限制 LST 在老年重症患者人群十分常见。老年重症患者的预计生存期明显短于年轻患者,因此决定 WH 或 WD 生命支持治疗对老年重症患者尤为重要。然而,许多国家的宪法不允许年龄歧视,因此任何选择均不应基于年龄。

许多国家的预期寿命正在稳步增长。因此,住院并最终入住 ICU 的患者年龄都较大[2]。预计到 2050 年,"高龄重症监护患者"(Very old Intensive care Patients, VIPs)的比例将增加到 30%[3],将对医院总支出产生巨大影响[4]。因此,全球多数 ICU 必须调整其政策以适应日益增长的需求。据估计,基于这些增长,ICU 床位需求将增加 50%[5]。

过去 15 年中,死亡前最后 1 个月入住 ICU 的人数有增加趋势。近 30% 的美国联邦医疗保险患者在死亡前最后 1 个月入住 ICU,其中 3% 的患者接受了至少 4 天的机械通气治疗[6]。

由于老年重症患者死亡率高[7]、对 ICU 需求增加以及 ICU 资源有限,社会将面临一项挑战,即如何使老年重症医疗的服务支出增加与资金的可持续性相匹配。

23.3　限制生命支持治疗

限制治疗可能发生在收治患者过程的各个环节(表 23.1)。第一个限制是分诊时拒绝收治老年患者,但超出了本章的讨论范围。

表 23.1　限制或优化 ICU 治疗

入住 ICU 前	预先指示	生前预嘱
分诊	收治标准	入住 ICU 的替代方案
限时试验	如何处理不确定性?	家庭会议
ICU 住院期间	不予	撤除
出院	出院标准	地点
再次入院	是 / 否	
长期随访	预防再次入院	康复计划

影响 VIPs 做出限制 LST 决策的几个因素,包括预期生存率和长期预后,如功能下降、生活质量下降,以及患者和医护人员的预期。尽管个人的伦理决策应当独立于集体压力的影响,但是经济和新冠疫情等外部因素也可能发挥作用。

无限制的收入 ICU 和 / 或老年患者不做限制 LST 的决定,可能会导致年轻患者难以进入 ICU,以及获得其他医疗服务受限。因此,对所有住院患者必须合理配置 ICU 治疗(例如心肺复苏、机械通气、肾脏替代治疗、血管活性药物和体外膜肺)。不同标准和道德原则之间的权衡是不可忽视的,自主原则和分配正义原则需要相互平衡。

一旦一位 VIP 因急症住进 ICU,其短期和长期的预期死亡率都很高[7]。因此,ICU 医生将越来越多地面临 VIPs 是否继续 LST 的艰难决策。在这些情况下,如果患者病情恶化,决策可能是不予(WH)LST,或者如果预期预后不佳,甚至撤除(WD)已经启动的 LST。

显然,伦理、宗教、预测、文化和个人问题的冲突是不可避免的,这能够部分解释不同国家对于 VIPs 限制 LST 政策的巨大差异[8-13]。

住院政策和医疗系统的差异,再加上来自患者或其亲属的信息不健全(即生前预嘱),导致 ICU 的临终(End-of-Life, EOL)医疗存在巨大差异。此外,在决定 WH 或 WD 生命支持治疗后发生的死亡比例存在很大差异,且不能单纯由患者自身特点或患者意愿来解释。

一项针对 22 个国家两个时期的对比研究显示了 ICU 住院期间临终决策的变化(表 23.2)[14]。与 1999—2000 年队列(n=2 807)中的患者相比,2015—2016 年队列中的患者年龄更大(中位年龄, 70 岁 vs 67 岁; $P<0.001$)。与 1999—2000 年队列相比,2015—2016 年队列的限制治疗的情况更多(89.7% vs 68.3%; $P<0.001$),不予生命支持治疗的情况更多(50.0% vs 40.7%; $P<0.001$),撤除生命支持治疗的比例更高(38.8% vs 24.8%; $P<0.001$)。在两个时期之间,综合伦理实践得分翻倍,表明参与研究的 ICU 文化和结构发生了变化。该评分使用了 12 个变量(日常家庭会议、关于适当医护级别的日常讨论、临终讨论、书写限

制治疗的诱因、书面临终指南、书面协议、安宁疗护咨询、伦理咨询、工作人员沟通交流、工作人员参加伦理课程、每个国家的临终指南和每个国家的立法）。该项研究的一个重要发现是，在限制生命支持治疗的后续时期，患者存活率更高。限制治疗不仅发生在临终时，也可以更早以尊重患者的意愿，避免侵入性治疗可能导致的死亡过程延长或生活质量不佳。死亡常发生在撤除生命支持治疗之后，而不是在不予生命支持治疗之后。2015—2016 年，更多的患者在拒绝机械通气、使用血管加压药和肾脏替代治疗后存活，这可能反映出 ICU 实践的改善，更多患者能够在急性疾病中存活[15]。

表 23.2　已发表研究关于 LLST 的报告

年份	第一作者	国家	LLST 数量	总人数	LLST 入住 ICU 比例 /%
2017	Anderson	挪威	116	250	47
2015	Ferrão	葡萄牙	85	278	31
2017	Flaatten	欧洲	1 761	5 021	35.1
2020	Guidet	欧洲	1 332	3 920	34
2017	Le borgne	法国	106	317	33.4
2014	Le Maguet	法国	38	196	19
2018	Level	法国	27	188	51
2017	Oeyen S	比利时	34	131	25.9
2018	Pietilainen L	芬兰	419	1 827	22.9
2011	Roch A	法国	69	299	23
2006	Rodriguez-Reganon I	西班牙	9	100	9
2010	Tabah A	法国	39	106	37.7
2012	Fuchs	美国	461	3 003	15.4
2012	Fuchs	美国	496	1 677	29.6
2015	Heyland	加拿大	769	1 671	46
2005	Pisani A	美国	132	395	33.4
2014	Al-dorzi HM	沙特阿拉伯	103	748	13.8
2016	Kim	韩国	23	45	51.1
2017	Lee SH	韩国	23	106	21.7
2015	Sim YS	韩国	36	155	23
2014	Zampieri FG	巴西	80	1 129	7.1
2017	Auclin E	法国	46	262	17.6
2014	Seder	美国	79	129	61
2017	Penasco Y	西班牙	37	149	24.8
合计			6 320	22 102	29.7

23.4　限制生命支持治疗的报道

需要强调的是,在大多数报告 ICU 老年患者住院死亡率的研究中,缺乏限制 LST 的信息。在最近一篇关注死亡率的综述中,涵盖了 ICU ≥75 岁的患者,我们检索了 129 项研究,只有 23 项研究记录了限制生命支持治疗(LLST)(18%)[7]。这一信息出现在 29.7%(6 320/22 100)的 ICU 住院病例中(表 23.3)[14,16-37]。由于在过去 20 年中记录了这种混杂/矛盾的死亡率因素[38],LLST 的信息缺乏是惊人的。由于 LLST 最常出现在最脆弱或最严重的患者中,这就成了一种自证预言。考虑到此类决策的巨大异质性,记录这些信息是非常重要的[39]。当死亡率作为主要终点时,RCT 研究尤其如此。在一项包含了 65 项试验的研究中,只有 6 项试验(9.2%)记录了 LLST[40]。将 LLST 后死亡的患者排除在基准工作之外,会导致医院排名发生重大变化。不应排除潜在可预计的死亡,例如发生重大并发症后的死亡[41]。

表 23.3　EOL 决定随时间的变化(依据 Sprung JAMA 2020)

时期	2015—2016 年	1999—2000 年
患者数	13 625	2 807
年龄 70~96 岁 /%	51.5	43.5
WH 决定 /%	50	40.7
WD 决定 /%	38.8	24.8
伦理实践评分	5.6	2.9
LLST 后死亡 /%	79.6	94.5
ICU 入院到首次 WH 的时间 /d	2.1	4
WH 决定到死亡的时间 /d	29	14.1
WD 决定到死亡的时间 /d	11.5	17.1

23.5　限制生命支持治疗的决定因素

已报告的 LLST 的决定因素有很多,包括患者来源(直接入院/病房转入)、患者类型(内科/外科或计划入院/急诊入院)、合并症,以及疾病严重程度。还涉及一些结构方面因素,例如 SAPS-3 数据库中描述的,护士床位比增加与 LLST 发生率增加相关,而同一医院急诊科的可用性、全职 ICU 专科医师的存在以及医生在夜间和周末出现与 LLST 发生率降低相关[42]。年龄通常被报告是临床医生在决策 LLST 时的因素之一。

我们对来自 13 个不同国家的 22 名 ICU 医生进行了一项关于老年患者不予(WH)和撤除(WD)LST 的问卷调查[43]。大多数专家不同意或强烈不同意(77%)年龄作为 WH 或 WD LST 的唯一标准,几乎所有专家都不同意(91%)此类决策应设定特定年龄。然而,绝大多数(91%)专家承认年龄应与其他因素一起作为一个重要考虑因素。

一些研究表明,与年轻患者相比,老年患者限制治疗的比例更高。在美国一项包括 9 000 名 ICU 患者的研究中,50 岁以下患者 2% 限制 LST,80 岁以上患者 25% 限制 LST[44]。在 Hakim 等人的研究中[45],不实施心肺复苏(do-not-resuscitate,DNR)医嘱率随年龄增加而增加（21%＜54 岁；27% 55～65 岁；33% 65～74 岁；42% 75～84 岁，以及 55%＞84 岁）。老年患者的 DNR 医嘱也早于年轻患者。在 SUPPORT 研究中，患者年龄每增加 10 岁，撤除治疗决策的比例随之增加：机械通气 15%，外科手术 19%，肾脏替代治疗 12%[45]。在澳大利亚和新西兰的一项研究中，老年未存活患者的住院时间（Length of Stay, LOS）短于存活患者，表明 80 岁以上的患者可以更快地做出临终关怀（End of Life, EOL）决定[46]。在一项配对队列研究中，2 299 名 80 岁以上患者，按照疾病严重程度、器官衰竭、ICU 类型、性别、查尔森共病指数等指标，与 2 299 名 65～79 岁的患者相匹配[47]，与配对的"低龄老年患者"相比，高龄组患者 LOS 更短，工作量更低，机械通气、肾脏替代治疗以及气管切开造口术更少。

年龄和专门的老年病评分通常被报告为 LLST 的独立因素。在一项前瞻性观察性研究中，我们检查了欧洲国家 ICU 住院 VIPs 限制 LST（WH 和 / 或 WD）的发生率和决定因素[48]。27.2%（1 356/5 021）的患者存在限制 LST，其中 15% 的患者为 WH，12.2% 的患者为 WD（包括之前 WH 的患者）。没有限制 LST 的患者更年轻，衰弱情况更少，病情严重程度更低，更多的择期住院。LST 的 WD 患者更多是男性，且 ICU 住院时间更长。WH 组 ICU 死亡率为 29.1%，WD 组 82.2%。WH 组的 30 天死亡率为 53.1%，WD 组为 93.1%。与北欧 ICU 相比，东欧和南欧国家限制 LST 的情况更少。与限制 LST 相关的独立因素是"急诊 ICU 入院"，其次是 CFS、年龄增加和 SOFA 评分。在 GDP 较高的国家，LST 限制的百分比较高，而在更多居民信仰上帝的国家较低。

2014 年，制定了关于临终实践的全球共识定义和声明。一项一致率较高（93%）的共识是，入院前的健康状况和心理功能与患者预后有关[49]。

23.6　患者和医护人员在决策过程中的影响

预立医疗指示包括生前预嘱和永久授权书。生前预嘱在患者具备决策能力时撰写，写明其在没有决策能力的情况下是否接受特定医疗措施，这应当优先于任何其他非医学意见。然而，这些文件较难获得，更新不及时，对于所需医疗水平的描述不够精确。在 ICE-CUB1 研究中，纳入了 2 646 名 80 岁以上的患者，在急诊室进行入住 ICU 分诊[50]，41% 的病例中有家属在场，但只有 10% 的病例询问了他们对入住 ICU 的意见。在德国，只有不到 10% 的病例可以获得有关生前预嘱的预立医疗指示[51]。在 17 个欧洲国家进行的 Ethicus 研究中，只有 1% 的病例中医生给出的临终决定的主要原因是生前预嘱[52]。关于该主题的一篇综述强调，"不应仅根据完成的书面工作来定义预立医疗计划的成功"[53]，强调了沟通和建立信任的重要性[54]。在一项涉及 80 岁或以上患者的前瞻性研究中，预立医疗计划能够改善临终医疗以及患者和家庭满意度，同时减少亲属的压力、焦虑和抑郁[55]。老年患者通常倾向于较低强度的医疗和关注舒适度的护理，而不是接受侵入性手术[56,57]。最新的证据表明，家庭对临终问题的偏好与实际获得的医疗存在差异[58]。

在 SUPPORT 研究中，85% 的患者表达了关于 DNR 的具体意愿，只有 23% 的患者与医生讨论过这些意愿，其中一半的患者不希望复苏[58]。58% 的患者不想与医生讨论这些意愿，其中 25% 的患者不希望实施复苏。在 50% 的病例中，DNR 医嘱是由医生下达的，或者是家属在未经患者同意的情况下提出的。

患者和 / 或家属参与决策过程对 ICU 住院率有着深远的影响。在大多数国家，患者亲属无权参与限制 LST 的决策。在美国,美国重症医学院(American College of Critical Care Medicine)建议在患者入住重症监护室后 72 小时内举行家庭会议[59]。

应采取策略来更一致地提出、记录和协调关于患者偏好的记录,以减少未记录而造成的混淆,并提供新的机会来提高以患者为中心的重症疾病治疗质量[60]。

23.7　限制生命支持治疗的实施

目前公认年龄不应被视为限制 LST 的唯一决策标准[61]。

当一名老年患者入住 ICU 时,应给予最合适的治疗。然而,这并不一定意味着最大限度的治疗。如果在共同决策过程中,某些治疗(如有创机械通气)被认为不会明显提高生存机会,或者某些治疗被患者拒绝,则不应将这些治疗强加给患者[56]。然而,出于公平,应给予患者其他的所有治疗。伦理氛围也被发现对限制治疗的决定和死亡时间有影响[62,63]。在一项基于情景的全国范围的随机试验中,患者的价值观对于 ICU 医师决定是否与患者家属讨论撤除生命支持治疗没有影响。然而,当要求 ICU 医师记录患者预期 3 个月的功能结局时,会显著增加他们与家属讨论撤除治疗的意愿[64]。

除了与患者相关的因素外,还有其他原因与限制 LST 有关。较为明显的是,ICU 床位的可用性与限制 LST 的时间有关。ICU 床位可用性较低的单位,患者做出 DNR 决策的时间较短,且从决定 DNR 到死亡的时间较短[65]。在 VIP1 研究中,ICU 床位数量与限制 LST 的比例无关[48]。

23.8　ICU 期间的治疗

正如 Rubio 报告的,LLST 在入住 ICU 时可能受到限制,大多数 ICU(94.8%)收治了 LLST 患者,但只有 7.8% 的患者在住 ICU 后决定 LLST[66]。一项非常严格的入院政策将挑选出不太可能在"ICU 试验"中失败的 ICU 治疗候选人,因此关于不予 / 撤除治疗的讨论可能远不如在 ICU 收治标准宽松的情况下常见。ICU 存活率可能更高,但这与许多可能被挽救的患者(尤其是老年人)被拒绝进入 ICU 有关。

老年患者的治疗强度通常低于年轻患者。在外科人群中,LLST 随着年龄的增长而增加[67-69]。此外,与年轻患者相比,在 ICU 住院期间更早做出了 LLST 的决定[42,49]。对于临床状况没有改善的患者,治疗强度可能不再符合患者在一定生活质量下长期生存的机会,此时可能需要做出临床决定。在不确定或缺乏信息的情况下,老年重症患者可能会被送入 ICU,几天后重新评估治疗强度。这种实用且连续的方法通常被称为限时试验。

23.9　限时试验

限时试验(time limited trial, TLT)的基本原理见框 23.1。TLT 是临床医生和患者 / 家属之间的协议,在规定时间内采取某些治疗方法,观察患者能否按照预期讨论的临床结局好转或恶化。如果患者病情好转,则继续进行疾病导向治疗,如果病情恶化,试验中涉及的治疗方法就会被撤回,目标往往会从治愈转向缓解。如果临床上仍存在重大不确定性,可能会重新商议另一个 TLT。框 23.2 中介绍了相关的步骤。

框 23.1　限时试验的基本原理

- 避免 ICU 过度使用，以减少对患者、亲属、ICU 团队和社会经济方面造成潜在有害影响。
- 避免 ICU 利用不足，如拒绝老年重症患者入住 ICU（年龄歧视）。
- 主要挑战在于，当结果不明确时，如何确定哪些患者能够从 ICU 获益。
- 在紧急情况下，难以评估或预测 ICU 获益（生存率、HRQOL），难以获得关键信息（生前预嘱、无亲属等）。
- 对于预后不确定和 / 或偏好不明确的患者。
- 在入住 ICU 之前和期间需要与患者 / 家属进行全面讨论，以便了解患者的意愿和期望。
- 需要个性化制定治疗试验的最佳持续时间，还需要在固定时间内重新评估。

框 23.2　组织家庭会议（根据 Quill）[73]

准备
- 需要高年资重症医师参与
- 确定关键的家庭决策者
- 在医疗团队中达成共识
- 确定明确的改善或恶化的临床指标

开始家庭会议
- 审查会议目的
- 听取家庭成员对患者状况的看法
- 临床医生与患者或家属达成一致意见

提出 TLT 的关键部分
- 如果治疗有效，建议下一步计划

- 如果治疗无效，下一步可能包括协商不同的 TLT 或
- 提出撤除治疗的计划
- 向限制 LST 的患者解释安宁疗护

随访
- 讨论如何衡量和沟通进展
- 协商重新评估的时间
- 安排随访会议
- 根据 TLT 定期随访
- 定期向家属告知进展

　　如果目前尚缺乏 ICU 前分诊准确性的证据，那么还有什么选择呢？近年来出现了 ICU 内分诊的概念：即 TLT 概念，特别是在血液肿瘤和老年 ICU 患者中有应用[70-73]。TLT 提供了进入 ICU 的机会，以观察患者是否能够从全面的 ICU 治疗中获益[74]。TLT 是一个正式的流程，必须与患者（如果可能）或医护人员以及转诊医生等医疗相关人员进行讨论并达成一致。在一段时间（通常为 2～4 天）后重新评估，目的是记录是否有能反映治疗效果的客观改善。这可以通过多种方式实现，如序贯器官功能衰竭评估（sequential organ failure assessment, SOFA）评分，可以作为对器官功能障碍的连续客观测量，对于避免偏见和主观判断有重要意义。如果器官功能有改善，那么治疗被认为是有价值的，并继续进行。如果器官功能障碍增加，治疗可能被认为是徒劳的，维持生命的治疗可能会暂停或撤销，治疗将着重于安宁疗护。如果情况没有改变，可能会提供新的 TLT。必须在入住 ICU 时即对 TLT 进行解释并达成一致，以便描述和讨论不同的路径。老年医学专家的加入肯定会增加这一过程的价值，但仍有待临床试验证实。

　　TLT 从评估患者当前的临床状态、意愿和预后开始，无论是否进行相关治疗。除了疾病相关的因素外，患者的认知和功能状态通常也是相关的。这种实用的方法尤其适用于预期寿命短、预后功能差的老年患者。因此，考虑到短期和长期预后的不确定性，以及 ICU 入院决策过程缺乏完整信息，权宜之计可能是将老年患者先送入 ICU，但在入住 ICU 几天后

正式重新评估,这可以避免徒劳的治疗。无效治疗会给患者带来痛苦,给家庭成员带来焦虑、悲伤、抑郁,甚至影响一些国家的经济;也会给 ICU 团队带来倦怠、悲伤和辞职意向;对其他有望入住 ICU 的患者是分配公正的,也会对社会造成经济负担(因更长的 ICU 住院时间意味着更高的社会保障成本)。这些协议化的家庭支持干预措施降低了 ICU 住院时间,且未对死亡率造成影响[75]。

23.10 死亡质量

对于不予或撤除 LST 的患者,一个重要目标是实现最舒适的死亡[76]。家庭成员报告称,"患者感到舒适,尽可能少地遭受痛苦"是他们最重要的价值观,而"相信生命应该不惜一切代价得到保护"是他们在做出治疗决定时考虑的最不重要的价值观[77]。流动的安宁疗护团队会诊可以帮助决策过程,甚至建议转入安宁疗护病房。

患者的临终关怀(end-of-life care, EOLC)已经发展成为现代重症医学专业人员的重要工具,如果需要和可行,安宁疗护专家可以提供帮助[78,79]。尽管人们普遍认为需要足够的临终关怀,但在其实践和实施方面存在较大差异,不仅在大洲或国家之间,也包括国家、地区甚至医院之间[8,49,80]。

可以说,这种差异的主要归因于个体提供者,其原因除其他外,包括医学思想流派、预测差异、等级、无知、文化规范、宗教和信仰。

要点

老年患者在入住 ICU 期间、住院期间和出院后的死亡风险较高。当存活下来时,他们可能会遭受长期后遗症,包括丧失功能自主性和生活质量差,而且他们往往是照顾者的沉重负担。与年轻患者相比,所有这些因素都有助于更频繁地决定限制老年患者的 LST。该决定的制定对重症医学团队和家庭成员都有影响。合作、及时、透明和客观是防止冲突和复杂悲伤的关键。

实践

收集客观信息以决定限制 LST。

留出时间重新评估患者状况和对先前治疗的反应。

在存在不确定性或信息缺失时,可以提出限时试验,与患者(如果可能)和医护人员共同确定治疗的初始目标,并再次做出限制 LST 或采取一切治疗措施的决定。

限制 LST 不是临终决定的同义词。对于 WH 决策来说尤其如此。

（冯喆 译,刘亚林 审校）

参考文献

1. Guidet B, de Lange DW, Flaatten H. Should this elderly patient be admitted to the ICU? Intensive Care Med. 2018;44:1926–8.

2. Laake JH, Dybwik K, Flaatten HK, Fonneland I-L, Kvåle R, Strand K. Impact of the post-World War II generation on intensive care needs in Norway. Acta Anaesthesiol Scand. 2010;54:479–84.

3. Jones A, Toft-Petersen AP, Shankar-Hari M, Harrison DA, Rowan KM. Demographic shifts, case mix, activity, and outcome for elderly patients admitted to adult general ICUs in England, Wales, and Northern Ireland. Crit Care Med. 2020;48:466–74.

4. Angus D. Admitting elderly patients to the intensive care unit- is it the right decision? JAMA. 2017;318:1443–4.

5. Guidet B, Vallet H, Boddaert J, de Lange DW, Morandi A, Leblanc G, Artigas A, Flaatten H. Caring for the critically ill patients over 80: a narrative review. Ann Intensive Care. 2018;8:114.

6. Teno JM, Gozalo P, Trivedi AN, Bunker J, Lima J, Ogarek J, Mor V. Site of death, place of care, and health care transitions among US medicare beneficiaries, 2000-2015. JAMA. 2018;320:264–71.

7. Vallet H, Schwarz GL, Flaatten H, de Lange DW, Guidet B, Dechartres A. Mortality of older patients admitted to an intensive care unit a systematic review. Crit Care Med. 2021;49(2):324–34.

8. Mark NM, Rayner SG, Lee NJ, et al. Global variability in withholding and withdrawal of life-sustaining treatment in the intensive care unit: a systematic review. Intensive Care Med. 2015;41:1572–85.

9. Sprung CL, Woodcock T, Sjokvist P, et al. Reasons, considerations, difficulties and documentation of end-of-life decisions in European intensive care units: the ETHICUS Study. Intensive Care Med. 2008;34:271–7.

10. Sprung CL, Danis M, Iapichino G, Artigas A, Kesecioglu J, Moreno R, Lippert A, Curtis JR, Meale P, Cohen SL, Levy MM, Truog RD. Triage of intensive care patients: identifying agreement and controversy. Intensive Care Med. 2013;39:1916–24.

11. Quill CM, Ratcliffe SJ, Harhay MO, Halpern SD. Variation in decisions to forgo life-sustaining therapies in US ICUs. Chest. 2014;146(573–582):5.

12. Hart JL, Harhay MO, Gabler NB, Ratcliffe SJ, Quill CM, Halpern SD. Variability among US intensive care units in managing the care of patients admitted with preexisting limits on life-sustaining therapies. JAMA Intern Med. 2015;175:1019–26.

13. Barnato AE, Herndon MB, Anthony DL, Gallagher PM, Skinner JS, Bynum JP, Fisher ES. Are regional variations in end-of-life care intensity explained by patient preferences? A study of the US Medicare population. Med Care. 2007;45:386–93.

14. Oeyen S, Vermassen J, Piers R, et al. Critically ill octogenarians and nonagenarians: evaluation of long-term outcomes, posthospital trajectories and quality of life one year and seven years after ICU discharge. Minerva Anestesiol. 2017;83:598–609.

15. Sprung CL, Ricou B, Hartog CS, et al. Changes in end-of-life practices in European intensive care units from 1999 to 2016. JAMA. 2019;322(17):1–12.

16. Andersen FH, Flaatten H, Klepstad P, et al. Long-term outcomes after ICU admission triage in octogenarians. Crit Care Med. 2017;45:e363–71.

17. Ferrao C, Quintaneiro C, Camila C, et al. Evaluation of long-term outcomes of very old patients admitted to intensive care: survival, functional status, quality of life, and quality-adjusted life-years. J Crit Care. 2015;30(1150):e7–11.

18. Flaatten H, De Lange DW, Morandi A, et al. The impact of frailty on ICU and 30-day mortality and the level of care in very elderly patients (>/= 80 years). Intensive Care Med. 2017;43:1820–8.

19. Guidet B, de Lange DW, Boumendil A, et al. The contribution of frailty, cognition, activity of daily life and comorbidities on outcome in acutely admitted patients over 80 years in European ICUs: the VIP2 study. Intensive Care Med. 2020;46:57–69.

20. Le Borgne P, Maestraggi Q, Couraud S, et al. Critically ill elderly patients (>/= 90 years): clinical characteristics, outcome and financial implications. PLoS One. 2018;13:e0198360.

21. Le Maguet P, Roquilly A, Lasocki S, et al. Prevalence and impact of frailty on mortality in elderly ICU patients: a prospective, multicenter, observational study. Intensive Care Med. 2014;40:674–82.

22. Level C, Tellier E, Dezou P, et al. Outcome of older persons admitted to intensive care unit, mortality, prognosis factors, dependency scores and ability trajectory within 1 year: a prospective cohort study. Aging Clin Exp Res. 2018;30:1041–51.

23. Pietilainen L, Hastbacka J, Backlund M, et al. Premorbid functional status as a predictor of 1-year mortality and functional status in intensive care patients aged 80 years or older. Intensive Care Med. 2018;44:1221–9.

24. Roch A, Wiramus S, Pauly V, et al. Long-term outcome in medical patients aged 80 or over following admission to an intensive care unit. Crit Care. 2011;15:R36.

25. Rodríguez-Regañón I, Colomer I, Frutos-Vivar F, et al. Outcome of older critically ill patients: a matched cohort study. Gerontology. 2006;52:169–73.

26. Tabah A, Philippart F, Timsit JF, et al. Quality of life in patients aged 80 or over after ICU discharge. Crit Care. 2010;14:R2.

27. Fuchs L, Chronaki CE, Park S, et al. ICU admission characteristics and mortality rates among

elderly and very elderly patients. Intensive Care Med. 2012;38:1654–61.

28. Heyland D, Cook D, Bagshaw SM, et al. The very elderly admitted to ICU: a quality finish? Crit Care Med. 2015;43:1352–60.

29. Pisani MA, Redlich CA, McNicoll L, et al. Short-term outcomes in older intensive care unit patients with dementia. Crit Care Med. 2005;33:1371–6.

30. Al-Dorzi HM, Tamim HM, Mundekkadan S, et al. Characteristics, management and outcomes of critically ill patients who are 80 years and older: a retrospective comparative cohort study. BMC Anesthesiol. 2014;14:126.

31. Kim J, Choi SM, Park YS, et al. Factors influencing the initiation of intensive care in elderly patients and their families: a retrospective cohort study. Palliat Med. 2016;30:789–99.

32. Lee SH, Lee TW, Ju S, et al. Outcomes of very elderly (>/= 80 years) critical-ill patients in a medical intensive care unit of a tertiary hospital in Korea. Korean J Intern Med. 2017;32:675–81.

33. Sim YS, Jung H, Shin TR, et al. Mortality and outcomes in very elderly patients 90 years of age or older admitted to the ICU. Respir Care. 2015;60:347–55.

34. Zampieri FG, Colombari F. The impact of performance status and comorbidities on the short-term prognosis of very elderly patients admitted to the ICU. BMC Anesthesiol. 2014;14:59.

35. Auclin E, Charles-Nelson A, Abbar B, et al. Outcomes in elderly patients admitted to the intensive care unit with solid tumors. Ann Intensive Care. 2017;7:26.

36. Seder DB, Patel N, McPherson J, et al. Geriatric experience following cardiac arrest at six interventional cardiology centers in the United States 2006-2011: interplay of age, do-not-resuscitate order, and outcomes. Crit Care Med. 2014;42:289–95.

37. Penasco Y, Gonzalez-Castro A, Rodriguez Borregan JC, et al. Limitation of life-sustaining treatment in severe trauma in the elderly after admission to an intensive care unit. Med Intensiva. 2017;41:394–400.

38. Azoulay E, Pochard F, Garrouste-Orgeas M, Moreau D, Montesino L, Adrie C, de Lassence A, Cohen Y, Timsit JF, Outcomerea Study Group. Decisions to forgo life-sustaining therapy in ICU patients independently predict hospital death. Intensive Care Med. 2003;29:1895–901.

39. Flaatten H, de Lange D, Jung C, Beil M, Guidet B. The impact of end of life care on ICU outcome. Intensive Care Med. 2021;47(5):624–25.

40. Gaudry S, Tubach F, Guillo S, Dreyfuss D, Hajage D, Ricard JD. Underreporting of end-of-life decisions in critical care trials: a call to modify the consolidated standards of reporting trials statement. Am J Respir Crit Care Med. 2018;197(2):263–6.

41. Guttman MP, Tillmann BW, Haas B, Nathens AB. Deaths following withdrawal of life-sustaining therapy: opportunities for quality improvement? J Trauma Acute Care Surg. 2020;89:743–51.

42. Azoulay E, Metnitz B, Sprung CL, Timsit JF, Lemaire F, Bauer P, Schlemmer B, Moreno R, Metnitz P, SAPS 3 investigators. End-of-life practices in 282 intensive care units: data from the SAPS 3 database. Intensive Care Med. 2009;35:623–30.

43. Guidet B, Hodgson E, Feldman C, Paruk F, Lipman J, Koh Y, Vincent JL, Azoulay E, Sprung C. The Durban World Congress Ethics Round Table conference report: II. Withholding or withdrawing of treatment in elderly patients admitted to the Intensive Care Unit. J Crit Care. 2014;29:896–901.

44. Hamel MB, Davis RB, Teno JM, et al. Older age, aggressiveness of care, and survival for seriously ill, hospitalized adults. SUPPORT investigators. Study to understand prognoses and preferences for outcomes and risks of treatments. Ann Intern Med. 1999;131:721–8.

45. Hakim RB, Teno JM, Harrell FE Jr, et al. Factors associated with do-not-resuscitate orders: patients' preferences, prognoses, and physicians' judgments. SUPPORT investigators. Study to understand prognoses and preferences for outcomes and risks of treatment. Ann Intern Med. 1996;125:284–93.

46. Bagshaw SM, Webb SA, Delaney A, et al. Very old patients admitted to intensive care in Australia and New Zealand: a multi-centre cohort analysis. Crit Care. 2009;13(2):R45.

47. Boumendil A, Aegerter P, Guidet B. Treatment intensity and outcome of patients aged 80 and over in intensive care unit. A multicenter matched-cohort study. J Am Geriatr Soc. 2005;53:88–93.

48. Guidet B, Flaatten H, Boumendil A, et al. VIP1 study group. Withholding or withdrawing of life-sustaining therapy in older adults (≥ 80 years) admitted to the intensive care unit. Intensive Care Med. 2018;44:1027–38.

49. Sprung CL, Truog RD, Curtis JR, et al. Seeking worldwide professional consensus on the principles of end-of-life care for the critically ill. The consensus for worldwide end-of-life practice for patients in intensive care units (WELPICUS) study. Am J Respir Crit Care Med. 2014;190(8):855–66.

50. Le Guen J, Boumendil A, Guidet B, Corval A, Saint-Jean O, Somme D. Are elderly patients' sought before admission to an intensive care unit? Results of the ICE-CUB study. Age Ageing. 2016;45:303–9.

51. Graw JA, Spies CD, Wernecke KD, Braun JP. Managing end of life decision making in intensive

care medicine – a perspective from Charité Hospital, Germany. PLoS One. 2012;7:e46446.

52. Sprung CL, Cohen SL, Sjokvist P, et al.; Ethicus Study Group. End-of-life practices in European intensive care units: the Ethicus Study. JAMA. 2003;290(6):790–7.

53. Mullick A, Martin J, Sallnow L. An introduction to advance care planning in practice. BJM. 2013;347:f6064.

54. Prendergast TJ. Advance care planning : pitfalls, progress, promise. Crit Care Med. 2001;29(Suppl): N34–9.

55. Detering KM, Hancock AD, Reade MC, Silvester W. The impact of advance care planning on end of life care in elderly patients: randomised controlled trial. BMJ. 2010;340:c1345.

56. Philippart F, Vesin A, Bruel C, Kpodji A, Durand-Gasselin B, Garcon P, Levy-Soussan M, Jagot JL, Calvo-Verjat N, Timsit JF, Misset B, Garrouste-Orgeas M. The ETHICA study (part I): elderly's thoughts about intensive care unit admission for life-sustaining treatments. Intensive Care Med. 2013;39:1565–73.

57. Heyland DK, Dodek P, Mehta S, et al. Admission of the very elderly to the intensive care unit: family members' perspectives on clinical decision-making from a multicenter cohort study. Palliat Med. 2015;29:324–35.

58. Hofmann JC, Wenger NS, Davis RB, Teno J, Connors AF Jr, Desbiens N, Lynn J, Phillips RS. Patient preferences for communication with physicians about end-of-life decisions. SUPPORT investigators. Study to understand prognoses and preference for outcomes and risks of treatment. Ann Intern Med. 1997;127:1–12.

59. Truog RD, Campbell ML, Curtis JR, Haas CE, Luce JM, Rubenfeld GD, Rushton CH, Kaufman DC. Recommendations for end-of-life care in the intensive care unit: a consensus statement by the American College of Critical Care Medicine. Crit Care Med. 2008;36:953–63.

60. Walkey AJ, Barnato AE, Soylemez Wiener R, Nallamothu BK. Accounting for patient preferences regarding life-sustaining treatment in evaluations of medical effectiveness and quality. Am J Respir Crit Care Med. 2017;196:958–63.

61. Guidet B, De Lange DW, Christensen S, Moreno R, Fjølner J, Dumas G, Flaatten H. Attitudes of physicians towards the care of critically ill elderly patients - a European survey. Acta Anaesthesiol Scand. 2018;62(2):207–19.

62. Van den Bulcke B, Piers R, Jensen HI, Malmgren J, Metaxa V, Reyners AK, et al. Ethical decision-making climate in the ICU: theoretical framework and validation of a self-assessment tool. BMJ Qual Saf. 2018;27(10):781–9.

63. Benoit DD, Jensen HI, Malmgren J, Metaxa V, Reyners AK, Darmon M, et al. Outcome in patients perceived as receiving excessive care across different ethical climates: a prospective study in 68 intensive care units in Europe and the USA. Intensive Care Med. 2018;44(7):1039–49.

64. Turnbull AE, Hayes MM, Brower RG, Colantuoni E, Basyal PS, White DB, Curtis JR, Needham DM. Effect of documenting prognosis on the information provided to ICU proxies: a randomized trial. Crit Care Med. 2019;47(6):757–64.

65. Hua M, Halpern SD, Gabler NB, Wunsch H. Effect of ICU strain on timing of limitations in life-sustaining therapy and on death. Intensive Care Med. 2016;42(6):987–94.

66. Rubio O, Arnau A, Cano S, et al. Limitation of life support techniques at admission to the intensive care unit: a multicenter prospective cohort study. J Intensive Care. 2018;6:24.

67. Brandberg C, Blomqvist H, Jirwe M. What is the importance of age on treatment of the elderly in the intensive care unit? Acta Anaesthesiol Scand. 2013;57(6):698–703.

68. Hamel MB, Henderson WG, Khuri SF, Daley J. Surgical outcomes for patients aged 80 and older: morbidity and mortality from major noncardiac surgery. J Am Geriatr Soc. 2005;53(3):424–9.

69. Roger C, Morel J, Molinari N, Orban JC, Jung B, Futier E, et al. Practices of end-of-life decisions in 66 southern French ICUs 4 years after an official legal framework: a 1-day audit. Anaesth Crit Care Pain Med. 2015;34(2):73–7.

70. Lecuyer L, Chevret S, Thiery G, Darmon M, Schlemmer B, Azoulay E. The ICU trial: a new admission policy for cancer patients requiring mechanical ventilation. Crit Care Med. 2007;35(3):808–14.

71. Lee RY, Brumback LC, Sathitratanacheewin S, Lober WB, et al. Association of physician orders for life-sustaining treatment with ICU admission among patients hospitalized near the end of life. JAMA. 2020;323(10):950–60.

72. Shrime MG, Ferket BS, Scott DJ, et al. Time-limited trials of intensive care for critically ill Patients with cancer: how long is long enough? JAMA Oncol. 2016;2(1):76–83.

73. Quill TE, Holloway R. Time-limited trials near the end of life. JAMA. 2011;306:1483–4.

74. Vink EE, Azoulay E, Caplan A, Kompanje EJO, Bakker J. Time-limited trial of intensive care treatment: an overview of current literature. Intensive Care Med. 2018;44:1369–77.

75. Lee HW, Park Y, Jang EJ, Lee YJ. Intensive care unit length of stay is reduced by protocolized family support intervention: a systematic review and meta-analysis. Intensive Care Med. 2019;45(8):1072–81.

76. Lobo SM, De Simoni FHB, Jakob SM, Estella A, Vadi S, Bluethgen A, et al. Decision-making on with-holding or withdrawing life support in the ICU: a worldwide perspective. Chest. 2017;152(2):321–9.

77. Heyland DK, Dodek P, Mehta S, Cook D, Garland A, Stelfox HT, et al. Admission of the very elderly to the intensive care unit: family members' perspectives on clinical decision-making from a multicenter cohort study. Palliat Med. 2015;29(4):324–35.

78. Baker M, Luce J, Bosslet GT, et al. Integration of palliative care services in the intensive care unit. A roadmap for overcoming barriers. Clin Chest Med. 2015;36:441–8.

79. Aslakson RA, Curtis JR, Nelson JE, et al. The changing role of palliative care in the ICU. Crit Care Med. 2014;42:2418–28.

80. Barnato AE, Tate JA, Rodriguez KL, et al. Norms of decision making in the ICU: a case study of two academic medical centers at the extremes of end-of-life treatment intensity. Intensive Care Med. 2012;38:1886–96.

第七篇　重症治疗后的结局

第24章　重症治疗后的结局：生存率

Hans Flaatten

目录

🔆 **学习目标**

一般来说，在医疗保健中，特别是在重症治疗中，最常报告的临床结局是生存率或对应的死亡率。显然，其他以患者为中心的结果往往是相互关联的，甚至依赖于患者的存活。对于无法在 ICU 存活的患者来说，谈论生活质量没有任何意义。但对于出院后的幸存者，除了生存之外，其他问题变得越来越重要。

报道生存率最好是有固定的时间周期，特别是应避免住院生存率，这是一个非常模糊的概念，他的时间跨度可以从数周到数月，甚至包括从一家医院转到另一家医院。因此，在报道生存率时，应尽可能使用固定时间周期。

没有或者几乎没有患者其他信息的粗生存率是无用的，不能用于任何有意义的研究。通常，我们使用生存率来与地区、国家或其他研究的结果进行比较。因此我们需要了解患者更多的其他信息，如既往史、衰弱、年龄、性别、疾病严重程度，以及限制生命支持治疗的情况等信息。

在这一章中，将讨论其中的几个问题，这些问题对于了解总体死亡率，特别是重症监护中的死亡率至关重要。

24.1　引言

在 ICU 治疗高龄患者的争议并不是一个新现象。40 年前，*JAMA* 上发表的一项研究[1]引发反响。虽然该论文中老年人被定义为 55 岁以上的 ICU 患者，但他们也研究了 ≥75 岁的患者亚组，这从历史角度来看很有趣。与现在相比，55～64 岁的老年人更经常接受机械通气等"重大干预措施"（32% vs 22%）。今天，这个数字颠倒过来了，高龄机械通气的患者数量通常比年轻患者少。有趣的是，目前使用机械通气的高龄患者的绝对数量要高得多，在 VIP1 研究中为 51%[2]。

高龄患者的预后通常较差，特别是在给予机械通气的情况下。1985—1987 年在美国进行的一项研究中，对 45 名 ≥80 岁的患者进行了随访，只有 10 名患者存活到出院。若年龄及通气天数之和为 >100，则无一例存活至出院[3]。从那时起，这些研究的信息就一直伴随着我们，在许多情况下，大多数重症监护医生可能会被问到为什么老年危重症患者应该被治疗。幸运的是，今天的八九十岁的老人和四五十年前不一样了，我们对疾病和治疗方案的理解也大大提高了，生存率也显著提高了。

24.2　粗生存率的局限性

生存率可能是描述进入 ICU 后结局的最常用参数，但如果不把它放在一个背景里，就很难真正理解生存率。

粗生存率只是一个群体中幸存的人数，不一定要进一步说明。例如，在没有附加信息的情况下，医院或注册中心给定的 ICU 生存率。很明显，在没有任何补充信息的情况下，与其他看似相似的患者组进行任何形式的比较，粗生存率是没有意义的。了解组水平生存率的必要信息包括入院类别、年龄、疾病严重程度、器官功能障碍程度、ICU 前病情（衰弱 - 共病 - 活动水平和认知能力）和 ICU 住院期间限制 LST 的情况。我们最近在 COVID-19 大流行期间经历了这样的情况，在结果研究中很少同时揭示所有因素，这使得很难对研究进行比较,也很难进行系统回顾。

24.3 特定干预或住院后的生存率

这是报告生存的一种常见方式,在我们的研究中,ICU 生存率和住院生存率都属于这一组,ICU 既可以被视为一项手术,也可以被视为住院。这种生存率比粗生存率更好,但仍然很难进行比较。我们知道,住 ICU 时间通常为 1~10 天,住院时间为 1~30(+)天。

此外,ICU 住院是一个模棱两可的术语。我们可以粗略地将 ICU 入住分为计划内和计划外。前者通常是大手术的患者,后者是急性疾病和创伤后的患者。最近研究发现,急性手术后入院患者(26%)和择期手术后入院患者(8%)的 30 天生存率存在很大差异[4],而包括所有住院患者在内的整个队列的 30 天生存率为 32.6%。

当报道结果时,急诊和择期患者的混合可能是死亡率差异的最大解释变量之一。这一点至关重要,必须在所有关于 ICU 结局的研究中揭示这一点。

24.4 定期生存率

定期生存率在目前最常用,因为它使比较更公平。短期生存率一般为 30 天 /1 个月,中期生存率为 90 天 /3 个月,长期生存率为 6 个月及以上。

以前 ICU 生存率和住院生存率是两种最常见的存活结局,也用于开发我们的传统评分系统,如 APACHE 和 SAPS 严重程度评分。但住 ICU 时间和住院时间都不是实时变量,而且持续时间差异很大。在许多国家,医院出院可能很难界定,因为一些 ICU 患者可能会在最终出院返家之前被转移到其他医院或其他地方。因此,这被固定时间报告所取代,通常为 30 天(短期生存率)和 3~6 个月中 / 长期生存率。这种比较生存率的方法显然更可靠,并且在相同条件下对队列进行比较。然而,对研究人员来说,尤其出院后的生存情况,可能很难跟踪。在许多容易获得公共人口登记的国家,所有出生和死亡都进行了登记,这方面的信息也很容易找到。但大多数国家的情况并非如此,为了获取长期生存率的信息,人们不得不使用来自患者或护理人员的直接信息,或来自初级保健医生的信息,这些信息并不方便使用,因此依从性下降,并且不是所有的患者都包括在随访中。

24.5 特定队列中的生存率

如果一个或多个特定特征与队列相关,这将缩小研究范围,但增加了生存分析的临床应用。入住 ICU 的 ≥80 岁的患者的生存率就是这样一个例子。然后,可以使用亚组进一步指定该队列,如脓毒症患者[5],还可以使用诊断代码指定亚组。接下来的问题是,由于有许多相关代码,一些组将非常小,可能不适合用于比较。另一种细分方法是使用准入类别。SAPS 和 APACHE 严重程度评分都使用了简单的 3 项入院分类,包括急诊内科、急诊外科和择期入院。表 24.1 显示了 VIP 项目中使用的更广泛的准入群体。这些分类方式可能有重叠,但选择的主要原则是有特异性(创伤、脓毒症、手术)。

即使不使用前 3 种类别,其他入院患者也可能符合呼吸和循环衰竭的诊断。使用如图 24.1 这种分类方法可以将患者分成不同的组,以便于比较。如图所示,有两组分别占约

表 24.1　VIP1 组与 VIP2 组入院疾病

入院分类	说明
呼吸衰竭	低氧血症或高碳酸血症或两者兼有
循环衰竭	除脓毒症外的任何循环衰竭或休克
呼吸和循环衰竭	兼有呼吸衰竭和循环衰竭的表现
脓毒症	详见脓毒症定义 3.0
多发性创伤不伴颅脑损伤	
多发性创伤伴颅脑损伤	
单纯颅脑损伤	
非创伤性中枢神经系统疾病	除中毒和创伤外的其他疾病
中毒	
急诊手术	急诊术后直接入院
择期手术	择期术后入院
其他类别	

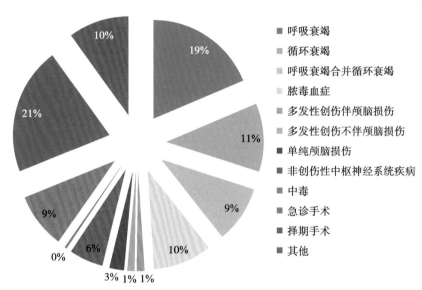

图 24.1　VIP1 组中中老年 ICU 患者疾病种类

20% 即：择期术后入院和呼吸衰竭，以及有 4 组分别约占 10%：循环衰竭、呼吸衰竭合并循环衰竭、脓毒症和急诊术后入院。

图 24.1 展示了 VIP1 组中各疾病种类占比分布情况。

显然，用这种方法描述这几类疾病，可以提高对生存率和死亡率的理解，尤其是对高龄重症患者。入院类别的认知对于预测预后也非常有价值。

在进一步讨论高龄重症患者的生存时，将仅包含在特定背景下的生存率的研究。

24.6　年龄的影响

关于年龄对 ICU 老年患者的影响，已有不同报道。众所周知，与年轻 ICU 患者（＜65

岁)相比,老年组死亡率更高。然而,在老年患者的队列中,年龄增长的影响是什么?

这似乎是一个一致的发现,当将样本量放大到更多的老年人,如所有65岁以上的人,并将这一群体划分为更小的群体时,年龄仍然有影响。Fuchs及其同事证明了这一点[6]。在对7 265名ICU急诊住院患者的回顾性研究中,他们发现生存率有显著差异,差异在出院后和年龄大于84岁组最明显(图24.2)。

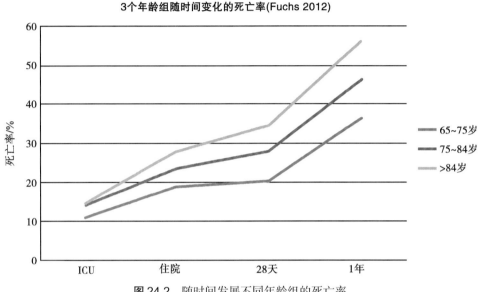

图24.2 随时间发展不同年龄组的死亡率

另一方面,在一项仅对3 920名年龄≥80岁的ICU急诊住院患者进行的大型前瞻性研究中,ICU与6个月生存率在3个月内从70%到35%存在很大差异[7]。然而,与两个年龄更大的亚组相比,80~84岁组没有发现很大的差异,尽管在两个年龄较大的亚组中,6个月的生存率略有下降(图24.3)。

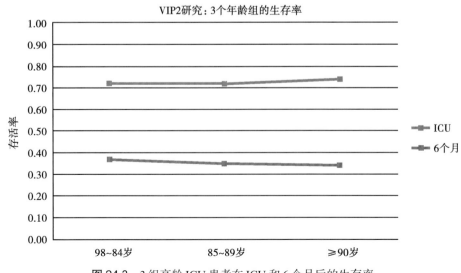

图24.3 3组高龄ICU患者在ICU和6个月后的生存率

24.7　性别的影响

对于高龄重症患者预后的性别差异研究并不多。在一般 ICU 患者中，虽然只有 1/3 是女性，但在生存率方面没有显著性差异[8]。在最近的一项研究中，研究了 80 岁以上 ICU 患者队列结局的性别差异，发现男性与 30 天死亡率增加相关，但与 ICU 死亡率无关[9]。

24.8　疾病严重程度的影响

根据传统经验，疾病严重程度评分的使用是重症监护的标准，最常用的评分标准随着版本的更新在不断改进。这些评分是几个子评分的组合，从一般的患者特定项目和几项生化或生理测量值偏离正常值的程度作为评分标准。在一定程度上，入住 ICU 前的一些治疗也会像 SAPS-3 评分一样被赋予一定的权重。

虽然不够精确，不足以保证个体预后，但大多数严重程度评分在组水平上表现良好，比如在来自单个单位的 ICU 队列中，通常受试者工作曲线下面积（AUROC）为 0.7～0.8，这被认为是可以接受的，但远不理想[10]。

所有分数都会随着年龄的增加而加分，年龄≥80 岁的分数通常很高，通常在最高的分数中。简化急性生理评分（Simplified Acute Physiology Score，SAPS Ⅱ）在年龄≥80 岁时评分 18 分，仅当 GCS 评分<6 分才超越 18 分。然而，在分析不同年龄分值时，大部分得分实际上在 <70 岁之前 12 分，70 岁以后只有 6 分，因此 SAPS 并没有为高龄患者提供更多的额外分数。

值得一提的是，我们实际上不知道在严重程度评分的原始数据中有多少患者年龄非常大，因为这些数据很难获得，而且大多数严重程度评分的平均年龄在 60 岁左右[11]。

虽然不是严重程度评分，但器官衰竭评分，如序贯器官衰竭评估（Sequential Organ Failure Assessment，SOFA）评分，似乎更适合描述老年人在 ICU 中的死亡风险，而且被证明与传统的严重程度评分效果一致[12]。SOFA 评分已被用于衰弱评估，以提高死亡率预估的准确性。

在一项专门评估老年人严重程度评分及其预测的研究中，Minne 等进行了系统综述，包括七项针对老年人群体的研究[13]。他们的结论是"目前还没有一种方法被认为足够可信或有效，可用于老年患者的临床实践"。只有一项研究包含了针对老年群体的额外信息。这引发了对其他影响预后因素的研究，而不仅仅停留在合并症和生理紊乱等因素。尤其是对衰弱的研究，虽然大部分研究是一些小规模的回顾性研究，但最近也有一些大型前瞻性研究。ESICM 所谓的高龄重症患者（Very Old Intensive Care Patient，VIP）项目专注于研究年龄≥80 岁的高龄重症患者。这一预后评分是依据包括衰弱在内的 VIP1 的研究数据制定的，受试者工作曲线下面积（AUROC）为 0.80 优于传统评分，但用于个体患者的效果仍有欠缺[14]。

24.9　衰弱的影响

衰弱在第 12 章有更详细的描述，本节仅在结局中简要提及。

使用粗略年龄作为包括重症监护在内的治疗的选择标准是复杂的，今天许多人会认为这是对老年人的年龄歧视。高龄与更糟糕的结果相关的主要原因可能是其他与年龄相关的"综合征"，但这些综合征远非仅限于老年人。这里关注的是合并症、认知能力下降和肌肉减少症,但自 2011 年 ICU 学会意识到这一现象以来,衰弱可能在过去 10 年里得到了最多的关注[15]。衰弱和预后紧密相关,在很早的几项研究中发现为了有助于生存,衰弱比其他因素表现得更好。在 VIP2 研究中,研究了年龄、衰弱、认知、共病和日常生活活动之间的相互作用,发现衰弱是最好的预后指标[16]。与其他老年综合征相比,衰弱在生存曲线上具有更好的特异性。近期发现,在年龄≥70 岁的患有 COVID-19 的 ICU 患者中,衰弱水平对生存率的影响比年龄更大。在对加拿大阿尔伯塔省一项包括 15 000 多名 ICU 住院患者(平均年龄58 岁)回顾性研究中统计了患者的临床衰弱量表(Clinical Frailty Scale,CSF)评分。在多变量分析中,他们发现 CFS 评分的增加与住院死亡率而非 ICU 死亡率相关[17]。

24.10　限制治疗的影响

在 ICU 治疗一段时间后,多病共存患者选择不予或撤除 LST 并不罕见。在一项来自欧洲的跨国研究中,超过四分之一的患者存在这种情况,有 15% 患者选择不予 LST,12% 的患者选择撤除治疗[18]。在欧洲不同地区也有很大不同,北欧地区尤其是与东欧地区相比,绝大多数患者选择限制 LST(表 24.2)。更为常见的是,在经过评估后,决定不予进一步的积极治疗,但也有主动撤除部分 ICU 治疗措施,如减少血管活性药物或机械通气。由于这些措施可能会影响预后,尤其是影响 ICU 生存率,因此描述这部分是很重要的,也需要单独的结果分析。如果不知道这种行为普遍存在的情况下,死亡可以被称为是一种既定事实。

表 24.2　欧洲 5 个地区临终关怀的差异(来源:VIP-1)

	中欧	东欧	北欧	南欧	西欧	P 值
数量	901	547	722	1 702	1 149	
年龄中位数,(区间)(IQR)	84(区间80~99)(IQR81~87)	83(区间80~99)(IQR81~86)	84(区间80~98)(IQR81~87)	84(区间80~102)(IQR82~86)	83(区间80~99)(IQR81~86)	0.001
衰弱分数	4(区间1~9)(IQR 3~6)	5(区间1~9)(IQR 4~6)	4(区间1~9)(IQR 3~6)	4(区间1~9)(IQR 3~6)	4(区间1~9)(IQR 3~5)	<0.000 1
SOFA 分数	6(区间0~20)(IQR 3~9)	9(区间0~24)(IQR 6~13)	7(区间0~21)(IQR4~9.75)	6(区间0~22)(IQR 3~9)	8(区间0~22)(IQR 4~11)	<0.000 1
衰弱情况						
轻度	286(31.7%)	133(24.3%)	241(33.4%)	734(43.1%)	499(43.4%)	<0.000 1
中度	174(19.3%)	111(20.3%)	131(18.1%)	310(18.2%)	246(21.4%)	
重度	441(48.9%)	303(55.4%)	350(48.5%)	658(38.7%)	404(35.2%)	
进入 ICU类型						
择期	241(26.7%)	84(15.4%)	40(5.5%)	257(15.1%)	284(24.7%)	<0.000 1
紧急	660(73.3%)	463(84.6%)	682(94.5%)	1 445(84.9%)	865(75.3%)	

续表

	中欧	东欧	北欧	南欧	西欧	P 值
是否无创 机械通气						
否	687(76.2%)	466(85.2%)	483(66.9%)	1 357(79.7%)	879(76.5%)	<0.000 1
是	214(23.8%)	81(14.8%)	239(33.1%)	345(20.3%)	270(23.5%)	
是否有创 机械通气						
否	521(57.8%)	108(19.7%)	458(63.4%)	679(39.9%)	735(64%)	<0.000 1
是	380(42.2%)	439(80.3%)	264(36.6%)	1 023(60.1%)	414(36%)	
是否使用 血管活性 药物						
否	422(46.8%)	157(28.7%)	321(44.5%)	969(56.9%)	539(46.9%)	<0.000 1
是	479(53.2%)	390(71.3%)	401(55.5%)	733(43.1%)	610(53.1%)	
是否接受 肾脏替代 治疗						
否	814(90.3%)	452(82.6%)	690(95.6%)	1 570(92.2%)	1 033(89.9%)	<0.000 1
是	87(9.7%)	95(17.4%)	32(4.4%)	132(7.8%)	116(10.1%)	
无	580(64.4%)	477(87.2%)	396(54.8%)	1 268(74.5%)	935(81.4%)	<0.000 1
是否选择 不予或撤 除 LST	321(35.6%)	70(12.8%)	326(45.2%)	434(25.5%)	214(18.6%)	
无 LST	580(64.4%)	477(87.2%)	396(54.8%)	1 268(74.5%)	935(81.4%)	<0.000 1
仅不予 LST	190(21.1%)	40(7.3%)	199(27.6%)	218(12.8%)	106(9.2%)	
撤除 LST +/- 不予 LST	131(14.5%)	30(5.5%)	127(17.6%)	216(12.7%)	108(9.4%)	

24.11　报道的 ICU 老年患者的死亡率是多少？

　　如上所述，许多重要因素影响报告的死亡率数据；因此各因素间的比较通常是不可能的。最近的一项系统综述显示，这种多样性也受到研究设计的影响[19]。在规模较小的回顾性单中心研究中，报告的 ICU 死亡率在 0～50% 之间变化，而较大的(>1 000 例患者)前瞻性多因素研究发现 ICU 死亡率在 10%～28% 之间。根据此综述，大量研究的样本数量非常少，在单中心队列中有 25/45 项研究纳入了 <200 例患者。

24.12 报告死亡率的未来

由于有这么多因素可能影响老年人的死亡率,因此有必要使用一份清单,至少包括框 24.1 中最重要的混杂因素。

框 24.1

- ICU 住院的类型:至少在择期住院和急诊住院中分别报告结果。
- 患者年龄(平均数和中位数):如果年龄≥65 岁,则也需要报告≥80 岁亚组结果。
- 衰弱情况:至少可表述为衰弱 - 有可能衰弱 - 完全不衰弱。
- 在入院时使用有效的器官功能障碍评分报告。
- 报告 ICU 出院后的定期死亡率:30 天—3 个月—6 个月。
- 报告准确的接受生命维持治疗的患者数量,并应用于多变量分析。

要点

- 老年患者的死亡率比年轻患者高得多。

- 通常,我们可以假设 ICU 死亡率为 25%~30%,30 天死亡率约为 40%,1 年死亡率 50%~60%。但研究设计不同,具体数字有所不同。

- ICU 死亡率首先受 ICU 住院类型的影响,计划择期住院或非计划择期住院(急诊), 急诊 ICU 住院患者的死亡率较择期患者死亡率高接近 4~5 倍。

- 衰弱程度比年龄更能预估死亡率。

- 显然,放弃机械通气等生命支持治疗的决定对生存有巨大影响。

（韩冰 译，吴志雄 审校）

参考文献

1. Campion EW, Mulley AG, Goldstein RL, Barnett GO, Thibault GE. Medical intensive care for the elderly. A study of current use, costs, and outcomes. JAMA. 1981;246(18):2052–6.
2. Flaatten H, de Lange DW, Morandi A, et al. The impact of frailty on ICU and 30-day mortality and the level of care in very elderly patients (≥ 80 years). Intensive Care Med. 2017;43(12):1820–8.
3. Cohen IL, Lambrinos J, Fein IA. Mechanical ventilation for the elderly patient in intensive care. Incremental changes and benefits. JAMA. 1993;269(8):1025–9.
4. Jung C, Wernly B, Muessig JM, et al. A comparison of very old patients admitted to intensive care unit after acute versus elective surgery or intervention. J Crit Care. 2019;52:141–8.
5. Ibarz M, Boumendil A, Haas LEM, et al. Sepsis at ICU admission does not decrease 30-day survival in very old patients: a post-hoc analysis of the VIP1 multinational cohort study. Ann Intensive Care. 2020;10(1):56.
6. Fuchs L, Chronaki CE, Park S, et al. ICU admission characteristics and mortality rates among elderly and very elderly patients. Intensive Care Med. 2012;38(10):1654–61.
7. Guidet B, de Lange DW, Boumendil A, et al. The contribution of frailty, cognition, activity of daily life and comorbidities on outcome in acutely admitted patients over 80 years in European ICUs: the VIP2 study. Intensive Care Med. 2020;46(1):57-69. Hollinger A, Gayat E, Féliot E, et al. Gender and survival of critically ill patients: results from the FROG-ICU study. Ann Intensive Care. 2019;9(1):1–8.
8. Hollinger A, Gayat E, Féliot E, et al. Gender and survival of critically ill patients: results from the

FROG-ICU study. Ann Intensive Care. 2019;9(1):1–8.

9. Wernly B, Bruno RR, Kelm M, et al. Sex-specific outcome disparities in very old patients admitted to intensive care medicine: a propensity matched analysis. Sci Rep. 2020;10(1):18671–9.

10. Moseson EM, Zhuo H, Chu J, et al. Intensive care unit scoring systems outperform emergency department scoring systems for mortality prediction in critically ill patients: a prospective cohort study. J Intensive Care. 2014;2(1):40–10.

11. Flaatten H, Lange DW, Artigas A, et al. The status of intensive care medicine research and a future agenda for very old patients in the ICU. Intensive Care Med. 2017;43(9):1–10.

12. Minne L, Abu-Hanna A, de Jonge E. Evaluation of SOFA-based models for predicting mortality in the ICU: a systematic review. Crit Care. 2008;12(6):R161. https://doi.org/10.1186/cc7160. Epub 2008 Dec 17

13. Minne L, Ludikhuize J, de Jonge E, de Rooij S, Abu-Hanna A. Prognostic models for predicting mortality in elderly ICU patients: a systematic review. Intensive Care Med. 2011;37(8):1258–68.

14. de Lange DW, Brinkman S, Flaatten H, et al. Cumulative prognostic score predicting mortality in patients older than 80 years admitted to the ICU. J Am Geriatr Soc. 2019;67:1263.

15. McDermid RC, Stelfox HT, Bagshaw SM Frailty in the critically ill: a novel concept. Crit Care (London, England) 2011;15:301.

16. Jung C. et al. The impact of frailty on survival in elderly intensive care patients with COVID-19: the COVIP study. Crit Care (London, England) 2021;25:149.

17. Montgomery CL, Zuege DJ, Rolfson DB, et al. Implementation of population-level screening for frailty among patients admitted to adult intensive care in Alberta, Canada. Can J Anaesth. 2019;66(11):1310–9.

18. Guidet B, Flaatten H, Boumendil A, et al. Withholding or withdrawing of life-sustaining therapy in older adults (≥80 years) admitted to the intensive care unit. Intensive Care Med. 2018;43(1–11):1–12.

19. Vallet H, Schwarz GL, Flaatten H, de Lange DW, Guidet B, Dechartres A. Mortality of older patients admitted to an ICU: a systematic review. Crit Care Med. 2021;49(2):324–34.

第 25 章　重症治疗后的结局：功能状态

Sten M. Walther

目录

🔖 学习目标

在本章中,我们将首先通过使用其他学科熟知的模型来描述功能状态,但这些模型通常不用来评估老年人危重疾病后的功能状态。然后,我们将讨论评估老年患者和高龄患者功能的工具,最后总结文献中报道的危重疾病后功能结局的重要贡献。

25.1　引言

对重症患者的预后评估,不能只关注挽救生命,还要关注挽救有良好功能状态和健康感知的生命。保证功能状态和健康相关的生活质量(health-related quality of life, HRQOL)已成为重症监护的基本目标。潜在的假设是,了解功能状态和 HRQOL 之间的关系将有助于改善临床医疗、康复和最终以患者为中心的结局。理想情况下,每一个结果都应该被评估,重点是捕捉病人健康和幸福的声音。

功能状态是一个广泛的概念,不仅指身体功能,还包括认知功能、心理功能和社会功能。虽然功能状态与 HRQOL 之间的关系被认为可能是多向的、复杂的,但功能状态下降是许多慢性疾病共有的进程,也是低 HRQOL 评分的重要预兆。老年人的功能衰退高度预示着丧失功能自主性和死亡。

25.2　功能状态理论框架化

通过 2001 年 WHO 发表的《国际功能、残疾和健康分类》(International Classification of Functioning, ICF)中提出的理论框架,功能状态和残疾能被更好地理解和描述[1]。ICF 属于国际分类体系,其目的是为描述健康状况和与健康有关的状况并为之提供一个统一的框架和标准语言。人们较为熟悉的《国际疾病分类》(ICD)可以描述疾病、失调和其他健康状况,而 ICF 则通过对与健康状况有关的功能和残疾进行分类,丰富了这方面的描述。总之,关于诊断和功能的信息可以更全面地描述患者的需求,制定干预措施,并提供合适的康复治疗。

为了整合各种有关功能的观点,ICF 手册应用了生物 - 心理 - 社会模型,这是 George Engel[2]在一篇经典文章中提倡的。这个模型不仅考虑了身体健康的生物组成部分,而且还考虑了患者的个人和社会相关背景。如图 25.1 所示,健康综合框架包含 6 个由双向关系联系起来的健康组成部分。这些组成因素之间存在着复杂的、动态的并且通常不可预测的关系。从一个因素简单的线性推测到另一状态是不可取的,例如,依据一项或多项损伤或一项或多项参与限制造成的活动制约的诊断判定患者整体残疾。

ICF 的疾病分类框架为描述健康和与健康有关的状态提供了概念基础和标准。有大约1 500 个类别分层和下属指标,每个类别都有一个或多个限定细节,表示问题的存在和严重程度,帮助对功能状态的详细分析。这一框架已应用于各种环境,包括分析老年人的功能状态和提供的服务。但目前面对的一个主要挑战是,为了适应临床,大量的类别和细节,都要被压缩到一个更加实用的框架之中。为此,开发了大量的 ICF 评估细节,以满足特定患者群体的需要[3]。这种方法的早期发展是针对急救后的老年患者而开发的 ICF 核心功能组合,在老年医学领域 ICF 核心组合最开始有 123 个组合[4],后减少到 39 个组合,最后减少到29 个组合[5,6](表 25.1)。

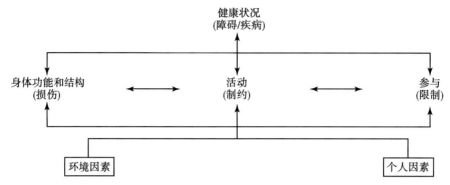

图 25.1 （ICF 的 6 个交互因素分别表示：身体功能指生理功能，身体结构是指身体的
解剖学部分。疾病和伤害会导致身体结构和功能的损伤。活动是任务或动作的执行，
而活动制约是个体在执行任务或动作时遇到的困难。参与是指参与生活情境，而参与
限制是指个体在参与生活情境时所面临的问题。ICF 还将环境因素确定为个人健康
的组成部分。环境因素包括个人生活和生活的物理环境、社会环境和态度环境。个人
因素包括个人的年龄、性别、应对方式、教育程度和工作经历。环境和个人因素都可
以成为参与日常生活的障碍或促进因素）

表 25.1　包含 29 个类别的简要老年医学 ICF 核心组合，反映社区
生活中无痴呆的老年人最相关的健康相关问题

ICF 分类	d470 使用交通工具
身体功能	d510 独立沐浴
b144 记忆功能	d520 自主照顾
b152 情绪功能	d530 自主大小便
b210 视觉功能	d540 自主穿衣
b230 听觉功能	d550 自主进食
b240 与听觉和前庭功能有关的功能	d560 自主饮水
b410 心脏功能	d760 家庭因素
b420 血压功能	环境因素
b455 运动耐量功能	e310 直系亲属
b525 排便功能	e320 朋友
b530 体重维持功能	e325 熟人、同龄人、同事、邻居和社区成员
b620 排尿功能	e570 社会保障服务、制度和政策
b710 关节活动功能	e575 一般社会支助服务、制度和政策
b730 肌肉力量功能	e580 卫生服务、系统和政策
b810 皮肤保护功能	经许可转载自［6］
活动或参与	每个 ICF 代码后面必须有一个限定修饰，用来说明功能状态的信息（即任何问题的程度：0 无问题，1 轻度，2 中度，3 严重，4 完全，8 未指定，9 不适用）
d410 改变基本体位	
d450 行走	

　　ICF 是对生理状况和健康水平的客观评估，他不等同于患者的主观感受，但仍然包括个人因素。以患者为中心的评估的重要性已经是老生常谈了，所以下一步是将 ICF 与患者紧密联系，避免医生对患者生活质量的不准确判断[7]。HRQOL 也是基于患者对自身健康状况的主观感受来评定的。

　　Wilson 和 Cleary 在 20 世纪 90 年代提出了一个将传统医学疾病与 HRQOL 联系起来的框架[8]。他们认为有必要将以患者为主体，将 HRQOL 结构与生物医学病例相结合，以提供特定临床诊疗过程。Wilson-Cleary 模型侧重于患者预后的五个层面，即生物和生理变量、症状、功能、总体健康认知和总体生活质量。该模型的扩展提出，除了几个个人和环境变量的解释作用外，也指出了这些变量之间的双向关系（图 25.2）。该模型的相关性已在各种情况和患者群体中得到证明，并且还建议将其应用于提高我们对危重疾病后结局的理解[9]。

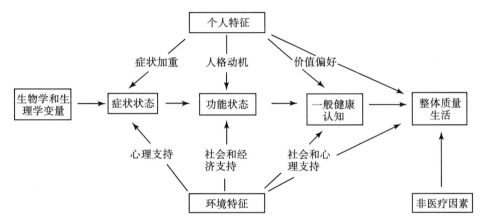

图 25.2　（健康相关的生活质量模型中，患者预后指标之间的关系，（经许可转载自[8]））

　　Wilson-Cleary 模型将患者预后的医学模型与患者主观感受为主的 HRQOL 框架连接，而系统的 ICF 模型则是客观地描述患者所受到的损伤和限制。这两个模型共同推进了对疾病与主观感知对预后因果联系的理解。

25.3　工具和方法

　　由于需要以标准化的方式评估功能，临床医生和流行病学家已经开发了许多方法来搜集不同方面的功能情况。人们越来越多地接受 ICF 作为描述和分类功能、健康和残疾的通用语言和框架，这有助于制定客观的功能衡量标准。ICF 能够在特定时间和不同的水平上精确描述个人的整体功能状态，这使人们有可能将其作为一种工具来监测健康和残疾发展的变化。这一概念的早期证明是通过在开发用于检测肌肉骨骼残疾的仪器时，使用 ICF 限定值整合相关 ICF 类别的临床评分[10]。研究发现，这是一种有益的方法，随后又根据 ICF 医学学科（即风湿病学、肿瘤学、呼吸内科学、康复医学）、特定患者群体（即老年病学、心肺疾病患者）、环境（即急诊后医疗、社区）和文化的相关 ICF 核心集采取了一系列举措[11]。虽然并非没有问题[12]，但这种方法提供了特定情境的跨文化功能状态的广泛描述。

　　另一种稍有不同的方法是将常用的功能状态评估工具与 ICF 分类法联系起来。ICF 的联系方法是一种固定的方法[13],用于识别任何信息源(如数据收集工具)中包含的关键概念,并将其连接到相应的 ICF 类别。一个示例被开发出来用以评估从健康到阿尔茨海默病等一系列残疾老年人的日常生活活动。Katz 指数和 Lawton 量表与 ICF 分类相关联,提供了一个基于 ICF 的详细评分系统,从而使该工具比其早前版本具有更高的准确性和辨别力[14]。

同样,与重症监护医学密切相关是对 ICF 子域的身体功能结局进行了描述[15]。虽然其主要目的并不是为重症患者设计一种复合评估系统,但它切实证明了 ICF 框架和通用语言作为支架的效用,临床医生可以在危重疾病后的疾病不同阶段使用适当的测量方法。

25.4　老年重症患者的功能状态评估

在患有慢性疾病的老年患者中,由于专注于一种疾病(一次一种)而产生的问题,早在多年前就可以通过制定反映个人整体健康状况的功能状态的评估来解决[16, 17]。一种基于 ICF 框架而开发的早期测定日常生活活动(activities of daily living, ADL)提供了一种对疾病和治疗的总体影响进行定量评估的手段[18]。然而,虽然目前有多种工具可以用于评估老年患者的功能状态,但始终没有一套最佳的框架来评估老年患者的功能水平[19-21]。最常用的评估工具很少涉及其他功能领域。用于识别功能衰退和限制的工具也各不相同,这也在变相强调对标准化的强烈需求。

与老年医学一样,重症监护功能状态结局测量也在增加。对 1970—1998 年发表的文献进行系统回顾[22],我们发现了大量用于重症患者的不同工具,但在近 20 年回顾中,这些工具没有明显改善[23]。除了工具本身的差异外,还缺乏测量特征的信息,这些问题也没随着时间推移而解决[24]。对于重症监护结局,早期建议使用一组有限的工具补救,并围绕少数工具和核心结局集建立一个经验和知识体系。虽然随后出现了一些围绕关键工具的整合证据[23],但对于哪种工具最好,似乎没有达成共识。重症监护的预后研究需要经过正式评估,但医护人员和研究人员目前对现有的工具还缺乏经验,也可能是未能达成共识的原因。

为了完成老年患者的功能状态评估,就必须完善适用于老年人和重症患者功能状况评估的方法和工具。当无法比较不同研究的结果,就会影响研究进展。而核心结果集(core outcome sets, COS)和核心结果测量集(core outcome measurement sets, COMS)系统的开发,有助于解决由于测量和工具差异所引起的误差[25]。大量的 COS 和相应的 COMS 已经被开发出来,主要集中在单一疾病和病症上,但仍没有适用于老年医学或重症医学的通用方法[26-28]。正如已发表的关于老年人健康结局标准集的工作所表明的那样,对于患有多种合并症的老年人尽管可行,但就工具和指标达成共识可能尤其困难[29]。

为其他目的而收集的管理数据也可以提供有关功能状态的重要信息。在美国,来自评估信息集(Outcome and Assessment Information Set, OASIS)提供的综合结果和一些必要信息,也被用于检查老年人危重疾病后的功能损害水平,这是一种对身体、认知和心理健康状况的标准化评估方法[30]。

另一种广泛获取功能状态的方法是老年综合评估(Comprehensive Geriatric Assessment, CGA)。GCA 结合了临床评估和测量功能状态的工具,尽管目前对内容还没有明确的共识。已经开发了几种不同的 CGA 方法。这些问题详见第 14 章。

25.5　重症治疗后老年患者的功能状况

　　过去和现在的一些研究声称对重症治疗后的患者功能状态进行了检查，然而有关功能状态的定义过于简单，使用的措施和工具也无法体现出功能的含义广度[31, 32]。"功能状态"这一词有时仅用于描述身体功能，尽管正如我们在 ICF 框架中所列的，它也包括认知、心理健康、社会和情感功能／福祉等。尽管缺乏概念性框架来构建和获取相关的 ICU 结局，且存有测量和工具的差异性，但在先前许多 ICU 患者的研究中仍有重要信息。让我们首先考虑那些涵盖广泛功能度量的研究，然后转向具有更有限度量的报告。关于功能认知方面的研究在本章不做详细讨论，相关内容详见 14 章。

　　诱发事件项目（Precipitating Events Project, PEP）对了解老年人功能状态和残疾轨迹做出了重要贡献。PEP 研究成立于 1998 年，目的是评估老年人残疾的流行病学，并阐明疾病和伤害（事件）在致残过程中的作用。研究招募了居住在美国东海岸纽黑文地区的 70 岁及以上非残疾人，每隔 18 个月进行一次以家庭为基础的全面评估，并每月进行电话访谈，直至死亡或失访[33]。基于家庭的综合评估提供了来自多个领域的一套老龄化相关核心因素的高质量数据。每月的功能状态评估包括 13 项活动。参与者被问及完成 4 项基本活动（洗澡、穿衣、步行和转移）、5 项工具性活动（购物、家务、做饭、服药和理财）和 4 项活动（步行四分之一英里、爬楼梯、抬 10 磅的物品和开车）的难度和依赖性（基本生活依赖于另一个人）。

　　诱发事件（疾病／伤害）在入住 ICU 后的 1 年中很常见，与许多传统危险因素相比，这些事件与随后的功能下降的可能性更加相关。

　　截至 2017 年，大约 55% 的入组患者至少入住过一次 ICU，在一系列详细的研究中，他们的功能结局平均年龄约为 83 岁[34-39]。从这些数据中得出的重要发现值得强调，这里只列出其中的一部分。第一，超过 50% 的参与者在 ICU 入院后的第一年经历了功能衰退或早期死亡，强调了该人群 ICU 生存的风险和复杂性。第二，在早期幸存者中，大多数在离开 ICU 约 3 个月开始出现一定程度的恢复。第三，早期幸存者可以分为三种不同的功能轨迹：大多数（51%）是严重残疾，而轻中度和轻微残疾分别为 28% 和 21%。第四，确定了一系列改善功能结局的干预措施的潜在靶点。ICU 前功能状态与功能结局和死亡之间存在很强的独立关联（图 25.3）。听力和视力障碍以及功能自我效能感也是功能恢复的独立预测因素。突发事件（疾病／伤害）在 ICU 后的 1 年中很常见，与许多传统风险因素相比，这些事件与随后功能下降的可能性更大。

　　关于 ICU 后功能状态和恢复的其他有价值的数据来自加拿大重症监护试验组和加拿大临终研究人员网络。这些研究人员纳入了 2009—2013 年在 ICU 住院至少 24 小时、80 岁及以上的重症患者[40, 41]。入院后 3 个月、6 个月、9 个月和 12 个月，除使用姑息性表现量表（Palliative Performance Scale, PPS）第 2 版外，还使用简表 36 方案的身体功能域和总身体成分评分来评估住院后的功能状态。约 33% 的患者在出院前死亡，50% 的患者在 ICU 入院后 1 年死亡。1 年后，只有 26% 的人恢复到或接近入院前的身体功能。我们收集了大量信息以反映患者住院前 2 周的情况，包括与基线功能和急性疾病相关的变量，用来建立模型来预测不良的功能结局。与急性疾病、慢性疾病和基线健康状况（衰弱、身体功能和 PPS 评分）相关的指标是 1 年后功能状态的关键决定因素。

　　老年 ICU 幸存者的残疾比例和严重程度因不同的随访时间和频率而不同[42-47]。与 PEP

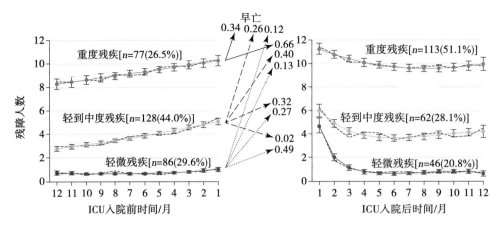

图 25.3 （老年人重病前和重病后 1 年的功能轨迹。箭头和数字表示从 ICU 前轨迹过渡到早死（入院 30 天内）和 ICU 后轨迹的调整概率。残障人数表示为最小二乘均值（95% CI）；取值范围为 0～13。（经允许修改自参考文献[34]）

和加拿大网络研究相似，大多数研究结果显示 1 年生存率约为 50%。25%～30% 的研究人群在 1 年后恢复到功能基线，其中很大一部分在 2 年后被认为具有良好的功能状态[43]。危重症后功能下降与生活质量下降相关并不奇怪，且与 ICU 住院前的功能状态评估相关。

研究结果表明，基线功能状态的评估可以帮助高龄重症患者的预后和知情决策。一个合乎逻辑的结果是开始系统地收集和使用所有入住 ICU 老年患者的功能测量数据。这种功能状态的系统收集，尽管范围有限，但自 2012 年以来已经成为芬兰重症监护联盟用于 80 岁以上患者的基本数据集的一部分。在一大批芬兰联盟 ICU 成员的高龄患者中，ADL 独立性和爬楼梯能力的结合被发现是评估生理储备和危重症恢复能力的有用指标[48]。

如上所述，很少有研究能囊括功能状态的全部范畴。尽管缺乏统一的工具和一致性的数据报告，限制了各研究结果的比较，但仍然可以得出一些结论。一般来说，75 岁及以上的重症患者入住 ICU 时，约有 30% 的患者在医院或 30 天内死亡。此外，20% 的患者在 ICU 住院后 1 年内死亡，1 年总生存率为 50%。在 1 年后，大约一半的幸存者显示完全或某种程度的功能状态恢复。对那些熟悉重症监护的人来说，许多明显的因素可能会改变这些数字。例如，ICU 入院诊断，入院时病情严重程度，机械通气持续时间等。其他因素的影响，如听力和视力障碍，功能自我效能和衰弱，最近对于临床医生已变得越发明显。其他不常被研究但可能很重要的因素，如社会经济地位[49]的影响仍有待确定。

实践

　　缺乏概念基础和普遍接受的工具来衡量老年重症患者的功能状态是进一步认识不足，并导致可避免的研究浪费。

　　《国际功能、残疾和健康分类》为理解和描述功能和残疾提供了一个有用的框架。

　　系统地开发老年人和重症患者的核心预后集（在所有试验中测量和报告的一致的、标准化的预后集合），是识别和描述老年人危重疾病后残疾的必要途径。

　　对残疾的恰当描述是为病人量身定做康复所必需的。老年患者危重症后的功能状态必须使用标准化和广泛接受的工具进行评估，这些工具能够全面监测患者的功能。

结论

老年重症患者的最终目标必须是维持或改善功能，以实现良好的感知 HRQOL，除非存在过渡到姑息治疗的共同决定。功能结局提供了生物医学疾病范式和以患者为中心的 HRQOL 结构之间的联系。ICF 分类提供了一个有用的框架，以便我们能够理解、讨论和衡量缺陷和限制。

功能结局和指标的不一致是进展的重要障碍。必须采取措施，就涵盖老年重症病人功能状态相关领域的一套通用、多维工具达成共识。

重症后的第一年，约四分之一入住 ICU 的老年患者功能完全恢复或一定程度恢复，四分之一出现功能下降，四分之二出现功能下降。预后因素是缓解或预防重症疾病期间或之后功能衰退和死亡的干预措施的潜在靶点。

要点

- 功能状态提供了生物医学疾病范式和以患者为中心的健康相关生活质量结构之间的联系。
- 《国际功能、残疾和健康分类》提供了一个有用的框架，使我们能够衡量、描述和讨论功能障碍和限制。

（韩冰 译，吴志雄 审校）

参考文献

1. World Health Organization. International classification of functioning, disability and health: ICF [Internet]. Geneva: WHO; 2001. Available from: https://www.who.int/standards/classifications/international-classification-of-functioning-disability-and-health.
2. Engel GL. The need for a new medical model: a challenge for biomedicine. Science. 1977;196(4286):129–36.
3. ICF Research Branch. Creation of an ICF-based documentation form [Internet]. Nottwil: ICF Research Branch; 2021. Available from: https://www.icf-core-sets.org/en/page0.php.
4. Grill E, Hermes R, Swoboda W, Uzarewicz C, Kostanjsek N, Stucki G. ICF Core Set for geriatric patients in early post-acute rehabilitation facilities. Disabil Rehabil. 2005;27(7/8):411–7.
5. Grill E, Müller M, Quittan M, Strobl R, Kostanjsek N, Stucki G. Brief ICF Core Set for patients in geriatric post-acute rehabilitation facilities. J Rehabil Med. 2011;43:139–44.
6. Spoorenberg SLW, Reijneveld SA, Middel B, Uittenbroek RJ, Kremer HPH, Wynia K. The Geriatric ICF Core Set reflecting health-related problems in community-living older adults aged 75 years and older without dementia: development and validation. Disabil Rehabil. 2015;37(25):2337–43. https://doi.org/10.3109/09638288.2015.1024337.
7. Albrecht GL, Devlieger PJ. The disability paradox: high quality of life against all odds. Soc Sci Med. 1999;48(8):977–88.
8. Wilson IB, Clearly PD. Linking clinical variables with health-related quality of life: a conceptual model of patient outcomes. JAMA. 1995;273:59–65.
9. Brummel NE. Measuring outcomes after critical illness. Crit Care Clin. 2018;34(4):515–26. https://doi.org/10.1016/j.ccc.2018.06.003.
10. Grill E, Stucki G. Scales could be developed based on simple clinical ratings of International Classification of Functioning, Disability and Health Core Set categories. J Clin Epidemiol. 2009;62:891–8.
11. de Vriendt P, Lambert M, Mets T. Integrating the International Classification of Functioning, Disability and Health (ICF) in the Geriatric Minimum Data Set-25 (GMDS-25) for intervention studies in older people. J Nutr Health Aging. 2009;13(2):128–34. https://doi.org/10.1007/s12603-009-0019-8.

12. Allguren B, Bostan C, Christensson L, Fridlund B, Cieza A. A multidisciplinary cross-cultural measurement of functioning after stroke: Rasch analysis of the Brief ICF Core Set for Stroke. Top Stroke Rehabil. 2011;18(Suppl 1):573–86.

13. Prodinger B, Tennant A, Stucki G. Standardized reporting of functioning information on ICF-based common metrics. Eur J Phys Rehabil Med. 2018;54:110–7. https://doi.org/10.23736/S1973-9087.17.04784-0.

14. Cornelis E, Gorus E, Beyer I, Bautmans I, De Vriendt P. Early diagnosis of mild cognitive impairment and mild dementia through basic and instrumental activities of daily living: development of a new evaluation tool. PLoS Med. 2017;14(3):e1002250. https://doi.org/10.1371/journal.pmed.1002250.

15. Parry SM, Huang M, Needham DM. Evaluating physical functioning in critical care: considerations for clinical practice and research. Crit Care. 2017;21:249. https://doi.org/10.1186/s13054-017-1827-6.

16. Katz S, Ford AB, Moskowitz RW, Jackson BA, Jaffe MW. Studies of illness in the aged. The index of ADL: a standardized measure of biological and psychological function. JAMA. 1963;185:914–9.

17. Mahoney FI, Barthel DW. Functional evaluation: the Barthel index. Md State Med J. 1965;14:61–5.

18. den Ouden ME, Schuurmans MJ, Mueller-Schotte S, Brand JS, van der Schouw YT. Domains contributing to disability in activities of daily living. J Am Med Dir Assoc. 2013;14(1):18–24. https://doi.org/10.1016/j.jamda.2012.08.014.

19. Demers L, Desrosiers J, Ska B, Wolfson N, Nikolova R, Pervieux I, et al. Assembling a toolkit to measure geriatric rehabilitation outcomes. Am J Phys Med Rehabil. 2005;84:460–72.

20. Buurman BM, van Munster BC, Korevaar JC, de Haan RJ, de Rooij SE. Variability in measuring (instrumental) activities of daily living functioning and functional decline in hospitalized older medical patients: a systematic review. J Clin Epidemiol. 2011;64(6):619–27. https://doi.org/10.1016/j.jclinepi.2010.07.005.

21. Wildiers H, Heeren P, Puts M, Topinkova E, Janssen-Heijnen MLG, Extermann M, et al. International Society of Geriatric Oncology consensus on geriatric assessment in older patients with cancer. J Clin Oncol. 2014;32(24):2595–603. https://doi.org/10.1200/JCO.2013.54.8347.

22. Hayes JA, Black NA, Jenkinson C, Young JD, Rowan KM, Daly K, et al. Outcome measures for adult critical care: a systematic review. Health Technol Assess. 2000;4:1e111.

23. Turnbull AE, Rabiee A, Davis WE, Nasser MF, Venna VR, Lolitha R, et al. Outcome measurement in ICU survivorship research from 1970 to 2013: a scoping review of 425 publications. Crit Care Med. 2016;44(7):1267–77.

24. Robinson KA, Davis WE, Dinglas VD, Mendez-Tellez PA, Rabiee A, Sukrithan V, et al. A systematic review finds limited data on measurement properties of instruments measuring outcomes in adult intensive care unit survivors. J Clin Epidemiol. 2017;82:37–46. https://doi.org/10.1016/j.jclinepi.2016.08.014.

25. Blackwood B, Marshall J, Rose L. Progress on core outcome sets for critical care research. Curr Opin Crit Care. 2015;21:439e44.

26. Dinglas VD, Cherukin SPS, Needham DM. Core outcomes sets for studies evaluating critical illness and patient recovery. Curr Opin Crit Care. 2020;26:489–99. https://doi.org/10.1097/MCC.0000000000000750.

27. The COMET initiative. Core outcome measures in effectiveness trials [Internet]. Liverpool: COMET; 2021. Available from: https://www.comet-initiative.org/.

28. Improving Long-Term Outcomes Research for Acute Respiratory Failure. Core outcome measurement set (COMS) [Internet]. US: Baltimore; 2021. https://www.improvelto.com/coms/.

29. Akpan A, Roberts C, Bandeen-Roche K, Batty B, Bausewein C, Bell D, et al. Standard set of health outcome measures for older persons. BMC Geriatr. 2018;18(1):36. https://doi.org/10.1186/s12877-017-0701-3.

30. Riegel B, Huang L, Mikkelsen ME, Kutney-Lee A, Hanlon AL, Murtaugh CM, et al. Early Post-Intensive Care Syndrome among older adult sepsis survivors receiving home care. J Am Geriatr Soc. 2019;67(3):520–6. https://doi.org/10.1111/jgs.15691.

31. Mahul P, Perrot D, Tempelhoff G, Gaussorgues P, Jospe R, Ducreux JC, et al. Short- and long-term prognosis, functional outcome following ICU for elderly. Intensive Care Med. 1991;17:7–10.

32. Ingraham NE, Vakayil V, Pendleton KM, Robbins AJ, Freese RL, Northrop EF, et al. National trends and variation of functional status deterioration in the medically critically ill. Crit Care Med. 2020;48(11):1556–64. https://doi.org/10.1097/CCM.0000000000004524.

33. Gill TM, Han L, Gahbauer EA, Leo-Summers L, Murphy TE. Cohort profile: the Precipitating Events Project (PEP Study). J Nutr Health Aging. 2020;24(4):438–44.

34. Ferrante LE, Pisani MA, Murphy TE, Gahbauer EA, Leo-Summers LS, Gill TM. Functional trajectories among older persons before and after critical illness. JAMA Intern Med. 2015;175(4):523–9. https://doi.org/10.1001/jamainternmed.2014.7889.

35. Ferrante LE, Pisani MA, Murphy TE, Gahbauer EA, Leo-Summers LS, Gill TM. Factors associated with functional recovery among older intensive care unit survivors. Am J Respir Crit Care Med. 2016;194(3):299–307.

36. Ferrante LE, Murphy TE, Gahbauer EA, Leo-Summers LS, Pisani MA, Gill TM. Pre–intensive care unit cognitive status, subsequent disability, and new nursing home admission among critically ill older adults. Ann Am Thorac Soc. 2018;15(5):622–9. https://doi.org/10.1513/AnnalsATS.201709-702OC.

37. Ferrante LE, Pisani MA, Murphy TE, Gahbauer EA, Leo-Summers LS, Gill TM. The association of frailty with post-ICU disability, nursing home admission, and mortality. A longitudinal study. Chest. 2018;153(6):1378–86. https://doi.org/10.1016/j.chest.2018.03.007.

38. Ferrante LE, Murphy TE, Gahbauer EA, Leo-Summers LS, Pisani MA, Gill TM. The combined effects of frailty and cognitive impairment on post-ICU disability among older ICU survivors. Am J Respir Crit Care Med. 2019;200(1):107–10. https://doi.org/10.1164/rccm.201806-1144LE.

39. Gill TM, Han L, Gahbauer EA, Leo-Summers L, Murphy TE, Ferrante LE. Functional effects of intervening illnesses and injuries after critical illness in older persons. Crit Care Med. 2021;49(6):956–66. https://doi.org/10.1097/CCM.0000000000004829.

40. Heyland DK, Garland A, Bagshaw SM, Cook D, Rockwood K, Stelfox HT. Recovery after critical illness in patients aged 80 years or older: a multi-center prospective observational cohort study. Intensive Care Med. 2015;41(11):1911–20. https://doi.org/10.1007/s00134-015-4028-2.

41. Heyland DK, Stelfox HT, Garland A, Cook D, Dodek P, Kutsogiannis J, et al. Predicting performance status 1 year after critical illness in patients 80 years or older: development of a multivariable clinical prediction model. Crit Care Med. 2016;44(9):1718–26. https://doi.org/10.1097/CCM.0000000000001762.

42. Broslawski GE, Elkins M, Algus M. Functional abilities of elderly survivors of intensive care. J Am Osteopath Assoc. 1995;95:712–7.

43. Boumendil A, Maury E, Reinhard I, Luquel L, Offenstadt G, Guidet B. Prognosis of patients aged 80 years and over admitted in medical intensive care unit. Intensive Care Med. 2004;30:647–54.

44. Daubin C, Chevalier S, Séguin A, Gaillard C, Valette X, Prévost F, et al. Predictors of mortality and short-term physical and cognitive dependence in critically ill persons 75 years and older: a prospective cohort study. Health Qual Life Outcomes. 2011;9:35.

45. Sacanella E, Pérez-Castejón JM, Nicolás JM, Masanés F, Navarro M, Castro P, López-Soto A. Functional status and quality of life 12 months after discharge from a medical ICU in healthy elderly patients: a prospective observational study. Crit Care. 2011;15:R105.

46. Demiselle J, Duval G, Hamel J-F, Renault A, Bodet-Contentin L, Martin-Lefèvre L, et al. Determinants of hospital and one-year mortality among older patients admitted to intensive care units: results from the multicentric SENIOREA cohort. Ann Intensive Care. 2021;11:35.

47. Hajeb M, Singh TD, Sakusic A, Graff-Radford J, Gajic O, Rabinstein AA. Functional outcome after critical illness in older patients: a population-based study. Neurol Res. 2021;43(2):103–9. https://doi.org/10.1080/01616412.2020.1831302.

48. Pietiläinen L, Hästbacka J, Bäcklund M, Parviainen I, Pettilä V, Reinikainen M. Premorbid functional status as a predictor of 1-year mortality and functional status in intensive care patients aged 80 years or older. Intensive Care Med. 2018;44:1221–9. https://doi.org/10.1007/s00134-018-5273-y.

49. Montuclard L, Garrouste-Orgeas M, Timsit J-F, Misset B, de Jonghe B, Carlet J. Outcome, functional autonomy, and quality of life of elderly patients with a long-term intensive care unit stay. Crit Care Med. 2000;28:3389–95.

第 26 章　重症治疗后的结局：认知障碍

Marc Verny, Sandrine Greffard, and Sara Thietart

目录

⊕ 学习目标

－ 在本章中，我们将首先概述老年人群中神经认知障碍（neurocognitive disorders，NCD）的流行病学，并讨论不同的概念，这些概念将使我们能够探讨该人群诊断和预后的复杂性。

－ 然后，简要详细介绍 ICU 住院期间谵妄的流行病学。

－ 第三部分，我们将阐明 NCD 与谵妄的关系。

－ 最后，我们将讨论 NCD 的发生和预后及相关前景。

26.1　引言

纵观全球，总体人群正在老龄化。到 2020 年，全球 65 岁及以上人口估计将达到 7.27 亿。预计到 2050 年，这一数字将至少翻一番，达到 15 亿人以上[1]。老年人群的特点是多病、依赖性或功能丧失风险增加。神经认知障碍（NCD）的发生是依赖性和生活质量改变的重要危险因素之一。认知障碍的患病率随着年龄增长而增加。

因此，需要确定 NCD 发病率激增的所有影响因素，尽可能防止这种不利趋势。《柳叶刀痴呆预防、干预和护理委员会报告》表明，大约三分之一的痴呆是可以预防的，并建议采取相应预防措施[2]。

另一方面，老年患者的 ICU 入住率急剧上升。入住 ICU 的老年患者常表现为谵妄。事实上，年龄是 ICU 住院期间谵妄的主要风险因素之一。许多研究表明，谵妄与 ICU 住院后发生 NCD 的风险存在关联。应该注意的是，超过一半的老年重症患者恢复自主能力需要长期治疗。因此，制订医疗策略以优化老年患者在 ICU 住院后的病程是一个迫切的目标。

26.2　流行病学

世界卫生组织曾提到，全世界痴呆症（目前认定的重度 NCD）的患病人数约为 5 000 万人，每年有近 1 000 万新发病例。阿尔茨海默病是 NCD 的最常见表现形式，占痴呆病例的60%～70%[3]。更重要的是，患者年龄越大，发生重度 NCD（痴呆）的概率越高。例如，在世界经济发展合作组织（Organization for Economic Co-operation and Development，OCDE）国家中，65～69 岁人群中重度 NCD 的患病率超过 2%，但在 90 岁以上人群中高达 40%[4]。因此，当 ICU 收治 80 岁以上的患者时，发生重度 NCD 的可能性很高。如果加上轻度 NCD 患者，NCD 的发病率可能更高。

26.2.1　神经认知障碍（NCD）的不同阶段

根据 DSM-5，NCD 主要表现有重度的神经认知障碍（以前称为痴呆，表 26.1）和轻度神经认知障碍（以前称为 MCI）。当一个或多个认知领域存在中度损害，但患者仍可独立行动，特别是表现出工具性日常生活活动（instrumental activity of daily living，IADL）时，可诊断为轻度神经认知障碍[5]。轻度和重度 NCD 的最重要评判指标是能否在日常活动中维持独立活动。神经退行性疾病如阿尔茨海默病（Alzheimer's disease，AD）的进展为每10～15 年为一阶段。根据美国国家老龄化研究所 - 阿尔茨海默病协会（National Institute on

Aging-Alzheimer Association, NIA-AA)的研究, AD 的病程发展应被视为进行性发展, 可以在早期阶段诊断, 包括无症状(临床前)受试者和轻度 NCD 受试者。可分为以下阶段为: ①无任何认知障碍的临床前表现; ②轻度 NCD; ③重度 NCD。任意阶段中神经元与 β 淀粉样蛋白(Aβ)结合在脑中积累便会引起神经元损伤(过度磷酸化的 Tau 蛋白导致的神经元凋亡), 这便是阿尔茨海默病到 NCD 的病因起源过程[6-8]。

了解发病进展有潜在的临床意义: 进入 ICU 的无认知障碍的患者可能已经具有阿尔茨海默病的病理学改变, 仅表现出轻度 NCD, 但未被家人注意到的患者也可能出现这种情况。

不同的病因会导致不同程度的 NCD。在老年人中, 神经变性导致 NCD 的原因主要是 AD, 其次是莱维小体痴呆。而血管性痴呆在老年患者中也极为普遍[9]。

表 26.1 DSM-5 严重神经认知障碍标准(以前称为痴呆)

A. 在一个或多个认知领域中, 与以前的表现水平相比, 有显著认知下降几个情景:
- 学习和记忆力
- 语言表达能力
- 执行能力
- 注意力集中程度
- 运动知觉
- 社会认知

B. 认知缺陷影响日常活动的程度。在日常生活中复杂工具性活动是否需要帮助, 如支付账单或管理药物

C. 认知缺陷并不仅仅发生在谵妄的情况下

D. 认知缺陷不能用另一种精神障碍更好地解释(如重度抑郁症、精神分裂症)

26.2.2 多发性病变是老年人 NCD 的主要原因

事实上, 由于不同病变的发病情况, 很难精准确定老年人 NCD 不同病因的占比。对年龄大于 75 岁的患者组进行脑部尸检, 大多数患者都表现出与 NCD 相关但不同类型的病理学改变[10]。最常见的组合是阿尔茨海默病伴脑血管疾病, 但也可以是阿尔茨海默病伴路易体痴呆, 或路易体痴呆伴脑血管疾病, 等等。合并的疾病越多, 发生重度 NCD 的风险越大[11]。许多研究表明, 不同类型病变的积累并不是累加效应, 而是增强效应。在临床实践中, 病变之间的相关性使得病因诊断更难。

26.2.3 认知储备

很多年前, 认识储备的概念就出现了。事实上, 受教育程度较高的受试者中 NCD 发病率显著低于一般人群[12]。一项纵向研究表明, 从事需要计划(执行功能的一部分)的休闲活动, 如园艺、旅游、手工和编织, 可降低 NCD 的风险[13]。在对全球修女群体中进行的"修女研究"显示, 认知障碍的严重程度与 AD 神经病理学的严重程度显著相关。但在少数情况下, 这种观察是错误的。这些病例表现为 Braak 分期 V ～ VI(病理学改变), 仅伴有轻微认知障碍(轻度 NCD)。但对于这些修女来说, AD 病变的高密度似乎是认知功能下降前出现的,

这表明她们受到了某种保护来避免 AD 的重度影响[14]。事实上，这些人都具有较高的社会地位，也表现出较高的知识储备[15]。早期持续地练习以强化认知功能将可以预防脑神经病理性改变引发的与年龄相关的认知功能下降。认知储备似乎可以代表个体抵抗神经病理改变的能力。对 AD 人群认知障碍的分析也进一步支持了这一观点，尽管脑病理学中存在明显的 AD 标志物，但知识储备水平较高的人仍保持完整认知[16]。

26.3 ICU 谵妄

谵妄在 ICU 住院的老年患者中非常常见，老年 ICU 患者的患病率约为 70%，年龄是最重要的风险因素之一，同时可伴有多病、认知水平降低和衰弱[17,18]。诊断、危险因素和评分将在本书的下一章讨论，在此不再赘述。谵妄与许多预后不良患者的结局有关，如 ICU 和住院时间的延长、出院后生活质量的降低、日常生活活动功能障碍风险的增加和死亡率增加。谵妄也与出院后 3、6 和 12 个月的认知功能下降有关[19,20]。

在这些研究中，整体认知水平、注意力集中程度和执行功能都出现了明显下降。虽然一些患者表现为可逆性的受损，但三分之一的患者在 12 个月时出现持续性认知衰退。住院期间谵妄持续时间越长，认知能力越差。

26.4 ICU 住院前认知状态、谵妄与 ICU 后 NCD 的关系

谵妄更常见于有内科或外科基础病的老年患者。它的发病率与随年龄增长而发生的轻度认知衰退（认知储备减少）有关，可能也与导致轻度或重度 NCD 的神经病理学改变（神经退行性或血管性）有关，还可能与感觉神经损伤、多病、多种药物和营养不良相关。在这类患者中，就认知储备和大脑病变的存在所导致的易损性程度而言，谵妄通常或多或少是由严重病变引起的[21]。显然，入住 ICU 可被认为是一种应激源。谵妄的发生可能与许多因素有关，例如使用某些药物、制动、气管插管、睡眠中断等。但主要的问题是：谵妄是否会影响 NCD 的发病率，或者与无谵妄的患者相比，谵妄是否会加重 NCD？一些与神经病理学相关的研究明确了谵妄与 NCD 进程的特定作用。Davis 等研究了 3 个以人群为基础的队列研究的数据，其中平均死亡年龄为 90 岁[22]。他们证明，与无谵妄患者相比，谵妄患者的认知下降曲线的斜率更大。在后者中，导致 NCD 的神经病理病变的密度与认知功能障碍的严重程度相关。然而，在有谵妄病史的患者中情况并非如此，这表明一种特定类型的病理学改变可能与谵妄有关。结论是年龄相关的认知能力下降有许多因素，他们的发现支持谵妄在经典痴呆的病理过程中发挥多重作用。Fong 等回顾了一些研究，强调谵妄和重度 NCD 之间存在很强的相关性，尽管它们具有不同的病理机制[23]。例如，一项神经影像学研究表明，谵妄持续时间长与出院时和出院后 3 个月的脑萎缩和脑白质破坏程度有较高相关性。

许多研究证实了炎症标志物和多种细胞因子在谵妄进展的作用，如 IGF-1、IL-1β 和 IL-1 受体拮抗剂，这些似乎都与谵妄相关。其他生物标志物如高水平 IFN-γ 和低水平 IGF-1 与谵妄严重程度显著相关。关于 AD 的脑脊液生物标志物（如 Aβ40/Tau 和 Aβ42/ Tau 比值），结果虽然存在矛盾，但表明 Aβ 和 Tau 在术后谵妄的神经发病机制中发挥作用。另一方面，在某些情况下，谵妄可能是不明原因的 NCD（亚临床痴呆过程）的首发症状[23]。

因此，在重症监护实践中与"攻击性"相关的显著认知退化的患者中，我们可以建议不

同的情况。认知储备减少的老年患者出现 NCD 可能是由于以前 NCD（已知或未知）的存在，现在表现明显或从轻微 NCD 进展为严重 NCD。但在某些情况下，它可能与谵妄对认知储备下降的人的适当有害影响有关，而先前没有明显的大脑病变。

实践：如何降低 ICU 住院对 ICU 后 NCD 的影响？

以下提出的研究对于改善和预防 ICU 后持续性 NCD 非常重要。

1. 一个重要的步骤是正确选择老年重症患者入住 ICU。患者基础重度 NCD 的表现越多，对认知产生负面影响的风险就越高。如果患者仅患有轻度 NCD，这可能也很正常的。在紧急情况下，可能很难考虑所有要素来诊断 NCD。然而，人们可以记住，80岁以上的人口中有 40% 的概率患有重度 NCD，至少可以完善基础检查，如自主性（日常生活活动，即：ADL 和 IADL）。从伦理学角度看，诊断与治疗必须有利于患者，认知状态水平显然不是 ICU 收治老年患者时要考虑的唯一因素。

2. 一旦患者被收入 ICU，就必须控制所有已知的谵妄危险因素。许多研究试图确定预防或治疗谵妄的最佳方法[18]，包括使用抗精神病药物（氟哌啶醇或利培酮）、胆碱酯酶抑制剂（多奈哌齐、卡巴拉汀）和他汀类药物，但目前还缺乏有效的预防药物来减少谵妄。同时也探索了其他方法，如比较机械通气期间的镇静治疗（丙泊酚、咪达唑仑、右美托咪定）或非药物措施（认知刺激和早期活动）。

临床策略

迄今为止，对于 ICU 老年患者的谵妄管理尚无具体建议。

重症医学学会（Society of Critical Care Medicine，SCCM）推荐的 ABCDEF 集束化策略（表 26.2）中提出的整体管理可能是一种有效的方法，但尚未在老年患者中进行评估。然而，这样的项目在内科病房也得到了积极反馈[24]。

表 26.2 ICU 谵妄管理的 ABCDEF 集束化策略

A. 评估、预防和管理疼痛（Asses, prevent, and manage pain）
B. 自主唤醒和自主呼吸试验（Both spontaneous awakening and spontaneous breathing trials）
C. 镇静剂的选择（Choice of sedation）
D. 谵妄监测与管理（Delirium monitoring and management）
E. 早期活动和锻炼（Early mobility and exercise）
F. 家庭参与和赋权（Family engagement and empowerment）

结论

除这些观点和建议以外，恰如 Vallet 等所建议的，有必要建立一个真正的 ICU- 老年疾病评估系统[25]。这个系统是为了更好地筛选老年患者中入住 ICU 的"优秀候选者"，更好地评估，探索专门用于老年重症患者的实践和方案，并建议在老年病房设立特殊病房，用于 ICU 出院后的即时医疗。这些老年病房的特殊作用将是寻求专门治疗和促进自主功能恢复。这样的网络需要重症监护医生和老年科医生之间的密切合作，以及对程序和组织进行评估。这种类型的组织将是对抗年龄歧视的最佳堡垒。

要点

- NCD 在老年人（80 岁及以上）中极为普遍，约有 **40%** 的老年人患有 NCD。
- 入住 ICU 后 NCD 是导致生活质量下降的最重要因素之一。
- 日常生活活动能力的评估对 ICU 患者非常重要。
- 谵妄的发生和持续时间是入住 ICU 后出现 NCD 的决定性危险因素。
- 在入住 ICU 后没有任何既往认知损害证据的情况下，也有可能发生 NCD。
- ICU 谵妄的预防和管理是多元的，如 ABCDEF 集束化策略中提议的。
- 所有这些考虑不应成为拒绝老年患者入住 ICU 的理由。

（韩冰　译，吴志雄　审校）

参考文献

1. United Nations, Department of Economic and Social Affairs, Population Division (2019). World Population Ageing 2019: Highlights (ST/ESA/SER.A/430).
2. Livingston G, Sommerlad A, Orgeta V, Costafreda SG, Huntley J, Ames D, et al. Dementia prevention, intervention, and care. Lancet. 2017;390:2673–734. https://doi.org/10.1016/S0140-6736(17)31363-6.
3. Dementia prevalence. WHO; https://www.who.int/news-room/fact-sheets/detail/dementia.
4. OCDE. Prévalence de la démence. Health at a glance 2017: OECD indicators. Éditions OCDE, Paris; 2017. https://doi.org/10.1787/health_glance-2017-76-fr.
5. American Psychiatric Association. American Psychiatric Association. Diagnostic and statistical manual of mental disorders, 5th edn (DSM-5). Arlington; 2013.
6. Sperling RA, Aisen PS, Beckett LA, Bennett DA, Craft S, Fagan AM, et al. Toward defining the preclinical stages of Alzheimer's disease: recommendations from the National Institute on Aging-Alzheimer's Association workgroups on diagnostic guidelines for Alzheimer's disease. Alzheimers Dement. 2011;7:280–92. https://doi.org/10.1016/j.jalz.2011.03.003.
7. Albert MS, DeKosky ST, Dickson D, Dubois B, Feldman HH, Fox NC, et al. The diagnosis of mild cognitive impairment due to Alzheimer's disease: recommendations from the National Institute on Aging-Alzheimer's Association workgroups on diagnostic guidelines for Alzheimer's disease. Alzheimers Dement. 2011;7:270–9. https://doi.org/10.1016/j.jalz.2011.03.008.
8. McKhann GM, Knopman DS, Chertkow H, Hyman BT, Jack CR, Kawas CH, et al. The diagnosis of dementia due to Alzheimer's disease: recommendations from the National Institute on Aging-Alzheimer's Association workgroups on diagnostic guidelines for Alzheimer's disease. Alzheimers Dement. 2011;7:263–9. https://doi.org/10.1016/j.jalz.2011.03.005.
9. Lopez OL, Kuller LH. Epidemiology of aging and associated cognitive disorders: prevalence and incidence of Alzheimer's disease and other dementias, Handbook of clinical neurology, vol. 167. Elsevier; 2019. p. 139–48. https://doi.org/10.1016/B978-0-12-804766-8.00009-1.
10. Yang Z, Slavin MJ, Sachdev PS. Dementia in the oldest old. Nat Rev Neurol. 2013;9:382–93. https://doi.org/10.1038/nrneurol.2013.105.
11. Kawas CH, Kim RC, Sonnen JA, Bullain SS, Trieu T, Corrada MM. Multiple pathologies are common and related to dementia in the oldest-old: the 90+ study. Neurology. 2015;85:535–42. https://doi.org/10.1212/WNL.0000000000001831.
12. Dartigues JF, Gagnon M, Barberger-Gateau P, Letenneur L, Commenges D, Sauvel C, et al. The Paquid epidemiological program on brain ageing. Neuroepidemiology. 1992;11(Suppl 1):14–8. https://doi.org/10.1159/000110955.
13. Fabrigoule C, Letenneur L, Dartigues JF, Zarrouk M, Commenges D, Barberger-Gateau P. Social and leisure activities and risk of dementia: a prospective longitudinal study. J Am Geriatr Soc. 1995;43:485–90. https://doi.org/10.1111/j.1532-5415.1995.tb06093.x.

14. Riley KP, Snowdon DA, Markesbery WR. Alzheimer's neurofibrillary pathology and the spectrum of cognitive function: findings from the Nun Study. Ann Neurol. 2002;51:567–77. https://doi.org/10.1002/ana.10161.

15. Riley KP, Snowdon DA, Desrosiers MF, Markesbery WR. Early life linguistic ability, late life cognitive function, and neuropathology: findings from the Nun Study. Neurobiol Aging. 2005;26:341–7. https://doi.org/10.1016/j.neurobiolaging.2004.06.019.

16. Negash S, Wilson RS, Leurgans SE, Wolk DA, Schneider JA, Buchman AS, et al. Resilient brain aging: characterization of discordance between Alzheimer's disease pathology and cognition. Curr Alzheimer Res. 2013;10:844–51. https://doi.org/10.2174/15672050113109990157.

17. Pisani MA, Murphy TE, Van Ness PH, Araujo KLB, Inouye SK. Characteristics associated with delirium in older patients in a medical intensive care unit. Arch Intern Med. 2007;167:1629–34. https://doi.org/10.1001/archinte.167.15.1629.

18. Hayhurst CJ, Pandharipande PP, Hughes CG. Intensive care unit delirium: a review of diagnosis, prevention, and treatment. Anesthesiology. 2016;125:1229–41. https://doi.org/10.1097/ALN.0000000000001378.

19. Pandharipande PP, Girard TD, Jackson JC, Morandi A, Thompson JL, Pun BT, et al. Long-term cognitive impairment after critical illness. N Engl J Med. 2013;369:1306–16. https://doi.org/10.1056/NEJMoa1301372.

20. Mitchell ML, Shum DHK, Mihala G, Murfield JE, Aitken LM. Long-term cognitive impairment and delirium in intensive care: a prospective cohort study. Aust Crit Care. 2018;31:204–11. https://doi.org/10.1016/j.aucc.2017.07.002.

21. Inouye SK, Westendorp RGJ, Saczynski JS. Delirium in elderly people. Lancet. 2014;383:911–22. https://doi.org/10.1016/S0140-6736(13)60688-1.

22. Davis DHJ, Muniz-Terrera G, Keage HAD, Stephan BCM, Fleming J, Ince PG, et al. Association of delirium with cognitive decline in late life: a Neuropathologic study of 3 population-based cohort studies. JAMA Psychiat. 2017;74:244–51. https://doi.org/10.1001/jamapsychiatry.2016.3423.

23. Fong TG, Davis D, Growdon ME, Albuquerque A, Inouye SK. The interface between delirium and dementia in elderly adults. Lancet Neurol. 2015;14:823–32. https://doi.org/10.1016/S1474-4422(15)00101-5.

24. Hshieh TT, Yang T, Gartaganis SL, Yue J, Inouye SK. Hospital elder life program: systematic review and meta-analysis of effectiveness. Am J Geriatr Psychiatry. 2018;26:1015–33. https://doi.org/10.1016/j.jagp.2018.06.007.

25. Vallet H, Riou B, Boddaert J. Elderly patients and intensive care: systematic review and geriatrician's point of view. Rev Med Interne. 2017;38:760–5. https://doi.org/10.1016/j.revmed.2017.01.014.

第 27 章 康复

Jeremy M. Jacobs and Jochanan Stessman

目录

🏠 **学习目标**

– 了解老年重症患者治疗的一般原则和特殊挑战。

– 开发个性化的评估方法,重点关注个体能力与最佳功能之间的差距。

– 认识老龄的异质性,使用行动能力、听力、视力、脆弱性、适应力、情绪、社会功能和认知等指标来确定内在能力。

– 解释多学科团队的作用,阐述干预措施。

– 承认老年重症患者面临的独特挑战,并识别影响最佳康复的障碍。

– 了解 ICU 后护理的过渡。

– 考虑未来改善老年重症患者老年病康复的方向。

27.1 老年患者康复的一般原则

康复提供一系列干预措施,旨在实现健康状况不佳的人在与环境互动中实现最佳功能和最小残疾[1]。65 岁以上的老年人是康复患者中增长最快的群体,而复杂的生物学变化是衰老过程的特征,这给康复带来了一系列特有的挑战。事实上,如果将老龄化和康复视为变化的两个方向,它们往往朝着相反的方向发展。正是对这些不同过程的认识和协调,定义和描绘了老年康复的细微差别。20 世纪 60 年代出现的康复模型[2]更侧重于因果模型,即进展性疾病的病理改变导致了结构性损伤,进一步导致生理功能限制和残疾。这种残疾发展的线性进展模式已经逐渐被取代,2001 年 WHO 采用了《国际功能、残疾和健康分类》[3]。《国际功能、残疾和健康分类》强调残疾概念所处于不同系统的多样性,认为一个人执行某种任务的活动或能力可以反映其健康状况、身体生理功能和环境因素的相互作用。与 ICF 模型不同,生态或环境与人的匹配康复模型可以更深入地了解功能受损的病因。作为个人能力和任务需求之间的不匹配,最佳功能和最小残疾需要高度个性化的方法来纠正这种不匹配[4]。WHO《世界老龄化与健康报告》正从应对疾病和预防残疾与损伤转向为促进健康老龄化[5]。报告强调的不是残疾与疾病,而是强调老年人的最佳生理功能和福祉,认为这是个人生理能力、环境以及两者之间相互作用的结果[6]。有人提出,在这一理论框架内理解老年人的最佳功能可能会导致老年人临床实践原则和康复观点的根本改变。这一健康老龄化方法不再是筛查疾病生物标志物和治疗疾病为导向的临床治疗,而是寻求个性化的积极干预,目的是增强生理机能。最近,基于对残疾和功能的广泛的生物老年学和老年学研究,正试图明确生理机能与年龄的相关性,并一致地描述了以下基本领域:运动(包括神经肌肉功能)、感觉器官(包括听觉和视觉)、身体活力(如内稳态、脆弱、弹性)、心理学(情绪和社会功能)和认知[7-9]。在构建残疾、衰老和康复语言的语义学之外,这些反复出现的无所不在的老年医学核心问题是老年人康复的核心,无论诊断类别、疾病严重程度、治疗强度或护理地点如何。老年康复,像老年医学的所有方面一样,必须考虑到随着衰老过程而增加的异质性。同一年龄组中个体之间观察到的许多生物系统的个体间变异性随着年龄的增长而增加,而不同年龄组的老年人之间的异质性则更加明显[10]。同样,对高龄人群的纵向数据分析也证实,在健康、疾病、功能和生存等不同轨迹中观察到的变异性越来越大[11,12]。认识到高龄人群之间存在巨大异质性有助于强调准确区分生物学衰老和生理学衰老的重要性,这是准确和个性化评估患者特定康复潜力和目标的重要一步。事实上,医护人员对这一关键差异缺乏认识和了解,很可能导致仅根据生理年龄做出关于分诊和治疗等关键决策。

越来越多的人认为衰弱在康复过程中具有重要的调节作用,并且有大量证据支持它作为危重老年人预后因素的有效性[13]。衰弱的评估工具很多,也反映出衰弱的理论基础:表型衰弱模型,其特有的生物学特征与肌肉功能和肌少症密切相关,以及随机的"损伤累积"等指数[14-16]。这些不同但互补的方法分别反映了衰弱的生物状态和复杂网络的衰退。无论理论差异如何,转化为临床指导的衰弱评估工具时,所有方法都被证明是重症监护后不良康复结局的可靠预测因素[17-19]。与衰弱相反,身体适应力的概念最近越来越受到关注,因为它是极端年龄的危重疾病恢复和康复动态的另一个调节因素[20-22]。

我们可以将高龄患者的重症治疗看作整个老年医学领域的缩影。重症医学病房可能是高龄重症患者的孵化器和加速器,这也突出和加强了老年病学康复的核心问题,必须提供最合适的监护管理,以应对包括神经认知、神经肌肉和感觉功能受损,衰弱的广泛生物学异质性,康复能力和生理功能,以及不可预测的健康和疾病发展进程。

27.2　多学科交叉

最佳老年康复的前提条件是有一个功能齐全、协调和互动的多学科团队,包括康复专业的老年病顾问、老年病专业的护士、物理治疗师、职业和言语治疗师、营养师、社会工作者,以及在适当的心理学家和专业娱乐治疗师。在高龄患者的重症监护中,多学科交叉方法的重要性不可低估。在初步评估和定期多学科团队会议的过程中,要不断更新有关患者康复潜力和多模式治疗计划的决策,以及对即时、短期和长期康复目标的评估。由于康复涉及多种治疗方式,所有团队成员参与联合决策对于评估进展、重新定义目标以及必要时考虑减少或停止康复治疗并转向更多以姑息为导向的治疗至关重要。不同的康复护理方式并非独立的治疗领域,而是广泛重叠、相互影响的。因此,例如,虽然早期活动的物理治疗主要旨在改善运动器官和肌肉功能,但其次要效果包括对神经认知、情感和心理、心血管、血流动力学、肺部和代谢功能产生积极影响。同样,最佳标准治疗可能旨在实现最佳皮肤护理和患者体位、口腔卫生、括约肌控制、预防便秘、控制疼痛,通过提供听力和视力辅助设备来缓解感觉障碍,减少约束和环境应激源,并鼓励与家庭成员互动。尽管如此,这些干预措施的次要影响也可能降低谵妄和精神运动性躁动;改善睡眠和情绪;反应性抑郁、焦虑和适应困难程度降低;随后对早期活动或其他康复治疗模式的依从性和积极的态度得以改善。

27.3　评估康复潜能

对高龄重症患者康复评估的目的是在于识别可逆性的功能退化,以确定患者的整体康复潜能,并尽早重点干预。尽管如此,众所周知准确预测患者的康复潜能和结局走向是非常困难的,尤其是高龄患者,几乎没有准确的循证研究。越来越多的文献反复证实了高龄患者年龄与 ICU 存活患者病前功能状态、共病负担和衰弱与死亡率的增加以及随后功能预后不良之间存在目前关联[13,17-19,23]。然而,从现有数据得出结论仍需谨慎,这些数据受到许多方法学问题的影响,这些影响不仅包括数据选择和生存偏倚,而且还包括一些基本问题,如缺乏关于评估工具的一致性以及 ICU 内和 ICU 后高龄重症患者的康复治疗方案缺乏标准化等。此外,在康复服务的可获得性和不同保健系统提供的医疗报销程度等方面存在很大差异[24]。

也就是说，医学评估必须包括确定发病前、衰弱和残疾程度，从康复规范来看，这与患者先前的活动水平、参与程度和与环境的接触程度密切相关[25]。为了确定是否存在躁动、谵妄和既往基线认知状态，以及患者当前的认知功能程度和决策能力水平，评估神经认知状态至关重要。了解患者的认知状态对于指导当前的干预措施、确定治疗目标至关重要，目的是提高患者的洞察力、参与度和合作度，以及促进患者对康复治疗的积极态度和动机。疼痛控制不充分是康复的主要障碍。事实上，2013 年疼痛、躁动、谵妄（pain, agitation, delirium, PAD）临床实践指南已经在广泛应用，强调了 PAD 和全身性神经认知功能受损之间的密切关系。指南认识到活动和睡眠的重要性，2018 年 PADIS 指南更新了这部分，纳入了疼痛、躁动、谵妄、制动（康复 / 活动）和睡眠（中断）等情况[26,27]。同样，家庭成员参与护理在重症监护中发挥重要作用，已经包括在 ABCDEF 集束化策略（见表 26.2）中，家庭成员的参与已被证明对 ICU 期间和 ICU 后的许多结局具有显著和有意义的影响[28]。

心血管、肺和血流动力学储备通常是患者耐受性的限制因素，同时也是康复的主要目标，需要与肌少症、持续感染、炎症和分解代谢状态一起解决。在高龄患者中，与危重病相关的神经肌肉损伤的主要后遗症很常见，通常发生在现有基础合并症、多药治疗、制动和深度镇静的背景下，此外还有既存衰弱、体力活动水平低、肌肉减少、促炎状态和营养不良。功能评估包括运动、步态、平衡（静态和动态）、协调、力量和运动范围，以及患者感觉完整性（视觉、听觉、触觉、本体感觉、疼痛）、自主和不自主功能、直立性、括约肌控制、肠功能和皮肤完整性的测定。营养筛查和吞咽及口腔卫生评估很重要，在适当情况下将有助于指导早期言语治疗和辅助器具干预，以帮助改善沟通。确定重要家庭成员和护理人员是一个重要的早期步骤，旨在促进他们在重症监护环境中的参与和授权。此外，了解患者的社会和文化背景可能间接有助于改善患者的康复潜能，以及早期识别未来出院和安置存在的潜在障碍。在可能的情况下，应确定患者的预先计划指示，并确定替代决策者。评估的最终目的是帮助确定康复潜能和帮助"预测"。虽然过去 20 年的研究已经确定了与不良预后相关的风险因素，但预测个体患者水平的纵向变化轨迹仍非常不可靠。已有大量文献证实 ICU 后长期预后与入住 ICU 时的衰弱程度、肌少症、发病前状态、功能和认知状态以及表现指标和疾病严重程度有关[17-19,23-25,29]。尽管如此，除了旨在预测预后和辅助决策的统计模型、算法和启发式方法外，临床经验和判断仍发挥非常重要的作用，有人建议有时间限制的护理试验，而不是只是 ICU 分诊[30]。

27.4　高龄重症患者的康复干预

年轻和年老的重症存活患者的后遗症均有详细的记录，包括例如持续性肌无力、认知障碍（记忆和执行功能障碍）、肺功能受损、持续体重减轻、肌肉减少、衰弱、功能下降以及心理症状（焦虑、抑郁、创伤后），参与和参与程度降低。此外，危重病对非正规照料者和家庭单位的长期负面影响也被认为是一个重大的身心健康问题。尽管常常预后不良，但目前关于 80 岁以上人群 ICU 预后的文献相对较少，结论差异明显。例如，在加拿大的一项研究中，610 名年龄 >80 岁的 ICU 患者中，25% 患者存活，并在 12 个月时恢复到基线水平[31]。相比之下，芬兰一项针对 80 岁以上 ICU 患者的研究发现，62% 患者在 12 个月时存活，其中 78% 存活者恢复到与其发病前状况相当的功能状态[23]。

事实上，无论年龄，ICU 患者出院后生理功能都有所改善，这是实施康复治疗背后的驱动原因，在重症监护过程中尽早开始康复治疗也是目前的共识。例如，美国国家卫生与临床优化研究所（National Institute for Health and Clinical Excellence，NICE）于 2009 年发布了成人危重病后康复临床指南，并于 2017 年更新了质量标准[32,33]，提供了有关康复最低标准的详细概述。指南涵盖了所有年龄段的患者。虽然研究工作主要集中于早期康复干预的潜在益处，特别是早期活动和积极锻炼，但很少有人将高龄 ICU 患者作为一个单独的群体进行研究。尽管大量研究表明，所有年龄的 ICU 患者的早期活动和个性化运动干预都有好处，但系统综述一再指出方法上的差异和缺乏高质量的证据[34-42]。因此，研究结论也常常受到限制，原因是康复干预缺乏标准化、患者入选标准不同、治疗时间和持续时间不同、结局指标多样，以及研究中纳入的高龄患者相对较少。也就是说，基于大量系统综述和荟萃分析的大量个人研究发现了一致的证据来支持早期活动和锻炼，这确实看起来很有说服力。在大量潜在的干预措施中，早期活动和锻炼的积极作用已得到现有证据的支持，主要是在所有年龄段的 ICU 患者中，其中包括高龄患者。同样，这些干预措施在一系列不同患者人群中的安全性已得到证实[26,27]。最近发现，在心脏重症监护环境中，80 岁以上急性心血管疾病的重症患者锻炼和早期活动同样具有安全性[43]。

理疗可能是最常见和最主要的治疗方式，其重点是恢复肌肉完整性：肌肉力量、运动功能、活动性和呼吸功能，以及改善通气和早期脱机。旨在改善肌肉无力和活动范围的技术包括被动和主动辅助运动、姿势、主动肢体锻炼、外周肌肉训练、呼吸肌训练以及神经肌肉刺激。具体的呼吸技术包括手动过度充气、叩诊、振动和吸 - 呼气锻炼[44]。床上脚踏车的使用也越来越多，尤其是在有意识的机械通气患者中[45]。

认识到定义一套关键技能和干预措施的重要性，最近研究为 ICU 环境中的专业物理治疗师定义了一套最低标准。与大多数文献一样，在重症监护环境中，对高龄老人的复杂需求几乎没有任何区分，因为他们本来就存在活动能力和神经肌肉损伤，可能需要特殊和个性化的护理[46,47]。

在重症治疗中，职业治疗师与物理治疗师合作，旨在提高自我护理技能、认知治疗、感觉输入、辅助技术，有利于夹板和辅助器具使用。沟通障碍、吞咽障碍和最佳饮食考虑需要语言治疗师、营养师和护理团队的密切合作。虚拟现实技术也在快速发展中逐步进入 ICU 康复治疗领域，未来可能逐步明确其在物理、锻炼、通信和认知治疗中的多种用途。最近对现有证据的审查仍然不确定，并且由于缺乏证据而避免提出支持或反对的建议[26,27]；然而，目前的研究正在增加，包括放松和预防谵妄的细分领域，尽管目前只针对年轻患者[48,49]。

27.5　早期康复治疗的障碍

在老年重症患者中，以患者为中心的治疗面对的障碍（疼痛／疲乏／衰弱／焦虑／恐惧／缺乏动力／意识模糊／约束）可能比年轻患者更多，但对该领域的研究非常少。而使用定性、有据可依的理论来、来探讨患者在 ICU 的早期康复经历，关于自我意识、自主性、能力丧失和非人性化的报告不断出现，同时自我认同的重新校准也在逐步进行[50]。ICU 中所有年龄段患者所经历的这些共同挑战很可能与高龄患者先前存在的挑战产生共鸣。然而，到目前为止，我们还不知道高龄患者在 ICU 面临的障碍是否存在显著性差异。美国最近的研究表明[51]，在所有年龄段 ICU 患者中，只有 45% 的患者实际上接受了早期活动，高龄患者缺乏早期康复的比例可能更高。对 38 项研究的综述[52]，发现 ICU 早期康复干预的许多环境障碍，不仅包括客观上缺乏专职和专业治疗师，缺乏多学科定期查房，而且 ICU 工作人员对早期康复的益处缺乏积极认知。还提到缺乏适当设备、人员配备水平低和财政不足等障碍。工作人员对早期康复重要性的认识以及他们对潜在益处的理解被认为是 ICU 环境障碍的一个关键方面，63% 的工作人员称他们低估了 ICU 的弱点[53]。这些发现得到了来自英国一项调查的支持，该调查表明只有不到三分之一的 ICU 患者得到了适当的康复护理或随访[52]。

27.6 ICU 的转出

正如 NICE 指南所强调的，成功康复的一个重要和必要因素是从 ICU 出院后治疗的"无缝过渡"，旨在保持适当水平康复治疗的连续性。出院前对康复潜力的准确评估仍然具有挑战性，目前的努力是针对核心康复问题的标准化评估，根据该评估可以确定量身定制的 ICU 后康复计划[54]。其中一个例子是 ICU 后表现评分（Post-ICU Presentation Score，PICUPS），这是一种筛查和评估工具，旨在改善 ICU 后治疗过渡和康复治疗的连续性，也是从 ICU "降级"到普通病房后继续治疗的决定因素[55]。

ICU 后的康复服务范围在不同医疗保健系统中差异很大，相关的治疗处置不仅反映了患者依赖性因素，还反映了康复治疗的可用性以及医疗保健系统内提供的覆盖范围。因此，在最适当的治疗环境中，必须考虑的主要因素包括医疗状况、需要康复的具体诊断和医疗稳定性、发病前和当前的功能、神经认知和神经肌肉状态、动机和心理状况、持续体力活动所需的耐力和储备、所需不同治疗方式的数量、心理社会和家庭偏好、提供保健服务的程度，以及服务的本地可用性等。

住院康复服务通常在综合医院开展，一般需要至少 2 种或 3 种方式（物理治疗、职业治疗和言语治疗），每天至少治疗 3 小时，每周 5~6 次。老年康复（通常称为亚急性 / 急性后 / 过渡期治疗）一般由下属机构（老年医疗中心 / 专业护理机构）提供，除了 24/7 护理和老年保健，患者将接受一到两种治疗种类，通常每天 1~2 小时，这取决于他们的身体状况和耐受性。人们对提供家庭康复和家庭医院服务也表现出更多的兴趣，越来越多的证据支持家庭康复不劣于住院康复，可以改善治疗质量，提高患者和家庭满意度，也可保证医疗保健提供者的经济效益[56]。多学科家庭治疗团队可以为预期恢复缓慢的患者，在社会支持、家庭和家庭环境允许下为社区患者提供长期的康复治疗服务，但正如老人住院康复服务的情况一样，在不同医疗保健系统中，家庭医院和家庭治疗服务水平还存在较大差异[57]。

快速发展的远程医疗领域正在探索远程指导的物理和职业治疗的市场，并与其他医疗保健专业人员进行虚拟接触。家庭医院的目标对象主要是需要长期治疗、康复潜力差甚至不能康复的患者。越来越多的需要长期机械或无创通气的患者，更愿意选择在家中治疗而不是医院。家庭医院出现的背后一个重要驱动力是经济激励。最近对美国医疗保险数据进行的一项分析，涉及 1 700 万多例急性医院获得性恶化后出院的患者，与长期急性治疗或长期熟练治疗相比，在家进行急性后治疗在功能上获得了类似的好处，但显著降低了成本[58]。此外，确实有证据支持家庭康复的益处，特别是 ICU 后患者的预后，包括呼吸和运动功能、生活质量和患者安全[59]。此外，当问及他们是否会选择再次接受机械通气时，超过 80% 的 ICU 老年幸存者在家庭医院接受长期机械通气治疗，以及在长期机械通气后成功脱机的患者都给予了肯定的回答[60-62]。

27.7　未来方向

目前，还缺少高龄重症患者康复的高质量循证研究。必须解决的一个核心问题是，要构建一套公认的有效评估系统，以使康复状况的评估标准化。对康复治疗过渡的许多点改进评估是必要的，以提高我们对初始分诊、康复干预和 ICU 后康复护理决策等的理解。同样，为了提高治疗质量，以及确定治疗的影响和潜在益处，针对早期运动疗法的标准化治疗方案也尤为重要。有必要在多个层面上更深入地了解患者所面对的障碍。举例来说，了解肌少症、衰弱、内在生理机能和恢复能力与危重病和康复之间的相互作用，有可能在评估和预后之间的转化研究中发挥重要作用。要解决的环境影响下的障碍则涉及针对 ICU 内的医学文化教育相关的进一步发展。一个重要的建议是可以将老年病专家作为 ICU 团队中的有机元素进行整合[62]。最近的 COVID-19 大流行突出了普遍缺乏康复服务的问题，特别是高龄老人[63]。将康复与医疗保健系统整合以满足对从 ICU 转向家庭治疗的康复需求，这些都要基于有高龄重症患者康复获益的确凿证据。

关键信息

- 需要对高龄重症患者康复开展高质量研究，以改善评估和预后。
- 筛查焦虑、谵妄和痴呆、疼痛、衰弱，并建立以患病前功能状态为基线的评估系统。
- 应该在安全前提下，尽快开始多学科护理、活动和锻炼。
- 从重症监护室成功过渡到最佳康复环境需要使用标准化评估工具制以及定量身定制的康复计划。
- 康复障碍包括患者所面对的老年综合征、环境因素，也包括工作人员的认知和教育，以及医疗保健差距。
- 家庭康复模式越来越普遍，对于合适的患者，可提供与 ICU 后医院治疗相同水平的治疗，以改善患者功能，不仅成本大幅降低，也可以提高患者满意度。

（韩冰　译，吴志雄　审校）

参考文献

1. World Health Organization. Rehabilitation: key for health in the 21st century. Geneva: World Health Organization; 2017.
2. Jette AM. Toward a common language for function, disability, and health. Phys Ther. 2006;86(5):726.
3. World Health Organization. The international classification of functioning, disability and health. Geneva: World Health Organization; 2001.
4. Lawton MP. Competence, environmental press, and the adaption of older people. In: Lawton MP, Windley PG, Byerts TO, editors. Aging and the environment. New York: Springer; 1982.
5. World Health Organization. World report on ageing and health. Geneva: World Health Organization; 2015.
6. Beard JR, Officer A, de Carvalho IA, et al. The world report on ageing and health: a policy framework for healthy ageing. Lancet. 2016;387:2145–54. https://doi.org/10.1016/S0140-6736(15)00516-4.

7. van der Vorst A, Zijlstra GA, Witte N, et al. D-SCOPE Consortium. Limitations in activities of daily living in community-dwelling people aged 75 and over: a systematic literature review of risk and protective factors. PLoS One. 2016;11(10):e0165127. https://doi.org/10.1371/journal.pone.0165127. Erratum in: PLoS One. 2017 Jan 23;12 (1):e0170849. PMID: 27760234; PMCID: PMC5070862.

8. Cesari M, de Carvalho IA, Thiyagarajan JA, et al. Evidence for the domains supporting the construct of intrinsic capacity. J Gerontol A. 2018;73(12):1653–60. https://doi.org/10.1093/gerona/gly011.

9. Beard JR, Jotheeswaran AT, Cesari M, et al. The structure and predictive value of intrinsic capacity in a longitudinal study of ageing. BMJ Open. 2019;9(11):e026119. https://doi.org/10.1136/bmjopen-2018-026119. PMID: 31678933; PMCID: PMC6830681.

10. Mitnitski A, Howlett SE, Rockwood K. Heterogeneity of human aging and its assessment. J Gerontol A. 2017;72(7):877–84. https://doi.org/10.1093/gerona/glw089.

11. Cohen-Mansfield J, Skornick-Bouchbinder M, Brill S. Trajectories of end of life: a systematic review. J Gerontol B Psychol Sci Soc Sci. 2018;73(4):564–72. https://doi.org/10.1093/geronb/gbx093. PMID: 28977651.

12. Gerstorf D, Ram N. Inquiry into terminal decline: five objectives for future study. Gerontologist. 2013;53(5):727–37. https://doi.org/10.1093/geront/gnt046. Epub 2013 May 23. PMID: 23704220; PMCID: PMC3771675.

13. Brummel NE, Bell SP, Girard TD, et al. Frailty and subsequent disability and mortality among patients with critical illness. Am J Respir Crit Care Med. 2017;196(1):64–72. https://doi.org/10.1164/rccm.201605-0939OC. PMID: 27922747; PMCID: PMC5519959.F

14. Cesari M, Gambassi G, van Kan GA, Vellas B. The frailty phenotype and the frailty index: different instruments for different purposes. Age Ageing. 2014;43:10–2.

15. Mitnitski AB, Rutenberg AD, Farrell S, Rockwood K. Aging, frailty and complex networks. Biogerontology. 2017;18:433–46.

16. Clegg A, Young J, Iliffe S, Rikkert MO, Rockwood K. Frailty in elderly people. Lancet. 2013;381:752–62.

17. Flaatten H, De Lange DW, Morandi A, et al. VIP1 Study Group. The impact of frailty on ICU and 30-day mortality and the level of care in very elderly patients (≥ 80 years). Intensive Care Med. 2017;43(12):1820–8. https://doi.org/10.1007/s00134-017-4940-8. Epub 2017 Sept 21

18. Guidet B, de Lange DW, Boumendil A, et al. VIP2 Study Group. The contribution of frailty, cognition, activity of daily life and comorbidities on outcome in acutely admitted patients over 80 years in European ICUs: the VIP2 study. Intensive Care Med. 2020;46(1):57–69. https://doi.org/10.1007/s00134-019-05853-1. Epub 2019 Nov 29. PMID: 31784798; PMCID: PMC7223711.

19. Haas LEM, Boumendil A, Flaatten H, et al. VIP2 Study Group. Frailty is associated with long-term outcome in patients with sepsis who are over 80 years old: results from an observational study in 241 European ICUs. Age Ageing. 2021;50(5):1719–27. https://doi.org/10.1093/ageing/afab036. Epub ahead of print. PMID: 33744918.

20. Maley JH, Brewster I, Mayoral I, et al. Resilience in survivors of critical illness in the context of the survivors' experience and recovery. Ann Am Thorac Soc. 2016;13(8):1351–60. https://doi.org/10.1513/AnnalsATS.201511-782OC. PMID: 27159794; PMCID: PMC5021076.

21. Ferrante L, Stevens R. Functional loss and resilience in intensive care. Crit Care Med. 2020;48(11):1690–2. https://doi.org/10.1097/CCM.0000000000004603.

22. Varadhan R, Walston J, Bandeen-Roche K. Can physical resilience and frailty in older adults be linked by the study of dynamical systems? J Am Geriatr Soc. 2018;66(8):1455–8. https://doi.org/10.1111/jgs.15409.

23. Pietiläinen L, Hästbacka J, Bäcklund M, et al. Premorbid functional status as a predictor of 1-year mortality and functional status in intensive care patients aged 80 years or older. Intensive Care Med. 2018;44(8):1221–9. https://doi.org/10.1007/s00134-018-5273-y. Epub 2018 Jul 2. PMID: 29968013.

24. González-Seguel F, Corner EJ, Merino-Osorio C. International classification of functioning, disability, and health domains of 60 physical functioning measurement instruments used during the adult intensive care unit stay: a scoping review. Phys Ther. 2019;99(5):627–40. https://doi.org/10.1093/ptj/pzy158. PMID: 30590839; PMCID: PMC6517362.

25. Barr J, Fraser GL, Puntillo K, et al. Clinical practice guidelines for the management of pain, agitation, and delirium in adult patients in the intensive care unit. Crit Care Med. 2013;41(1):263–306. https://doi.org/10.1097/CCM.0b013e3182783b72. PMID: 23269131.

26. Devlin JW, Skrobik Y, Gélinas C, et al. Clinical practice guidelines for the prevention and management of pain, agitation/sedation, delirium, immobility, and sleep disruption in adult patients in the ICU. Crit Care Med. 2018;46(9):e825–73. https://doi.org/10.1097/CCM.0000000000003299. PMID: 30113379.

27. Devlin JW, Skrobik Y, Gélinas C, et al. Executive summary: clinical practice guidelines for the prevention and management of pain, agitation/sedation, delirium, immobility, and sleep disruption in adult patients in the ICU. Crit Care Med. 2018;46(9):1532–48. https://doi.org/10.1097/CCM.0000000000003259. PMID: 30113371.

28. Pun BT, Balas MC, Barnes-Daly MA, et al. Caring for critically ill patients with the ABCDEF bundle: results of the ICU liberation collaborative in over 15,000 adults. Crit Care Med. 2019;47(1):3–14. https://doi.org/10.1097/CCM.0000000000003482. PMID: 30339549; PMCID: PMC6298815.

29. Villa P, Pintado MC, Luján J, et al. Functional status and quality of life in elderly intensive care unit survivors. J Am Geriatr Soc. 2016;64(3):536–42. https://doi.org/10.1111/jgs.14031. PMID: 27000326.

30. Beil M, Sviri S, Flaatten H, et al. On predictions in critical care: the individual prognostication fallacy in elderly patients. J Crit Care. 2021;61:34–8. https://doi.org/10.1016/j.jcrc.2020.10.006. Epub 2020 Oct 13. PMID: 33075607; PMCID: PMC7553132.

31. Heyland DK, Stelfox HT, Garland A, et al. Canadian critical Care Trials Group and the Canadian Researchers at the End of Life Network. Predicting performance status 1 year after critical illness in patients 80 years or older: development of a multivariable clinical prediction model. Crit Care Med. 2016;44(9):1718–26. https://doi.org/10.1097/CCM.0000000000001762. PMID: 27075141.

32. Centre for Clinical Practice at NICE (UK). Rehabilitation after critical illness [Internet]. London: National Institute for Health and Clinical Excellence; 2009. PMID: 20704055. https://www.nice.org.uk/guidance/cg83.

33. Centre for Clinical Practice at NICE (UK). Rehabilitation after critical illness in adults. Quality standard [QS158]. Published: 7 September 2017. https://www.nice.org.uk/guidance/qs158.

34. Calvo-Ayala E, Khan BA, Farber MO, et al. Interventions to improve the physical function of ICU survivors: a systematic review. Chest. 2013;144(5):1469–80. https://doi.org/10.1378/chest.13-0779. PMID: 23949645; PMCID: PMC3817929.

35. Sosnowski K, Lin F, Mitchell ML, White H. Early rehabilitation in the intensive care unit: an integrative literature review. Aust Crit Care. 2015;28(4):216–25. https://doi.org/10.1016/j.aucc.2015.05.002. Epub 2015 Jul 2. PMID: 26142542.

36. Doiron KA, Hoffmann TC, Beller EM. Early intervention (mobilization or active exercise) for critically ill adults in the intensive care unit. Cochrane Database Syst Rev. 2018;3(3):CD010754. https://doi.org/10.1002/14651858.CD010754.pub2. PMID: 29582429; PMCID: PMC6494211.

37. Connolly B, Salisbury L, O'Neill B, et al. Exercise rehabilitation following intensive care unit discharge for recovery from critical illness: executive summary of a Cochrane Collaboration systematic review. J Cachexia Sarcopenia Muscle. 2016;7(5):520–6. https://doi.org/10.1002/jcsm.12146. Epub 2016 Sep 16. PMID: 27891297; PMCID: PMC5114628.

38. Connolly B, Salisbury L, O'Neill B, et al. ERACIP Group. Exercise rehabilitation following intensive care unit discharge for recovery from critical illness. Cochrane Database Syst Rev. 2015;2015(6):CD008632. https://doi.org/10.1002/14651858.CD008632.pub2. PMID: 26098746; PMCID: PMC6517154.

39. Castro-Avila AC, Serón P, Fan E, Gaete M, Mickan S. Effect of early rehabilitation during intensive care unit stay on functional status: systematic review and meta-analysis. PLoS One. 2015;10(7):e0130722. https://doi.org/10.1371/journal.pone.0130722. PMID: 26132803; PMCID: PMC4488896.

40. Taito S, Yamauchi K, Tsujimoto Y, et al. Does enhanced physical rehabilitation following intensive care unit discharge improve outcomes in patients who received mechanical ventilation? A systematic review and meta-analysis. BMJ Open. 2019;9(6):e026075. https://doi.org/10.1136/bmjopen-2018-026075. PMID: 31182443; PMCID: PMC6561459.

41. Connolly B, O'Neill B, Salisbury L, Blackwood B, Enhanced Recovery After Critical Illness Programme Group. Physical rehabilitation interventions for adult patients during critical illness: an overview of systematic reviews. Thorax. 2016;71(10):881–90. https://doi.org/10.1136/thoraxjnl-2015-208273. Epub 2016 May 24. PMID: 27220357; PMCID: PMC5036250.

42. White C, Connolly B, Rowland MJ. Rehabilitation after critical illness. BMJ. 2021;373:n910. https://doi.org/10.1136/bmj.n910. PMID: 33858835.

43. Goldfarb M, Semsar-Kazerooni K, Morais JA, Dima D. Early mobilization in older adults with acute cardiovascular disease. Age Ageing. 2020;50(4):1166–72. https://doi.org/10.1093/ageing/afaa253. Epub ahead of print. PMID: 33247593.

44. Ambrosino N, Venturelli E, Vagheggini G, Clini E. Rehabilitation, weaning and physical therapy strategies in chronic critically ill patients. Eur Respir J. 2012;39(2):487–92. https://doi.org/10.1183/09031936.00094411. Epub 2011 Dec 1. PMID: 22135278.

45. Kho ME, Molloy AJ, Clarke FJ, et al. Canadian Critical Care Trials Group. TryCYCLE: a prospective study of the safety and feasibility of early in-bed cycling in mechanically ventilated patients.

PLoS One. 2016;11(12):e0167561. https://doi.org/10.1371/journal.pone.0167561. PMID: 28030555; PMCID: PMC5193383.

46. Twose P, Jones U, Cornell G. Minimum standards of clinical practice for physiotherapists working in critical care settings in the United Kingdom: a modified Delphi technique. J Intensive Care Soc. 2019;20(2):118–31. https://doi.org/10.1177/1751143718807019. Epub 2018 Nov 20. PMID: 31037104; PMCID: PMC6475988.

47. Takahashi T, Kato M, Obata K, et al. Minimum standards of clinical practice for physical therapists working in intensive care units in Japan. Phys Ther Res. 2020;24(1):52–68. https://doi.org/10.1298/ptr.E10060. PMID: 33981528; PMCID: PMC8111421.

48. Gomes TT, Schujmann DS, Fu C. Rehabilitation through virtual reality: physical activity of patients admitted to the intensive care unit. Rev Bras Ter Intensiva. 2019;31(4):456–63. https://doi.org/10.5935/0103-507X.20190078. PMID: 31967219; PMCID: PMC7008986.

49. Naef AC, Jeitziner MM, Gerber SM, et al. Virtual reality stimulation to reduce the incidence of delirium in critically ill patients: study protocol for a randomized clinical trial. Trials. 2021;22(1):174. https://doi.org/10.1186/s13063-021-05090-2. PMID: 33648572; PMCID: PMC7923502.

50. Corner EJ, Murray EJ, Brett SJ. Qualitative, grounded theory exploration of patients' experience of early mobilisation, rehabilitation and recovery after critical illness. BMJ Open. 2019;9(2):e026348. https://doi.org/10.1136/bmjopen-2018-026348. PMID: 30804034; PMCID: PMC6443050.

51. Potter K, Miller S, Newman S. Patient-level barriers and facilitators to early mobilization and the relationship with physical disability post-intensive care: part 2 of an integrative review through the lens of the World Health Organization international classification of functioning, disability, and health. Dimens Crit Care Nurs. 2021;40(3):164–73. https://doi.org/10.1097/DCC.0000000000000470. PMID: 33792276.

52. Potter K, Miller S, Newman S. Environmental factors affecting early mobilization and physical disability post-intensive care: an integrative review through the lens of the World Health Organization international classification of functioning, disability, and health. Dimens Crit Care Nurs. 2021;40(2):92–117. https://doi.org/10.1097/DCC.0000000000000461. PMID: 33961378.

53. Koo KK, Choong K, Cook DJ, et al. Canadian Critical Care Trials Group. Early mobilization of critically ill adults: a survey of knowledge, perceptions and practices of Canadian physicians and physiotherapists. CMAJ Open. 2016;4(3):E448–54. https://doi.org/10.9778/cmajo.20160021. PMID: 27730109; PMCID: PMC5047804.

54. Connolly B, Denehy L, Hart N, et al. Physical Rehabilitation Core Outcomes in Critical Illness (PRACTICE): protocol for development of a core outcome set. Trials. 2018;19(1):294. https://doi.org/10.1186/s13063-018-2678-4. PMID: 29801508; PMCID: PMC5970518.

55. Turner-Stokes L, Corner EJ, Siegert RJ. The post-ICU presentation screen (PICUPS) and rehabilitation prescription (RP) for intensive care survivors part I: development and preliminary clinimetric evaluation. J Intensive Care Soc. 2021;0(0):1–11. https://doi.org/10.1177/1751143720988715.

56. Gearon E, O'Connor D, Wallis J, Han JX, Shepperd S, Mäkelä P, Buchbinder R. Factors influencing the implementation of early discharge hospital at home and admission avoidance hospital at home: a qualitative evidence synthesis. Cochrane Database Syst Rev. 2021;(3):CD014765. https://doi.org/10.1002/14651858.CD014765. Accessed 11 June 2021.

57. Falvey JR, Murphy TE, Gill TM, Stevens-Lapsley JE, Ferrante LE. Home health rehabilitation utilization among medicare beneficiaries following critical illness. J Am Geriatr Soc. 2020;68(7):1512–9. https://doi.org/10.1111/jgs.16412. Epub 2020 Mar 18. PMID: 32187664; PMCID: PMC7712590.

58. Werner RM, Coe NB, Qi M, Konetzka RT. Patient outcomes after hospital discharge to home with home health care vs to a skilled nursing facility. JAMA Intern Med. 2019;179(5):617–23. https://doi.org/10.1001/jamainternmed.2018.7998. PMID: 30855652; PMCID: PMC6503560.

59. Vitacca M, Barbano L, Vanoglio F, et al. Does 6-month home caregiver-supervised physiotherapy improve post-critical care outcomes?: a randomized controlled trial. Am J Phys Med Rehabil. 2016;95(8):571–9. https://doi.org/10.1097/PHM.0000000000000441. PMID: 26829083.

60. Jacobs JM, Marcus EL, Stessman J. Prolonged mechanical ventilation: symptomatology, well-being, and attitudes to life. J Am Med Dir Assoc. 2021;22(6):1242–7. https://doi.org/10.1016/j.jamda.2020.07.037. Epub 2020 Sep 6. PMID: 32907755; PMCID: PMC7474963.

61. Jubran A, Grant B, Duffner L, et al. Long-term outcome after prolonged mechanical ventilation. A long-term acute-care hospital study. Am J Respir Crit Care Med. 2019;199:1508–16. https://doi.org/10.1164/rccm.201806-1131oc.

62. De Biase S, Cook L, Skelton DA, et al. The COVID-19 rehabilitation pandemic. Age Ageing. 2020;49(5):696–700. https://doi.org/10.1093/ageing/afaa118. PMID: 32470131; PMCID: PMC7314277.

63. Brummel NE, Ferrante LE. Integrating geriatric principles into critical care medicine: the time is now. Ann Am Thorac Soc. 2018;15(5):518–22. https://doi.org/10.1513/AnnalsATS.201710-793IP. PMID: 29298089; PMCID: PMC5949609.

第 28 章　照料者

J. Mellinghoff, M. van Mol, and N. Efstathiou

目录

🏠 **学习目标**

- 在本书的上下文中学习感兴趣的部分。
- 确定照料者所扮演的角色。
- 了解照料者的概念与了解重症监护后综合征。
- 描述照料者个人的结果，以及其护理对照料者个人的影响。
- 描述可用于克服照料消极作用的应对和支持策略。

28.1　引言

随着预期寿命的不断延长和医疗技术的进步给社会带来许多好处，医疗保健系统内护理已成为卫生政策制定的核心问题。例如，德国于 1995 年引入了长期护理保险，此后考虑到人口变化和成本增加，该保险经历了几次改革[1]。从医院或护理院等机构护理向家庭护理的转变被认为有利于个人的独立性，并减少医疗保健系统的成本压力。然而，这些政策转变也表明，责任从提供正式护理活动的国家转变为包括家庭、邻居和朋友在内的非正式部门。在英国，这个非正式部门每年照顾 200 万成年人，价值估计为 595 亿英镑[2]。因此，非正式护理人员构成了照料系统的支柱，但他们的贡献和承诺很少得到认可。

考虑到重症监护住院对患者的影响，出院后需要护理也就不足为奇了。一般来说，当我们谈论非正式照料者时，指的是与被照料者有着重要的个人关系，并提供广泛的帮助而没有金钱收益的人，例如亲戚、伴侣、孩子、家庭成员、朋友或邻居。这一角色取决于当地情况，往往在身体和情感上都有很高的要求，特别是在照料者自己患有与健康相关疾病情况下，这在老年人口中相当常见。本章的目的是介绍非正规照料者的作用，包括说明其职责、社会影响、履行这一作用的个人的后果，以及可考虑支持这一重要群体的相关战略。我们还包括了一个虚构的场景，我们希望它能突出 ICU 住院对照料者的实际影响。出于本章的目的，我们将使用"照料者"一词（指非正式的照顾者），而英语中也有类似"护理员"和"看护者"这样的同义词。

对实践的思考——一个案例场景

France 是一位 76 岁的老年女性，她被丈夫发现倒在家里地板上。她没有反应，被空中救护车送往专科医院，表现为体温过低、低血压和意识障碍。她需要机械通气，并被转移到 ICU，诊断为新发心房颤动，随后导致卒中，伴有左侧无力和吸入性肺炎。

France 在 ICU 住了 3 周，需要进行气管切开术。显然，她会有很长一段时间的康复期，她的丈夫和他们的两个孩子经常来看望她，为她提供了支持。在完成神经恢复和康复后，她在医院住了 8 周后出院回家。在那里，她由年长的配偶和住在附近的孩子照料。在最初的时期，初级保健服务人员每天都来确保她恢复正常生活。由于左侧的虚弱还没有完全解决，她继续受到一些长期残疾的影响。

28.2　照料者的定义及其扮演的角色

在深入研究照料者所扮演的具体角色之前，必须认识到这些人是谁，他们被定义为无偿为患者提供大部分经济、情感和身体支持[1]。21 个经济合作与发展组织国家的数据表明,9%~21% 的老年人(年龄≥50 岁)至少每周进行一次护理活动,除瑞典外,大多数国家的性别分布偏向于女性[2]。虽然由于妇女的预期寿命增加,这种情况并不令人惊讶,但英国的分析表明,妇女也更有可能在就业时担任护理人员,这对她们其他生活内容的影响大于男子。年龄分布对社会中老年工人的影响越来越大,60~69 岁的老年工人人数最多[3]。美国报告了类似的数据,显示了发达国家的全球趋势[4]。

　　总的来说,照料者所扮演的角色存在很大的不确定性。任何一个发现自己处于这种位置的人都要经历一段时间的经验性自学,几乎没有正规的培训。2008 年,美国医学研究所承认"医疗保健工作者"的定义必须扩大,以包括非正规护理人员,他们需要具备知识、工具和培训,以提供高质量的护理[5]。十多年过去了,现实描绘了一幅不同的画面,即正规和非正规护理提供之间的脱节[6]。特别是在病人康复过程的后期阶段,明确区分正规和非正规护理将有助于分配责任。为了更详细地探索护理人员的角色,Tramm 模型(2017)是一个有用的工具,可用于探索照料者单独或并行执行的不同功能[7]。照料者正在分别饰演包括决策者、看护者、管理者和记录者在内的不同角色(图 28.1)。

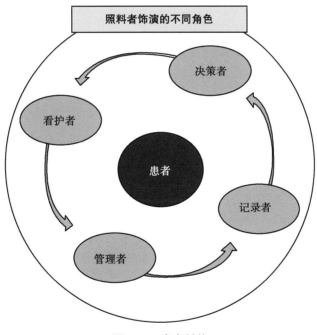

图 28.1　角色转换

28.2.1　记录者

　　在过去 10 年里,大量证据表明,重症疾病恢复期患者的认知能力下降对年轻人和老年人都有影响[8,9]。由于患者患有认知障碍,护理人员必须做更多工作,包括与医疗保健专业人员和组织沟通、解释从医疗保健提供者处收到的信息以及保存记录等活动。后一项活动在涉及多个专业和机构时尤为重要。考虑到不同的医疗背景,提供基于受护理者需求并结合护理者关注的功能性护理模式应确保所有服务的协调与互补[10]。这项任务可能带来巨大的行政负担,特别是对于更复杂的病例,但某些现有服务可协助照料者完成这项任务。例如,全科医生的把关作用可能有助于护理人员在专业护理服务之间进行沟通并共享信息[11]。

28.2.2 管理者

即使在最好的情况下,管理自己的生活也是一件困难的事情,通常一个人会平衡自己的需求和周围环境的需求。然而在危重病期间及其后续中,这种平衡则倾向于被照料者,因为他们的事务需要组织。因此,需要更多的时间和精力来确保一个人的健康。在急性病阶段,管理活动包括搬到靠近医院的地方,以便为重症患者提供支持和陪伴。在后续阶段,移动更侧重于医疗或康复预约以及日程安排[7]。需要管理的其他情况还有照料者、被护理者或两者的财务。虽然这取决于两者之间的关系,但仍然可能不是照料者所擅长的。在这种情况下,家人和朋友的帮助可能不利于患者康复,结果可能是就业减少和自付费用造成的经济损失[13]。人们承认,由于这些活动的时间限制,照料者放弃了包括自己的事业在内的很多东西[2]。

28.2.3 决策者

对于一个有危重症的近亲或朋友的人来说,他可能很早就背负起了做决策的责任。入住 ICU 的患者至少在一段时间内丧失了行为能力,照料者可能会代表患者朋友圈的朋友或家人做出决定[7]。如果患者和照料者之间的关系在患病前就有正式的文书记录,那么法律上称之为"委托书"。在疾病早期阶段,被委托者将有权决定包括同意/拒绝医疗调查和程序,理解和处理复杂的治疗信息,直到关于临终关怀或持续治疗选择的决策,以及在哪里可以进行治疗[5]。基于这份文书,决策者在这方面拥有很高的决策权和提供建议的权利。但显然,在生活中仍存在很多其他问题,例如决定是否通过官方支持服务申请援助,以及如果患者自己的家人不能提供护理,患者是否进入康复和长期护理机构。因此,护理人员对患者的情况承担了很大的责任,需要不断地做出符合受护理者最佳利益的决定,并在复杂的医疗保健系统中进行治疗。

对实践的思考——一个案例场景

当 Frances 住院时,Frances 的丈夫 Harry 住在当地的一家旅馆里,以便能够持续地探望陪伴他的妻子。因为他两年前就不再开车了,所以只是偶尔回趟家。他每天与医疗保健专业人员交谈,希望能够了解妻子的病情,并尝试参与决策,提供有关其正常生活的重要信息。

孩子们因工作和照顾他们自己的儿女而不能每天来探望,Harry 会写信给孩子,让他们了解他们母亲的病情。当 Frances 转入医院的康复病房之后,在护士和医生的监督指导下,Harry 开始逐步承担妻子的护理工作。为了为妻子回家做准备,他大部分时间都在医院,处理各类事务,并联系全科医生、社区护士和康复中心了解社区家庭护理的情况。

28.2.4　照料者

Tramm 的照料活动模式包括生理和心理两个维度[7]。在低收入和中等收入国家,由于缺乏经过专业培训的工作人员,照料者参与更普遍。相比之下,在高收入国家,在医院环境中提供护理工作的主要是医疗保健专业人员,但照料者也会参与包括日常生活的活动,例如经口喂养或个人护理。在心理层面,越来越多的证据表明,照料者通过参与重新定位和康复训练,可以帮助患者预防和治疗谵妄[15,16]。显然,在康复的后期阶段,例如在家庭环境中,照料者的角色变得更加重要。然而在这种情形之下,如果没有任何监督,那么当护理出现疏忽的时候,谁来为其负责? 是卫生保健系统,那难道要由全科医生来代替照料者吗?复杂的操作,如气管切开患者的吸引,机械通气设备参数的设置,以及提供情感呵护,这些都需要专业的医疗保健专业人员对照料者进行培训。这些困难包括所提供的护理与所需护理之间的不平衡,以及护理人员提供这些任务的意愿[17]。

28.3　照料者的负担

Zarit 等(1980)将照料者负担的概念描述为一个多维度的概念"照料者感知到照顾对其情绪、社会、经济和身体功能产生不利影响的程度"[18]。虽然"负担"一词本身具有负面含义,但护理工作不应仅仅被视为对提供护理的人造成不良后果[19]。事实上,一项针对年长照顾者的研究表明,情况恰恰相反,照顾老人能让人产生更大的自我实现感,并对人们的生活产生积极影响[20]。然而,照料者往往没有为自己的角色做好充分准备,可能会不知所措[21]。护理活动多种多样,从支持出院的 ICU 患者,调整和恢复到他们以前的身体和心理状态,到支持和照顾那些将经历长期残疾的幸存者。据报道,老年人照料者的负担强度与阿尔茨海默病和其他晚期疾病(如癌症和阻塞性肺病)有关[22],超过三分之一的人在重病 6 个月后出现轻度至重度负担。Adelman 等(2014)指出,与父母承担照顾角色的成年子女相比,配偶照料者面临更大的挑战,因为他们更有可能与照料者生活在一起,在承担照顾角色方面几乎没有选择,很少意识到照顾给他们带来的代价,而且由于年龄较大和相关疾病而更容易受到伤害[23]。照料者负担与疾病的严重程度、功能自主性的丧失以及日常活动中需要帮助有关[24,25]。ICU 患者护理人员的负担尚未得到广泛研究;然而,它似乎被低估了[26]。

28.3.1　家庭重症监护后综合征

众所周知,无论是患者本人还是其家属,当患者住进 ICU 都会处在高度紧张的状态。因此,ICU 患者的家庭成员面临着多种心理障碍的风险,如创伤后应激障碍(post-traumatic stress disorder,PTSD)、焦虑、抑郁和复杂性悲伤等多种心理损伤。这些损伤统称为家庭重症监护后综合征(post-intensive care syndrome-family,PICS-F)[27-29]。文献综述表明[30],ICU 出院 6 个月后,大量照料者明显存在焦虑、抑郁和 PTSD 等症状。此外,失业、经济负担、生活方面和生活质量的下降也常有报告[30]。家属的 PICS-F 可能会因 ICU 患者的病危、ICU 医护人员沟通不充分而加剧[31,32]。

家属可能会因为突然失去亲人而陷入极度悲伤。因此,悲伤也被纳入了 PICS-F 框架[27,28]。人口统计学变量,如性别、关系状态和文化背景,可能也与家属的悲伤有关[33,34]。

此外,突发死亡、沟通不充分、丧亲护理等相关因素也可能会影响 ICU 家属的悲痛程度[35,36]。为 ICU 患者家属提供丧事护理也是高质量 ICU 护理的重要组成部分[37]。

28.3.2 ICU 入院后照料者与患者的关系

基于重症监护后综合征(post-intensive care syndrome, PICS)模型,开发出描述 ICU 幸存者亲属长期心理和社会健康相关预后的概念框架。PICS 模型是在国际利益相关者会议[28]上创建的,目前正处于研究实验阶段[27,38-41],并将逐步扩展到儿科[42]。它综合了身体、认知、情感和社会健康的重要性(图 28.2)。

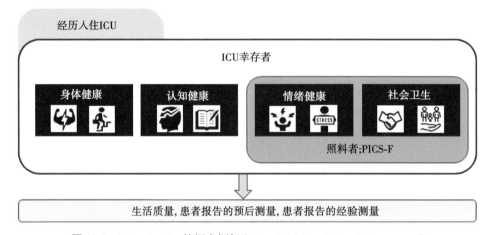

图 28.2 PICS/PICS-f 的概念框架(©van Mol-den Ouden Management)

情绪或心理困扰包括抑郁、焦虑和创伤后应激反应等症状。毫无疑问,重症疾病、适应力和预后造成的情绪困扰是错综复杂的。社会保健领域承认,人们越来越重视个人的社会功能。这意味着需要参与家人和朋友相关的活动,重新融入工作,并继续生活的经济基础。

此外,该框架认识到 ICU 幸存者及其亲属之间的关系对康复轨迹十分重要。重症疾病对患者家属的影响可能是深远的,因为他们可能会因亲人的重症疾病而经历情感和社会的不良后果[29]。创伤后应激反应可能仍然存在于他们的 ICU 经历中。在他们作为照顾者的角色中,出院后的新情况可能会导致担忧、焦虑和抑郁症状。此外,照顾者可能减少社交活动[30],这进一步增加了 PICS-F 的风险。这些与健康相关的结局反过来又影响 ICU 幸存者的结局。亲属的支持既有助于他们自己的心理健康,也有助于患者的康复。

28.3.3 心理影响

患者从 ICU 出院后,家属将承担起照顾患者的责任,这可能导致家属焦虑。这种不良情绪往往是因为患者从 ICU 出院后的状况以及家属的角色和责任变化导致的[43]。

研究人员调查了 ICU 幸存者照料者的抑郁、焦虑和创伤后应激障碍的流行病学情况,并探讨导致这些不良情绪的具体因素。一项系统回顾发现,照料者的抑郁症患病率在患者出院后 3 个月至 12 个月呈上升趋势(3 个月为 12.2%～26.2%,6 个月为 4.7%～36.4%,12 个月为 22.8%～44%)。焦虑倾向则于出院后 3 个月时增加,6 个月时减少(3 个月时为

24.4%～62.5%，6 个月时为 15%～24%）。在 ICU 出院后的几个月内，PTSD 发病率显著增加（3 个月时为 29.8%～42%，6 个月时为 35%～57.1%，12 个月时为 31.7%～80%）。在一项综合综述中也报道了类似的结果，研究表明，ICU 出院后 2～3 个月家属存在中重度抑郁症状（20%～43% 的受访者）[44]。此外，15%～57% 的家属称，患者从 ICU 出院后 6 个月他们逐渐出现创伤后应激障碍症状。多达三分之一的家属报告称，在患者进入 ICU 前，他们在 90 天内不需要服用抗焦虑药或抗抑郁药[45,46]。有趣的是，在一项对 280 名护理人员的研究中，心理状态似乎与患者的人口统计学特征、临床特征以及患者生理功能和时间变化没有显著性关系，但是研究也发现，年轻的照料者更有可能存在抑郁、焦虑、PTSD 等情况[47]。

28.3.4　生理影响

除了心理上的影响，照料者也会受到影响而产生健康方面的问题。在一项针对 ICU 幸存者照料者的研究中，照料者的身体健康状况较差[47]。而更复杂护理工作和控制感较差的老年照料者的身体健康得分更低。

有证据表明，照料者的睡眠也会受到影响，随着睡眠不足，家属的照顾精细度也会随之下降。Van den Born（2016）指出，在他们的研究中，约 40% 的家属报告称存在入睡困难，在患者重症监护出院 3 个月后，照料者的睡眠质量持续降低，而引起家属焦虑紧张失眠的主要原因是照顾工作压力[48]。Van den Born 也指出了一些其他因素，如对患者身体状况的担忧等也会影响睡眠质量。Frivold 等（2016 年）研究发现照料者担心患者的重要功能，如出现"夜间停止呼吸"等而影响睡眠。

28.3.5　社会经济学影响

照料者的角色可能产生巨大的社会经济影响。一项与照料者相关的系统回顾称，出院后约 2 个月患者雇佣的照料者人数减少，两项研究报告称，照料者中，有近 50% 减少了工作时间、辞职或被解雇。同样，一项整合性综述推断，在成为照料者后，25%～48% 的家属报告称其就业减少。他们要么减少工作时间，要么辞职，要么被解雇。在另一项研究中，94 名照料者中有四分之一的人在进入 ICU 前减少了他们的工作时间，2% 的人已经完全停止工作[21]。

照料者的社交生活也会受到影响。Choi 及其同事报告说，在他们的研究中，69 名照料者中有 75% 的人在 ICU 出院后 1 个月探望朋友时受到了中度或更大的限制。48% 的照料者报告在参与兴趣爱好和娱乐方面有中度或更大的限制，但这些限制在 6 个月后消退。然而，在那些从未恢复到 ICU 前功能的患者亚组中，照料者的生活方式受限制程度和压力都较高，且在 6 个月内没有变化[49]。

28.3.6　评估

尽管照料者所承受的照顾压力和生活中所获得的快乐已经严重失衡，但国际疾病分类第九版（ICD-9）或 ICD-10 仍未将照料者的负担纳入[23]。目前也已经开发了一系列工具来评估照料者承受的负担。它们或为一般护理人员开发，或为特定情况开发。评估照料者的负担可以使用照料者压力指数（Carer Strain Index，CSI），它评估了照料者所承受的包括情绪调整、社会问题、身体和经济压力等在内的 7 个压力要素[50]。该问卷每题一分，7 分或 7 分以上则是表示高度紧张的分界点。也有其他经过验证的通用量表，如照料者幸福感量表（Caregiver Well-Being Scale，CWBS），该量表已设计了一个简短表格[51,52]，以及照料者负担量表（Caregiver Burden Inventory，CBI）[53]或照料者压力量表（Caregiver Burden Scale，CBS）[54]。

与一般工具相比，Zarit 照顾者负担感受量表（Zarit Burden Interview，ZBI）是一份专门为痴呆症患者开发的包含 22 个模块的问卷，由照料者自行评估其负担水平[18]。最近，它也被证实适用于其他神经系统疾病。问卷中的每一个问题都是一段陈述，要求照料者用 1～5 分打分。响应类别从 0（从不）到 4（几乎总是）不等。总分范围为 0～88 分，解释如下：0～20 分，无压力或压力较低；21～40 分，压力轻度至中度；41～60 分，中度到重度压力；而在 61 分以上，重度压力。与其他经过验证的长问卷一样，也设计了一种方便快捷的短问卷，并在不同疾病中进行了测试[55]。也存在一些评估照料特定疾病患者压力的量表，如心衰照料压力问卷（Caregiver Burden Questionnaire for Heart Failure，CBQ-HF）[56]。

对实践的思考——一个案例场景

自从 Frances 出院回家后，Harry 就成了她的主要监护人。虽然他在医院也和妻子一起接受了一些心理疏导，但他在家庭护理过程中仍感到不适应，并感到焦虑，而且开始失眠——"我有点焦虑，但这是我必须要承担的责任。我不希望她在我的照料下发生任何事"。他们的儿子是一名个体经营者，最初能够减少工作时间来照顾他们，但当发现情况有些棘手时，便开始考虑送母亲去养老院。Harry 拒绝了，"尽管我们的生活已经完全改变了，早上我需要帮 Frances 做床旁护理，即使身体可能有些困难——但我不介意！现在我觉得自己的身体比生病前更健康了。"

28.3.7 应对策略

就像本章引言中提到的，"负担"一词可能很抽象，可能照料者也很难具体描述。当我们讨论照料者，我们可能会感觉到一种悲伤，但照料者本人可能会很骄傲。Lin 等（2012）认为，"照料者的人口学特征、问题行为和依赖性、照料者的参与度和社会支持等因素都会影响护理"[57]。因此，我们需要探索出一种应对策略，以减轻照料者的不良情绪对身心健康产生的消极影响[58]。

Pearlin 等（1990）认为，社会层面的支持如医保体系应该是影响照料者压力的因素之一[59]。一个人在紧张的时候会有积极的情绪，这种想法也可能有生理上的解释，例如，内啡肽释放和其他免疫反应。然而，即使在长期压力下，一些证据表明积极的情绪可以抵消消极的情绪[60]。Folkman 和 Moskowitz（2000）提到了积极的重新评价过程，即改变对一种情况的消极看法，以积极的眼光看待它[61]。这种重新评估所涉及的内在过程与每个人的价值体系有关，这也解释了为什么在实验设置中，即使压力源相同，人们对压力情况的反应也不同[62]。研究发现，年龄较大的女性家庭照顾者比年轻女性更有弹性，能够更好地应对更高的掌控和自尊[63]。

一项针对老年看护者应对策略的系统性综述指出了 4 个应对机制主题,包括问题型应对、情绪型应对、趋近型应对和回避型应对[64]。问题聚焦和情绪聚焦的应对框架首先被认为是个体应对压力源的主要方案[65]。Lazarus 和 Folkman 得出结论,如果问题或压力源能够被识别出来,那么它就可以被管理或消除。S.M.A.R.T. 助记目标方法(Specific, Measurable, attainable, Realistic, Time-related)就是这样一种工具,它广泛应用于项目管理、绩效管理和个人发展规划中。在应激源无法控制的情况下,可以利用情绪聚焦机制来处理应激源。专注于呼吸,留心当下,放松练习,或通过愉快的活动分散注意力,可能有助于防止压力升级。自 Lazarus 和 Folkman 以来,还发展了接近应对(approach cope)和回避应对(avoidance cope)等概念框架[66]。前者与任何为了解决问题而针对压力源的情绪、认知或行为活动有关,而后者则与否认或回避有关。

28.4　支持照料者的措施

由于亲人的重病在 ICU 住院期间和之后会对家庭成员产生巨大影响,我们需要考虑一些干预措施来帮助家属。ICU 住院期间与提高家庭满意度相关的干预措施包括沟通策略、更自由的探视政策、雇佣支持协调员、家庭成员直接参与亲属的护理,以及对患者和家庭友好的 ICU 结构环境的改变[67-69]。值得注意的是,使用日记已被推广,对前 ICU 患者或其照顾者的焦虑和创伤后应激等预后产生不同的显著影响[70-73]。关于以家庭为中心的护理实践指南正在制定,但由于该领域的研究普遍质量较低,因此没有得到很好的证明[74,75]。然而,ICU 应该向家属提供小册子,介绍 ICU 的设置,以减少焦虑和压力。据我们所知,目前 ICU 还没有针对老年照料者的具体干预措施,这一特定群体的数据非常缺乏[22]。

总体而言,ICU 专业人员和管理人员需要决定哪些干预措施最适合当前的日常实践,以及如何实施这些干预措施。明确的信息和传单可以为以证据为基础的以家庭为中心的护理材料提供坚实的基础。由于单一干预措施的效果有限,因此建议采用多层面和 / 或多学科的干预措施[76]。

28.4.1　沟通策略

护理人员在 ICU 患者的生理和心理康复过程中发挥重要作用[77,78]。他们可以用情感上、认知上和实际的方式支持他们所爱的人,前提是他们自己能够应对压力情况。他们还可能增强对患者支持网络的信任,这在康复过程中起到重要的帮助作用[79],并充当替代决策者[80]。这种复杂的相互作用需要在住院后立即开始仔细地进行信息交流和沟通。

向家庭成员提供信息可以减轻不安全感和焦虑。它应该包括 ICU 常规的操作、规则和实践的一般或基本信息,如联系方式、探视时间、卫生和隔离、监测、声音、一般治疗和团队组成。虽然通过平板电脑[82]和基于网络的技术[83]提供的信息显示出了很好的可能性,但这些信息可以在传单中展示[81]。从信息到沟通,允许家庭成员就医疗和预后提出问题和表达他们的担忧,将建立高质量的关系,有助于就治疗目标达成共识[84]。花时间参加家庭会议、监测需求、非语言信号和信息处理过程是至关重要的。

专业人员和家庭之间的沟通是对医疗护理体验和满意度的关键因素。家庭成员喜欢与 ICU 专业人员进行常规安排的会议,在专门的房间里留出时间,让他们感觉被倾听[85]。与家人的对话应该是清晰、诚实、支持和全面的。此外,察觉好和坏的感觉,以及预测请求,将建立信任关系,这是共享决策的必要条件。

大多数关于 ICU 医护人员沟通的研究发现,干预措施测试的有效性不足。度量有效性的困难可能是没有具体的沟通方向,个人主义的方法和预后测量对重要变化不够敏感[86]。PARTNER(Pairing Re-engineered ICU Teams with nurse-driven Emotional Support and relationship-Building)试验研究了经过特殊训练的护士按照家庭支持路径每日支持家庭的效果,发现对家庭成员的心理症状负担没有显著影响[87]。不过,干预组家庭对沟通质量和以患者和家庭为中心的护理的评价高于常规护理组。另一项多成分干预措施,包括一名家庭调解人和几次家庭会议,发现初步的积极结果,患者死亡 6 个月后,丧失亲人的家庭成员的抑郁症状有所减轻[88]。本研究结果提示,通过积极的沟通过程,及早决定是否退出生命支持,可能会减轻照料者的心理负担。

28.4.2　数字手段

新冠肺炎疫情影响了 ICU 的探视政策和与家属的沟通。由于采取了必要的隔离措施,限制患者在床边的出现对亲属的压力水平造成了影响[89]。因此,应采用现有的或创新的数字手段,以增强家属与患者互动。全球各地都采用了来自不同数字平台的视频会议,作为家庭成员与亲人之间或家属与医疗团队之间的交流方法。尽管受到所有利益相关者的赞赏,但隐私、网络和功能方面的考虑限制了商用视频通信工具的效用[90]。作为一种应对措施,实施了新创建的交流平台,特别是经过调整,以便能够在安全的医院环境中进行虚拟家庭探访。部分 ICU 团队正在尝试开发这些新的虚拟通信技术。

同时也应该考虑对老年家属采取一些预防措施。数字的世界对他们来说并不像年轻人那样熟悉。需要通过额外的帮助,例如,通过明确使用说明,对于支持老年人使用数字通信工具至关重要。在他们所爱的人住进 ICU 时,提供平板电脑等数字设备,也可以为虚拟连接提供实际帮助。

28.4.3　日记记录

ICU 内日记的使用方式多种多样,主要以硬皮或软皮的纸质日记形式出现,可能包括简短的介绍和空白页。ICU 护士用通俗语言写下事件和连续的康复过程[91],而在部分 ICU 中,则邀请家属参与或患者填写日记[92,93]。无论哪种方式,都发现日记对 PICS-F 症状的影响不确定。一项在四个外科 ICU 进行的分组、随机、单盲、对照试验显示,日记可以减少亲属的创伤后应激症状,但对焦虑和抑郁没有效果[93]。另一项针对 35 名法国 ICU 患者的研究不支持使用日记来预防创伤后应激症状[94]。探讨 ICU 日记在减轻 PICS-F 症状方面的有效性的研究,但样本量较少[95]、患者的不同结局和随访时间长短均影响结论[96]。人们普遍认为,日记对于那些喜欢自己记笔记或努力写日记以供亲人将来阅读的患者来说,写日记或对他们和家属的情绪都有好处。

在 ICU 住院期间,写日记也可有助于家人理解医疗信息[97]。此外,这也是一项有价值的活动,当患者康复时,家属对未来有了希望。日记支持了讨论重病后讨论 ICU 期间的想法,可能对 ICU 患者和家庭成员都有益。因此,写日记可能有助于提高患者和家属的生活质量。

28.4.4　丧亲安慰

在亲属看来,特别是在患者死亡过程中,高度重视的护理方面包括与 ICU 专业人员有效沟通、专业人员富有同情心的态度和个性化互动[98]。当患者在 ICU 中濒临死亡时,亲属需要迅速从关注所爱之人的康复转变为准备他们不可避免的死亡。支持亲人的这一丧亲过程已被纳入全球专业人士的日常护理服务中[99]。一项多中心随机临床试验旨在确定姑息治疗专家主导的慢性重病患者护理人员信息和情感支持会议的效果,报告称临床结局(如焦虑和抑郁)没有影响[100,101]。因此,应考虑其他潜在干预措施。在当今社会和文化中,谈论死亡并不总是理所当然。因此,这一领域研究项目的附加价值是改善家庭成员在其亲人死亡期间和之后的社会心理护理,从而减少长期哀伤和个人生活中的干扰。

28.4.5　出院支持

出院时,由于监护设备减少,专业人员减少,可能会引起患者的出院压力[102]。尽管患者在康复过程中迈出了一大步,但转移到普通病房可能也会伴随着家庭成员之间的不安全感。指导 ICU 出院的信息包似乎是一种很有前途的干预措施,为患者及其护理人员对即将到来的身体康复和情绪困扰[103]做好准备。相比之下,和护士交流为 ICU 出院准备和出院指导并不能有效减少家属的焦虑[104]。为了在出院后支持家庭成员,全科医生应该持续的评估、监测和管理那些有精神困扰的人的健康。然而,通常全科医生的联系必须由护理人员自己发起[105]。

随访计划,包括 ICU 门诊,应根据护理人员的需求和健康状况进行调整。然而,在大多数国家照料者仍然没有得到他们应得的关注和认可。一个切实的问题是缺乏与 ICU 团队的正式治疗协议,因此几乎没有服务关注这一群体。

对实践的思考——一个案例场景

France 住院的大部分时间里,Harry 都住在医院附近,他们和医院的一些医护人员联系,当回家后,职业治疗师与 ICU 随访小组与他们联系了几次,以确定他们是否需要进一步支持。他们还和 ICU 医生约好,联络护士递给他们一份 France 住院时写的日记。总的来说,两人都对在住院期间医护人员的服务感到满意,但也承认与所有不同的人交流是一项挑战。Harry 说:"我一开始对所有的专业人员感到不知所措,不知道谁在做什么。我花了相当长的时间来适应这种情况"。联络员让他们与当地的同龄人支持小组取得联系,该小组每 3 个月举行一次会议。

在邻居、照料者和孩子们的支持下,这种焦虑情况有所改善,并逐步恢复日常生活。France 也逐渐康复,恢复了一些体力,两人都想让孩子们放心,称他们能够应对自己的生活。

28.4.6　同伴支持

同伴支持被认为是一种能让个体能够面对、接受和克服压力事件所带来挑战的方法[106]。

在同伴支持小组中,参与的人们分享经验,彼此交谈,联系情感,提供和接受一些非专业的帮助。他们互相学习如何管理情绪,假设同伴支持是通过建立对健康和幸福相互影响的社会关系来实现的,那么正所感觉到的那样通过同伴支持,ICU 患者、癌症患者和抑郁症患者和家属们都意识到他们并不孤单[107]。

第一批重症监护同伴支持小组之一是由患者通过 ICU 建立的慈善组织,他们在英国继续运营着几个小组[108]。这些小组在会议的频率和地点、出席人数,还有资金方面存在差异,成员包括患者、专家、ICU 护士或其他医疗保健专业人员[106]。在重症监护医学协会蓬勃发展的同伴支持协作中,有来自美国、英国和澳大利亚的 17 个站点,确定了 6 种一般的同伴支持模式:基于社区、ICU 随访、心理学家领导的在线门诊和同伴陪伴[107]。

很少有项目研究重症患者的同伴支持干预。尽管同伴支持的质量普遍较低,但已有研究表明同伴支持具有降低心理发病率和增加社会支持的潜力[109]。实施过程中最常见的困难是团队招聘、人员投入和培训、可持续性和资金、风险管理等。

如 Groves 等(2020)从 ICU 患者及其家属的角度建议,应以标准方式提供同伴支持,以支持 ICU 患者入院后处理心理困扰[106]。

结论

在我们社会中,成为一名照料者是一种常见现象,各个卫生保健系统也已经制定了支持非正式照料部门的政策,并取得了不同程度的成功。最近的大多数政策建议都是为了帮助那些远离长期护理机构但在家中有需要照顾患者的照料者,这些建议和政策对照料者有重大影响,但也进一步加剧了老龄化人口复杂的需求。越来越多的证据表明,随着照料者的责任增加,其负担、心理疾病和其社会经济地位都会受到影响。学界内鲜有研究证明,护理可能对照料者产生积极影响。

在本章中,我们概述了照料者转变的过程及影响,以及如何支持他们。虽然他们自愿地履行许多不同的职能,但他们对社会的影响却没有得到充分的重视,特别是在考虑到他们的经济利益时。因此,以家庭为中心的护理需要干预措施,使照料者在住院期间和出院后做好准备并得到支持。由于缺乏关于干预措施的有力证据,我们不能推荐一种具体的干预措施。然而,日记的使用和同伴的支持似乎是有帮助的。此外,技术(数字手段)可以提供一些解决方案。目前还需要更多研究,以确定老年照料者的需求以及如何解决这些需求,因为他们在获得支持服务方面更有可能有很多问题。因此,帮助照料者并支持他们适应新情况,对于提供高质量护理至关重要。

要点
- 照料者为社会提供了无偿服务,这种服务随着人口老龄化而增加。
- 执政者应确保社会认可照料者提供的无偿护理。
- 政策解决办法应侧重于认识到患者所需护理的复杂性和发展相关服务。
- 需要更多关于干预措施的证据,以明确对照料者有用的措施。

(韩冰 译,吴志雄 审校)

参考文献

1. Theobald H. Combining welfare mix and new public management: the case of long-term care insurance in Germany. Int J Soc Welf. 2012;21:S61–74.
2. Office for National Statistics. Living longer: caring in later working life. 2021. Retrieved from https://www.ons.gov.uk/peoplepopulationandcommunity/birthsdeathsandmarriages/ageing/articles/livinglongerhowourpopulationischangingandwhyitmatters/2019-03-15.
3. OECD Informal carers. 2017. https://doi.org/10.1787/health_glance-2017-78-en.
4. AARP 2020. Caregiving in the US. 2020. Retrieved from https://www.aarp.org/content/dam/aarp/ppi/2020/05/full-report-caregiving-in-the-united-states.doi.10.26419-2Fppi.00103.001.pdf.
5. Institute of Medicine (US) Committee on the Future Health Care Workforce for Older Americans. Retooling for an aging America: building the health care workforce. Washington (DC): National Academies Press (US); 2008.
6. Lilleheie I, et al. The tension between carrying a burden and feeling like a burden: a qualitative study of informal caregivers' and care recipients' experiences after patient discharge from hospital. Int J Qual Stud Health Well Being. 2021;16(1):1855751.
7. Tramm R, et al. Experience and needs of family members of patients treated with extracorporeal membrane oxygenation. J Clin Nurs. 2017;26(11–12):1657–68.
8. Pandharipande PP, et al. Long-term cognitive impairment after critical illness. N Engl J Med. 2013;369(14):1306–16.
9. Rengel KF, et al. Long-term cognitive and functional impairments after critical illness. Anesth Analg. 2019;128(4):772–80.
10. Sullivan AB, Miller D. Who is taking care of the caregiver? J Patient Exp. 2015;2(1):7–12.
11. van Beusekom I, et al. Dutch ICU survivors have more consultations with general practitioners before and after ICU admission compared to a matched control group from the general population. PLoS One. 2019;14(5):e0217225.
12. Kulnik ST, Wulf A-K, Brunker C. Experiences of long-distance visitors to intensive care units at a regional major trauma centre in the United Kingdom: a cross-sectional survey. Intensive Crit Care Nurs. 2019;55:102754.
13. Keating NC, et al. A taxonomy of the economic costs of family care to adults. J Econ Ageing. 2014;3:11–20.
14. Lambert SD, et al. Impact of informal caregiving on older adults' physical and mental health in low-income and middle-income countries: a cross-sectional, secondary analysis based on the WHO's Study on global AGEing and adult health (SAGE). BMJ Open. 2017;7(11):e017236.
15. Mitchell ML, et al. A family intervention to reduce delirium in hospitalised ICU patients: a feasibility randomised controlled trial. Intensive Crit Care Nurs. 2017;40:77–84.
16. Martínez F, et al. Implementing a multicomponent intervention to prevent delirium among critically ill patients. Crit Care Nurse. 2017;37(6):36–46.
17. Teixeira M, et al. Understanding family caregivers' needs to support relatives with advanced disease at home: an ethnographic study in rural Portugal. BMC Palliat Care. 2020;19:73.
18. Zarit SH, Reever KE, Bach-Peterson J. Relatives of the impaired elderly: correlates of feelings of burden. The Gerontologist. 1980;20(6):649–55.
19. Choi J, Son Y-J, Tate JA. Exploring positive aspects of caregiving in family caregivers of adult ICU survivors from ICU to four months post-ICU discharge. Heart Lung. 2019;48(6):553–9.
20. Potier F, et al. A high sense of coherence protects from the burden of caregiving in older spousal caregivers. Arch Gerontol Geriatr. 2018;75:76–82.
21. van den Born-van Zanten S, et al. Caregiver strain and posttraumatic stress symptoms of informal caregivers of intensive care unit survivors. Rehabil Psychol. 2016;61(2):173.
22. Vallet H, et al. Acute critically ill elderly patients: what about long term caregiver burden? J Crit Care. 2019;54:180–4.
23. Adelman RD, et al. Caregiver burden: a clinical review. JAMA. 2014;311(10):1052–60.
24. Kamiya M, et al. Factors associated with increased caregivers' burden in several cognitive stages of Alzheimer's disease. Geriatr Gerontol Int. 2014;14:45–55.
25. Garlo K, et al. Burden in caregivers of older adults with advanced illness. J Am Geriatr Soc. 2010;58(12):2315–22.
26. Douglas SL, et al. Impact of a disease management program upon caregivers of chronically critically ill patients. Chest. 2005;128(6):3925–36.
27. Harvey MA, Davidson JE. Postintensive care syndrome: right care, right now... and later. Crit Care Med. 2016;44(2):381–5.
28. Needham DM, et al. Improving long-term outcomes after discharge from intensive care unit: report from a stakeholders' conference. Crit Care Med. 2012;40(2):502–9.

29. Davidson JE, Jones C, Bienvenu OJ. Family response to critical illness: postintensive care syndrome–family. Crit Care Med. 2012;40(2):618–24.

30. van Beusekom I, et al. Reported burden on informal caregivers of ICU survivors: a literature review. Crit Care. 2015;20(1):1–8.

31. Siegel MD, et al. Psychiatric illness in the next of kin of patients who die in the intensive care unit. Crit Care Med. 2008;36(6):1722–8.

32. Azoulay É, Kentish-Barnes N, Pochard F. Health-related quality of life: an outcome variable in critical care survivors. Chest. 2008;133(2):339–41.

33. Kentish-Barnes N, et al. Complicated grief after death of a relative in the intensive care unit. Eur Respir J. 2015;45(5):1341–52.

34. Savelkoul C, et al. Culturally sensitive communication in end-of-life care: the care for Muslim patients as an example. Ned Tijdschr Geneeskd. 2017;161:–D1410.

35. Lautrette A, et al. A communication strategy and brochure for relatives of patients dying in the ICU. N Engl J Med. 2007;356(5):469–78.

36. Kentish-Barnes N, et al. Effect of a condolence letter on grief symptoms among relatives of patients who died in the ICU: a randomized clinical trial. Intensive Care Med. 2017;43(4):473–84.

37. van Mol MM, et al. Developing and testing a nurse-led intervention to support bereavement in relatives in the intensive care (BRIC study): a protocol of a pre-post intervention study. BMC Palliat Care. 2020;19(1):1–10.

38. Inoue S, et al. Post-intensive care syndrome: its pathophysiology, prevention, and future directions. Acute Med Surg. 2019;6(3):233–46.

39. Geense WW, et al. New physical, mental, and cognitive problems 1-year post-ICU: a prospective multicenter study. Am J Respir Crit Care Med. 2021;203(12):1512–21.

40. Fuke R, et al. Early rehabilitation to prevent postintensive care syndrome in patients with critical illness: a systematic review and meta-analysis. BMJ Open. 2018;8(5):e019998.

41. Lee M, Kang J, Jeong YJ. Risk factors for post–intensive care syndrome: a systematic review and meta-analysis. Aust Crit Care. 2020;33(3):287–94.

42. Manning JC, et al. Conceptualizing post intensive care syndrome in children—the PICS-p framework. Pediatr Crit Care Med. 2018;19(4):298–300.

43. Frivold G, Slettebø Å, Dale B. Family members' lived experiences of everyday life after intensive care treatment of a loved one: a phenomenological hermeneutical study. J Clin Nurs. 2016;25(3–4):392–402.

44. Stayt LC, Venes TJ. Outcomes and experiences of relatives of patients discharged home after critical illness: a systematic integrative review. Nurs Crit Care. 2019;24(3):162–75.

45. Lemiale V, et al. Health-related quality of life in family members of intensive care unit patients. J Palliat Med. 2010;13(9):1131–7.

46. De Miranda S, et al. Postintensive care unit psychological burden in patients with chronic obstructive pulmonary disease and informal caregivers: a multicenter study. Crit Care Med. 2011;39(1):112–8.

47. Cameron JI, et al. One-year outcomes in caregivers of critically ill patients. N Engl J Med. 2016;374(19):1831–41.

48. McPeake J, et al. Caregiver strain following critical care discharge: an exploratory evaluation. J Crit Care. 2016;35:180–4.

49. Choi J, et al. Caregivers of the chronically critically ill after discharge from the intensive care unit: six months' experience. Am J Crit Care. 2011;20(1):12–23.

50. Robinson BC. Validation of a caregiver strain index. J Gerontol. 1983;38(3):344–8.

51. Berg-Weger M, Rubio DM, Tebb SS. The caregiver well-being scale revisited. Health Soc Work. 2000;25(4):255–63.

52. Tebb SS, Berg-Weger M, Rubio DM. The caregiver well-being scale: developing a short-form rapid assessment instrument. Health Soc Work. 2013;38(4):222–30.

53. Novak M, Guest C. Application of a multidimensional caregiver burden inventory. The Gerontologist. 1989;29(6):798–803.

54. Fukahori H, et al. Psychometric properties of the caregiving burden scale for family caregivers with relatives in nursing homes: scale development. Jpn J Nurs Sci. 2010;7(2):136–47.

55. Higginson IJ, et al. Short-form Zarit caregiver burden interviews were valid in advanced conditions. J Clin Epidemiol. 2010;63(5):535–42.

56. Humphrey L, et al. The caregiver burden questionnaire for heart failure (CBQ-HF): face and content validity. Health Qual Life Outcomes. 2013;11(1):1–12.

57. Lin IF, Fee HR, Wu HS. Negative and positive caregiving experiences: a closer look at the intersection of gender and relationship. Fam Relat. 2012;61(2):343–58.

58. Folkman S. The Oxford handbook of stress, health, and coping. Oxford: Oxford University Press; 2011.

59. Pearlin LI, et al. Caregiving and the stress process: an overview of concepts and their measures. The Gerontologist. 1990;30(5):583–94.
60. Folkman S, et al. Caregiver burden in HIV-positive and HIV-negative partners of men with AIDS. J Consult Clin Psychol. 1994;62(4):746.
61. Folkman S, Moskowitz JT. Stress, positive emotion, and coping. Curr Dir Psychol Sci. 2000;9(4):115–8.
62. Schneiderman N, Ironson G, Siegel SD. Stress and health: psychological, behavioral, and biological determinants. Annu Rev Clin Psychol. 2005;1:607–28.
63. Carter JH, et al. Does age make a difference in caregiver strain? Comparison of young versus older caregivers in early-stage Parkinson's disease. Mov Disord. 2010;25(6):724–30.
64. del Pino Casado R, et al. Coping and subjective burden in caregivers of older relatives: a quantitative systematic review. J Adv Nurs. 2011;67(11):2311–22.
65. Lazarus RS, Folkman S. Stress, appraisal, and coping. New York: Springer; 1984.
66. Roth S, Cohen LJ. Approach, avoidance, and coping with stress. Am Psychol. 1986;41(7):813.
67. Goldfarb MJ, et al. Outcomes of patient-and family-centered care interventions in the ICU: a systematic review and meta-analysis. Crit Care Med. 2017;45(10):1751–61.
68. Junior APN, et al. Flexible versus restrictive visiting policies in ICUs: a systematic review and meta-analysis. Crit Care Med. 2018;46(7):1175–80.
69. Scheunemann LP, et al. Randomized, controlled trials of interventions to improve communication in intensive care: a systematic review. Chest. 2011;139(3):543–54.
70. Barreto BB, et al. The impact of intensive care unit diaries on patients' and relatives' outcomes: a systematic review and meta-analysis. Crit Care. 2019;23(1):411.
71. McIlroy PA, et al. The effect of ICU diaries on psychological outcomes and quality of life of survivors of critical illness and their relatives: a systematic review and meta-analysis. Crit Care Med. 2019;47(2):273–9.
72. Ullman AJ, et al. Intensive care diaries to promote recovery for patients and families after critical illness: a Cochrane systematic review. Int J Nurs Stud. 2015;52(7):1243–53.
73. Nielsen AH, Angel S. How diaries written for critically ill influence the relatives: a systematic review of the literature. Nurs Crit Care. 2016;21(2):88–96.
74. Davidson JE, et al. Guidelines for family-centered care in the neonatal, pediatric, and adult ICU. Crit Care Med. 2017;45(1):103–28.
75. Gerritsen RT, Hartog CS, Curtis JR. New developments in the provision of family-centered care in the intensive care unit. Intensive Care Med. 2017;43(4):550–3.
76. Zante B, Camenisch SA, Schefold JC. Interventions in post-intensive care syndrome-family: a systematic literature review. Crit Care Med. 2020;48(9):e835–40.
77. Verhaeghe STL, et al. The focus of family members' functioning in the acute phase of traumatic coma part two: protecting from suffering and protecting what remains to rebuild life. J Clin Nurs. 2010;19(3–4):583–9.
78. Bailey JJ, et al. Supporting families in the ICU: a descriptive correlational study of informational support, anxiety, and satisfaction with care. Intensive Crit Care Nurs. 2010;26(2):114–22.
79. Thüm S, et al. The association between psychosocial care by physicians and patients' trust: a retrospective analysis of severely injured patients in surgical intensive care units. Psycho-Social-Medicine. 2012;9:Doc04.
80. van Mol M, et al. Relatives' perspectives on the quality of care in an intensive care unit: the theoretical concept of a new tool. Patient Educ Couns. 2014;95(3):406–13.
81. Kleinpell R, et al. Patient and family engagement in the ICU: report from the task force of the World Federation of Societies of Intensive and Critical Care Medicine. J Crit Care. 2018;48:251–6.
82. Chiang VCL, et al. Fulfilling the psychological and information need of the family members of critically ill patients using interactive mobile technology: a randomised controlled trial. Intensive Crit Care Nurs. 2017;41:77–83.
83. Nguyen Y-L. Dealing with internet-based information obtained by families of critically ill patients. Intensive Care Med. 2019;45(8):1119–22.
84. Azoulay E, et al. Questions to improve family–staff communication in the ICU: a randomized controlled trial. Intensive Care Med. 2018;44(11):1879–87.
85. Garrouste-Orgeas M, et al. Impact of proactive nurse participation in ICU family conferences: a mixed-method study. Crit Care Med. 2016;44(6):1116–28.
86. Curtis JR, et al. Development and evaluation of an interprofessional communication intervention to improve family outcomes in the ICU. Contemp Clin Trials. 2012;33(6):1245–54.
87. White DB, et al. A randomized trial of a family-support intervention in intensive care units. N Engl J Med. 2018;378(25):2365–75.
88. Curtis JR, et al. Randomized trial of communication facilitators to reduce family distress and intensity of end-of-life care. Am J Respir Crit Care Med. 2016;193(2):154–62.

89. Azoulay E, Kentish-Barnes N. A 5-point strategy for improved connection with relatives of critically ill patients with COVID-19. Lancet Respir Med. 2020;8(6):E52.

90. Montauk TR, Kuhl EA. COVID-related family separation and trauma in the intensive care unit. Psychol Trauma Theory Res Pract Policy. 2020;12(S1):S96–7.

91. Gjengedal E, et al. An act of caring - patient diaries in Norwegian intensive care units. Nurs Crit Care. 2010;15(4):176–84.

92. Engström Å, Grip K, Hamrén M. Experiences of intensive care unit diaries: 'touching a tender wound'. Nurs Crit Care. 2009;14(2):61–7.

93. Nielsen AH, et al. The effect of family-authored diaries on posttraumatic stress disorder in intensive care unit patients and their relatives: a randomised controlled trial (DRIP-study). Aust Crit Care. 2020;33(2):123–9.

94. Garrouste-Orgeas M, et al. Effect of an ICU diary on posttraumatic stress disorder symptoms among patients receiving mechanical ventilation: a randomized clinical trial. JAMA. 2019;322(3):229–39.

95. Knowles RE, Tarrier N. Evaluation of the effect of prospective patient diaries on emotional Well-being in intensive care unit survivors: a randomized controlled trial. Crit Care Med. 2009;37(1):184–91.

96. Garrouste-Orgeas M, et al. Impact of an intensive care unit diary on psychological distress in patients and relatives. Crit Care Med. 2012;40(7):2033–40.

97. Garrouste-Orgeas M, et al. Writing in and reading ICU diaries: qualitative study of families' experience in the ICU. PLoS One. 2014;9(10):e110146.

98. Kentish-Barnes N, Chevret S, Azoulay E. Guiding intensive care physicians' communication and behavior towards bereaved relatives: study protocol for a cluster randomized controlled trial (COSMIC-EOL). Trials. 2018;19(1):698.

99. Aslakson R, Spronk P. Tasking the tailor to cut the coat: how to optimize individualized ICU-based palliative care? Intensive Care Med. 2016;42(1):119–21, Springer.

100. Carson SS, et al. Effect of palliative care–led meetings for families of patients with chronic critical illness: a randomized clinical trial. JAMA. 2016;316(1):51–62.

101. Efstathiou N, et al. The state of bereavement support in adult intensive care: a systematic review and narrative synthesis. J Crit Care. 2019;50:177–87.

102. Bench S, Day T. The user experience of critical care discharge: a meta-synthesis of qualitative research. Int J Nurs Stud. 2010;47(4):487–99.

103. Bench S, et al. Evaluating the feasibility and effectiveness of a critical care discharge information pack for patients and their families: a pilot cluster randomised controlled trial. BMJ Open. 2015;5(11):e006852.

104. Chaboyer W, et al. The effect of an ICU liaison nurse on patients and family's anxiety prior to transfer to the ward: an intervention study. Intensive Crit Care Nurs. 2007;23(6):362–9.

105. van Sleeuwen D, et al. Health problems among family caregivers of former intensive care unit (ICU) patients: an interview study. BJGP Open. 2020;4(4):bjgpopen20X101061.

106. Groves J, et al. Patient support groups: a survey of United Kingdom practice, purpose and performance. J Intensive Care Soc. 2020;22(4):300–4.

107. McPeake J, et al. Models of peer support to remediate post-intensive care syndrome: a report developed by the SCCM thrive international peer support collaborative. Crit Care Med. 2019;47(1):e21.

108. Peskett M, Gibb P. Developing and setting up a patient and relatives intensive care support group. Nurs Crit Care. 2009;14(1):4–10.

109. Haines KJ, et al. Peer support in critical care: a systematic review. Crit Care Med. 2018;46(9):1522–31.

第八篇　特定疾病和状况

第 29 章　急性呼吸衰竭

Marta Lorente-Ros , Antigas , and Jose A. Lorente

目录

⊙ **学习目标**

　　本章读者将了解与急性呼吸衰竭（acute respiratory failure, ARF）相关的，因年龄增大而出现呼吸生理、炎症反应和免疫功能的基本变化。与年轻患者相比，老年患者 ARF 具有的不同的临床表现、对急性肺损伤的易感性、对 ARF 治疗的反应以及撤机的生理特征也将在这里进行综述。

实践

　　老年人肺泡和肺泡导管周围的弹性组织减少、胸廓前后径增大、弹性减弱，这些因素可导致肺的基底部萎陷（基底部肺部胸腔内压力负值较低）、通气 / 血流比例失调、呼吸肌肉力量减弱、潮气量下降、第一秒用力呼气量（forced expiratory volume in 1 second, FEV_1）和 FEV_1/ 用力肺活量（forced vital capacity, FVC）下降。

　　衰老与低度炎症和免疫功能障碍（免疫缺陷和免疫衰老）有关。

　　在老年人中，ARF 的体征和症状往往与呼吸系统无关。

　　急性肺损伤的发生率随年龄的增长而显著增加。

29.1　引言

　　当老年人 ARF 需要机械通气支持时，在病理生理、治疗、预后方面有一些特殊特点，如衰老相关的呼吸生理变化、特定损伤因素后呼吸衰竭的易感性、ICU 住院时间的延长、ICU 及 ICU 后的治疗费用增加[1-4]。

　　相较年轻患者，高龄因素让患者倾向于不接受有创性 ICU 治疗措施、拒绝入住 ICU、更多选择中断机械通气治疗[5-7]。确定造成这种差异的原因以及其是否与预后相关，还需要更深入地研究。

　　对 ARF 患者常用治疗方法的有效性在老年人中可能会有所不同。呼吸系统力学和免疫功能的改变可能决定老年患者对特异性治疗的不同反应。因此，有必要在老年人群中验证 ARF 患者常用治疗方法的有效性，包括感染预防措施、镇静方案和输血策略，以及对难治性低氧血症的高级治疗措施。

29.2　年龄相关的呼吸生理改变

　　呼吸生理学中最重要的生理变化是：①肺泡和肺泡管周围的弹性组织减少；②胸廓前后径增大；③呼吸肌肉力量减弱（框 29.1）。

　　形态学上的改变包括气管、大支气管和肺泡管的管径扩大、肺泡囊变厚、肺泡扩张。肺泡内孔减少了肺泡表面积[8]。小气道和终末气道更易塌陷，气体弥散面积减少。与肺气肿不同的是其肺泡间隔没有破坏，但衰老可导致弹性组织减少，胶原蛋白增加。弹性组织减少的机制可能是低度炎症和氧化应激的增加。支气管肺泡灌洗液（bronchoalveolar lavage, BAL）的中性粒细胞计数和中性粒细胞弹性蛋白酶有所增加，它们在弹性组织丢失中的相应作用尚不清楚[9]。

　　衰老可出现胸廓外向扩张力和肺部弹性回缩力降低；因此，总肺活量保持不变。但由于肺部弹性比胸壁反冲下降幅度更大,与衰老相关的残余容积增加,总肺容量稳定,导致肺活量下降[10]。肺活量与死亡和心肌梗死的风险有关,这表明肺活量的下降是对整体健康状况的反应。

弹性的下降也导致最大呼气速率的下降,表现为 FEV_1 和 FEV_1/FVC 比值的下降[11]。由于最大呼气速率下降,残余容积增加,每分通气量需求增加通过呼吸频率的增加而增加,而不是潮气量的增加来满足。

当呼吸闭合容积接近功能残余量、胸膜内负压下降时,小气道往往在呼气时关闭。肺塌陷区域出现在肺基底(胸膜内压低于顶端),重力依赖性肺区域的通气减少,导致通气/血流比例失调,肺泡-动脉氧分压差增加,低氧血症。PaO_2 可以在深呼吸时改善,减少早期气道闭合[9-11]。

老年人胸廓形态和功能上的改变与骨质疏松症、脊柱后凸和肋椎关节的改变有关,这些改变可导致胸壁顺应性的降低和胸腔前后径的增加。膈肌低平和半径缩短导致最大的收缩力下降。虽然老年人呼吸系统对强体力消耗的反应似乎被保留了下来,但对缺氧和高碳酸血症的反应较弱[12]。

框 29.1　关于老年患者急性呼吸衰竭的具体事项

- 人口统计学和临床因素
  - ICU 中老年患者比例增加
  - 急性呼吸衰竭的风险增加
  - 其他年龄组有效的治疗措施对老年人的反应未知
  - 可能增加了对呼吸机诱导的肺损伤的易感性
- 呼吸生理变化
  - 弹性回缩丧失
  - 闭合容积增加
  - 胸壁顺应性降低
  - 肺顺应性增加
  - 残余容积增加
  - 重力依赖性肺区域塌陷
  - FEV_1 和 FEV_1/FVC 下降
  - 用力肺活量下降
  - 低氧血症或高碳酸血症的反应降低
  - 胸廓前后径增加
  - 膈肌扁平化
- 预后因素
  - 年龄
  - 合并症
  - 衰弱
  - 认知能力下降
  - 日常生活活动能力
  - 急性疾病的严重程度

29.3　心血管系统生理改变和急性呼吸衰竭的关系

　　理解与衰老相关的心血管变化有助于更好地了解老年人的 ARF。衰老与心肌细胞数量减少、最大心率、心肌收缩力、冠状动脉血流储备、心室顺应性、β- 肾上腺素受体介导的正性肌力作用减少以及心肌胶原含量增加有关[9,13]。老年患者由于动脉扩张性降低而导致高血压患病率增加，心脏后负荷增加。随后导致代偿性心肌肥厚、左心室肥厚和左心室射血分数下降。

　　老年人的特点是交感神经反应降低，在应激时心率不适当增加可能导致心输出量不足。鉴于心脏舒张功能不全的高患病率，老年患者更不易耐受低血容量，而恰当的容量前负荷对维持心输出量至关重要。在舒张功能不全和心室肥厚的背景下，心室舒张功能的改变可导致心力衰竭（heart failure，HF），并可能在低氧血症时更明显。由于心脏功能储备减少，在代谢需求增加或脓毒症的情况下，可能发生心室率相关的心脏缺血。老年患者通常有不典型的心衰症状，包括疲劳、消瘦、嗜睡、虚弱、精神状态改变以及容量过负荷的症状[9,13]。

　　与衰老相关的肺循环变化包括内膜纤维化、毛细血管床丢失和肺动脉扩张性降低。静息时肺动脉压力正常，但在运动时过度升高[9,13]。由于毛细血管数量的减少，随着时间的推移，肺弥散能力逐渐下降。

　　心脏和呼吸系统变化的交互作用应当被强调。例如，呼吸道感染可能诱发心力衰竭、低心排血量，继而出现膈肌低灌注、肺泡通气不足，呼吸储备不足的患者甚至会出现心搏骤停。

　　镇静、镇痛治疗和气管插管可使急性心肌梗死（acute myocardial infarction，AMI）的诊断更加困难。肌钙蛋白升高可由许多原因引起，而不是仅仅由于冠状动脉血栓形成引起的心肌缺血。在一项对内科 ICU 患者的单中心研究中，93 例至少有 1 次心电图和 1 次肌钙蛋白测量的患者中，44 例（47.3%）至少有 1 次肌钙蛋白升高，24 例（25.8%）有 AMI[14]。在 ICU 中临床上病情恶化或难以脱离机械通气时应及时排查心肌缺血的可能性。

29.4　急性呼吸衰竭中的炎症反应和免疫功能

　　急性呼吸窘迫综合征（acute respiratory distress syndrome，ARDS）的发病率和死亡率随年龄的增长而增加[15-17]。老年人不良的预后似乎与合并症无关[18-20]，表明年轻人和老年人的 ARDS 可能不遵循相同的病理生理。详细了解不同年龄组免疫系统功能、炎症反应的变化对宿主应对肺内和肺外损伤后反应的生物学途径的影响，可能可以解释临床中预后的差异性。

　　老年人表现出持续的低度先天免疫激活，产生一个结构性的促炎症环境（免疫适应）也导致免疫系统的逐渐恶化（免疫衰老）[21,22]。新生儿和成人在免疫和炎症反应方面的差异包括中性粒细胞绝对数量少，增殖池不成熟，黏附分子低表达，驻留炎症细胞产生趋化介质少，反应能力低和白细胞外渗减少[23]。年龄的增加与内皮 - 上皮细胞屏障通透性增加、肺泡的巨噬细胞功能改变、中性粒细胞趋化增加、炎症介质反应过大和氧化应激增加有关[24]。

　　其他与衰老相关的炎症反应的改变包括功能失调的免疫细胞、衰老细胞分泌促炎细胞因子和防御性自噬[22]。最近的证据表明，来自高龄老年的中性粒细胞显示出非靶向的组织迁移，初级颗粒释放和中性粒细胞弹性蛋白酶活性增加，导致更强的组织炎症[25]。这可能部分解释了在老年肺损伤动物中发现的明显的炎性细胞聚集和广泛的肺泡损伤。此外，衰老一般与涉及炎症、细胞完整性的细胞内信号通路的改变以及核因子-κb通路的过度激活有关。

年龄相关的裂解酶蛋白水解活性的差异[26,27]在此过程中起重要作用，就如P-选择素和细胞间黏附分子（intercellular adhesion molecule，ICAM）-1被不同的酶剪切，肺泡灌洗液中黏附分子的水平是蛋白表达和裂解酶蛋白水解活性的结果[28]。

随着年龄的增长，肺肾素-血管紧张素系统（renin-angiotensin system，RAS）的两种主要酶，血管紧张素转换酶（angiotensin-converting enzyme，ACE）和它的天然抑制酶ACE2之间的平衡，向肺损伤轴（即ACE）移动，这种不平衡与炎症加重和肺损伤增加有关[24,29-31]。间充质干细胞（mesenchymal stem cells，MSCs）具有通过多种旁分泌机制保护内皮细胞和肺泡上皮细胞的能力。幼龄骨髓间充质干细胞（bone marrow MSCs，B-MSCs）在脂多糖诱导的损伤动物模型中发挥保护作用[32-36]。因此，MSC在年龄相关的肺损伤易感性增加中的作用已被提出。与年轻的B-MSCs相比，衰老的B-MSCs表现出迁移和可溶性因子的表达减少。在老年骨髓间充质细胞因子中，几种细胞因子和趋化因子受体，如肿瘤坏死因子受体（tumor necrosis factor receptor，TNFR）、IFN-γ受体（IFN-gamma receptor，IFNGR）和CCR7的基因表达降低。在体内实验中，通过转移衰老B-MSCs至年轻小鼠体内后，用脂多糖进行干预，衰老细胞缺乏类似年轻细胞的抗炎保护作用，在一个经典的异种共生模型中，衰老的B-MSCs具有较低的迁移率。老年间充质干细胞与肺损伤的严重程度增加相关[32]。综上所述，老年骨髓间充质干细胞中细胞因子和趋化因子受体的表达降低，通过损害其激活和迁移到损伤部位的能力，削弱了其保护作用。

在最近的一项系统综述[37]中，Schouten等分析了51项至少有2个年龄组对比的动物模型研究。结果表明，在肺损伤后，年龄的增加与更明显的中性粒细胞浸润、肺部炎症、水肿和肺泡损伤以及更高的死亡率相关。此外，研究结果表明，参与炎症反应的细胞内信号通路的关键成分存在年龄依赖性的变化。荟萃分析结果[37]表明，当将临床前模型（通常是年轻的成年动物）[37-39]的结果外推到成人临床实践时，应谨慎。

Schouten等[40]进行了I期临床研究，比较了不同年龄组ARDS患者的肺宿主反应。作者研究了20名新生儿（<28天）、29名儿童（28天～18岁）、26名成人（18～65岁）和17名老年人（>65岁）。他们发现，BAL中的髓过氧化物酶、IL-6、IL-10和P-选择素水平随着年龄的增长而升高，而ICAM-1则相反（在新生儿中更高）。此前报道的裂解酶[26,27]蛋白水解活性的年龄依赖性差异可能解释了P-选择素和ICAM-1水平之间的差异。4个年龄组间ACE和ACE2活性无差异。除其他原因外，这种差异可能是由ACE和ACE2[40]水平的广泛差异性导致的。也有可能肺中RAS系统不是人类ARDS中最显著的炎症途径，因为炎症生物标志物与ACE和ACE2活性只有微弱的相关性，而且与ACE2/ACE比值没有相关性。

Schouten[40]等研究报道随着年龄的增长，高表达的生物标记物参与中性粒细胞反应，符合上述的临床前研究。相较年轻动物，年老动物经受相关的损伤后，出现更严重的肺水肿、中性粒细胞渗出和肺泡损伤[37,41-46]。

29.5　急性呼吸衰竭的诊断

在讨论老年人 ARF 时,有两个因素非常重要。首先,其体征和症状,首发的表现可能不是呼吸相关的症状。谵妄可能是其呼吸衰竭的表现。其次,诊断不当与死亡率有关,这突出了早期正确诊断的重要性[47]。

老年人呼吸中枢对低氧血症和高碳酸血症的敏感性下降,对呼吸困难的觉察、呼吸负荷增大的耐受性降低[48]。因此,老年人对各种原因引起的 ARF 的通气反应降低,低氧血症引起的心率增加可能由于自主调节驱动能力下降而缺失。最后,认知功能障碍降低了老年患者表达其症状的能力。所有这些与衰老相关的变化都可能导致诊断的延误。

29.6　急性呼吸衰竭的病因

在一项研究中,急诊科就诊的 80 岁以上患者发生 ARF 的常见原因包括心衰(43%)、肺炎(35%)、慢性阻塞性肺疾病(chronic obstructive pulmonary disease,COPD)加重(32%)和肺栓塞(pulmonary embolism,PE)(18%)。较少发生的原因(<5%)是气胸、肺癌、脓毒症和急性哮喘。62% 的患者明确诊断的时间延迟了超过 72 小时[47]。

心衰可表现为外周水肿、意识模糊或喘息。心电图(提示心律失常、缺血性心脏病或左心室肥厚)、胸片(显示肺水肿的征象)、肺活量测定(显示呼气峰流速下降)和超声心动图(显示收缩期或舒张期心室功能障碍的征象)可能有助于老年人心衰的诊断。

由于营养不良、T 细胞功能下降、黏膜纤毛功能下降、肌肉无力导致的气道清除能力下降、分泌性免疫球蛋白 A(immune globulin,IgA)减少和上呼吸道细菌定植率增加,发生肺炎的风险增加。其他易感因素包括脑血管疾病、COPD、肾衰竭和吞咽困难(例如脑血管意外或帕金森病)的发病率增加,易导致胃内容物误吸。

常见的临床表现为意识混乱、躁动,而不是呼吸系统症状(如咳嗽、呼吸困难)。只有三分之一的社区获得性肺炎患者同时观察到典型的体征和症状,如呼吸困难、咳嗽和发热[49,50]。

慢性阻塞性肺疾病是一种慢性、进行性疾病,其病理过程加速了与年龄相关的呼吸功能损害。病情加重期间的临床症状与哮喘相似。COPD 很少在 40 岁之前被确诊。病理生理学上,有两种不同的形式:慢性支气管炎,其特征是大气道黏液腺增生、杯状细胞增生、慢性炎症和小气道黏液堵塞。这些变化导致通气 / 血流比例失调,导致低氧血症和高碳酸血症。肺气肿的特点是在末端细支气管、远端气道的异常增大和肺泡壁的破坏,导致肺泡弹性的丧失和气道阻力的增加。毛细血管与肺泡壁一同破坏,因此通气 / 血流比例失调较慢性支气管炎改善,仅导致轻度低氧血症和正常碳酸血症。肺容积的增加导致膈肌低平收缩力降低。通常 65% 的呼吸通气由膈肌做功,但此时下降到 35%,导致呼吸功的增加。在老年人中,慢性支气管炎和肺气肿,单一情况甚少诊断,两者经常同时出现。

COPD 通常被诊断以解释呼吸困难不适和类似肺气肿的体征和症状(本文称为"老年性肺气肿")。然而,这些症状通常被简单地解释为胸部前后径增加和伴随衰老的肺泡扩张。

吸入性肺炎常见于老年人。健康的老年受试者似乎没有增加误吸的风险。然而,在老年人群中更为普遍的一些病情与误吸风险的增加有关,如脑血管疾病、帕金森病或近期气管插管。胃内容物的误吸通常表现为呕吐后 2～12 小时出现呼吸窘迫,误吸可能由于意识水平下降、任何原因引起的声门功能障碍（神经系统疾病、药物过量、使用鼻胃管）、食管功能障碍所引起。细菌性肺炎可能是由于反复吸入有细菌定植的胃内容物。

哮喘在老年人中相对常见，影响了 5% 的人群。哮喘的特点是阵发性呼吸困难、喘息和咳嗽，除长期疾病外，两次发作之间没有呼吸窘迫。哮喘可能已经存在数年，可能是较年轻时发病后再复发，甚至可能第一次发生在 65 岁以上的患者中。

明确病因非常重要。特应性反应随着年龄的增长而减少，老年人中发现特异性抗原的可能性较小，且病毒感染或非特异性刺激物更有可能是诱发因素。

肺栓塞[51]的风险随着年龄的增长而增加。心电图、胸部 X 线片和肺通气/灌注扫描可能有助于诊断，但最常用的诊断方法是高分辨率 CT。D-二聚体升高诊断肺栓塞敏感性较好，但其特异性较低，因为许多其他疾病均会使其升高。如果排除其他 D-二聚体升高的原因，其诊断肺栓塞的价值更高。

29.7 老年患者急性呼吸窘迫综合征的易感性

急性呼吸窘迫综合征（acute respiratory distress syndrome，ARDS）是 ICU 内 ARF 的重要病因[15, 52]，占 26%。根据先前的急性肺损伤（acute lung injury，ALI）和 ARDS 的定义：即急性低氧性呼吸衰竭伴双侧肺部渗出，与肺内和肺外的危险因素相关，而非由左心房内高压所致[53]，美国报道的 ALI 发病率为 $78.9×10^5$ 人/年（$200 < PaO_2/FiO_2≤300$），ARDS 发病率为 $58.7×10^5$ 人/年（$PaO_2/FiO_2≤200$）[17]。

ALI 的发病率随年龄的增长而显著增加，从 15～19 岁年龄组的 $16×10^5$ 人/年增加到 74～85 岁年龄组的 $306×10^5$ 人/年[15]。这种与年龄相关的变化可能在很大程度上是由于老年患者中脓毒症的发生率较高，而脓毒症是 ALI 的主要危险因素[54]。

在另一项研究中，与年轻患者相比，年龄大于 70 岁的患者更容易发生 ARDS，以及肾衰竭、呼吸机相关肺炎、脓毒症、休克和肝功能衰竭[55]。同样，在一项针对 100 名年龄大于 75 岁的 ICU 患者的队列研究中，与 100 名年龄小于 75 岁的患者相比，疾病严重程度与 APACHE Ⅱ评分相匹配，老年患者比年轻患者更容易发生 ARF（67% vs 32%）[56]。

然而，其他研究表明，年龄本身并不是 ALI 发展的一个危险因素。如 Gajic 等[57]验证了一种 ALI 预测评分（Lung Injury Prediction Score，LIPS），该评分预测预先设置患者发展为 ALI 的危险因素，如脓毒症、休克、胰腺炎、肺炎、吸入性、高危创伤或高危手术。根据 logistic 回归分析，易感和风险因素被纳入 LIPS 评分模型，但年龄没有被纳入模型的一部分。因此，根据这些结果，年龄本身并不能作为易发生 ALI 的危险因素。

29.8 老年患者急性呼吸窘迫综合征的治疗

不同的临床试验已经验证了多种干预措施对 ARDS 患者的疗效，但老年患者以及那些患有慢性肺部疾病的人，在这些研究中似乎代表性不足，限制了研究结果对这些患者群体的适用性。例如，ARDS 协作网比较了机械通气治疗[58]时低潮气量组（6mL/kg 理想体重）和高潮气量组（12ml/kg 理想体重）的效果。同样，也比较了其他的干预措施，如在低潮气量策略中使用高 PEEP 治疗[59]和在血流动力学稳定的 ARDS 患者中使用自由和限制性的容量管理策略[60]。这些研究包括了平均年龄在 50 岁左右的患者。排除标准为严重的

COPD，FEV_1<20ml/kg 理想体重，胸部 X 线检查有过度肺气肿征象，室内空气中 PaO_2<55mmHg。因此，这些临床试验的结果是否适用于老年人群是值得怀疑的。

另一方面，这些试验中使用的通气策略使用潮气量和平台压来反映肺泡容积，且假设所有年龄组肺的反应性相同。然而，这一假设可能不成立，因为与年轻患者相比，老年人的肺顺应性较高、胸壁顺应性较低。

同样的质疑也存在于 ARDS 患者中验证其他干预措施的临床试验，如高频振荡通气（high-frequency oscillation，HFO）、气道压力释放通气（airway pressure release ventilation，APRV）或糖皮质激素。如目前尚不清楚 HFO 的必要性以及其是否增加镇静后老年人谵妄的风险，否定了这个特定通气模式有益的影响，如 APRV 通气可能更符合生理性通气，减少镇静需求，降低谵妄和痴呆发病率，从而降低老年患者的死亡率。同样，糖皮质激素对老年患者在治疗中出现呼吸机依赖相关的肌无力的影响也不清楚。

29.9　老年患者急性呼吸衰竭的撤机

研究表明，自主呼吸试验（spontaneous breathing trial，SBT）优于其他撤机方法[61]，研究人群平均年龄为 58 岁。该研究的发现在老年患者中的适用性是值得怀疑的，因为与年龄相关的呼吸生理变化可能会影响自主呼吸实验的反应。此外，在研究[61]的 546 例患者中，319 例（58%）为急性肺损伤（其他呼吸衰竭原因如 COPD 或神经系统疾病），只有 23 例（4%）为 ARDS。

此外，评估 SBT 耐受性的常用征象包括出现快呼吸、浅呼吸（或高 f/VT 比值）和交感神经兴奋的迹象（高血压、心动过速）。然而，老年患者在正常情况下倾向于有浅快呼吸模式[10]，因此出现这种通气模式并不一定表明 SBT 失败。

另一方面，老年患者对低氧血症和高碳酸血症的通气反应降低。因此，患者可能显得呼吸正常，而实际上可能已经出现低氧血症和高碳酸血症。这些观察结果表明，常规进行动脉血气分析可能在老年人群中有更大的效用，以检测适应 SBT 的患者是否撤机失败。

不同的撤机方法在老年人中的应用也需要评估，ElSolh 等[62]观察到，更年轻的患者匹配队列比较，70 岁以上患者的拔管失败更有可能由气道分泌物清除失败导致，拔管失败患者中有更高的院内获得性肺炎的风险。此外，尽管老年人从 ALI 中康复的比例与年轻患者的比例相当，但由于再插管率较高，他们的 ICU 住院时间和机械通气时间都有所增加。

29.10　老年患者急性呼吸衰竭的预后

越来越多的高龄（80 岁或以上）患者收治 ICU[63,64]，主要是由于 ARF 需要机械通气支持。老年患者的生存率较低。在一项针对 2 709 名 ICU 患者的大型研究中，3 年的长期死亡率分别为 57%（患者≥65 岁）和 40%（患者<65 岁）[65]。在一项针对 233 名年龄≥80 岁的患者的小型研究中，3 年的死亡率为 71%[66]。

ICU 医生拒绝老年 ARF 患者的入住，通常是基于对入住 ICU 潜在获益的评估，考虑到高龄作为一个不良的预后因素，对他们的长期生存期的估计，以及由家庭成员评估的日常生活质量。然而，基础疾病的存在和急性生理障碍的严重程度与急性疾病患者的不良结局更相关，而不是年龄本身[67]。此外，由委托人或医生评估患者生活质量的有效性也受到了质疑[68]。

总的来说，ICU 入住可改善老年患者的预后。观察性研究常报告的入住 ICU 患者的粗死亡率低于拒绝入住 ICU 的患者[69]。然而，高龄患者的研究却具有类似的粗死亡率[70]。一项针对 2 646 名年龄＞80 岁，急诊就诊病情符合入住 ICU 的高龄患者的大型研究显示，与未入住 ICU 的患者相比，入住 ICU 患者的生存率有所下降。因此，对于高龄老年患者入住 ICU 的益处不能过于强调[71]。

多项研究表明，年龄与需要机械通气的患者的死亡率独立相关。Heuser 等在 3 050 名呼吸系统疾病患者中发现，无论是否接受机械通气，年龄都与死亡率独立相关[72]。在另一项机械通气老年患者的前瞻性研究中，Zilberberg 等比较了 31 例＞65 岁的患者和 76 例≤65岁的患者[73]，经过多变量分析并对混杂变量进行调整，发现高龄是死亡的独立预测因素。

在一项纳入 5 183 名机械通气患者的国际大型队列研究中，患者＜40 岁年龄作为参考，在 40～70 岁组，年龄是死亡率相关的独立危险因素[比值比 1.58（95% CI 1.27～1.98）]，在＞70 岁患者中[比值比 2.18（95% CI 1.71～2.76）][74]。在一项对 467 例诊断为 ARDS[75]的患者进行亚组分析，发现校正死亡危险因素包括年龄（还有早期和晚期肾衰竭、SAPS Ⅱ评分和低 PEEP）。

Ely 等回顾性分析了 ARDS 协作网 902 例患者病例，发现年龄≥70 岁是住院死亡的强预测因素[风险比，2.5（95% CI 2.0～3.2）][18]。年龄还与较长的机械通气时间（中位数为 19天 vs 10 天）、ICU 住院时间（21 天 vs 16 天）和 28 天死亡率（50% vs 25%）相关。在老年和较年轻患者组中，有意思的是获得生理性恢复的存活者所占的比例没有差异，因为他们自主呼吸试验的中位时间相似（4 天 vs 5 天）。然而，通过自主呼吸试验后，老年患者实现无需辅助呼吸的时间比年轻患者多 1 天，且需多 3 天时间转出 ICU。这可能与呼吸功能储备减少以及与年龄相关的其他疾病，如谵妄的发病率增加有关。

在一项对 100 名年龄大于 75 岁的 ICU 患者与 100 名年龄小于 75 岁的患者比较的队列研究中，两组根据 APACHE Ⅱ评分的疾病严重程度进行匹配，结果显示高龄组患者死亡率增高趋势不明显（26% vs 19%，P=0.23）、机械通气时间延长[7 天（IQR 3～15 天）vs 3 天（IQR 2～8 天）]和 ICU 住院时间延长[8 天（IQR 3～17 天）vs 5 天（IQR 3～9 天）][56]。老年组终止抢救的指令出现率高于年轻组（9% vs 3%，P=0.07）。机械通气患者老年组的死亡率较高，但无统计学意义（30% vs 23%）。因此，本研究中老年患者死亡率较高和预后较差的趋势，可能由于缺乏统计学效力没有达到统计学意义。

在一项来自 3 个多中心临床研究的回顾性分析中，一个结合年龄和第 3 天心肺功能的模型预测了死亡率和呼吸机依赖的综合预后[76]。在一项对接受至少 24 小时机械通气的成年 ICU 患者进行的多中心回顾性研究中，Ma 等分析了 853 例患者，其中 61.5% 患者为≥65岁，26.0% 患者为≥80 岁[77]。高龄与机械通气时间、ICU 住院时间和 ICU 费用显著相关，但与住院时间和住院费用无关。ICU 死亡率、住院死亡率和住院 60 天死亡率随着年龄的增长而显著增加，≥80 岁患者这 3 个死亡率分别为 47.7%、49.5% 和 50.0%。年龄、APACHE Ⅱ评分、PaO_2/FiO_2、机械通气总持续时间、ICU 住院时间以及停止／维持生命支持治疗的决定是死亡的独立危险因素。

在一项大型的前瞻性多中心观察性 VIP2 研究中，使用欧洲高龄患者（Very elderly

Intensive Patient，VIP）监护网络，3 920 名≥80 岁患者的 ICU 和 30 天存活率分别为 72.5%和 61.2%，年龄与死亡率独立相关[78]。

另一方面，研究表明，校正其他危险因素后年龄本身与死亡率无关；而在校正分析中，死亡率和年龄之间的关联变得不显著[47,50]。如一项研究[79]将 130 名年龄大于 75 岁的 ICU 患者与 55～65 岁且病情相同的患者进行了比较。老年组住院死亡率显著更高（51% vs 39%），粗相对风险为 1.32（95% CI 1.01～1.73）。然而，在校正了其他变量（APACHE Ⅱ 评分，患者是否有私人主治医生、初始入院诊断、有无癌症）后，老年患者的死亡风险并没有显著增加［校正后的相对风险，1.05（95% CI 0.97～1.12）］。

Ely 等[80]分析了前瞻性收集的机械通气患者数据，采用多变量分析，并经种族、性别和疾病严重程度校正，以评估年龄对不同预后的独立影响。≥75 岁的患者机械通气时间相似，护理成本较低，住院死亡率相似（38% vs 39%，$P < 0.2$）。

各研究[73,80]之间的差异可能是由于患者样本不同、ICU 转诊标准和潜在的基础疾病不同导致。例如，患者在 Zilberberg 和 Epstein 的研究[73]中死亡率高，其三分之二的患者有癌症、肝硬化、艾滋病或移植相关疾病，而 Ely 等的研究[80]中患者总体死亡率较低，其并存的基础疾病占 10% 以下。

最后，最近在土耳其进行的一项回顾性研究[81]评估了内科 ICU 死亡的危险因素。他们研究纳入 693 例患者，414 例患者（59.7%）≥65 岁。年轻组和老年组的中位年龄有显著差异（55 岁 vs 77 岁），幸存者和非幸存者的中位年龄相似（69 岁 vs 68 岁）。不同的危险因素（ICU 住院时间、ICU 前住院时间、APACHE Ⅱ 评分和查尔森合并症指数评分（Charlson Comorbidity Index scores，CCIs）、肺炎、急性肝功能衰竭 / 昏迷、恶性肿瘤、急性血液透析、需要血管升压药和有创机械通气），是独立预测 ICU 死亡的危险因素，但年龄不是。年轻组（<65 岁）和老年组（≥65 岁）的死亡率相似（58.8% vs 58.5%）。所以，在发展中国家，年龄不应该是 ICU 分诊的决定因素。

在一项有趣的分析中，Farfel 等[82]报道，在 840 名年龄大于 55 岁的 ICU 患者中，仅在需要机械通气的患者中，住院死亡率与年龄具有独立相关性。在机械通气患者中，65～74 岁患者［比值比，1.60（95% CI 1.01～2.54）］，≥75 岁患者［比值比，2.68，（95% CI 1.58～4.56）］；在未接受机械通气的患者中，65～74 岁患者［比值比，2.28（95% CI 0.99～5.25）］；≥75 岁患者［比值比，1.95（95% CI 0.82～4.62）］。在我们看来，结果并不支持他们的结论，非机械通气患者死亡风险的 OR 值大于 1，但 95% 可信区间缺乏统计学意义，可能与各个患者样本群中不良事件的发生例数较少有关。事实上，在 3 个年龄组中，接受机械通气患者的死亡人数分别仅为 14、18 和 16 人。

Becker 等在一项单中心回顾性观察性研究中，对老年 ARF 患者进行了研究。在 372 例≥90 岁的 ICU 患者中[83]，40% 的患者需要机械通气（30% 的幸存者 vs 84% 的非幸存者）。ICU 死亡率、住院死亡率和出院后 1 年死亡率分别为 18.3%、30.9% 和 65.1%。28 天死亡的独立危险因素是肌酐、胆红素、年龄和对儿茶酚胺的需求。因此，尽管 90 多岁人群的死亡率很高，但是这些结果表明，不应根据年龄而拒绝入住 ICU。

与之前的研究[83]不同，另一项关于 90 多岁患者的研究中并没有认为年龄是死亡的独立危险因素[84]。Le Borgne 等[84]在一项对 317 名≥90 岁 ICU 患者的回顾性单中心研究中报道，52.4% 的病例主要入院诊断为 ARF，49.2% 需要机械通气（非存活者 81.4% 和存活者 31.4%）。幸存者组和非幸存者组的中位年龄均为 92 岁，ICU 死亡率和住院死亡率分别为

35.7% 和 42.6%。机械通气（比值比 4.83，95%CI 1.59～15.82）是 ICU 死亡率的独立预测因子，而年龄不是（比值比 0.88，95%CI 0.72～1.08）。因此，这些结果提示在年龄≥90 岁的重症患者中，实足年龄并不是 ICU 死亡率的独立危险因素。此外，关于≥90 岁患者的死亡报道表明，实足年龄本身不应成为 ICU 入住的排除标准（见框 29.1）。

在评估老年 ICU 患者的预后时，考虑和评估衰弱状态是非常重要的。VIP2 研究[78] 显示，使用临床衰弱量表（clinical frail scale，CFS）的衰弱评估能够预测在 ICU 收治的老年患者的短期死亡率，而其他老年评估系统并不能改善预测模型。本书另外章节中对衰弱在重症患者治疗和预后中的重要性进行了更深入的讨论。

29.11　老年新冠感染患者急性呼吸衰竭的预后

讨论老年人 ARF 时 COVID-19 值得特别关注。因 COVID-19 入院的老年患者，死亡的风险增加[85]，这可能会对决定是否入住 ICU 产生影响[86]。在与 SARS-CoV-2 相关的 ARDS 中观察到的病死率接近 30%～40%[87-89]，但老年患者可达 70%[90-92]。

一些研究报道了老年患者 SARS-CoV-2 致下呼吸道感染后的治疗和预后[93,94]，一些研究集中在 ICU 收治的人群。在德国一项纳入 10 021 名患者的大型研究中，923 名（9%）70 岁以上的患者接受了机械通气支持。年龄在 70～79 岁的患者住院死亡率达 63%[89]。这一结果与以往针对非 SARS-CoV-2 感染所致 ARDS 老年患者预后不良的研究结果相一致[95]。

在一项因 COVID-19 入住 ICU 的 1 199 名老年患者（＞70 岁）中进行 COVID-ICU 研究的辅助分析，90 天总死亡率为 46%，193 例 80 岁以上患者的 90 天总死亡率达 67%[96]。在多变量分析中，CFS、糖尿病、从首发症状到 ICU 入院的间隔时间短、心血管功能障碍、大流行早期入院、PaO_2/FiO_2 比值与 90 天死亡率相关，但与年龄无关。

一项大型多中心多国参与的研究描述了 4 244 名在首次大流行期间因 COVID-19 入院的患者和 ICU 入住后的临床特征和预后[97]。所有患者、幸存者和非幸存者的患者年龄［中位数（IQR）］分别为 63（54～71）岁、61（52～69）岁和 68（59～74）岁。ICU 入院时，分别有 29%、19%、6% 和 63% 的患者使用标准氧疗、高剂量氧疗、无创通气和有创机械通气（多种疗法可以用于一个患者），80% 的机械通气患者是在 ICU 住院期间的某个时间点接受了有创机械通气。多数患者在入住 ICU 后 24 小时内接受有创机械通气或无创通气，肺栓塞和呼吸机相关性肺炎发病人数分别为 207 例（9%）和 1 209 例（58%）。患者在第 1 天机械通气时，可能同时接受多种进一步的治疗措施，包括肌松剂（88%）、俯卧位通气（70%）、吸入一氧化氮（19%）和 ECMO（11%）等。90 天死亡率为 31%，随着 ICU 入住时 ARDS 的严重程度而增加（轻度、中度和重度 ARDS 分别为 30%、34% 和 50%），并在研究期间从 42% 下降到 25%。90 天死亡率的早期独立预测因素是年龄较大、免疫抑制、严重肥胖、糖尿病、SOFA 评分中较高的肾脏和心血管成分、较低的 PaO_2/FiO_2 以及首发症状至 ICU 入院之间的间隔时间较短。

在最近一项荟萃分析[98]中，对报告确诊 COVID-19 需要机械通气的患者病死率（case fatality rate，CFR）的研究进行了分析。在纳入的 69 项研究中，57 420 名成人患者的总体 CFR 估计为 45%（95%CI 39%～52%），在有年龄分层的病死率研究中，汇总研究中年轻患者（年龄≤40 岁）的病死率约 47.9%（95%CI 46.4%～49.4%），老年患者（年龄＞ 80 岁）为 84.4%（95%CI 83.3%～85.4%）。病死率在大流行早期较高。

在 COVID-19 引起的 ARF 患者中年龄和基础疾病是影响预后的因素[99-101]，衰弱很快被识别为这些患者的死亡危险因素[102, 103]，CFS 被纳入更新的重症指南中[104, 105]。然而，对 COVID-19 患者衰弱与死亡率关系的研究中阳性结果[94]、阴性结果[106, 107]均有。在最近一项纳入 5 711 名 COVID-19 住院患者（平均年龄 74 岁）的国际大型多中心队列研究中[108]，死亡风险独立相关因素有：随着年龄的增加 [>80 岁 vs 18～49 岁；风险比 3.57（95%CI 2.54～5.02）]、衰弱 [CFS=8 vs CFS=1～3；风险比，3.03（95% CI 2.29～4.00）]、炎症、肾脏疾病、心血管疾病和癌症。

COVIP 研究[109]是一项前瞻性多中心研究，研究对象为 COVID-19 的 ICU 患者，包括 1 346 例患者 [中位年龄 75 岁（IQR 72～78），16.3% > 80 岁]，其中 21% 有衰弱，10 天机械通气以上的患者占 72%。30 天总生存率为 59%，与衰弱状态相关，其中健康患者占 66%，脆弱患者占 53%，衰弱患者占 41%。在衰弱患者中，不同年龄组之间的 30 天生存率没有差异，而且衰弱与较低的生存率独立相关[109]。因此，在老年 COVID-19 患者中，除了年龄和基础疾病外，衰弱与预后相关。

总之，大多数的研究表明，年龄、共病和衰弱与 COVID-19 的 ARF 患者的预后独立相关。然而，各研究之间的研究方法存在差异，这些患者的死亡率也随着时间的推移而变化。因此，虽然在 COVID-19 的背景下，老年 ARF 患者的预后肯定较差，但当决定是否收治老年 COVID-19 患者到 ICU 时，建议进行具体评估。

结论

老年人的 ARF 具有特殊性，在 ICU 患者的诊断、治疗和预后方面应予以特别关注。

老年患者在特定损伤后发生 ARF 的风险增加。与其他年龄组相比，他们对治疗 ARF 的常规干预措施的反应可能会有所不同。

当老年患者需要在 ICU 进行有创治疗时，应评估预后。年龄与其他因素相互作用，从而决定了死亡率。这些因素包括合并症的存在、既往的功能状态和功能储备的减少，以及已知与预后相的并发症的发生风险（如谵妄）。因此，不能单独使用年龄来决定治疗抉择。反应老年患者潜在疾病状态的生理年龄，而不仅仅是时间年龄，可能是一个更重要的预后决定因素。

要点

- 在 ARDS 患者和慢性肺部疾病的大型临床试验中，老年患者似乎代表性不足，限制了结果对某些患者群体的适用性。

- 在关于肺保护性通气策略的临床试验中，使用潮气量和平台压反应肺泡容积，是建立在假设所有年龄组的肺通气反应相同的基础上的。然而，这一假设可能不成立，因为与年轻患者相比，老年人的肺顺应性更高、胸壁顺应性较低。

- 年龄与决定死亡率的其他因素相互作用，如存在基础疾病、既往的脏器功能状态和功能储备的减少。生理年龄的概念，而不是时间年龄，可能是一个更重要的预后决定因素。

（叶继辉　孙敏 译，朱建华 审校）

参考文献

1. Milbrandt EB, Eldadah B, Nayfield S, Hadley E, Angus DC. Toward an integrated research agenda for critical illness in aging. Am J Respir Crit Care Med. 2010;182(8):995–1003.

2. Angus DC, Kelley MA, Schmitz RJ, White A, Popovich J Jr. Committee on Manpower for Pulmonary and Critical Care Societies (COMPACCS). Caring for the critically ill patient. Current and projected workforce requirements for care of the critically ill and patients with pulmonary disease: can we meet the requirements of an aging population? JAMA. 2000;284(21):2762–70.

3. Nin N, Lorente JA, De Paula M, et al. Aging increases the susceptibility to injurious mechanical ventilation. Intensive Care Med. 2008;34(5):923–31.

4. Wunsch H, Linde-Zwirble WT, Angus DC, Hartman ME, Milbrandt EB, Kahn JM. The epidemiology of mechanical ventilation use in the United States. Crit Care Med. 2010;38(10):1947–53.

5. Boumendil A, Aegerter P, Guidet B, CUB-Rea Network. Treatment intensity and outcome of patients aged 80 and older in intensive care units: a multicenter matched-cohort study. J Am Geriatr Soc. 2005;53(1):88–93.

6. Hamel MB, Teno JM, Goldman L, et al. Patient age and decisions to withhold life-sustaining treatments from seriously ill, hospitalized adults. SUPPORT investigators. Study to understand prognoses and preferences for outcomes and risks of treatment. Ann Intern Med. 1999;130(2):116–25.

7. Giugliano RP, Camargo CA Jr, Lloyd-Jones DM, et al. Elderly patients receive less aggressive medical and invasive management of unstable angina: potential impact of practice guidelines. Arch Intern Med. 1998;158(10):1113–20.

8. Aghasafari P, Heise RL, Reynolds A, Pidaparti RM. Aging effects on alveolar sacs under mechanical ventilation. J Gerontol A Biol Sci Med Sci. 2019;74(2):139–46.

9. Pisani MA. Considerations in caring for the critically ill older patient. J Intensive Care Med. 2009;24(2):83–95.

10. Sprung J, Gajic O, Warner DO. Review article: age related alterations in respiratory function: anesthetic considerations [Article de synthese: les modifications de fonction respiratoire liees a l'age - considerations anesthesiques]. Can J Anaesth. 2006;53(12):1244–57. [in French]

11. Knudson RJ, Slatin RC, Lebowitz MD, et al. The maximal expiratory flow-volume curve: normal standards, variability, and effects of age. Am Rev Respir Dis. 1976;113(5):587–600.

12. Peterson DD, Pack AI, Silage DA, et al. Effects of aging on ventilatory and occlusion pressure responses to hypoxia and hypercapnia. Am Rev Respir Dis. 1981;124(4):387–91.

13. Crispell KA. Common cardiovascular issues encountered in geriatric critical care. Crit Care Clin. 2003;19(4):677–91.

14. Lim W, Qushmaq I, Cook DJ, Crowther MA, Heels- Ansdell D, Devereaux PJ. Elevated troponin and myocardial infarction in the intensive care unit: a prospective study. Crit Care. 2005;9:R636–44.

15. Rubenfeld GD, Caldwell E, Peabody E, et al. Incidence and outcomes of acute lung injury. N Engl J Med. 2005;353(16):1685–93.

16. Phua J, Badia JR, Adhikari NK, et al. Has mortality from acute respiratory distress syndrome decreased over time?: a systematic review. Am J Respir Crit Care Med. 2009;179(3):220–7.

17. Zimmerman JJ, Akhtar SR, Caldwell E, Rubenfeld GD. Incidence and outcomes of pediatric acute lung injury. Pediatrics. 2009;124(1):87–95.

18. Ely EW, Wheeler AP, Thompson BT, Ancukiewicz M, Steinberg KP, Bernard GR. Recovery rate and prognosis in older persons who develop acute lung injury and the acute respiratory distress syndrome. Ann Intern Med. 2002;136(1):25–36.

19. Wood JH, Partrick DA, Johnston RB Jr. The inflammatory response to injury in children. Curr Opin Pediatr. 2010;22(3):315–20.

20. Johnston CJ, Rubenfeld GD, Hudson LD. Effect of age on the development of ARDS in trauma patients. Chest. 2003;124(2):653–9.

21. Brubaker AL, Palmer JL, Kovacs EJ. Age-related dysregulation of inflammation and innate immunity: lessons learned from rodent models. Aging Dis. 2011;2(5):346–60.

22. López-Otín C, Blasco MA, Partridge L, Serrano M, Kroemer G. The hallmarks of aging. Cell. 2013;153(6):1194–217.

23. Lawrence SM, Corriden R, Nizet V. Age-appropriate functions and dysfunctions of the neonatal neutrophil. Front Pediatr. 2017;5:23. https://doi.org/10.3389/fped.2017.00023. PMID: 28293548; PMCID: PMC5329040

24. Schouten LR, Helmerhorst HJ, Wagenaar GT, et al. Age-dependent changes in the pulmonary renin-angiotensin system are associated with severity of lung injury in a model of acute lung injury in rats. Crit Care Med. 2016 Dec;44(12):e1226–35. https://doi.org/10.1097/CCM.0000000000002008.

25. Sapey E, Greenwood H, Walton G, et al. Phosphoinositide 3-kinase inhibition restores neutrophil accuracy in the elderly: toward targeted treatments for immunosenescence. Blood. 2014;123(2):239–48.

26. Bonnema DD, Webb CS, Pennington WR, et al. Effects of age on plasma matrix metalloproteinases (MMPs) and tissue inhibitor of metalloproteinases (TIMPs). J Card Fail. 2007;13(7):530–40.

27. Tayebjee MH, Lip GY, Blann AD, Macfadyen RJ. Effects of age, gender, ethnicity, diurnal variation and exercise on circulating levels of matrix metalloproteinases (MMP)-2 and −9, and their inhibitors, tissue inhibitors of matrix metalloproteinases (TIMP)-1 and −2. Thromb Res. 2005;115(3):205–10.

28. Zonneveld R, Martinelli R, Shapiro NI, Kuijpers TW, Plötz FB, Carman CV. Soluble adhesion molecules as markers for sepsis and the potential pathophysiological discrepancy in neonates, children and adults. Crit Care. 2014;18(2):204.

29. Xie X, Chen J, Wang X, Zhang F, Liu Y. Age- and gender-related difference of ACE2 expression in rat lung. Life Sci. 2006;78(19):2166–71.

30. Kuba K, Imai Y, Rao S, Jiang C, Penninger JM. Lessons from SARS: control of acute lung failure by the SARS receptor ACE2. J Mol Med (Berl). 2006;84(10):814–20.

31. Imai Y, Kuba K, Rao S, et al. Angiotensin-converting enzyme 2 protects from severe acute lung failure. Nature. 2005;436(7047):112–6.

32. Bustos ML, Huleihel L, Kapetanaki MG, et al. Aging mesenchymal stem cells fail to protect because of impaired migration and antiinflammatory response. Am J Respir Crit Care Med. 2014;189(7):787–98.

33. Xu J, Woods CR, Mora AL, Joodi R, Brigham KL, Iyer S, Rojas M. Prevention of endotoxin-induced systemic response by bone marrow-derived mesenchymal stem cells in mice. Am J Physiol Lung Cell Mol Physiol. 2007 Jul;293(1):L131–41.

34. Matthay MA, Goolaerts A, Howard JP, Lee JW. Mesenchymal stem cells for acute lung injury: preclinical evidence. Crit Care Med. 2010;38(10 Suppl):S569–73.

35. Zhu YG, Feng XM, Abbott J, et al. Human mesenchymal stem cell microvesicles for treatment of Escherichia coli endotoxin-induced acute lung injury in mice. Stem Cells. 2014;32(1):116–25.

36. Martínez-González I, Roca O, Masclans JR, et al. Human mesenchymal stem cells overexpressing the IL-33 antagonist soluble IL-1 receptor-like-1 attenuate endotoxin-induced acute lung injury. Am J Respir Cell Mol Biol. 2013;49(4):552–62.

37. Schouten LR, Schultz MJ, van Kaam AH, Juffermans NP, Bos AP, Wösten-van Asperen RM. Association between maturation and aging and pulmonary responses in animal models of lung injury: a systematic review. Anesthesiology. 2015;123(2):389–408.

38. Matute-Bello G, Downey G, Moore BB, et al. Acute Lung Injury in Animals Study Group. An official American Thoracic Society workshop report: features and measurements of experimental acute lung injury in animals. Am J Respir Cell Mol Biol. 2011;44(5):725–38.

39. Matute-Bello G, Frevert CW, Martin TR. Animal models of acute lung injury. Am J Physiol Lung Cell Mol Physiol. 2008;295(3):L379–99.

40. Schouten LR, van Kaam AH, Kohse F, et al. MARS consortium. Age-dependent differences in pulmonary host responses in ARDS: a prospective observational cohort study. Ann Intensive Care. 2019;9(1):55. https://doi.org/10.1186/s13613-019-0529-4. PMID: 31089908; PMCID: PMC6517452

41. Kling KM, Lopez-Rodriguez E, Pfarrer C, Mühlfeld C, Brandenberger C. Aging exacerbates acute lung injury-induced changes of the air-blood barrier, lung function, and inflammation in the mouse. Am J Physiol Lung Cell Mol Physiol. 2017;312(1):L1–L12.

42. Ito Y, Betsuyaku T, Nagai K, Nasuhara Y, Nishimura M. Expression of pulmonary VEGF family declines with age and is further down-regulated in lipopolysaccharide (LPS)-induced lung injury. Exp Gerontol. 2005;40(4):315–23.

43. Smith LS, Gharib SA, Frevert CW, Martin TR. Effects of age on the synergistic interactions between lipopolysaccharide and mechanical ventilation in mice. Am J Respir Cell Mol Biol. 2010;43(4):475–86.

44. Martin TR, Ruzinski JT, Wilson CB, Skerrett SJ. Effects of endotoxin in the lungs of neonatal rats: age-dependent impairment of the inflammatory response. J Infect Dis. 1995;171(1):134–44.

45. Sordelli DO, Djafari M, García VE, Fontán PA, Döring G. Age-dependent pulmonary clearance of Pseudomonas aeruginosa in a mouse model: diminished migration of polymorphonuclear leukocytes to N-formyl-methionyl-leucyl-phenylalanine. Infect Immun. 1992;60(4):1724–7.

46. Smith LS, Zimmerman JJ, Martin TR. Mechanisms of acute respiratory distress syndrome in children and adults: a review and suggestions for future research. Pediatr Crit Care Med. 2013;14(6):631–43.

47. Ray P, Birolleau S, Lefort Y, et al. Acute respiratory failure in the elderly: etiology, emergency diagnosis and prognosis. Crit Care. 2006;10(3):R82. https://doi.org/10.1186/cc4926. Epub 2006 May 24. PMID: 16723034; PMCID: PMC1550946

48. Connolly MJ, Crowley JJ, Charan NB, Nielson CP, Vestal RE. Reduced subjective awareness of bronchoconstriction provoked by methacholine in elderly asthmatic and normal subjects as measured on a simple awareness scale. Thorax. 1992;47(6):410–3.

49. Marrie TJ. Community-acquired pneumonia in the elderly. Clin Infect Dis. 2000;31(4):1066–78.

50. Riquelme OR, Riquelme OM, Rioseco ZML, Gómez MV, Cárdenas G, Torres C. Neumonía adquirida en la comunidad en el anciano hospitalizado: Aspectos clínicos y nutricionales [Community-acquired pneumonia in the elderly: clinical and nutritional aspects]. Rev Med Chil. 2008;136(5):587–93.

51. Yernault JC. Dyspnoea in the elderly: a clinical approach to diagnosis. Drugs Aging. 2001;18(3):177–87.

52. Roupie E, Lepage E, Wysocki M, et al. Prevalence, etiologies and outcome of the acute respiratory distress syndrome among hypoxemic ventilated patients. SRLF Collaborative Group on Mechanical Ventilation. Société de Réanimation de langue Française. Intensive Care Med. 1999;25(9):920–9.

53. Ware LB, Matthay MA. The acute respiratory distress syndrome. N Engl J Med. 2000;342(18):1334–49.

54. Angus DC, Linde-Zwirble WT, Lidicker J, Clermont G, Carcillo J, Pinsky MR. Epidemiology of severe sepsis in the United States: analysis of incidence, outcome, and associated costs of care. Crit Care Med. 2001;29(7):1303–10.

55. Esteban A, Anzueto A, Frutos-Vivar F, et al. Mechanical Ventilation International Study Group. Outcome of older patients receiving mechanical ventilation. Intensive Care Med. 2004;30(4):639–46.

56. Rodríguez-Regañón I, Colomer I, Frutos-Vivar F, Manzarbeitia J, Rodríguez-Mañas L, Esteban A. Outcome of older critically ill patients: a matched cohort study. Gerontology. 2006;52(3):169–73.

57. Gajic O, Dabbagh O, Park PK, et al. U.S. Critical Illness and Injury Trials Group: Lung Injury Prevention Study Investigators (USCIITG-LIPS). Early identification of patients at risk of acute lung injury: evaluation of lung injury prediction score in a multicenter cohort study. Am J Respir Crit Care Med. 2011;183(4):462–70.

58. Acute Respiratory Distress Syndrome Network, Brower RG, Matthay MA, Morris A, Schoenfeld D, Thompson BT, Wheeler A. Ventilation with lower tidal volumes as compared with traditional tidal volumes for acute lung injury and the acute respiratory distress syndrome. N Engl J Med. 2000;342(18):1301–8.

59. Brower RG, Lanken PN, MacIntyre N, et al. National Heart, Lung, and Blood Institute ARDS Clinical Trials Network. Higher versus lower positive end-expiratory pressures in patients with the acute respiratory distress syndrome. N Engl J Med. 2004;351(4):327–36.

60. National Heart, Lung, and Blood Institute Acute Respiratory Distress Syndrome (ARDS) Clinical Trials Network, Wiedemann HP, Wheeler AP, Bernard GR, et al. Comparison of two fluid-management strategies in acute lung injury. N Engl J Med. 2006;354(24):2564–75.

61. Esteban A, Frutos F, Tobin MJ, et al. A comparison of four methods of weaning patients from mechanical ventilation. Spanish Lung Failure Collaborative Group. N Engl J Med. 1995;332(6):345–50.

62. El Solh AA, Bhat A, Gunen H, et al. Extubation failure in the elderly. Respir Med. 2004;98(7):661–8.

63. Wunsch H, Linde-Zwirble WT, Harrison DA, Barnato AE, Rowan KM, Angus DC. Use of intensive care services during terminal hospitalizations in England and the United States. Am J Respir Crit Care Med. 2009;180(9):875–80.

64. Bagshaw SM, Webb SA, Delaney A, et al. Very old patients admitted to intensive care in Australia and New Zealand: a multi-centre cohort analysis. Crit Care. 2009;13(2):R45.

65. Kaarlola A, Tallgren M, Pettilä V. Long-term survival, quality of life, and quality-adjusted life-years among critically ill elderly patients. Crit Care Med. 2006;34(8):2120–6.

66. Boumendil A, Maury E, Reinhard I, Luquel L, Offenstadt G, Guidet B. Prognosis of patients aged 80 years and over admitted in medical intensive care unit. Intensive Care Med. 2004;30(4):647–54.

67. Marik PE. Management of the critically ill geriatric patient. Crit Care Med. 2006;34(9 Suppl):S176–82.

68. Lum TY, Lin WC, Kane RL. Use of proxy respondents and accuracy of minimum data set assessments of activities of daily living. J Gerontol A Biol Sci Med Sci. 2005;60(5):654–9.

69. Sinuff T, Kahnamoui K, Cook DJ, Luce JM, Levy MM. Values Ethics and Rationing in Critical Care Task Force. Rationing critical care beds: a systematic review. Crit Care Med. 2004;32(7):1588–97.

70. Garrouste-Orgeas M, Boumendil A, Pateron D, et al. ICE-CUB Group. Selection of intensive care unit admission criteria for patients aged 80 years and over and compliance of emergency and intensive care unit physicians with the selected criteria: an observational, multicenter, prospective study. Crit Care Med. 2009;37(11):2919–28.

71. Boumendil A, Latouche A, Guidet B. ICE-CUB Study Group. On the benefit of intensive care for very old patients. Arch Intern Med. 2011;171(12):1116–7.

72. Heuser MD, Case LD, Ettinger WH. Mortality in intensive care patients with respiratory disease. Is age important? Arch Intern Med. 1992;152(8):1683–8.

73. Zilberberg MD, Epstein SK. Acute lung injury in the medical ICU: comorbid conditions, age, etiology, and hospital outcome. Am J Respir Crit Care Med. 1998;157(4 Pt 1):1159–64.

74. Esteban A, Anzueto A, Frutos F, et al. Mechanical Ventilation International Study Group. Characteristics and outcomes in adult patients receiving mechanical ventilation: a 28-day international study. JAMA. 2002;287(3):345–55.

75. Ferguson ND, Frutos-Vivar F, Esteban A, et al. Mechanical Ventilation International Study Group. Airway pressures, tidal volumes, and mortality in patients with acute respiratory distress syndrome. Crit Care Med. 2005;33(1):21–30.

76. Gajic O, Afessa B, Thompson BT, et al. Second International Study of Mechanical Ventilation and ARDS-net Investigators. Prediction of death and prolonged mechanical ventilation in acute lung injury. Crit Care. 2007;11(3):R53.

77. Ma JG, Zhu B, Jiang L, Jiang Q, Xi XM. Clinical characteristics and outcomes of mechanically ventilated elderly patients in intensive care units: a Chinese multicentre retrospective study. J Thorac Dis. 2021;13(4):2148–59.

78. Guidet B, de Lange DW, Boumendil A, et al. VIP2 study group. The contribution of frailty, cognition, activity of daily life and comorbidities on outcome in acutely admitted patients over 80 years in European ICUs: the VIP2 study. Intensive Care Med. 2020;46(1):57–69.

79. Wu AW, Rubin HR, Rosen MJ. Are elderly people less responsive to intensive care? J Am Geriatr Soc. 1990;38(6):621–7.

80. Ely EW, Evans GW, Haponik EF. Mechanical ventilation in a cohort of elderly patients admitted to an intensive care unit. Ann Intern Med. 1999;131(2):96–104.

81. Kır S, Bahçeci BK, Ayrancı E, et al. Age is not a risk factor in survival of severely ill patients with co-morbidities in a medical intensive care unit. Ir J Med Sci. 2021;190(1):317–24.

82. Farfel JM, Franca SA, Sitta Mdo C, Filho WJ, Carvalho CR. Age, invasive ventilatory support and outcomes in elderly patients admitted to intensive care units. Age Ageing. 2009;38(5):515–20.

83. Becker S, Müller J, de Heer G, Braune S, Fuhrmann V, Kluge S. Clinical characteristics and outcome of very elderly patients ≥90 years in intensive care: a retrospective observational study. Ann Intensive Care. 2015;5(1):53. https://doi.org/10.1186/s13613-015-0097-1. Epub 2015 Dec 21. PMID: 26690798; PMCID: PMC4686461

84. Le Borgne P, Maestraggi Q, Couraud S, et al. Critically ill elderly patients (≥ 90 years): clinical characteristics, outcome and financial implications. PLoS One. 2018;13(6):e0198360. https://doi.org/10.1371/journal.pone.0198360. PMID: 29856809; PMCID: PMC5983531

85. Richardson S, Hirsch JS, Narasimhan M, et al. Presenting characteristics, comorbidities, and outcomes among 5700 patients hospitalized with COVID-19 in the New York City area. JAMA. 2020;323(20):2052–9.

86. Haas LEM, de Lange DW, van Dijk D, van Delden JJM. Should we deny ICU admission to the elderly? Ethical considerations in times of COVID-19. Crit Care. 2020;24(1):321. https://doi.org/10.1186/s13054-020-03050-x. PMID: 32517776; PMCID: PMC7282209

87. Wang Y, Lu X, Li Y, et al. Course and outcomes of 344 intensive care patients with COVID-19. Am J Respir Crit Care Med. 2020;201(11):1430–4.

88. Grasselli G, Zangrillo A, Zanella A, et al. COVID-19 Lombardy ICU Network. Baseline characteristics and outcomes of 1591 patients infected with SARS-CoV-2 admitted to ICUs of the Lombardy Region, Italy. JAMA. 2020;323(16):1574–81.

89. Karagiannidis C, Mostert C, Hentschker C, et al. Case characteristics, resource use, and outcomes of 10 021 patients with COVID-19 admitted to 920 German hospitals: an observational study. Lancet Respir Med. 2020;8(9):853–62.

90. Jiménez E, Fontán-Vela M, Valencia J, et al. COVID@HUIL Working Group. Characteristics, complications and outcomes among 1549 patients hospitalised with COVID-19 in a secondary hospital in Madrid, Spain: a retrospective case series study. BMJ Open. 2020;10(11):e042398. https://doi.org/10.1136/bmjopen-2020-042398. PMID: 33172949; PMCID: PMC7656887

91. Nijman G, Wientjes M, Ramjith J, et al. Risk factors for in-hospital mortality in laboratory-confirmed COVID-19 patients in the Netherlands: a competing risk survival analysis. PLoS One. 2021;16:e0249231.

92. Grasselli G, Greco M, Zanella A, et al. COVID-19 Lombardy ICU Network. Risk factors associated with mortality among patients with COVID-19 in intensive care units in Lombardy, Italy. JAMA Intern Med. 2020;180(10):1345–55.

93. Ma Y, Hou L, Yang X, et al. The association between frailty and severe disease among COVID-19 patients aged over 60 years in China: a prospective cohort study. BMC Med. 2020;18(1):274. https://doi.org/10.1186/s12916-020-01761-0. PMID: 32892742; PMCID: PMC7474968

94. Hewitt J, Carter B, Vilches-Moraga A, et al. COPE Study Collaborators. The effect of frailty on survival in patients with COVID-19 (COPE): a multicentre, European, observational cohort study. Lancet Public Health. 2020;5(8):e444–51. https://doi.org/10.1016/S2468-2667(20)30146-8. Epub 2020 Jun 30. PMID: 32619408; PMCID: PMC7326416

95. Milberg JA, Davis DR, Steinberg KP, Hudson LD. Improved survival of patients with acute respi-

ratory distress syndrome (ARDS): 1983-1993. JAMA. 1995;273(4):306–9.

96. Dres M, Hajage D, Lebbah S, et al. COVID-ICU investigators. Characteristics, management, and prognosis of elderly patients with COVID-19 admitted in the ICU during the first wave: insights from the COVID-ICU study : Prognosis of COVID-19 elderly critically ill patients in the ICU. Ann Intensive Care. 2021;11(1):77 https://doi.org/10.1186/s13613-021-00861-1. PMID: 33988767; PMCID: PMC8120254

97. COVID-ICU Group on behalf of the REVA Network and the COVID-ICU Investigators. Clinical characteristics and day-90 outcomes of 4244 critically ill adults with COVID-19: a prospective cohort study. Intensive Care Med. 2021;47(1):60–73.

98. Lim ZJ, Subramaniam A, Ponnapa Reddy M, et al. Case fatality rates for patients with COVID-19 requiring invasive mechanical ventilation. A meta-analysis. Am J Respir Crit Care Med. 2021;203(1):54–66.

99. Onder G, Rezza G, Brusaferro S. Case-fatality rate and characteristics of patients dying in relation to COVID-19 in Italy. JAMA. 2020;323(18):1775–6.

100. Guan WJ, Ni ZY, Hu Y, et al. China Medical Treatment Expert Group for COVID-19. Clinical characteristics of coronavirus disease 2019 in China. N Engl J Med. 2020;382(18):1708–20.

101. Atkins JL, Masoli JAH, Delgado J, et al. Preexisting comorbidities predicting COVID-19 and mortality in the UK biobank community cohort. J Gerontol A Biol Sci Med Sci. 2020 Oct 15;75(11):2224–30.

102. Vallet H, Schwarz GL, Flaatten H, de Lange DW, Guidet B, Dechartres A. Mortality of older patients admitted to an ICU: a systematic review. Crit Care Med. 2021;49(2):324–34.

103. Pulok MH, Theou O, van der Valk AM, Rockwood K. The role of illness acuity on the association between frailty and mortality in emergency department patients referred to internal medicine. Age Ageing. 2020;49(6):1071–9.

104. National Institute for Health and Care Excellence. COVID- 19 rapid guideline: critical care in adults. In: National Institute for Health and Care Excellence, 2020. Available online at: https://www.nice.org.uk/guidance/ng159. Accessed 15 Sept 2021.

105. Azoulay É, Beloucif S, Guidet B, Pateron D, Vivien B, Le Dorze M. Admission decisions to intensive care units in the context of the major COVID-19 outbreak: local guidance from the COVID-19 Paris-region area. Crit Care. 2020;24(1):293. https://doi.org/10.1186/s13054-020-03021-2. PMID: 32503593; PMCID: PMC7274070

106. Owen RK, Conroy SP, Taub N, et al. Comparing associations between frailty and mortality in hospitalised older adults with or without COVID-19 infection: a retrospective observational study using electronic health records. Age Ageing. 2021;50(2):307–16.

107. Miles A, Webb TE, Mcloughlin BC, et al. Outcomes from COVID-19 across the range of frailty: excess mortality in fitter older people. Eur Geriatr Med. 2020;11(5):851–5.

108. Geriatric Medicine Research Collaborative, Covid Collaborative, Welch C. Age and frailty are independently associated with increased COVID-19 mortality and increased care needs in survivors: results of an international multi-centre study. Age Ageing. 2021;50(3):617–30.

109. Jung C, Flaatten H, Fjølner J, et al. COVIP study group. The impact of frailty on survival in elderly intensive care patients with COVID-19: the COVIP study. Crit Care. 2021;25(1):149.

第 30 章　老年脓毒症

Lenneke van Lelyveld-Haas, Dylan de Lange, and I. Martin-Loeches

目录

⊕ **学习目标**

– 脓毒症 3.0 标准

– 脓毒症被定义为由宿主对感染反应失调引起的危及生命的器官功能障碍[1,2]。器官功能障碍是指脓毒症相关的序贯性器官衰竭评分（Sequential Organ Failure Assessment, SOFA）增加 2 分或以上（附录 I）。

– 脓毒症休克是指脓毒症引发的循环、细胞或代谢异常。休克使脓毒症的病死率增加。即使经过足够的液体复苏，大部分病人仍需要血管升压药物维持血压，目标是平均动脉压（mean arterial pressure, MAP）≥65mmHg，且乳酸＞2mmol/L（＞18mg/dl）。

– 脓毒症的风险和发病率随年龄增长而增加。

– 免疫衰老、其他基础疾病的合并症（包括糖尿病和慢性肾脏病和其他风险因素、营养不良等）和炎症导致老年人感染的风险增加。

– 老年人脓毒症的症状和体征常表现为非特异性，增加诊断难度。

– 老年脓毒症患者的总体治疗，应参照拯救脓毒症运动（Surviving Sepsis Campaign, SSC）指南进行。然而，对于这类脆弱的患者群体，有些地方需要特别注意，包括以下几点：

– 液体复苏应慎重，因为老年患者复苏不足和复苏过度导致病情加重的风险都很高。

– 为了维持适当的 MAP 水平，可能需要使用血管升压药；然而，还没有明确老年人的最适 MAP 水平，也没有确定哪种药物是老年人最合适的升压药。

– 老年人感染耐药性病原体和其他革兰氏阴性菌的风险增加。

– 老年人多种药代动力学和药效学都会发生改变，药物的选择、使用更具有挑战性。

– 老年人在 ICU 发生谵妄的风险较高，临床医生需要进行常规的谵妄评估，适当镇痛，预防便秘，避免使用苯二氮䓬类药物、抗胆碱能药物和其他可能导致谵妄的药物。

– 老年脓毒症患者的死亡率相当高。年龄、疾病的严重程度（以 SOFA 来判定）和身体衰弱是导致死亡的重要独立风险因素。然而，也有研究显示，入院时是否患脓毒症，其 30 天或 6 个月的死亡率并不独立相关。

– 当决定这些患者是否需要进行 ICU 治疗时应特别注意，因为在老年脓毒症患者身上容易违反不伤害原则和尊重患者自主权的伦理原则。医生不应对病人提供无益的治疗，尤其是当这种治疗是一种负担时。首先要做到不伤害。临床医生应与患者和家属讨论治疗目标和预后，将这些目标纳入治疗和临终关怀计划。基于对身体基础和认知状态、主观生活质量、长期生存的可能性和可接受的基础功能状态、个人偏好和治疗负担进行评估，确定老年患者是否需要重症监护的框架可能会有所帮助。

30.1　引言

脓毒症是一个世界性的重大医疗问题。据估计，脓毒症每年影响近 5 000 万人，导致全球约 1 100 万人死亡，每年的医疗费用高达数十亿美元[1]。世界卫生组织（World Health Organization, WHO）估算全球 20% 的死亡是由脓毒症引起的。存活下来的患者往往遭受长期的生理、心理和认知障碍。

在欧洲，脓毒症约占所有 ICU 入院人数的四分之一，尽管在所有年龄段脓毒症都会发生，但发病率随着年龄的增长而增加，大多数脓毒症发生于老年患者（年龄≥65 岁）[2-4]。

由于脓毒症在老年人群中发病率更高，故老年人是脓毒症的主要发病人群，而且发病率仍在增加[5,6]。脓毒症是高龄老年患者发病率和死亡率的主要原因之一，对其识别、治疗和结局的理解和掌握至关重要。

30.2 定义

脓毒症是一种由感染引起的非特异性、临床表现各异的急性综合征。它不是一种特定的疾病，而是一种综合征。自 1991 年以来，脓毒症的定义经历了 3 次重大修订[7-9]。最新的脓毒症 3.0 定义是指由于宿主对感染过度的反应失调而导致的危及生命的器官功能障碍[2,10]。这一新定义强调了宿主对感染的失调和不适当反应。器官功能障碍被定义为 SOFA 评分增加两分或两分以上[11]。现在脓毒症的新定义相当于以前严重脓毒症的定义。脓毒症休克是脓毒症的一个亚型，循环、细胞和代谢功能均有障碍，尽管经过足够的液体复苏，仍持续低血压，需要血管加压药维持 MAP 在 65mmHg 或更高，而且血清乳酸水平大于 2mmol/L（18mg/dl）。

30.3 流行病学

与年轻患者相比，老年患者更容易发生脓毒症。老年人的生理功能储备减少，常患有基础疾病，对感染引发的损伤耐受力下降。因此，脓毒症是影响老年患者急性疾病发病率和死亡率的常见原因，也是老年患者进入 ICU 最常见的原因之一，ICU 各类脓毒症中老年患者占了很大比例。脓毒症的发病率在过去几十年里一直增加，而且仍在增加，尤其是老年患者[5-6,12-14]。在过去的几年，疾病的严重程度也有所增加。目前，脓毒症多见于 60 岁以上的患者，且 80 岁以上患者的发病率急剧上升。诊断脓毒症的患者超过 60% 年龄≥65 岁，入住 ICU 的平均年龄为 75 岁的老年患者中，约有 64% 符合脓毒症的诊断定义[4-15]。某些原因（见下文关于免疫力和病理生理学的论述部分），使老年人感染的发生率更高。

30.4 诊断

脓毒症是一种综合征，不能通过单一的临床或实验室测试的"金标准"来诊断。脓毒症的诊断仍以临床为主。然而，由于感染的老年患者通常症状表现不典型，老年患者脓毒症的诊断更具挑战性[16]。人体对感染的免疫反应随着年龄的增长而降低，老年患者的脓毒症往往表现得更不典型。虽然老年患者脓毒症的定义与其他患者一致，但是老年脓毒症患者的症状和体征可能更加模糊不典型，需要应用更多的诊断技术（比如 CT 扫描或其他辅助检测）才能作出诊断。例如，发热是感染最常见的临床特征，而 30%～50% 的老年感染患者却没有发热[17]。老年人的生理储备减少，常患有基础疾病需要用药。故老年脓毒症患者典型的局部性症状可能没有、也可能被平常使用药物的作用所掩盖，如 β- 受体阻滞剂的使用使本应增加的心率不增加[18,19]。

30.5 老年患者的病原体检测

脓毒症患者血培养只有 30% 呈阳性[20]。诊断性血培养结果出来太慢，也可能出现假阴性,不利于脓毒症的早期识别。分子技术,如聚合酶链式反应/电喷雾电离-质谱(polymerase chain reaction/electrospray ionization-mass spectrometry,PCR-ESI-MS)等,具有比标准血培养更高的病原体识别率,并可在6小时内得出结果,但其结果需要更深入的临床评估,而且对许多机构来说往往过于昂贵[21]。

致病的病原体因感染源和感染部位不同而有所不同(如社区获得性或医院内脓毒症的病原体可能不一样)。呼吸道和泌尿生殖道是老年脓毒症患者最常见的感染部位,由革兰氏阴性菌引起的感染比年轻人更常见。由于抗生素的反复使用,老年人出现多重耐药的风险更高。大肠埃希菌是年轻人和老年人尿路感染(urinary tract infections,UTI)的主要致病菌(50%),但老年人感染其他革兰氏阴性菌的风险也增加,如变形杆菌、克雷伯氏菌和假单胞菌。老年人血液感染常见的革兰氏阳性菌包括金黄色葡萄球菌、肠球菌和链球菌[22]。在老年患者最常见的感染部位,常见的病原体因感染部位有所差异。尿路感染:大肠埃希菌、奇异变形杆菌、克雷伯氏菌和肠杆菌。肺部感染(非吸入性肺炎):肺炎链球菌、肠杆菌科、金黄色葡萄球菌和绿脓杆菌。吸入性肺炎:肺炎链球菌、金黄色葡萄球菌、梭杆菌属、普雷沃特氏菌和消化链球菌。皮肤和软组织感染:链球菌、金黄色葡萄球菌和绿脓杆菌(糖尿病足感染)[23]。

传统的脓毒症生物标志物(如白细胞总数、中性粒细胞计数和C反应蛋白)缺乏区分脓毒症和非感染性原因(如胰腺炎、烧伤和创伤)引起的炎症的特异性。新的生物标志物,如降钙素原(procalcitonin,PCT)和表达在髓系细胞-1上的可溶性触发受体(soluble triggering receptor expressed on myeloid cells-1,sTREM-1),缺乏足够的敏感性或特异性,尚未在老年脓毒症患者中得到充分验证。因此,目前生物标志物在诊断或排除VIPs中的脓毒症方面没有帮助。

30.6　免疫学

与年轻患者相比,老年人更易发生脓毒症。第一,由于免疫衰老,随着年龄的增长,免疫系统会逐渐衰退。适应性免疫系统比先天免疫系统受到的影响更大[24]。老年患者的细胞和体液免疫功能均显著下降[25]。免疫衰老的特征是"炎症"(持续低级别炎症状态),对新抗原的反应能力降低,以及记忆T细胞的积累[26,27]。这是一种多因素的状况,由免疫系统的几种年龄相关的生物变化引起,导致老年患者对脓毒症的易感性增加[25,28,29](另见第6章)。第二,老年人的功能状态下降、衰弱和营养不良,因此他们更容易发生感染。第三,许多常见的合并症,包括心肺功能储备减少、恶性肿瘤、糖尿病和慢性肝功能衰竭,这些老年患者的常见疾病都会增加脓毒症的风险[30]。第四,其他在老年人中相当常见的因素(例如由于雌激素水平下降而引起的阴道菌群改变、由于前列腺肥大引起的尿滞留和淤积、由于年龄相关的变化而导致的皮肤完整性差、不能活动、吞咽困难、咳嗽反射减弱以及口腔护理不足等)都会增加感染的风险[18,31-35]。此外,循环中甲状腺激素和内源性糖皮质激素的减少也使老年人更容易发生感染。第五,养老机构和器械使用(如导尿管)都与脓毒症有关。居住养老院的老年人被诊断为严重脓毒症的可能性是非养老院的7倍,ICU住院率则是非养老院的两倍[36]。认知障碍是严重感染的另一个危险因素。研究表明,在控制了包括年龄、性别和合并症在内的多种因素后,痴呆症致严重脓毒症的风险增加50%[37]。

30.7　病理生理学

脓毒症和脓毒症休克的病理生理学涉及病原体和宿主免疫系统之间复杂的相互作用，其机制尚未完全明了。健康状态下，人类与微生物处于共生状态；但在脓毒症中，微生物入侵正常无菌的宿主组织，成为对宿主的威胁。（局部）感染的正常生理反应包括激活宿主防御机制，导致活化的中性粒细胞和单核细胞涌入、释放炎症介质、局部血管扩张、内皮通透性增加以及凝血通路的激活。然而，脓毒症是导致的感染引起严重的全身炎症反应、继发器官功能衰竭。促炎和抗炎反应被早期激活，宿主的微生物稳态发生严重破坏，伴随着心血管、神经、激素、代谢和凝血系统等非免疫途径发生重大改变。炎症介质是脓毒症发病机制中的关键因素，其他因素，如病原体、初始感染部位、合并症和医源性干预也影响宿主的反应[38]。基因缺陷在脓毒症的发展过程中也起作用。

脓毒症的临床表现由几个生化过程引起[39-40]。第一个过程是血管扩张，由许多细胞因子引起，涉及小动脉和滋养血管。诱导型一氧化氮合酶（inducible nitric oxide synthase，iNOS）在血管内皮细胞中诱导并产生一氧化氮，这是一种强效的血管舒张剂，可引起局部血管扩张。由于血管扩张，血管阻力降低，出现相对血容量减少和有效血压下降。心脏应对低血容量和低血压的能力减弱在本书的血管活性药物一章中有描述。正常微血管阻力的丧失导致血液加速通过毛细血管床，减少了红细胞释放氧气的时间。第二是内皮屏障功能丧失。内皮紧密连接的破坏和内皮细胞的丢失导致蛋白质和液体渗出到间质中，从而进一步减少有效血管内容量。由此产生的水肿增加了毛细血管中的红细胞与相邻细胞之间的距离，从而加剧了细胞的缺氧。第三个生化过程是血栓、激活的白细胞和红细胞聚集物阻塞毛细血管，损害血液灌流。富氧的血流将绕过闭塞的毛细血管，导致局部组织缺氧量增加。第四是心肌收缩能力受损，这是由于心肌抑制剂作用不良的结果。然而，它的意义尚不明确，因为心输出量在脓毒症中是显著增加的。最后，脓毒症时会出现线粒体功能障碍。线粒体受到几种方式的影响，包括线粒体水平上氧气不足，无法发挥功能；产生过量的多种活性氧类型（如 NO、CO、H_2S），直接损害线粒体结构；激素诱导的功能和效率变化；以及线粒体基因转录蛋白的下调。这些过程导致了生物能量代谢停止，类似于冬眠状态。线粒体损伤的程度与临床严重程度、器官功能障碍或不良预后之间的关系已被证明。然而，这是否是导致器官损伤或死亡的因果途径尚不清楚。它也可能代表了一种提高最终存活率的机制。

30.8　老年脓毒症的治疗

老年脓毒症患者的治疗总体上应该与年轻人一样遵循拯救脓毒症运动（SSC）指南，尽管在处理老年患者时有一些重要的因素值得考虑。因此，我们将介绍 SSC 指南推荐，并重点讨论老年患者在哪些方面需要更多的关注或其他的方法。然而，关于老年患者脓毒症治疗的有力证据很少。在脓毒症研究中，老年人往往被排除在外或代表性不足。当他们被包括在内时，也没有进行亚组分析，所以应当对老年人的治疗提出具体建议。

SSC 是在 2002 年提出的[41]，其目的是通过制定诊断和治疗指南，在世界范围内降低脓毒症死亡率。2002 年后，该运动分几个阶段取得进展，出版了四个版本（每 4 年一次）的循证指南，实施了改进方案，并分析和发表了来自世界各地的多项研究[42-45]。在过去的几十年里, SSC 有力影响了我们关于脓毒症患者的临床实践。2018 年, SSC 根据 2016 年的指导方针发布了集束化治疗的修订版。集束化治疗从 3 小时和 6 小时改为 1 小时, 以支持对患有脓毒症和脓毒症休克的成年患者进行更快的干预, 这一点至关重要。这个 1 小时集束化治疗的 4 个项目是: 乳酸水平的测量[如果升高(即 > 2mmol/L)则重新测量], 获得培养物(包括血培养), 给予广谱抗生素, 在低血压或乳酸水平为 4mmoL/L 的情况下快速输液, 以及在液体复苏期间或之后持续低血压的情况下使用血管升压药以维持 MAP ≥ 65mmHg[46]。

30.8.1　液体复苏

液体复苏对所有脓毒症患者都很重要, 有助于优化心脏前负荷, 改善或维持器官灌注压。所有低血压脓毒症患者都需要液体复苏; 然而, 在 VIPs 患者的脓毒症中, 液体复苏需要特别注意, 应谨慎进行。SSC 建议液体复苏以维持或达到 MAP ≥ 65mmHg, 但由于 VIPs 患者脓毒症存在其他合并症, 是否需要更高的 MAP 目标(80mmHg ~ 85mmHg), 仍是一个疑问, 尽管临床试验和 SSC 都支持这一目标的提高(见第 19 章)。老年患者通常患有慢性动脉性高血压, 这会导致自动调节压力 - 器官灌注曲线向右移动[47]。因此, 可能需要更高的 MAP 目标以防止急性肾损伤(acute kidney injury, AKI)。考虑到老年脓毒症和脓毒症休克患者入院前的 MAP, 仔细定义复苏阶段的个体化 MAP 目标似乎至关重要。在 MAP 目标高(80 ~ 85mmHg)或低(65 ~ 70mmHg)的患者(有脓毒症休克)之间, 28 天死亡率没有差异, 但慢性动脉性高血压患者被随机分至高 MAP 目标组时, 他们的血清肌酐倍增的发生率确实较低, 需要较少的肾脏替代治疗。然而, 高 MAP 目标组心房颤动的发生率也越高[48]。另一项研究表明, 严重脓毒症或脓毒症休克患者的 AKI 发生率与复苏前和复苏后 MAP 值之间的差异存在相关性。MAP 差异被证明是脓毒症相关 AKI 的一个危险因素, 在 MAP 差异值(入院前 MAP 减去复苏后 MAP)位于最低四分位数(即复苏后 MAP 大多高于入院前 MAP)的患者中, AKI 的发生率显著降低。对高血压患者亚组的分析显示出相同的关系[49]。尽管这些 VIPs 可能有更大的复苏不足风险, 但应谨慎避免过度复苏, 特别是在已知心力衰竭或严重肾功能损害的患者中。及时开始使用利尿剂进行去复苏也很重要。老年患者心脏收缩和舒张功能障碍均常出现。舒张功能障碍与年龄和老年人中更常见的其他合并症有关, 如高血压、糖尿病和缺血性心脏病(ischemic heart disease, IHD)。此外, 在所有年龄段的严重脓毒症和脓毒症休克患者中, 舒张期功能障碍是很常见的。研究表明, 舒张功能障碍是死亡率的一个强有力的独立预测因素[50-51]。补液试验评估技术, 如经胸超声心动图(transthoracic echocardiogram, TTE)、脉压变异率(pulse pressure variation, PPV)、心输出量(cardiac output, CO)和 / 或舒张末期容积(cardiac output, EDV)测量[如使用脉搏指数连续心输出量监测(Pulse Contour Cardiac Output, PICCO)], 可能有助于识别 VIPs 在严重脓毒症和脓毒症休克期间是否需要进一步液体复苏。

SSC 建议所有患者初始快速静脉补液量为 30mL/kg, 然后补液治疗直到患者不再表现出血流动力学改善(强烈建议, 证据质量低)。应该采用快速输液只要血流动力学因素持续改善, 就应继续进行静脉补液[45, 52-57]。

与胶体相比, 晶体是首选的液体, 无论是用于最初的复苏还是随后的血管内容量替代(强烈建议,证据质量适中)。液体复苏建议使用平衡晶体(如乳酸林格液或勃脉力®)或生理盐水。无论选择何种晶体溶液,都应避免高氯血症[58-59]。不应使用羟乙基淀粉(hydroxyethyl starch,HES)(因为与晶体液相比,死亡率和 RRT 更高)。人血白蛋白的地位仍然存在争论。对于白蛋白低且需要大量晶体(白蛋白浓度目标为 3g/dL)的患者,除晶体外,可以考虑将人血白蛋白用于血管内容量替代(推荐性低,证据质量低)。尽管指南总体建议当血红蛋白水平>9g/dL 反对输血(强烈建议,证据质量高),但 VIPs 的脓毒症最佳输血阈值尚未明确定义。

30.8.2　升压药(另见第 19 章)

老年患者脓毒症休克在充分液体复苏后,仍表现出低血压,可能需要使用血管升压药,以帮助达到适当的 MAP 水平,改善和维持终末器官灌注。SSC 指南强烈建议将初始目标 MAP 设定为≥65mmHg,但如上所述,较高的目标对高血压或动脉粥样硬化患者可能有益,这是老年患者常见的并发症,因为已经证明,与有动脉高血压病史的患者的标准目标相比,80~85mmHg 的目标 MAP 可改善肾功能。然而,其死亡率没有差异,且高目标组患者的心房颤动(atrial fibrillation,AF)发生率更高。局部和整体血流灌注的个体化评估,如乳酸浓度、精神状态和利尿,可能是更重要的监测和治疗目标。

去甲肾上腺素是一般患者的首选药物。然而,如上所述,尚未界定 VIPs 患者适当的MAP 水平,也未明确 VIPs 患者恰当的血管升压药。血管活性药物可分为血管升压药、强心药或血管扩张剂。每种血管活性物质的受体药理学最终决定了其生理特性和对各种血流动力学重要获益及不良反应。在很大程度上,通过平衡有益的血流动力学影响和不必要的副作用来指导特定药物的选择。老年人安全性的担忧需要着重考虑,尤其是患有多种合并症的老年人。

30.8.3　抗生素

及时给予恰当有效的抗菌治疗是脓毒症治疗的基石,因为所有年龄段的不良结局都与治疗不足有关(强烈建议,证据质量中等)[60]。SSC 建议在脓毒症确诊后 1 小时内开始静脉内使用广谱抗生素(强烈建议,证据质量适中)。

经验性治疗应该由几个因素决定,包括流行病学危险因素、基于出现的症状和体征的可能感染源、疾病的严重程度和当地流行病学。经验性治疗应该量身定做最终方案,如果证据表明不太可能感染,则应停止治疗[61-62]。VIPs 患有脓毒症时使用广谱抗生素,应特别考虑抗菌药的选择和剂量,因为 VIPs 感染多重耐药菌(multidrug-resistant organism,MDRO)的风险比年轻人更高,原因有多种,包括 COPD、肾衰竭和糖尿病等并存疾病;最近住院;最近接触抗生素;长期居住护理机构;异物(尿管、血管通路装置);以及以前有MDRO 定植。

剂量需受到特别关注,因为随着年龄增长的生理变化,药代动力学和药效学发生了变化。几种抗生素需要调整剂量以防止毒性,使用成人给药标准通常是不合适的。

30.8.4 镇静剂

一般而言,患有脓毒症的 VIPs 患者应尽量减少持续或间歇性镇静。应该明确镇静目标,以减少机械通气的持续时间,并支持更早活动。限制镇静剂的使用,无论使用何种药物,都与缩短机械通气、ICU 和住院时间(length of stay, LOS)有关。以预先设定的镇静水平 [如 Ramsay 镇静评分、Richmond 躁动 - 镇静评分(Richmond Agitation Sedation Scale, RASS)或 Riker 镇静躁动评分(Riker Sedation-Agitation Scale, SAS)] 为目标,最终每天中断和 / 或使用短效药物,都可能有助于更快地脱机,缩短 ICU 入住时间,并改善 VIPs 脓毒症的预后[63-65]。由于上述老年患者药物的药代动力学和药效学的改变,镇静剂的作用时间可能会延长。因此,镇静剂的剂量也应该谨慎,使用短效药物和个体化镇静方案可能会有用。

由于潜在的认知变化,VIPs 患者有更高的谵妄风险。谵妄本身与 VIPs 死亡率增加有关[66]。应探索管理疼痛、躁动和谵妄的非药物方法,并应尽量减少苯二氮䓬类药物的使用[67]。

30.8.5 糖皮质激素

糖皮质激素在脓毒症中的使用有争议。到目前为止,关于其改善死亡率的证据是矛盾的[68-72]。SSC 指南建议,如果血流动力学无法恢复,以及已知既往接受糖皮质激素治疗或怀疑肾上腺功能受损的患者,给予氢化可的松 200mg/d。危重病相关糖皮质激素不足(critical illness-related corticosteroid insufficiency, CIRCI)可能在老年患者中更常见,但数据很少。老年患者中依托咪酯对肾上腺皮质醇产生的阻断作用(通过抑制 11-β- 羟基酶)延长。不推荐 ACTH 或随机皮质醇检测。当不再需要血管升压药时,可以逐渐减少糖皮质激素[68-69, 73]。

我们相信同样的建议也适用于老年脓毒症患者。正常衰老会导致 ACTH 和皮质醇分泌的细微变化。老年人每天的皮质醇水平升高,正常昼夜节律模式下没有明显改变[74]。在使用糖皮质激素治疗的过程中,可能会出现高血糖和高钠血症,而且由于 2 型糖尿病在老年人中更常见,因此应仔细监测血糖水平,并在必要时开始胰岛素治疗。

30.8.6 血糖控制

对于一般的脓毒症患者,胰岛素治疗应在两次血糖水平＞180mg/dL(10mmol/L)后开始。每隔 1～2 小时应该监测一次血糖水平,直到血糖稳定,如果患者接受胰岛素输注和目标≤180mg/dL(10mmoL/L),则在此之后每 4 小时监测一次。此外,糖尿病在老年人中更为常见。因此,每一位老年脓毒症患者都应进行血糖控制。然而,目前还不能确定老年脓毒症患者的血糖控制目标应该相同还是另外设定。

30.8.7 血栓栓塞预防

对于没有任何禁忌证的脓毒症患者,一般建议使用低分子量肝素进行药物预防,以防止下肢静脉血栓形成(deep vein thrombosis, DVT)和肺栓塞(pulmonary embolism, PE)。老年患者更容易发生 DVT 和 PE,且发病率随着年龄的增加而增加。衰老是静脉血栓形成最强烈和最普遍的危险因素之一[75-76]。血栓形成的年龄特异性危险因素,即内皮功能障碍和衰老,可能是解释老年人 VT 发生率增加的重要原因。老年人静脉血栓栓塞症的其他危险因素包括制动、合并症(包括充血性心力衰竭、慢性阻塞性肺疾病、糖尿病、激素止血的变化和恶性肿瘤)以及凝血因子水平升高。

由于老年人更容易发生 DVT 和 PE,低分子量肝素药物预防至关重要。对于肾功能受损的 VIPs,可能有必要减少低分子量肝素剂量,由于低分子量肝素经肾脏排泄,建议监测肌酐清除量<30mL/min 的 VIPs 中的抗 -Xa 水平,然后根据测得的抗 -Xa 水平调整低分子量肝素剂量。

然而,老年患者出血风险也会增加。这些增加的血栓栓塞和出血风险应单独评估。如果药物预防禁忌,建议采用机械预防血栓栓塞[77]。

30.8.8 应激性溃疡预防

脓毒症或脓毒症休克患者一般应接受 H_2 受体拮抗剂(histamine-2 receptor antagonists,H_2RAs)或质子泵抑制剂(histamine-2 receptor antagonists,PPIs)来治疗应激性溃疡(Stress Ulcer Prophylaxis,SUP)。由于高龄脓毒症患者有胃肠道应激性溃疡并伴有临床显著出血的风险,因此应该评估每一位老年脓毒症患者是否需要 SUP,并注意是否存在出血的危险因素[78-79]。

30.9 药物:药代动力学和药效学(另见第 7 章)

老年患者的药代动力学(Pharmacokinetics,PK)和药效学(pharmacodynamics,PD)是不同的,使用包括抗生素在内的药物时,应该考虑到这一点[23,80,81]。

年龄是肝肾功能不全的一个明确的危险因素,剂量调整可能是必要的。此外,患有多种合并症的老年人容易受到多药联用的影响,这可能会带来额外的药物不良反应风险。在老年患者中,药物的吸收、分布、代谢和排泄发生了一些变化(另见第 7 章)。

老年人对药物的吸收可能会下降,这是由于胃壁细胞萎缩,胃 pH 升高,排空时间延迟,肠道表面积减少,以及腹部血流量减少[80,82]。

由于老年患者的身体组成发生改变,瘦肌肉量减少,体脂增加,全身水分减少,药物分布可能会有所不同。这导致亲水性药物的分布量减少,而亲脂性药物的分布量增加。此外,VIPs 的血清白蛋白降低了,导致通常高度结合蛋白质的药物的游离部分浓度增加[19]。

老年患者的新陈代谢和药物排泄也经常发生改变。由于年龄相关的肝脏血流量下降和肝酶(包括 P450 系统活性)受损,首过效应降低,肝清除药物的半衰期增加。VIPs 患者的肾功能很难评估,因为与年龄相关的肌肉质量下降,肾滤过能力因与年龄相关的肾小球损害而降低。肾清除药物的清除量可能会减少。

老年患者大多由于动脉粥样硬化和外周血管阻力增加而导致全身血流灌注减少,脓毒症情况下这种影响可能会进一步增强。因此,药物组织的渗透减少,治疗浓度降低,导致治疗失败的发生率更高。另外,由于肝脏和肾脏灌注减少,新陈代谢和抗生素的清除可能会减少,从而增加各种毒性的风险。

30.10 结局：死亡率、评分系统的预测值、功能结局和生活质量

年龄越大，脓毒症预后越差[6]。虽然最近的几项研究反复证明，年龄是老年脓毒症患者死亡的重要独立危险因素之一，但许多其他因素，包括衰弱、器官衰竭的严重性和合并症，也起着重要作用[83-84]。然而，在改善了器官功能障碍后，入院诊断为脓毒症与30天或6个月的死亡率并不独立相关[85-86]。

尽管诊断和治疗的进步使ICU患者的整体和各个年龄段的预后有了显著改善，但老年脓毒症患者的死亡率仍相当高[4-5, 84, 87-89]。在一项大型前瞻性多中心研究中，老年脓毒症患者的28天死亡率和住院死亡率分别为46.8%和54.2%（P=0.02）[84]。一项描述老年脓毒症患者预后的系统回顾分析了老年脓毒症患者的ICU、住院期间和1年死亡率分别为43%、47%和68%[89]。与因其他原因而住进ICU的老年患者相比，因脓毒症入ICU的老年患者死亡率更高。老年死亡患者往往在住院期间较早死亡。在一项欧洲的大型多中心关于VIP-1的研究中，年龄≥80岁的脓毒症患者的ICU死亡率和30天死亡率分别为31.2%和44.6%[90]。在VIP-2研究中，年龄≥80岁的脓毒症患者的ICU和6个月的死亡率为31.4%和53.8%[83]。

与年轻患者相比，各种评分系统，包括APACHE Ⅳ、SOFA、SAPS、MPM对老年患者死亡率的预测价值较低。年龄在预后的变量占有很高的权重，并伴有合并症。SAPS3的预后模型不能准确预测需要入住ICU的老年患者的死亡率[91]。可能需要另一种专门为老年人订制模型系数的建模方法来获得更准确的概率，或者为老年患者开发专门的模型。由于SOFA评分的使用需要实验室评估，而这些数值在床边可能不容易获得，因此开发了qSOFA[10]。qSOFA是一种方便使用的风险分层工具，适用于非ICU环境，以便在早期阶段识别脓毒症。它可以在不进行实验室检测的情况下获得，包含以下三个组成部分：收缩压≤100mmHg，呼吸频率≥22次/min，以及意识改变。然而，在荷兰ICU收治的老年脓毒症患者中，qSOFA对住院死亡率的辨别能力较差（AUC 0.596），低于SOFA、APACHE Ⅳ和SAPS Ⅱ（AUC分别为0.704、0.722和0.780）。对于所有年龄段来说，扩展了几个其他特征的qSOFA模型（AUC 0.643）并不逊于完整的SOFA，但仍然比APACHE Ⅳ和SAPS Ⅱ差[92]。

许多因脓毒症住院而存活下来的老年患者患有严重的功能障碍和认知能力下降，无法出院。他们在住院后常常需要熟练的专业护理或康复治疗。他们患有长期障碍；认知、心理和身体障碍；以及诸如肌肉无力、疲劳、记忆力差、难以集中注意力、思维模糊、难以入睡、悲伤、焦虑和吞咽困难等主诉，称为重症监护后综合征（post-intensive care syndrome，PICS）[93, 94]。PICS更有可能影响到VIPs，并且由于一些原因，它已经成为一个非常重要的老年人现象。第一，VIPs数量随着人口老龄化而增加，85岁及以上是ICU入院人数增长最快的年龄段。第二，大多数VIPs患者出现谵妄，这是发生ICU获得性认知障碍的主要风险因素。第三，入住ICU前的认知和功能障碍增加了入住ICU后认知和功能下降的可能性[93]。

研究发现，严重脓毒症致中重度认知功能障碍的进展概率增加3倍。脓毒症也与生活质量（quality of life，QoL）的下降相关[95-96]。然而，一些研究表明，老年ICU幸存者可能会接受他们的残疾，并很好地适应一定程度的肢体残疾，认为他们的生活质量良好或令人满意，并在出院后具有良好的情绪和社会幸福感[97]。

30.11　分诊和医学伦理学

决定是否让一名患有脓毒症的老年患者进入 ICU 可能很困难。由于老年患者比年轻患者死亡和功能衰退的风险更高，因此可能会出现关于 ICU 治疗必要性的讨论。

在医学伦理学中，有 4 个指导治疗决定的主要原则：不伤害、有利、尊重患者的自主权和公正[98]。对于因脓毒症入院的老年患者，这四项原则可能会相互冲突。大多数 ICU 治疗并不是没有副作用，而且成本很高。例如，气管插管和中心静脉插管等侵入性治疗通常会违反不伤害原则。违反这一原则通常是公平的，因为实施这些措施利大于弊。然而，这种平衡在老年脓毒症患者中可能有所不同。ICU 治疗造成的伤害（痛苦）可能与年轻 ICU 患者相似，但 ICU 治疗带来的好处往往要小得多。

关于患者自主权的原则，重要的是要知道，并不是所有患有脓毒症的老年患者都愿意进入 ICU。他们中的一些人可能更关注"死亡质量"和减轻疼痛和不适，而不是延长生命的治疗[99,100]。对 ICU 治疗可耐受程度和可接受结果的评估应该由患者决定，而不是医疗团队。医疗必须根据患者的自主意愿和特定患者的有益治疗来证明是合理的。因此，应该讨论所有老年脓毒症患者的治疗目标。这种对 ICU 治疗利弊的仔细权衡不仅应该在入住 ICU 时进行，而且应该在 ICU 入住期间（长期的）进行。所有关于开始、继续或放弃生命支持治疗（life-sustaining treatments，LST）的决定都应该以特定患者的福祉为依据，与他或她的意愿一致。目前已经提出了一个框架，基于对身体基础和认知状态、主观生活质量、长期生存的可能性和可接受的基础功能、个人偏好和治疗负担，决定是否对老年患者进行重症治疗[101]。

30.12　高龄脓毒症患者的费用负担

由于人口老龄化和老年患者脓毒症的高发生率，脓毒症对社会造成了重大负担，并对医疗保健系统产生了重要影响[102-104]。脓毒症是美国医院治疗费用最高的疾病[105]。2017 年，脓毒症治疗的年度成本近 400 亿美元（382 亿美元），占医院总成本的 8.8%，其中超过 50% 的成本用于 65 岁以上的治疗。和其他疾病，如 COPD、肺炎和心力衰竭相比，脓毒症治疗后的再入院更频繁且更昂贵[106]。

研究表明，与较年轻的 ICU 患者相比，高龄患者在入住 ICU 前 1 年、ICU 住院当年和 ICU 住院后 1 年消耗的医疗资源更多[107]。虽然这项研究并不完全针对因脓毒症入院的老年患者，但由于大多数因脓毒症而存活下来的老年患者存在严重的功能障碍和认知衰退，因此住院后需要熟练的护理或康复治疗，且出院后的老年患者也可能面临高昂的费用。

结论

脓毒症是一个重大的全球医疗问题。与年轻患者相比，老年患者更容易感染，因此导致老年患者脓毒症高发，且发病率仍在增加。老年人经常出现非特异性的体征和症状，因此诊断脓毒症可能更具挑战性。老年脓毒症的整体治疗应遵循 SSC 指南。然而，正如上述所讨论的，在这一脆弱的群体中，一些问题需要特别注意。尽管治疗方式有所改善，但老年脓毒症患者的死亡率仍相当高。

要点

- 脓毒症是一个重大的全球医疗问题。由于多种原因，老年患者更容易受到感染，因此导致脓毒症高发，且发病率仍在增加。

- 脓毒症在老年人中更难诊断，因为他们经常出现非特异性的体征和症状。

- 脓毒症 3.0 定义是指由于宿主对感染的反应过度失调而导致的危及生命的器官功能障碍。

- 老年脓毒症的综合治疗应按 SSC 指南进行。然而，在这一脆弱的患者群体中，有几个方面（如液体复苏、血管升压药、抗生素选择、镇静和药物选择）需要特别关注。

- 老年脓毒症患者病死率较高。年龄、疾病严重程度和衰弱是死亡的重要独立危险因素。

- 当需要决定对这些患者进行 ICU 治疗时，应特别慎重，因为避免伤害和尊重患者自主权的伦理原则在高龄脓毒症患者中很容易被违反。医生有义务不给予患者不利的治疗，尤其是在这种治疗负担过重的情况下，首先要做到不伤害。

- 临床医生应与患者和家属讨论治疗目标和预后。根据对身体基础和认知状态、主观生活质量、长期生存的可能性和可接受的基础功能、个人偏好和治疗负担的明确评估来构建一个框架，可能对决定是否停止对老年患者的重症监护会有帮助。

（孙敏　叶继辉 译，朱建华 审校）

参考文献

1. Organization WH. Global report on the epidemiology and burden of sepsis: current evidence, identifying gaps and future directions. Geneva: World Health Organization; 2020. Licence: CC BY-NC-SA 3.0 IGO ISBN: 978 92 4 001078 9.

2. Singer M, Deutschman CS, Seymour CW, Shankar-Hari M, Annane D, Bauer M, et al. The third international consensus definitions for sepsis and septic shock (sepsis-3). JAMA [Internet]. 2016 [cited 2019 Jan 23];315(8):801–10. Available from: http://jama.jamanetwork.com/article.aspx?doi=10.1001/jama.2016.0287.

3. Vincent J-L, Sakr Y, Singer M, Martin-Loeches I, Machado FR, Marshall JC, et al. Prevalence and outcomes of infection among patients in intensive care units in 2017. JAMA. 2020;323(15):1478–87.

4. Kaukonen K-M, Bailey M, Suzuki S, Pilcher D, Bellomo R. Mortality related to severe sepsis and septic shock among critically ill patients in Australia and New Zealand, 2000–2012. JAMA [Internet]. 2014 [cited 2019 Jan 23];311(13):1308–16. Available from: http://jama.jamanetwork.com/article.aspx?doi=10.1001/jama.2014.2637

5. Angus DC, Linde-Zwirble WT, Lidicker J, Clermont G, Carcillo J, Pinsky MR. Epidemiology of severe sepsis in the United States: analysis of incidence, outcome, and associated costs of care. Crit Care Med [Internet]. 2001 [cited 2019 Jan 23];29(7):1303–10. Available from: http://www.ncbi.nlm.nih.gov/pubmed/11445675.

6. Martin GS, Mannino DM, Moss M. The effect of age on the development and outcome of adult sepsis. Crit Care Med [Internet]. 2006 [cited 2019 Jan 23];34(1):15–21. Available from: http://www.ncbi.nlm.nih.gov/pubmed/16374151.

7. Bone RC, Balk RA, Cerra FB, Dellinger RP, Fein AM, Knaus WA, et al. Definitions for sepsis and organ failure and guidelines for the use of innovative therapies in sepsis. The ACCP/SCCM Consensus Conference Committee. American College of Chest Physicians/Society of Critical Care Medicine. Chest [Internet]. 1992 [cited 2019 Jan 23];101(6):1644–55. Available from: http://www.ncbi.nlm.nih.gov/pubmed/1303622.

8. Levy MM, Fink MP, Marshall JC, Abraham E, Angus D, Cook D, et al. 2001 SCCM/ESICM/ACCP/ATS/SIS international sepsis definitions conference. Crit Care Med [Internet]. 2003 [cited 2019 Jan 23];31(4):1250–6. Available from: http://www.ncbi.nlm.nih.gov/pubmed/12682500.

9. Kaukonen K-M, Bailey M, Pilcher D, Cooper DJ, Bellomo R. Systemic inflammatory response syndrome criteria in defining severe sepsis. N Engl J Med [Internet]. 2015 [cited 2019 Jan 23];372(17):1629–38. Available from: http://www.nejm.org/doi/10.1056/NEJMoa1415236.

10. Seymour CW, Liu VX, Iwashyna TJ, Brunkhorst FM, Rea TD, Scherag A, et al. Assessment of clinical criteria for sepsis: for the third international consensus definitions for sepsis and septic shock (sepsis-3). JAMA [Internet]. 2016 [cited 2019 Jan 23];315(8):762–74. Available from: http://jama.jamanetwork.com/article.aspx?doi=10.1001/jama.2016.0288

11. Vincent JL, Moreno R, Takala J, Willatts S, De Mendonça A, Bruining H, et al. The SOFA (Sepsis-related Organ Failure Assessment) score to describe organ dysfunction/failure. On behalf of the Working Group on Sepsis-Related Problems of the European Society of Intensive Care Medicine. Intensive Care Med [Internet]. 1996 [cited 2019 Jan 23];22(7):707–10. Available from: http://www.ncbi.nlm.nih.gov/pubmed/8844239.

12. Gavazzi G, Krause K-H. Ageing and infection. Lancet Infect Dis. 2002;2(11):659–66.

13. Pawelec G, Solana R, Remarque E, Mariani E. Impact of aging on innate immunity. J Leukoc Biol. 1998;64(6):703–12.

14. Martin GS, Mannino DM, Eaton S, Moss M. The epidemiology of sepsis in the United States from 1979 through 2000. N Engl J Med. 2003;348(16):1546–54.

15. Rowe T, KLB A, Van Ness PH, Pisani MA, Juthani-Mehta M. Outcomes of older adults with sepsis at admission to an intensive care unit. Open forum Infect Dis. 2016;3(1):ofw010.

16. Ginaldi L, Loreto MF, Corsi MP, Modesti M, De Martinis M. Immunosenescence and infectious diseases. Microbes Infect. 2001;3(10):851–7.

17. Norman DC. Fever in the elderly. Clin Infect Dis an Off Publ Infect Dis Soc Am. 2000;31(1):148–51.

18. van Duin D. Diagnostic challenges and opportunities in older adults with infectious diseases. Clin Infect Dis an Off Publ Infect Dis Soc Am. 2012;54(7):973–8.

19. Bellmann-Weiler R, Weiss G. Pitfalls in the diagnosis and therapy of infections in elderly patients--a mini-review. Gerontology. 2009;55(3):241–9.

20. Calandra T, Cohen J. The international sepsis forum consensus conference on definitions of infection in the intensive care unit. Crit Care Med. 2005;33(7):1538–48.

21. Vincent J-L, Brealey D, Libert N, Abidi NE, O'Dwyer M, Zacharowski K, et al. Rapid diagnosis of infection in the critically ill, a multicenter study of molecular detection in bloodstream infections, pneumonia, and sterile site infections. Crit Care Med. 2015;43(11):2283–91.

22. Blot S, Cankurtaran M, Petrovic M, Vandijck D, Lizy C, Decruyenaere J, et al. Epidemiology and outcome of nosocomial bloodstream infection in elderly critically ill patients: a comparison between middle-aged, old, and very old patients. Crit Care Med. 2009;37(5):1634–41.

23. Clifford KM, Dy-Boarman EA, Haase KK, Maxvill K, Pass SE, Alvarez CA. Challenges with diagnosing and managing sepsis in older adults. Expert Rev Anti-Infect Ther. 2016;14(2):231–41.

24. Pangrazzi L, Weinberger B. T cells, aging and senescence. Exp Gerontol. 2020;134:110887.

25. Opal SM, Girard TD, Ely EW. The immunopathogenesis of sepsis in elderly patients. Clin Infect Dis an Off Publ Infect Dis Soc Am. 2005;41(Suppl 7):S504–12.

26. Aiello A, Farzaneh F, Candore G, Caruso C, Davinelli S, Gambino CM, et al. Immunosenescence and its hallmarks: how to oppose aging strategically? A review of potential options for therapeutic intervention. Front Immunol. 2019;10:2247.

27. Soysal P, Stubbs B, Lucato P, Luchini C, Solmi M, Peluso R, et al. Inflammation and frailty in the elderly: a systematic review and meta-analysis. Ageing Res Rev. 2016;31:1–8.

28. Castle SC, Uyemura K, Fulop T, Makinodan T. Host resistance and immune responses in advanced age. Clin Geriatr Med. 2007;23(3):463–79. v

29. Norman DC. Clinical features of infection in older adults. Clin Geriatr Med. 2016;32(3):433–41.

30. Esper AM, Moss M, Lewis CA, Nisbet R, Mannino DM, Martin GS. The role of infection and comorbidity: factors that influence disparities in sepsis. Crit Care Med. 2006;34(10):2576–82.

31. Raz R, Gennesin Y, Wasser J, Stoler Z, Rosenfeld S, Rottensterich E, et al. Recurrent urinary tract infections in postmenopausal women. Clin Infect Dis an Off Publ Infect Dis Soc Am. 2000;30(1):152–6.

32. Jackson SL, Boyko EJ, Scholes D, Abraham L, Gupta K, Fihn SD. Predictors of urinary tract infection after menopause: a prospective study. Am J Med. 2004;117(12):903–11.

33. Rowe TA, Juthani-Mehta M. Diagnosis and management of urinary tract infection in older adults. Infect Dis Clin N Am. 2014;28(1):75–89.

34. Quagliarello V, Ginter S, Han L, Van Ness P, Allore H, Tinetti M. Modifiable risk factors for nursing home-acquired pneumonia. Clin Infect Dis an Off Publ Infect Dis Soc Am. 2005;40(1):1–6.

35. Juthani-Mehta M, De Rekeneire N, Allore H, Chen S, O'Leary JR, Bauer DC, et al. Modifiable risk factors for pneumonia requiring hospitalization of community-dwelling older adults: the Health, Aging, and Body Composition Study. J Am Geriatr Soc. 2013;61(7):1111–8.

36. Ginde AA, Moss M, Shapiro NI, Schwartz RS. Impact of older age and nursing home residence on clinical outcomes of US emergency department visits for severe sepsis. J Crit Care. 2013;28(5):606–11.

37. Shen H-N, Lu C-L, Li C-Y. Dementia increases the risks of acute organ dysfunction, severe sepsis and mortality in hospitalized older patients: a national population-based study. PLoS One. 2012;7(8):e42751.

38. Cinel I, Opal SM. Molecular biology of inflammation and sepsis: a primer. Crit Care Med. 2009;37(1):291–304.

39. De Backer D, Creteur J, Preiser J-C, Dubois M-J, Vincent J-L. Microvascular blood flow is altered in patients with sepsis. Am J Respir Crit Care Med. 2002;166(1):98–104.

40. Singer M. The role of mitochondrial dysfunction in sepsis-induced multi-organ failure. Virulence. 2014;5(1):66–72.

41. SSC declaration.

42. Dellinger RP, Carlet JM, Masur H, Gerlach H, Calandra T, Cohen J, et al. Surviving sepsis campaign guidelines for management of severe sepsis and septic shock. Crit Care Med. 2004;32(3):858–73.

43. Dellinger RP, Levy MM, Carlet JM, Bion J, Parker MM, Jaeschke R, et al. Surviving sepsis campaign: international guidelines for management of severe sepsis and septic shock: 2008. Crit Care Med. 2008;36(1):296–327.

44. Dellinger RP, Levy MM, Rhodes A, Annane D, Gerlach H, Opal SM, et al. Surviving sepsis campaign: international guidelines for management of severe sepsis and septic shock: 2012. Crit Care Med. 2013;41(2):580–637.

45. Rhodes A, Evans LE, Alhazzani W, Levy MM, Antonelli M, Ferrer R, et al. Surviving sepsis campaign: international guidelines for management of sepsis and septic shock: 2016. Intensive Care Med. 2017;43(3):304–77.

46. Levy MM, Evans LE, Rhodes A. The surviving sepsis campaign bundle: 2018 update. Intensive Care Med. United States. 2018;44:925–8.

47. Hill JV, Findon G, Appelhoff RJ, Endre ZH. Renal autoregulation and passive pressure-flow relationships in diabetes and hypertension. Am J Physiol Renal Physiol. 2010;299(4):F837–44.

48. Asfar P, Meziani F, Hamel J-F, Grelon F, Megarbane B, Anguel N, et al. High versus low blood-pressure target in patients with septic shock. N Engl J Med. 2014;370(17):1583–93.

49. Moman RN, Ostby SA, Akhoundi A, Kashyap R, Kashani K. Impact of individualized target mean arterial pressure for septic shock resuscitation on the incidence of acute kidney injury: a retrospective cohort study. Ann Intensive Care. 2018;8(1):124.

50. Landesberg G, Gilon D, Meroz Y, Georgieva M, Levin PD, Goodman S, et al. Diastolic dysfunction and mortality in severe sepsis and septic shock. Eur Heart J. 2012;33(7):895–903.

51. Brown SM, Pittman JE, Hirshberg EL, Jones JP, Lanspa MJ, Kuttler KG, et al. Diastolic dysfunction and mortality in early severe sepsis and septic shock: a prospective, observational echocardiography study. Crit Ultrasound J. 2012;4(1):8.

52. Self WH, Semler MW, Bellomo R, Brown SM, DeBoisblanc BP, Exline MC, et al. Liberal versus restrictive intravenous fluid therapy for early septic shock: rationale for a randomized trial. Ann Emerg Med. 2018;72(4):457–66.

53. Serpa Neto A, Martin Loeches I, Klanderman RB, Freitas Silva R, Gama de Abreu M, Pelosi P, et al. Balanced versus isotonic saline resuscitation-a systematic review and meta-analysis of randomized controlled trials in operation rooms and intensive care units. Ann Transl Med. 2017;5(16):323.

54. Caironi P, Tognoni G, Masson S, Fumagalli R, Pesenti A, Romero M, et al. Albumin replacement in patients with severe sepsis or septic shock. N Engl J Med. 2014;370(15):1412–21.

55. Finfer S, Bellomo R, Boyce N, French J, Myburgh J, Norton R. A comparison of albumin and saline for fluid resuscitation in the intensive care unit. N Engl J Med. 2004;350(22):2247–56.

56. Holst LB, Haase N, Wetterslev J, Wernerman J, Guttormsen AB, Karlsson S, et al. Lower versus higher hemoglobin threshold for transfusion in septic shock. N Engl J Med. 2014;371(15):1381–91.

57. Hjortrup PB, Haase N, Bundgaard H, Thomsen SL, Winding R, Pettilä V, et al. Restricting volumes of resuscitation fluid in adults with septic shock after initial management: the CLASSIC randomised, parallel-group, multicentre feasibility trial. Intensive Care Med. 2016;42(11):1695–705.

58. Self WH, Semler MW, Wanderer JP, Wang L, Byrne DW, Collins SP, et al. Balanced crystalloids versus saline in noncritically ill adults. N Engl J Med. 2018;378(9):819–28.

59. Semler MW, Self WH, Wanderer JP, Ehrenfeld JM, Wang L, Byrne DW, et al. Balanced crystalloids versus saline in critically ill adults. N Engl J Med. 2018;378(9):829–39.

60. Kumar A, Roberts D, Wood KE, Light B, Parrillo JE, Sharma S, et al. Duration of hypotension before initiation of effective antimicrobial therapy is the critical determinant of survival in human septic shock. Crit Care Med. 2006;34(6):1589–96.

61. Prescott HC, Iwashyna TJ. Improving sepsis treatment by embracing diagnostic uncertainty. Ann Am Thorac Soc. 2019;16(4):426–9.

62. Strich JR, Heil EL, Masur H. Considerations for empiric antimicrobial therapy in sepsis and septic shock in an era of antimicrobial resistance. J Infect Dis. 2020;222(Supplement_2):S119–31.

63. Shehabi Y, Bellomo R, Reade MC, Bailey M, Bass F, Howe B, et al. Early intensive care sedation predicts long-term mortality in ventilated critically ill patients. Am J Respir Crit Care Med. 2012;186(8):724–31.

64. Kress JP, Pohlman AS, O'Connor MF, Hall JB. Daily interruption of sedative infusions in critically ill patients undergoing mechanical ventilation. N Engl J Med. 2000;342(20):1471–7.

65. Fraser GL, Devlin JW, Worby CP, Alhazzani W, Barr J, Dasta JF, et al. Benzodiazepine versus nonbenzodiazepine-based sedation for mechanically ventilated, critically ill adults: a systematic review and meta-analysis of randomized trials. Crit Care Med. 2013;41(9 Suppl 1):S30–8.

66. Pisani MA, Kong SYJ, Kasl SV, Murphy TE, Araujo KLB, Van Ness PH. Days of delirium are associated with 1-year mortality in an older intensive care unit population. Am J Respir Crit Care Med. 2009;180(11):1092–7.

67. Barr J, Fraser GL, Puntillo K, Ely EW, Gélinas C, Dasta JF, et al. Clinical practice guidelines for the management of pain, agitation, and delirium in adult patients in the intensive care unit. Crit Care Med. 2013;41(1):263–306.

68. Sprung CL, Annane D, Keh D, Moreno R, Singer M, Freivogel K, et al. Hydrocortisone therapy for patients with septic shock. N Engl J Med. 2008;358(2):111–24.

69. Annane D, Bellissant E, Bollaert P-E, Briegel J, Confalonieri M, De Gaudio R, et al. Corticosteroids in the treatment of severe sepsis and septic shock in adults: a systematic review. JAMA. 2009;301(22):2362–75.

70. Kalil AC, Sun J. Low-dose steroids for septic shock and severe sepsis: the use of Bayesian statistics to resolve clinical trial controversies. Intensive Care Med. 2011;37(3):420–9.

71. Annane D, Bellissant E, Bollaert PE, Briegel J, Keh D, Kupfer Y, et al. Corticosteroids for treating sepsis in children and adults. Cochrane Database Syst Rev. 2019;12(12):CD002243.

72. Batzofin BM, Sprung CL, Weiss YG. The use of steroids in the treatment of severe sepsis and septic shock. Best Pract Res Clin Endocrinol Metab. 2011;25(5):735–43.

73. Keh D, Trips E, Marx G, Wirtz SP, Abduljawwad E, Bercker S, et al. Effect of hydrocortisone on development of shock among patients with severe sepsis: the HYPRESS randomized clinical trial. JAMA. 2016;316(17):1775–85.

74. Yiallouris A, Tsioutis C, Agapidaki E, Zafeiri M, Agouridis AP, Ntourakis D, et al. Adrenal aging and its implications on stress responsiveness in humans. Front Endocrinol (Lausanne). 2019;10:54.

75. Righini M, Le Gal G, Perrier A, Bounameaux H. The challenge of diagnosing pulmonary embolism in elderly patients: influence of age on commonly used diagnostic tests and strategies. J Am Geriatr Soc. 2005;53(6):1039–45.

76. Weberová D, Weber P, Kubesová H, Meluzínová H, Polcarová V, Ambrosová P, et al. Occurrence of pulmonary embolism among 260 in-patients of acute geriatric department aged 65+ years in 2005–2010. Adv Gerontol = Uspekhi Gerontol. 2012;25(3):506–12.

77. Alhazzani W, Lim W, Jaeschke RZ, Murad MH, Cade J, Cook DJ. Heparin thromboprophylaxis in medical-surgical critically ill patients: a systematic review and meta-analysis of randomized trials. Crit Care Med. 2013;41(9):2088–98.

78. Young PJ, Bagshaw SM, Forbes AB, Nichol AD, Wright SE, Bailey M, et al. Effect of stress ulcer prophylaxis with proton pump inhibitors vs histamine-2 receptor blockers on in-hospital mortality among ICU patients receiving invasive mechanical ventilation: the PEPTIC randomized clinical trial. JAMA. 2020;323(7):616–26.

79. Krag M, Perner A, Wetterslev J, Wise MP, Hylander MM. Stress ulcer prophylaxis versus placebo or no prophylaxis in critically ill patients. A systematic review of randomised clinical trials with meta-analysis and trial sequential analysis. Intensive Care Med. 2014;40(1):11–22.

80. Weber S, Mawdsley E, Kaye D. Antibacterial agents in the elderly. Infect Dis Clin N Am. 2009;23(4):881–98, viii

81. Noreddin AM, El-Khatib W, Haynes V. Optimal dosing design for antibiotic therapy in the elderly: a pharmacokinetic and pharmacodynamic perspective. Recent Pat Antiinfect Drug Discov. 2008;3(1):45–52.

82. Herring AR, Williamson JC. Principles of antimicrobial use in older adults. Clin Geriatr Med. 2007;23(3):481–97. v

83. Guidet B, de Lange DW, Boumendil A, Leaver S, Watson X, Boulanger C, et al. The contribution of frailty, cognition, activity of daily life and comorbidities on outcome in acutely admitted patients over 80 years in European ICUs: the VIP2 study. Intensive Care Med. 2020;46(1):57–69.

84. Martin-Loeches I, Guia MC, Vallecoccia MS, Suarez D, Ibarz M, Irazabal M, et al. Risk factors for mortality in elderly and very elderly critically ill patients with sepsis: a prospective, observational, multicenter cohort study. Ann Intensive Care. 2019;9(1):26.

85. Ibarz M, Boumendil A, Haas LEM, Irazabal M, Flaatten H, de Lange DW, et al. Sepsis at ICU admission does not decrease 30-day survival in very old patients: a post-hoc analysis of the VIP1

multinational cohort study. Ann Intensive Care. 2020;10(1):56.

86. Haas LEM, Boumendil A, Flaatten H, Guidet B, Ibarz M, Jung C, et al. Frailty is associated with long-term outcome in patients with sepsis who are over 80 years old: results from an observational study in 241 European ICUs. Age Ageing. 2021;50(5):1719–27.

87. Karakus A, Haas LEM, Brinkman S, de Lange DW, de Keizer NF. Trends in short-term and 1-year mortality in very elderly intensive care patients in the Netherlands: a retrospective study from 2008 to 2014. Intensive Care Med. 2017;43(10):1476–84.

88. Nasa P, Juneja D, Singh O. Severe sepsis and septic shock in the elderly: an overview. World J Crit care Med [Internet]. 2012 [cited 2019 Jan 23];1(1):23–30. Available from: http://www.ncbi.nlm.nih.gov/pubmed/24701398.

89. Haas LEM, van Dillen LS, de Lange DW, van Dijk D, Hamaker ME. Outcome of very old patients admitted to the ICU for sepsis: a systematic review. Eur Geriatr Med [Internet]. 2017 [cited 2019 Jan 23];8(5–6):446–53. Available from: https://linkinghub.elsevier.com/retrieve/pii/S1878764917301602.

90. Flaatten H, De Lange DW, Morandi A, Andersen FH, Artigas A, Bertolini G, et al. The impact of frailty on ICU and 30-day mortality and the level of care in very elderly patients (≥ 80 years). Intensive Care Med [Internet]. 2017 [cited 2019 Jan 23];43(12):1820–8. Available from: http://link.springer.com/10.1007/s00134-017-4940-8.

91. Sánchez-Hurtado LA, Ángeles-Veléz A, Tejeda-Huezo BC, García-Cruz JC, Juárez-Cedillo T. Validation of a prognostic score for mortality in elderly patients admitted to intensive care unit. Indian J Crit care Med peer-reviewed, Off Publ Indian Soc Crit Care Med. 2016;20(12):695–700.

92. Haas LEM, Termorshuizen F, de Lange DW, van Dijk D, de Keizer NF. Performance of the quick SOFA in very old ICU patients admitted with sepsis. Acta Anaesthesiol Scand. 2020;64(4):508–16.

93. Wang S, Allen D, Kheir YN, Campbell N, Khan B. Aging and post-intensive care syndrome: a critical need for geriatric psychiatry. Am J Geriatr Psychiatry Off J Am Assoc Geriatr Psychiatry. 2018;26(2):212–21.

94. Lee M, Kang J, Jeong YJ. Risk factors for post-intensive care syndrome: a systematic review and meta-analysis. Aust Crit care Off J Confed Aust Crit Care Nurses. 2020;33(3):287–94.

95. Winters BD, Eberlein M, Leung J, Needham DM, Pronovost PJ, Sevransky JE. Long-term mortality and quality of life in sepsis: a systematic review. Crit Care Med. 2010;38(5):1276–83.

96. Iwashyna TJ, Ely EW, Smith DM, Langa KM. Long-term cognitive impairment and functional disability among survivors of severe sepsis. JAMA [Internet]. 2010 [cited 2019 Jan 23];304(16):1787. Available from: http://jama.jamanetwork.com/article.aspx?doi=10.1001/jama.2010.1553.

97. Kaarlola A, Tallgren M, Pettila V. Long-term survival, quality of life, and quality-adjusted life-years among critically ill elderly patients. Crit Care Med. 2006;34(8):2120–6.

98. Beauchamp TL, Childress JF. Principles of biomedical ethics. 7th ed. Oxford: Oxford University Press; 2013.

99. Fried TR, Bradley EH, Towle VR, Allore H. Understanding the treatment preferences of seriously ill patients. N Engl J Med. 2002;346(14):1061–6.

100. Philippart F, Vesin A, Bruel C, Kpodji A, Durand-Gasselin B, Garcon P, et al. The ETHICA study (part I): elderly's thoughts about intensive care unit admission for life-sustaining treatments. Intensive Care Med. 2013;39(9):1565–73.

101. de Jonge E, Mooijaart S. Framework to decide on withholding intensive care in older patients. Netherlands J Crit Care. 2019;27:150–4.

102. Lagu T, Rothberg MB, Shieh M-S, Pekow PS, Steingrub JS, Lindenauer PK. Hospitalizations, costs, and outcomes of severe sepsis in the United States 2003 to 2007. Crit Care Med. 2012;40(3):754–61.

103. Kumar G, Kumar N, Taneja A, Kaleekal T, Tarima S, McGinley E, et al. Nationwide trends of severe sepsis in the 21st century (2000-2007). Chest. 2011;140(5):1223–31.

104. Stoller J, Halpin L, Weis M, Aplin B, Qu W, Georgescu C, et al. Epidemiology of severe sepsis: 2008-2012. J Crit Care. 2016;31(1):58–62.

105. Liang L, Moore B, Soni A. National inpatient hospital costs: the most expensive conditions by Payer, 2017. Healthcare cost and utilization project Statistical Brief #261. Agency for Healthcare Research and Quality, Rockville, MD. [Internet]. 2020. [cited 2020 Aug 26]. Available from: https://www.hcup-us.ahrq.gov/reports/statbriefs/sb261-Most-Expensive-Hospital-Conditions-2017.jsp.

106. Mayr FB, Talisa VB, Balakumar V, Chang C-CH, Fine M, Yende S. Proportion and cost of unplanned 30-day readmissions after sepsis compared with other medical conditions. JAMA, United States. 2017;317:530–1.

107. van Beusekom I, Bakhshi-Raiez F, de Keizer NF, van der Schaaf M, Busschers WB, Dongelmans DA. Healthcare costs of ICU survivors are higher before and after ICU admission compared to a population based control group: a descriptive study combining healthcare insurance data and data from a Dutch national quality registry. J Crit Care. 2017;44:345–51.

第 31 章　急性肾损伤

Carmen A. Pfortmueller , Patrick Zuercher , and Joerg C. Schefold

目录

⊞ 学习目标

衰老与肾小球滤过率（glomerular filtration rate，GFR）下降有关，可导致肾功能和肾储备降低（"肾衰老"）。因此，在重症疾病状态下（例如脓毒症/全身炎症、急性心力衰竭/心肾综合征、需要手术干预和/或多器官功能障碍），老年患者慢性肾脏病（chronic kidney disease，CKD）和急-慢性肾功能不全发生的可能性增加。此外，ICU 患者经常出现严重的合并症（如心血管疾病）和接受复杂的药物治疗，而与年龄相关的合并症（如心血管疾病和/或心力衰竭）可导致疾病加重，是 ICU 老年人群急性肾损伤（acute kidney injury，AKI）不良临床结局的关键独立危险因素。

未来随着总体人口老龄化的加剧，在年龄相关合并症和 AKI 发病率持续上升的背景下，此现象将会变得更加明显。

实践

AKI 的特点是肾功能迅速减退，导致全身氮产物增加，以及电解质、酸碱和激素平衡失调。在老年重症患者中，预防肾损伤至关重要。

在老年患者中，AKI 与终末期肾病（end-stage renal disease，ESRD）的高发生率和高住院死亡率相关。在 ICU 中，预防 AKI 至关重要。例如，避免肾毒性药物（包括限制造影剂的使用）和/或控制高血糖，以及维持稳定的血流动力学（包括积极治疗右心衰竭和/或避免可能导致肾静脉充血的液体超载）。尽管临床治疗积极改进，但是目前对 AKI 的病因治疗方法（即干预措施）仍没有相应的解决方案。

31.1 引言

AKI 是一个全球性的健康问题，其中受影响的老年患者预后较差。在 ICU 老年人群中，AKI 主要表现为急-慢性 AKI，因为衰老本身与 GFR 下降相关。因此，在老年人群中，肾脏储备下降通常会阻碍 AKI 的恢复。

ICU 内的老年患者初期出现 AKI，随后将出现加速性 CKD 和/或 ESRD。重要的是，多种重症疾病（包括脓毒症/休克、急性心力衰竭和/或多器官功能障碍）会促使患者更容易发生 AKI。然而，风险分析发现，与年龄相关的合并症（特别是心血管疾病）是 AKI 的关键危险因素。基于全球人口老龄化，以及与年龄相关合并症的增加，这将变得更加明显。在这里，我们总结了老年患者 AKI 的定义、流行病学、危险因素、病理生理学、诊断和治疗。最后，我们将讨论现有的生物标志物，以及当前和未来的治疗方法。

31.2 AKI 定义

AKI 是急性（7 天内）肾功能丧失，早期被模糊的定义为"急性肾功能衰竭"。2012 年，改善全球肾脏病预后组织（Kidney Disease Improving Global Outcomes，KDIGO[1]，表 31.1）提出了针对性的 AKI 诊断标准。这些定义包括（A）在 48 小时内血清肌酐（serum creatinine，SCr）增加 ≥ 0.3mg/dL（≥ 26.5μmol/L）;（B）发病前 7 天，SCr 增加≥基线的 1.5 倍;（C）尿量减少（< 0.5mL/kg/h，> 6h）。使用 KDIGO 标准前允许 AKI 液体复苏和梗阻性因素存在。

表 31.1　AKI 分类：KDIGO，AKIN，RIFLE 分级系统

AKI 分期标准	KDIGO[a]	AKIN[b]	RIFLE[c]
第 1 阶段（KDIGO/AKIN），风险（RIFLE）	SCr 增加 ≥ 0.3mg/dL 或 1.5～1.9× 基线，或尿量 < 0.5mL/kg/h 持续 6～12 小时	SCr 增加≥ 0.3mg/dL 或 150%～200% 基线，或尿量 < 0.5mL/kg/h 持续 6～12 小时	SCr 增加 ≥ 1.5× 基线 或 GFR 降低 > 25%，或尿量 < 0.5mL/kg/h 持续 6 小时
第 2 阶段（KDIGO/AKIN），损伤（RIFLE）	SCr 增加 ≥ 2.0～2.9× 基线，或尿量 < 0.5mL/kg/h 持续 12～24 小时	SCr 增加 ≥ 200%～300% 基线，或尿量 < 0.5mL/kg/h 持续 12～24 小时	SCr 增加 ≥ 2× 基线或 GFR 降低 > 50%，或尿量 < 0.5mL/kg/h 持续 12 小时
第 3 阶段（KDIGO/AKIN），衰竭（RIFLE）	SCr 增加≥3.0× 基线或 SCr 增加≥0.3～4.0mg/dL，或尿量 <0.3mL/kg/h 持续 ≥ 24 小时，或无尿 ≥ 12 小时，或开始 RRT	SCr 增加> 300% 基线或 SCr 增加 > 0.5～4.0mg/dL，或尿量 <0.3mL/kg/h 持续 >24 小时，或无尿 > 12 小时，或开始 RRT	SCr 增加 ≥ 3× 基线或 GFR 降低 > 75% 或 SCr 增加 > 0.5～4.0mg/dL，或尿量 < 0.3mL/kg/h 持续 24 小时，或无尿持续 12 小时，或开始 RRT
丧失（RIFLE）			需要 RRT > 4 周
终末期（RIFLE）			需要 RRT > 3 个月

[a]KDIGO 急性肾损伤临床实践指南[1]。
[b]Mehta 等[2]。
[c]Bellomo 等[3]。

　　然而，急性肾损伤网络（Acute Kidney Injury Network，AKIN）[2]指出，其标准仅应用于（如适用）充分的液体复苏后，并且尿量标准需要排除 AKI 梗阻性因素和 / 或其他导致尿量减少的可逆病因。

　　此外，急性透析质量倡议（Acute Dialysis Quality Initiative，ADQI）[3]提出了 RIFLE 分级系统：风险（Risk，R）指 SCr 增加 1.5 倍，或 GFR 降低 25%，或尿量 < 0.5mL/kg/h 持续 6 小时；损伤（Injury，I）指 SCr 增加 2 倍，或 GFR 降低 50%，或尿量 < 0.5mL/kg/h 持续 12 小时；衰竭（Failure，F）指 SCr 增加 3 倍，或 GFR 降低 75%，或尿量 < 0.3mL/kg/h 持续 24 小时，或无尿 12 小时；肾功能丧失（Loss，L）指肾功能完全丧失（例如需要进行肾脏替代治疗）超过 4 周；终末期肾病（endstage kidney disease，ESRD）定义为需要进行肾脏替代治疗持续 3 个月以上。

31.3　AKI 流行病学

　　由于不同的 AKI 定义和人口地理区域之间的差异，ICU 内老年 AKI 发病率的确切数字仍不明确。在住院患者中，AKI 发病率小于 10%，而在 ICU 患者中，发病率已从 20% 上升到 40%[4]。在重症患者中，老年人发生 AKI 的概率更是显著增加[5]。另一份报告观察到 ICU 内 AKI 的发病率为 28.5%～35.5%，其中 25% 的患者年龄在 75 岁以上[6]。据报道，在 80～89 岁年龄组的老人中，与年龄相关的 AKI 年发病率从 17/100 万（<50 岁）增加到 949/100 万[7]。在美国全境住院患者的代表性数据中（10 年记录），肾脏替代治疗（renal replacement therapy，RRT）治疗 AKI 患者的数量也与年龄相关，而老年人占绝大数[8]。

31.4 老年 ICU 患者 AKI 的危险因素

根据 ICU 内老年患者发生 AKI 的病因可以分为四类：

（a）由肾衰老引起的结构和 / 或功能的改变；

（b）合并症；

（c）直接和 / 或间接影响肾脏的急性疾病；

（d）医疗诊断和 / 或治疗干预措施。

肾衰老，是与年龄相关的肾脏结构和功能的改变，会导致肾脏重量、功能肾单位的数量和整体肾功能的下降。髓质往往保持相对不变，而丧失部位主要是皮质[9,10]。有趣的是，证据表明，肾脏质量的丢失并未伴随着体积减小，影像学研究证实老年肾脏的实质体积保持相对不变[11-13]。代偿机制可能是这种现象的一种解释，因为肥大导致未受影响的剩余肾小球的体积增大[14,15]。肾小管间质改变、肾小球基底膜增厚和肾小球硬化均是与年龄相关的组织学改变，通常被称为肾硬化[16,17]。更准确地说，当以下两种或两种以上的组织学特征明显时，肾硬化就会出现，包括肾小管萎缩、整体肾小球硬化、间质肿胀（>5%）和整体动脉硬化。尽管已知肾硬化与衰老、轻度高血压及健康供体肾之间存在相关性[18]，但其对衰老过程中功能变化的影响尚未充分阐明[19,20]。此外，老年肾脏的形态学和解剖变化包括系膜扩张、小管（数量、大小和长度）减少、动脉粥样硬化、内弹性板的生长导致纤维内膜增生，以及管腔透明化与管腔直径的影响，可能导致肾狭窄[21-24]。

肾衰老的另一个功能改变是肾小管的主动转运功能受损，这是由于线粒体能量产生减少导致重吸收和 / 或分泌异常所致[21]。随着功能肾单位的减少，钠潴留受损，从而影响尿液浓缩能力，导致体内容量丢失，并增加了脱水的风险[21]。肾衰老的另一个生理过程是尿液酸化，特别是在应激期间容易导致全身代谢性酸中毒。肾 1-α- 羟化酶（主要位于近端小管）的产生减少会导致维生素 D 和钙代谢的直接变化，并可能引发肾性骨质疏松症。随着细胞凋亡的增加和生长因子的减少，老年肾脏对损伤的反应显示出较慢的再生率[22,23]。这可能会阻碍衰老肾脏的完全恢复。此外，动物模型显示，与年龄相关的足细胞密度下降（肾小球的足细胞体积增大），这与足细胞应激肥大和肾小球硬化有关[25]。不同模型的结果表明，肾小球增大往往以足细胞依赖的方式引发肾小球硬化[26]。实验结果表明，足细胞密度降低和应激可触发年龄相关的肾小球硬化[25]。最近在分析人类肾脏（来自在世和已故的捐赠者和肾切除术样本）的研究中支持了一种假设，即随着人类寿命的延长，足细胞密度会逐渐下降从而导致某些肾小球的足细胞应激肥大[27]。随着时间的推移，可能导致肾小球簇状塌陷和肾小球硬化（局灶性或全局性肾小球硬化），这可能是老年 ESRD 的一个重要病因。

合并症可导致肾前、肾内和 / 或肾后的疾病。根据大量数据，慢性疾病如糖尿病（diabetes mellitus, DM）、动脉高血压（arterial hypertension, AHT）、心脏病 / 充血性心力衰竭（heart disease/congestive heart failure, HD/CHF）和 CKD 被认为是老年人最常见的合并症，促进 AKI 的发生和发展[28]。20%～30% 的老年人受到糖尿病的影响，因此有发生糖尿病肾病的风险，特别是肾小球和微血管的改变。血糖水平的升高可能会引起微血管损伤，或继发于有直接毒性作用的微梗死，这进一步减少了功能肾单位的数量（从而限制了肾储备功能）。此外，高血糖释放非酶糖代谢物可引发细胞外基质成分变化而导致肾小球阻塞 / 闭塞，并且山梨醇是多元醇途径的代谢物，其可通过高渗应激直接引起细胞损伤[29,30]。

在 AHT 中，高血压长期压迫血管壁，导致内皮损伤，由于管腔透明和狭窄以及内弹性板增生,导致内膜弹性丧失,随后肾血流量减少,增加肾前 AKI 的风险[21,23,30]。动脉粥样硬化斑块可能减少血管腔径,从而进一步减少肾血流量,并影响肾素 - 血管紧张素 - 醛固酮系统(renin-angiotensin-aldosterone system,RAAS),导致其调节功能异常。与年轻人群相比,老年人 RAAS 活动异常高达 50%[21]。更重要的是,功能反馈回路的传入和传出主要依赖于血管弹性,以便对缺血性损伤作出快速反应,但在老年肾脏中是难以做到的。

此外,急和 / 或慢性全身性疾病可影响心脏和肾功能。这两个器官之一的急和 / 或慢性功能障碍均可引起另一个器官的急和 / 或慢性功能障碍[31]。这种交互作用以前被称为心肾综合征(cardiorenal syndromes,CRS),分为五种类型[32](见下文)。肾后性 AKI 的病因往往与导致尿路梗阻的肿块或侵袭过程的疾病(如良性前列腺增生、肿瘤、肾结石和 / 或出血)相关。

急性疾病,例如尿路感染,可能导致脓毒症,并有进展为脓毒症休克和脓毒症 AKI 的风险。

医疗诊断和 / 或治疗干预,包括复杂的药物治疗,由于药物排泄能力有限,当使用造影剂和 / 或肾毒性药物时,ICU 患者的衰老肾脏更容易遭受 "医源性" AKI[21-24,29,30,33-36]。碘造影剂可能直接引起肾小管损伤,并进一步影响肾内血流动力学[28]。老年人常用的处方药物,如非类固醇抗炎药物和 / 或抗高血压药物,如血管紧张素转换酶抑制剂,可能会损害肾脏的自动调节,并有助于 ATN 的发展。此外,当给予 ICU 老年患者潜在有害的肾毒性药物时,即使在 SCr 水平(接近)正常的情况下,也不应该(过高)估计患者的肾功能。在 ICU 患者中,如出现恶病质、肌细胞减少症、重症引起的肌肉无力(ICU 获得性无力)[37-40]和 / 或其他相关(神经)肌肉疾病[37,39,41]尤其重要,而这些疾病更常见于 ICU 老年患者。

31.5　AKI 病理生理学

随着年龄的增长,肾脏会发生特殊的结构和功能的变化(图 31.1),导致肾重量、功能肾单位数量和基础肾功能的下降[22,42,43]。肾重量的丢失主要影响肾皮质,特别是近端小管[44],而髓质变化相对较小[10]。然而,衰老不仅影响肾单位的数量,而且还影响正常肾小球功能[22]。数据显示,80 岁老人的硬化性肾小球数量可达 10%～30%[45]。所有这些因素都会导致老年患者肾功能和肾自动调节能力的显著降低[22,43]。然而,与年龄相关肾功能下降的程度因人而异,主要取决于以下几个因素,包括性别、种族、基因等[46]。如上所述,与年龄相关的肾功能降低以及合并症(如慢性心力衰竭、腹部疾病或慢性炎症性疾病)使 ICU 老年患者的肾脏特别容易诱发 AKI[47,48]。此外,如前所述,衰老肾脏的修复能力也严重受限[49-51],导致 20%～30% 的老年 AKI 患者演变为慢性肾病[42,52]。

肾前性 AKI 是老年人 AKI 最常见的原因,占总病例的 40%～60%[42,53,54]。诸多与年龄相关的因素致使 ICU 老年患者更容易发生肾前性 AKI。关键的潜在变化之一是随着年龄增长,肾血流量(renal blood flow,RBF)相对稳定地下降[54],相当于每十年损失约 10%[55]。而另一个重要的因素是与年龄相关的功能性肾储备的降低[54,56,57]。RBF 的降低可能与 NO 产生减少而导致肾血管阻力的升高有关[55,56]。此外,随着年龄的增长肾血管收缩(交感神经或血管紧张素 II 介导)增强,而血管舒张减弱[60],导致肾血管阻力[59]增加。这些与年龄相关的适应性改变会伴随与年龄有关的合并症的增多而增强,并使 ICU 老年患者更容易患 AKI[42,43,58]。此外,老年人 CKD 的原因患病率相对较高(约 38% 的 65 岁以上患者受到影

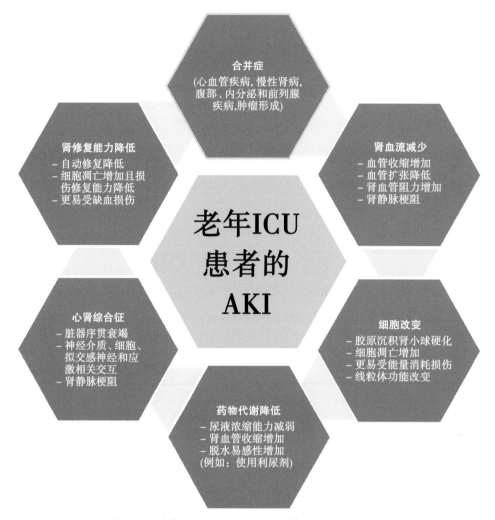

图 31.1 老年人 AKI 发生的危险因素及病理生理机制

响[61]),这本身就构成了 AKI 发展的一个危险因素[62]。当老年患者病情危重,且伴有循环不足/缺血[42,63]、手术[64]、全身感染[65]、脱水[66]或使用毒性药物[67]时,衰老肾脏的自动调节防御机制迅速减弱,导致 RBF 急剧下降和肾缺血损伤加重[22,63,67]。此外,浓缩尿液能力的降低致使老年患者严重脱水的风险增加[22,68,69],并可能导致肾损害进入恶性循环[54]。

年龄增长也会导致肾内动脉的变化,形态学改变包括间质胶原蛋白降解增加和纤维化组织增生[67,70,71]。糖尿病和/或其他代谢紊乱再次加速了疾病的演进[22,42]。此外,细胞凋亡增加,免疫细胞功能改变,细胞基底膜降解,以及与线粒体功能异常相关 ATP 加速耗竭导致对能量供应的高度依赖,特别是在近端小管系统[44],使衰老肾脏更易诱发 AKI[52,71]。

急性肾小管坏死是老年 AKI 中的典型病理改变[47,72]。形态和结构改变将导致老年肾脏中药物和造影剂的排泄能力显著下降,进而增加了额外肾损伤的风险[47,67]。利尿剂通常被用于老年患者(例如治疗系统性动脉高血压),其可能会损害肾脏浓缩尿液的能力,从而加速药物毒性,促进脱水[52]。此外,年龄增长会伴随着神经体液介质水平的增加,导致肾血管收缩,致使肾脏易受肾毒性药物的影响[52]。非甾体抗炎药物是常见的药物,其不仅容易引发脱水,而且会抑制前列腺素介导的肾血管舒张[73]。

在重症患者中[54]，肾后性 AKI 占总病例的 2%～4%，但患病率通常随着年龄的增加而增加[22,74,75]。例如，在前列腺疾病高患病率的老年男性人群中，肾后性 AKI 的风险高达 35%[76]。此外，其他肾后疾病，例如肾结石、恶性肿瘤和 / 或功能失调的膀胱疾病，也增加了老年患者发展为肾后性 AKI 的风险[42]。

与 AKI 相关的另一个重要机制是心肾综合征[77,78]。心肾综合征是心脏和肾脏的病理生理性疾病，其中一个器官与另一个器官功能障碍的"交互"，导致另一个器官急性或慢性功能障碍[31,77]。在病理生理学上，潜在的机制主要涉及以下几点。第一，血流动力学改变，如低心排血量和静脉回流减少可能影响两个器官[31]。第二，神经体液失调（特别是 RAAS 系统）、炎症、细胞免疫介导和应激相关机制可能起关键作用[31]。第三，存在与心血管疾病相关的因素，如恶病质 / 营养不良相关的临床问题、矿物质骨病和 / 或贫血[31]。鉴于老年人心血管疾病的发病率较高，心肾综合征成为 AKI 的重要病因，且在老年人中更常见[22]。

在重症患者中，特别是 ICU 老年人群，AKI 发生率增加的另一个潜在因素是肾静脉高压导致的肾静脉充血[31]。这种现象主要发生在急性或慢性心力衰竭的病例中，由于静脉回流压力增加，肾血流减少，导致肾小球内静水压增加所致[31]。神经体液、炎症、过度水化和交感神经介导异常也是非常重要的因素[31]。肾静脉高压可引起动脉 RBF 降低，血浆肾素活性增加，醛固酮水平升高，最终导致肾小球滤过率降低[79,80]。形态学上，可以观察到肾小管肥大、肾小管间质纤维化和肾小球硬化[81]。因此，肾静脉充血可以加速肾脏的自然衰老过程，从而进展为慢性肾病。

31.6　老年 ICU 患者 AKI 的诊断

尽管 SCr 有明显的局限性，但其仍是评估肾功能最常用的生物标志物。当肾滤过能力下降时，SCr 水平通常不是立即上升，而是延迟上升。因此，SCr 水平并不能充分反应"实时"肾功能。然而，一旦记录到 SCr 增加，就代表已经发生肾功能障碍。

此外，SCr 水平取决于产生、排出和分布量，而这些因素在老年人群中往往均是异常的[55]。在影响 SCr 水平的众多变量中，年龄更容易被忽略。由于年龄增长导致肌肉含量下降，老年人的基础 SCr 水平可能低于正常水平，故而应进行调整。正常范围内的 SCr 水平升高，肾损伤可能会被掩盖，因此漏诊或延诊。此外，低蛋白摄入和 / 或蛋白质代谢改变是低基础 SCr 水平的另一个因素[21,22,24]。因此，SCr 并不是老年患者 AKI 诊断的理想标志物[82]。目前正在研究的新型 AKI 标志物包括脱抑素 C、中性粒细胞明胶相关脂钙蛋白（neutrophil gelatin-associated lipocalin，NGAL）、肾损伤分子 1（kidneyinjury molecule-1，KIM-1）、L 型脂肪酸结合蛋白（L-type fatty acid-binding protein，L-FABP）、netrin-1、N- 乙酰 -β-D- 氨基葡萄糖苷酶（N-acetyl-beta-D-glucosaminidase，NAG）、α1- 巨球蛋白或白细胞介素 -18[23,24,29,35]。目前已在多个研究中，分析和验证了特定患者队列中 AKI 的预测因子，包括成人和儿童，但这些研究中没有一项专门针对 ICU 老年人群[22,29,33,35,36]。在这些标志物中，似乎只有脱抑素 C 得到了彻底的验证，被认为是 AKI 的一个可靠的替代生物标志物，特别是当与 SCr 联合使用时[83-88]。在其他标志物中，也对 NGAL 进行了广泛验证，尿 NGAL 升高可能提示脓毒症 AKI 或 ICU 患者的不良结局[89,90]。在老年 CKD 患者中，血清 NGAL 会反应肾功能损害，并被发现与脱抑素 C、尿素、SCr 和 eGFR 相关。在最近一项针对老年 CKD 患者（平均年龄 75.3 ± 12.1 岁）的研究中发现，NGAL 水平的升高与 2 年 /5 年 ESRD 风险增加相关[91]。

31.7　老年 ICU 患者 AKI 的治疗

目前临床管理的重点在于预防，还没有专门针对老年 AKI 的治疗方法，这与此患者群体死亡率显著增加相关。ICU 老年患者必须密切监测的临床体征包括液体平衡、电解质、血流动力学、纠正低血容量和低血压问题，同时保持宏观和微观循环（和器官灌注），以达到最佳容量状态。在进行手术和 / 或侵入性干预时，应特别关注患者的临床体征变化。

药源性和 / 或医源性 AKI 是由药物直接（剂量独立）或间接（剂量依赖）导致的肾毒性，是构成了 AKI 的另一个关键因素，需要保持警惕。患者应谨慎使用的药物包括：影响肾内血流动力学的药物（如抗炎药）、利尿剂和血管紧张素转换酶抑制剂。理想状态下，药物应根据 GFR 进行个体化调整[23]。当需要进行影像学检查时，应优先选择避免造影剂的检查方式。然而，当不可避免时，应选择使用小剂量等渗非离子造影剂。不仅如此，所有患者均应预防造影剂诱发 AKI。

在未来全球范围内，医疗保健专业人员对特殊肾损伤的关注将变得更为重视。管理高危患者的关键是对 ICU 老年患者的动态监测，并有效预防 AKI 或合并症。

要点

- ICU 内老年 AKI 患者的危险因素很多，包括（a）肾衰老、（b）存在与年龄相关的合并症、（c）复杂的药物治疗和 / 或应用潜在的肾毒性药物。
- 评估尿量和重复评估，如 6 小时 SCr 清除率可以很好地监测个体肾功能。
- 目前尚无 AKI 的病因治疗方法，临床管理的重点是有效预防 AKI。
- 随着社会老龄化，ICU 内 AKI 发病率可能会增加，使得 AKI 成为全球卫生保健系统的重要问题。

利益冲突声明（完全部门披露）　重症监护医学部门获得了来自 Orion Pharma, Abbott Nutrition International, B. Braun Medical AG, CSEM AG, Edwards Lifesciences Services GmbH, Kenta Biotech Ltd., Maquet Critical Care AB, Omnicare Clinical Research AG, Nestle, Pierre Fabre Pharma AG, Pfzer, Bard Medica S.A., Abbott AG, Anandic Medical Systems, Pan Gas AG Healthcare, Bracco, Hamilton Medical AG, Fresenius Kabi, Getinge Group Maquet AG, Dräger AG, Telefex Medical GmbH, Glaxo Smith Kline, Merck Sharp and Dohme AG, Eli Lilly and Company, Baxter, Astellas, Astra Zeneca, CSL Behring, Novartis, Covidien, Phagenesis Ltd., Philips Medical, Prolong Pharmaceuticals and Nycomed 的资金资助。所有资金全部投入项目，没有任何个人经济收益。

（樊恒　董进中　译，朱建华　审校）

参考文献

1. KDIGO. KDIGO Clinical practice guideline for acute kidney injury. Kidney Int Suppl. 2012;2:1–141.
2. Mehta RL, Kellum JA, Shah SV, Molitoris BA, Ronco C, Warnock DG, Levin A, Acute Kidney Injury Network. Acute kidney injury network: report of an initiative to improve outcomes in acute

kidney injury. Crit Care. 2007;11(2):R31.

3. Bellomo R, Ronco C, Kellum JA, Mehta RL, Palevsky P, Acute Dialysis Quality Initiative Work-group. Acute renal failure – definition, outcome measures, animal models, fluid therapy and information technology needs: the Second International Consensus Conference of the Acute Dialysis Quality Initiative (ADQI) Group. Crit Care. 2004;8(4):R204–12.

4. Nash K, Hafeez A, Hou S. Hospital-acquired renal insufficiency. Am J Kidney Dis. 2002;39(5):930–6.

5. Santos ER. RIFLE: association with mortality and length of stay in critically ill acute kidney injury patients. Rev Bras Ter Intensiva. 2009;21(4):359–68.

6. Joannidis M, Metnitz B, Bauer P, Schusterschitz N, Moreno R, Druml W, Metnitz PG. Acute kidney injury in critically ill patients classified by AKIN versus RIFLE using the SAPS 3 database. Intensive Care Med. 2009;35(10):1692–702.

7. Groeneveld AB, Tran DD, van der Meulen J, Nauta JJ, Thijs LG. Acute renal failure in the medical intensive care unit: predisposing, complicating factors and outcome. Nephron. 1991;59(4):602–10.

8. Hsu RK, McCulloch CE, Dudley RA, Lo LJ, Hsu CY. Temporal changes in incidence of dialysis-requiring AKI. J Am Soc Nephrol. 2013;24(1):37–42.

9. Zhou XJ, Saxena R, Liu Z, Vaziri ND, Silva FG. Renal senescence in 2008: progress and challenges. Int Urol Nephrol. 2008;40(3):823–39.

10. Tauchi H, Tsuboi K, Okutomi J. Age changes in the human kidney of the different races. Gerontologia. 1971;17(2):87–97.

11. Herts BR, Sharma N, Lieber M, Freire M, Goldfarb DA, Poggio ED. Estimating glomerular filtration rate in kidney donors: a model constructed with renal volume measurements from donor CT scans. Radiology. 2009;252(1):109–16.

12. Jeon HG, Lee SR, Joo DJ, Oh YT, Kim MS, Kim YS, Yang SC, Han WK. Predictors of kidney volume change and delayed kidney function recovery after donor nephrectomy. J Urol. 2010;184(3):1057–63.

13. Johnson S, Rishi R, Andone A, Khawandi W, Al-Said J, Gletsu-Miller N, Lin E, Baumgarten DA, O'Neill WC. Determinants and functional significance of renal parenchymal volume in adults. Clin J Am Soc Nephrol. 2011;6(1):70–6.

14. Goyal VK. Changes with age in the human kidney. Exp Gerontol. 1982;17(5):321–31.

15. Hoy WE, Douglas-Denton RN, Hughson MD, Cass A, Johnson K, Bertram JF. A stereological study of glomerular number and volume: preliminary findings in a multiracial study of kidneys at autopsy. Kidney Int Suppl. 2003;83:S31–7.

16. Newbold KM, Sandison A, Howie AJ. Comparison of size of juxtamedullary and outer cortical glomeruli in normal adult kidney. Virchows Arch A Pathol Anat Histopathol. 1992;420(2):127–9.

17. Nyengaard JR, Bendtsen TF. Glomerular number and size in relation to age, kidney weight, and body surface in normal man. Anat Rec. 1992;232(2):194–201.

18. Denic A, Alexander MP, Kaushik V, Lerman LO, Lieske JC, Stegall MD, Larson JJ, Kremers WK, Vrtiska TJ, Chakkera HA, et al. Detection and clinical patterns of nephron hypertrophy and Nephrosclerosis among apparently healthy adults. Am J Kidney Dis. 2016;68(1):58–67.

19. Meyrier A. Nephrosclerosis: a term in quest of a disease. Nephron. 2015;129(4):276–82.

20. Meyrier A. Nephrosclerosis: update on a centenarian. Nephrol Dial Transplant. 2015;30(11):1833–41.

21. Chronopoulos A, Cruz DN, Ronco C. Hospital-acquired acute kidney injury in the elderly. Nat Rev Nephrol. 2010;6(3):141–9.

22. Chronopoulos A, Rosner MH, Cruz DN, Ronco C. Acute kidney injury in elderly intensive care patients: a review. Intensive Care Med. 2010;36(9):1454–64.

23. Coca SG. Acute kidney injury in elderly persons. Am J Kidney Dis. 2010;56(1):122–31.

24. Schinstock CA, Semret MH, Wagner SJ, Borland TM, Bryant SC, Kashani KB, Larson TS, Lieske JC. Urinalysis is more specific and urinary neutrophil gelatinase-associated lipocalin is more sensitive for early detection of acute kidney injury. Nephrol Dial Transplant. 2013;28(5):1175–85.

25. Wiggins JE, Goyal M, Sanden SK, Wharram BL, Shedden KA, Misek DE, Kuick RD, Wiggins RC. Podocyte hypertrophy, "adaptation," and "decompensation" associated with glomerular enlargement and glomerulosclerosis in the aging rat: prevention by calorie restriction. J Am Soc Nephrol. 2005;16(10):2953–66.

26. Fukuda A, Chowdhury MA, Venkatareddy MP, Wang SQ, Nishizono R, Suzuki T, Wickman LT, Wiggins JE, Muchayi T, Fingar D, et al. Growth-dependent podocyte failure causes glomerulosclerosis. J Am Soc Nephrol. 2012;23(8):1351–63.

27. Hodgin JB, Bitzer M, Wickman L, Afshinnia F, Wang SQ, O'Connor C, Yang Y, Meadowbrooke C, Chowdhury M, Kikuchi M, et al. Glomerular aging and focal global glomerulosclerosis: a podometric perspective. J Am Soc Nephrol. 2015;26(12):3162–78.

28. Yokota LG, Sampaio BM, Rocha EP, Balbi AL, Sousa Prado IR, Ponce D. Acute kidney injury in

elderly patients: narrative review on incidence, risk factors, and mortality. Int J Nephrol Renov Dis. 2018;11:217–24.

29. Anderson S, Eldadah B, Halter JB, Hazzard WR, Himmelfarb J, Horne FM, Kimmel PL, Molitoris BA, Murthy M, O'Hare AM, et al. Acute kidney injury in older adults. J Am Soc Nephrol. 2011;22(1):28–38.

30. Silveira Santos CGD, Romani RF, Benvenutti R, Ribas Zahdi JO, Riella MC, do Nascimento MM. Acute kidney injury in elderly population: a prospective observational study. Nephron. 2018;138(2):104–12.

31. Schefold JC, Filippatos G, Hasenfuss G, Anker SD, von Haehling S. Heart failure and kidney dysfunction: epidemiology, mechanisms and management. Nat Rev Nephrol. 2016;12(10):610–23.

32. Ronco C, Haapio M, House AA, Anavekar N, Bellomo R. Cardiorenal syndrome. J Am Coll Cardiol. 2008;52(19):1527–39.

33. Funk I, Seibert E, Markau S, Girndt M. Clinical course of acute kidney injury in elderly individuals above 80 years. Kidney Blood Press Res. 2016;41(6):947–55.

34. Hsu RK, Siew ED. The growth of AKI: half empty or half full, it's the size of the glass that matters. Kidney Int. 2017;92(3):550–3.

35. Martensson J, Bell M, Oldner A, Xu S, Venge P, Martling CR. Neutrophil gelatinase-associated lipocalin in adult septic patients with and without acute kidney injury. Intensive Care Med. 2010;36(8):1333–40.

36. Petronijevic Z, Selim G, Petkovska L, Georgievska-Ismail L, Spasovski G, Tozija L. The effect of treatment on short-term outcomes in elderly patients with acute kidney injury. Open Access Maced J Med Sci. 2017;5(5):635–40.

37. Schefold JC, Wollersheim T, Grunow JJ, Luedi MM, Z'Graggen WJ, Weber-Carstens S. Muscular weakness and muscle wasting in the critically ill. J Cachexia Sarcopenia Muscle. 2020;11(6):1399–412.

38. Schefold JC, Bierbrauer J, Weber-Carstens S. Intensive care unit-acquired weakness (ICUAW) and muscle wasting in critically ill patients with severe sepsis and septic shock. J Cachexia Sarcopenia Muscle. 2010;1(2):147–57.

39. Berger D, Bloechlinger S, von Haehling S, Doehner W, Takala J, Z'Graggen WJ, Schefold JC. Dysfunction of respiratory muscles in critically ill patients on the intensive care unit. J Cachexia Sarcopenia Muscle. 2016;7(4):403–12.

40. Vanhorebeek I, Latronico N, Van den Berghe G. ICU-acquired weakness. Intensive Care Med. 2020;46(4):637–53.

41. Zuercher P, Moret CS, Dziewas R, Schefold JC. Dysphagia in the intensive care unit: epidemiology, mechanisms, and clinical management. Crit Care. 2019;23(1):103.

42. Rosner MH. Acute kidney injury in the elderly. Clin Geriatr Med. 2013;29(3):565–78.

43. Haase M, Story DA, Haase-Fielitz A. Renal injury in the elderly: diagnosis, biomarkers and prevention. Best Pract Res Clin Anaesthesiol. 2011;25(3):401–12.

44. Sato Y, Takahashi M, Yanagita M. Pathophysiology of AKI to CKD progression. Semin Nephrol. 2020;40(2):206–15.

45. Kappel B, Olsen S. Cortical interstitial tissue and sclerosed glomeruli in the normal human kidney, related to age and sex. A quantitative study. Virchows Arch A Pathol Anat Histol. 1980;387(3):271–7.

46. Epstein M. Aging and the kidney. J Am Soc Nephrol. 1996;7(8):1106–22.

47. Cheung CM, Ponnusamy A, Anderton JG. Management of acute renal failure in the elderly patient: a clinician's guide. Drugs Aging. 2008;25(6):455–76.

48. Pascual J, Liaño F, Ortuño J. The elderly patient with acute renal failure. J Am Soc Nephrol. 1995;6(2):144–53.

49. Macedo E, Bouchard J, Mehta RL. Renal recovery following acute kidney injury. Curr Opin Crit Care. 2008;14(6):660–5.

50. Wald R, Quinn RR, Luo J, Li P, Scales DC, Mamdani MM, Ray JG. Chronic dialysis and death among survivors of acute kidney injury requiring dialysis. JAMA. 2009;302(11):1179–85.

51. Harel Z, Bell CM, Dixon SN, McArthur E, James MT, Garg AX, Harel S, Silver S, Wald R. Predictors of progression to chronic dialysis in survivors of severe acute kidney injury: a competing risk study. BMC Nephrol. 2014;15:114.

52. Schmitt R, Cantley LG. The impact of aging on kidney repair. Am J Physiol Renal Physiol. 2008;294(6):F1265–72.

53. Liu JQ, Cai GY, Liang S, Wang WL, Wang SY, Zhu FL, Nie SS, Feng Z, Chen XM. Characteristics of and risk factors for death in elderly patients with acute kidney injury: a multicentre retrospective study in China. Postgrad Med J. 2018;94(1111):249–53.

54. Infante B, Franzin R, Madio D, Calvaruso M, Maiorano A, Sangregorio F, Netti GS, Ranieri E, Gesualdo L, Castellano G, et al. Molecular mechanisms of AKI in the elderly: from animal models to therapeutic intervention. J Clin Med. 2020;9(8):2574.

55. Fliser D. Ren sanus in corpore sano: the myth of the inexorable decline of renal function with senescence. Nephrol Dial Transplant. 2005;20(3):482–5.

56. Fliser D, Zeier M, Nowack R, Ritz E. Renal functional reserve in healthy elderly subjects. J Am Soc Nephrol. 1993;3(7):1371–7.

57. Fliser D, Ritz E, Franek E. Renal reserve in the elderly. Semin Nephrol. 1995;15(5):463–7.

58. Lakatta EG. Cardiovascular regulatory mechanisms in advanced age. Physiol Rev. 1993;73(2):413–67.

59. Zhang XZ, Qiu C, Baylis C. Sensitivity of the segmental renal arterioles to angiotensin II in the aging rat. Mech Ageing Dev. 1997;97(2):183–92.

60. Baylis C, Fredericks M, Wilson C, Munger K, Collins R. Renal vasodilatory response to intravenous glycine in the aging rat kidney. Am J Kidney Dis. 1990;15(3):244–51.

61. Coresh J, Selvin E, Stevens LA, Manzi J, Kusek JW, Eggers P, Van Lente F, Levey AS. Prevalence of chronic kidney disease in the United States. JAMA. 2007;298(17):2038–47.

62. Stevens LA, Li S, Wang C, Huang C, Becker BN, Bomback AS, Brown WW, Burrows NR, Jurkovitz CT, McFarlane SI, et al. Prevalence of CKD and comorbid illness in elderly patients in the United States: results from the Kidney Early Evaluation Program (KEEP). Am J Kidney Dis. 2010;55(3 Suppl 2):S23–33.

63. Gong Y, Zhang F, Ding F, Gu Y. Elderly patients with acute kidney injury (AKI): clinical features and risk factors for mortality. Arch Gerontol Geriatr. 2012;54(2):e47–51.

64. Mangano CM, Diamondstone LS, Ramsay JG, Aggarwal A, Herskowitz A, Mangano DT, The Multicenter Study of Perioperative Ischemia Research Group. Renal dysfunction after myocardial revascularization: risk factors, adverse outcomes, and hospital resource utilization. Ann Intern Med. 1998;128(3):194–203.

65. Bagshaw SM, Uchino S, Bellomo R, Morimatsu H, Morgera S, Schetz M, Tan I, Bouman C, Macedo E, Gibney N, et al. Septic acute kidney injury in critically ill patients: clinical characteristics and outcomes. Clin J Am Soc Nephrol. 2007;2(3):431–9.

66. Brennan M, O'Keeffe ST, Mulkerrin EC. Dehydration and renal failure in older persons during heatwaves-predictable, hard to identify but preventable? Age Ageing. 2019;48(5):615–8.

67. Aymanns C, Keller F, Maus S, Hartmann B, Czock D. Review on pharmacokinetics and pharmacodynamics and the aging kidney. Clin J Am Soc Nephrol. 2010;5(2):314–27.

68. Epstein M, Hollenberg NK. Age as a determinant of renal sodium conservation in normal man. J Lab Clin Med. 1976;87(3):411–7.

69. Mimran A, Ribstein J, Jover B. Aging and sodium homeostasis. Kidney Int Suppl. 1992;37:S107–13.

70. Martin JE, Sheaff MT. Renal ageing. J Pathol. 2007;211(2):198–205.

71. O'Sullivan ED, Hughes J, Ferenbach DA. Renal aging: causes and consequences. J Am Soc Nephrol. 2017;28(2):407–20.

72. Lameire N, Hoste E, Van Loo A, Dhondt A, Bernaert P, Vanholder R. Pathophysiology, causes, and prognosis of acute renal failure in the elderly. Ren Fail. 1996;18(3):333–46.

73. Jerkić M, Vojvodić S, López-Novoa JM. The mechanism of increased renal susceptibility to toxic substances in the elderly. Part I. the role of increased vasoconstriction. Int Urol Nephrol. 2001;32(4):539–47.

74. Macías-Núñez JF, López-Novoa JM, Martínez-Maldonado M. Acute renal failure in the aged. Semin Nephrol. 1996;16(4):330–8.

75. Pascual J, Liaño F, Madrid Acute Renal Failure Study Group. Causes and prognosis of acute renal failure in the very old. J Am Geriatr Soc. 1998;46(6):721–5.

76. Feest TG, Round A, Hamad S. Incidence of severe acute renal failure in adults: results of a community based study. BMJ. 1993;306(6876):481–3.

77. Ronco C, Bellasi A, Di Lullo L. Cardiorenal syndrome: an overview. Adv Chronic Kidney Dis. 2018;25(5):382–90.

78. Ronco C, Chionh CY, Haapio M, Anavekar NS, House A, Bellomo R. The cardiorenal syndrome. Blood Purif. 2009;27(1):114–26.

79. Doty JM, Saggi BH, Sugerman HJ, Blocher CR, Pin R, Fakhry I, Gehr TW, Sica DA. Effect of increased renal venous pressure on renal function. J Trauma. 1999;47(6):1000–3.

80. Doty JM, Saggi BH, Blocher CR, Fakhry I, Gehr T, Sica D, Sugerman HJ. Effects of increased renal parenchymal pressure on renal function. J Trauma. 2000;48(5):874–7.

81. Cops J, Mullens W, Verbrugge FH, Swennen Q, De Moor B, Reynders C, Penders J, Achten R, Driessen A, Dendooven A, et al. Selective abdominal venous congestion induces adverse renal and hepatic morphological and functional alterations despite a preserved cardiac function. Sci Rep. 2018;8(1):17757.

82. Chao CT, Lin YF, Tsai HB, Wu VC, Ko WJ. Acute kidney injury network staging in geriatric postoperative acute kidney injury patients: shortcomings and improvements. J Am Coll Surg. 2013;217(2):240–50.

83. Han WK, Wagener G, Zhu Y, Wang S, Lee HT. Urinary biomarkers in the early detection of acute kidney injury after cardiac surgery. Clin J Am Soc Nephrol. 2009;4(5):873–82.

84. Parikh CR, Abraham E, Ancukiewicz M, Edelstein CL. Urine IL-18 is an early diagnostic marker for acute kidney injury and predicts mortality in the intensive care unit. J Am Soc Nephrol. 2005;16(10):3046–52.

85. Shlipak MG, Sarnak MJ, Katz R, Fried LF, Seliger SL, Newman AB, Siscovick DS, Stehman-Breen C. Cystatin C and the risk of death and cardiovascular events among elderly persons. N Engl J Med. 2005;352(20):2049–60.

86. Siew ED, Ware LB, Gebretsadik T, Shintani A, Moons KG, Wickersham N, Bossert F, Ikizler TA. Urine neutrophil gelatinase-associated lipocalin moderately predicts acute kidney injury in critically ill adults. J Am Soc Nephrol. 2009;20(8):1823–32.

87. Soni SS, Cruz D, Bobek I, Chionh CY, Nalesso F, Lentini P, de Cal M, Corradi V, Virzi G, Ronco C. NGAL: a biomarker of acute kidney injury and other systemic conditions. Int Urol Nephrol. 2010;42(1):141–50.

88. Lopes MB, Araujo LQ, Passos MT, Nishida SK, Kirsztajn GM, Cendoroglo MS, Sesso RC. Estimation of glomerular filtration rate from serum creatinine and cystatin C in octogenarians and nonagenarians. BMC Nephrol. 2013;14:265.

89. Haase M, Bellomo R, Devarajan P, Schlattmann P, Haase-Fielitz A, Group NM-aI. Accuracy of neutrophil gelatinase-associated lipocalin (NGAL) in diagnosis and prognosis in acute kidney injury: a systematic review and meta-analysis. Am J Kidney Dis. 2009;54(6):1012–24.

90. Park HS, Kim JW, Lee KR, Hong DY, Park SO, Kim SY, Kim JY, Han SK. Urinary neutrophil gelatinase-associated lipocalin as a biomarker of acute kidney injury in sepsis patients in the emergency department. Clin Chim Acta. 2019;495:552–5.

91. Guo L, Zhu B, Yuan H, Zhao W. Evaluation of serum neutrophil gelatinase-associated lipocalin in older patients with chronic kidney disease. Aging Med. 2020;3(1):32–9.

第 32 章　高龄重症患者神经重症

Louis Morisson and Benjamin G. Chousterman

目录

📱 学习目标

老年患者接受神经重症治疗的比例正在增加。对这一特定亚组患者因神经系统疾病入住神经重症医学病房时需要充分了解随年龄变化的脑生理改变、老年患者治疗的特殊性以及这些患者的预后。

在本章中,我们将回顾老年患者神经重症监护的最新流行病学,介绍老年中枢神经系统的生理学和老年患者治疗的特殊性,讨论老年患者接受神经监护时的预后和相关的伦理考虑。

32.1 引言

因老年和健康状况相对较好的人所占比例的增加,使人群预期寿命延长。一方面,人口老龄化带来相应医学问题的改变,表现在老年患者病理生理和病因上的不同。另一方面,需要重新考虑针对年轻患者治疗方法的适用性。

在神经重症医学病房治疗老年患者时,临床医生必须掌握老年生理的特异性以及神经系统预后的相关因素。

本章介绍了导致老年患者入住 ICU 的主要急性神经系统疾病,以及这类患者可能需要达到的治疗目标。患者的功能预后也会提及,因为它可能最终证明这些患者的治疗强度是合理的,还是不合理的。

32.2 流行病学

在发达国家,老年重症患者的比例正在迅速增加,有关这些患者神经重症监护的流行病学数据正在不断报道。2010 年,Chibbaro 等发现单中心神经外科收治的 70 岁及以上患者比例显著增加,从 1983 年的 11% 增加到 2007 年的 25%[1]。在关于高龄患者的研究中,最近的欧洲队列研究显示神经系统原因占入住 ICU 患者的 8.6%,其中头部损伤为 3.7%[2],澳大利亚和新西兰为 8.5%[3]。

入院的神经系统病因多种多样,每个神经重症医学病房差异较大。在英国神经外科中心,神经外科入院的主要原因似乎是退行性脊柱疾病和创伤性脑损伤(表 32.1)[4]。关于非手术神经系统入院的原因,老年受试者似乎与年轻受试者报告的原因相似:缺血性卒中(31%)、颅内出血(26%)、蛛网膜下腔出血(5%)、癫痫发作(12%)、脑膜脑炎(6%)、吉兰 - 巴雷综合征和重症肌无力(3%)[5]。

表 32.1 神经外科入院的原因

疾病类别	非急性入院	急性入院	总计
脊柱退行性疾病	36.1%	5.2%	41.2%
外伤(包括脊柱骨折)	0.9%	35.7%	36.6%
肿瘤	5%	5.6%	10.6%
蛛网膜下腔出血	0	4.9%	4.9%
脑脊液循环障碍	1.8%	0.6%	2.5%

续表

疾病类别	非急性入院	急性入院	总计
脑出血事件	0	1.7%	1.7%
脑缺血性事件	0	0.2%	0.2%
感染	0.1%	1.3%	1.4%
其他	0.3%	0.3%	0.6%
总计	44.4%	55.6%	100%

引自 Whitehouse 等[4]。

32.2.1　创伤性脑损伤

创伤性脑损伤(traumatic brain injury, TBI)是全球死亡和致残的主要原因。在美国,创伤性脑损伤在老年人群中发病率最高(发病率 2 000 /10 万)[6]。从 2007 年到 2013 年,在美国老年人中与 TBI 相关的住院率增加了 25% 以上。欧洲国家也证实老年人 TBI 住院(和死亡)率在增高[7-9]。老年人 TBI 的主要原因是跌倒(65 岁后 50%,75 岁后 75%)[10]。这在临床上很重要,因为与跌倒相关的 TBI 更易导致颅内团块状病变(如硬膜下出血),而与机动车事故相关的 TBI 更常导致弥漫性轴索损伤。经历创伤性脑损伤的女性比例随着年龄的增长而增加,在 85 岁之后达到 75% 以上[11]。老年人 TBI 的另一个特点是既往病史较为常见。既往病史包括创伤性脑损伤史、痴呆、糖尿病、心血管疾病等是外伤性脑损伤预后更差的危险因素[9, 12]。

32.2.2　卒中

在美国,每年约有 79.5 万人发生卒中。2017 年,每 19 例死亡患者中就有 1 例死于卒中。卒中的风险随着年龄的增长而增加,2009 年 66% 因卒中住院的患者年龄在 65 岁以上。急性缺血性脑卒中(acute ischemic stroke, AIS)占 87%,颅内出血(intracranial hemorrhage, ICH)占 10%,蛛网膜下腔出血(subarachnoid hemorrhage, SAH)占 3%[13]。男性的发病率是女性的 1.5 倍[14]。在 55~75 岁人群中尤其明显,而在年龄更大的人群中则有相反的趋势[15]。大多数的人群登记报告显示发病率趋于稳定或下降。但由于人口老龄化,在过去 20 年里,每年新卒中病例的绝对数量已经上升(高收入国家从 1 090 万增加到 1 690 万)。

32.2.3　癫痫

像卒中一样,癫痫是一种发病率随着年龄增长而增加的疾病[16]。它是老年人中仅次于卒中和痴呆的第三种最常见的神经系统疾病。50 岁后发病率稳步上升,从每 10 万人中约 50 例增加到 75 岁后每 10 万人中超过 150 例。虽然年轻人癫痫发作的主要病因是遗传或结构性的,但老年人癫痫大多是继发性的。老年人癫痫发作最常见的原因是脑血管疾病,占 50% 以上。老年人癫痫的其他原因有肿瘤、阿尔茨海默病以及代谢和医源性原因。除了众多的治疗方法及其多发病机理,老年癫痫患者还表出致痫阈值降低,这在一定程度上解释了发病率随着年龄增长而增加的现象。在老年人中诊断癫痫比在年轻人中诊断更具挑战性。对于后者,以颞叶癫痫发作为主,而老年人的大多数癫痫发作是颞外发作,在症状上也表现出多样性。惊厥相对罕见,可能发生在夜间,四分之一的惊厥表现为主要的认知症状。最后,在老年患者中,对于潜在的癫痫有很多鉴别诊断。区分晕厥、波动性认知障碍、谵妄、短暂性脑缺血发作或癫痫引起的脑循环障碍可能很困难。

32.2.4　脑肿瘤

过去很多年中肿瘤的发病率相对稳定,在总人口中约为 6 / 10 万人,但 65 岁以后,这一发病率上升到 56 / 10 万人[17]。人口老龄化和手术适应证的扩大导致老年患者接受神经外科手术的比例增加。巴黎 Lariboisière 医院神经外科的经验表明,在 25 年的时间里,这一比例从 10% 增加到 24%。与此同时,同一时期内,在紧急情况下进行手术干预的比例从 46% 下降到 26%,这表明老年患者外科手术的增加本质上与选择性干预[1]有关。

32.3　老年中枢神经系统生理学

32.3.1　神经系统解剖(器质)性改变

32.3.1.1　神经元

在衰老过程中,会出现与神经元丧失相关的进行性脑萎缩。脑重量从 50 岁开始逐渐下降,85 岁后达到最低点(平均脑重量相对于最大脑重量下降了约 11%)[18]。脑萎缩主要见于海马区、前额叶和颞叶的皮质、小脑和脑干神经核。萎缩的细胞多数是大锥体细胞。在阿尔茨海默病中,可以在萎缩的锥体细胞中观察到神经纤维变性。

除了细胞萎缩外,衰老过程中大脑重量的减少可以用定量的神经元减少来解释,尤其是灰质中的神经元减少。纵向磁共振成像研究显示,灰质减少在眶区和额叶下缘、扣带区、岛叶区、顶叶下缘最为明显,颞叶内侧区较少[19,20]。白质的变化是广泛的。值得注意的是,这些神经元结构变化与正常的大脑衰老相对应,而与阿尔茨海默病[21]中观察到的神经元结构变化不同。总的神经元减少约为 10%,男性和女性之间的差异超过 15%,女性神经元的减少比男性小[19]。这可能是由于雌激素对神经元和脑血管的保护作用。另一个显著的结构变化是硬脑膜随着时间的推移与颅骨的粘连增加,这对脑内病变的构成有直接影响。这种生理改变有着将硬脑膜固定在颅顶的倾向。

32.3.1.2　血管

脑组织老化对颅内血管的形态结构和生物力学功能有影响。这些改变涉及大血管和微血管。

从解剖学角度来看,动脉粥样硬化首先见于 Willis 环血管[22,23],特别是在分支层面和侧支起始处。虽然血管似乎保持恒定的直径,但由于Ⅳ型胶原蛋白的沉积导致血管内皮增生。它通过向心性肥厚导致内径减小[24-27]。

颅内动脉的生物力学特性也发生改变。事实上,衰老导致血管弹性丧失,对脑血流量

（cerebral blood flow，CBF）自动调节有直接的负面影响。动脉血管硬化的部分原因是弹性蛋白纤维的改变。在老化过程中，纤维的数量没有减少，但会出现纤维位置的重新排列和纤维断裂。弹性蛋白纤维通常以圆周向心的方式排列，垂直于血液的流动方向，老年人的弹性蛋白增生阻碍血液流动。这种现象导致动脉弹性下降[25,28,29]。

基底膜和基质增厚，内皮体积减小是微循环改变的原因（图 32.1）[24,30]。微血管组织学显示内皮细胞厚度减少，功能测定证实在交感神经系统激活或血流量变化时，血管舒缩张力缺乏内在调节。微血管，特别是微动脉的损伤是由于纤维样坏死和管壁纤维玻璃样变导致小动脉平滑肌细胞消失[28,29]所造成的。除了管壁纤维玻璃样变外，这些血管还因胶原沉积而发生纤维化现象。这些病变可因动脉血压增高而加重，并与其他心血管危险因素相关。这些周围血管病变是导致脑腔隙性病变的原因。

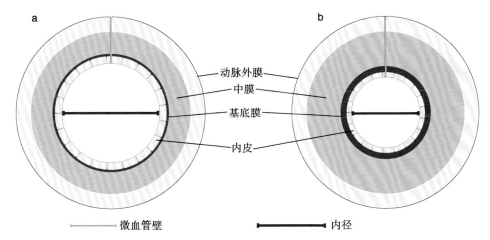

图 32.1　分析年轻患者和老年患者微血管壁厚度和血管内径。a，年轻患者；b，老年患者。（引自 Uspenskaia 等[24]）

这些病变也是血脑屏障改变的原因[31]。病理情况下，这可能是脑水肿的危险因素。最后，导致蛛网膜下腔出血（subarachnoid hemorrhage，SAH）等疾病的颅内动脉瘤在老年人中的发病率是正常人的两倍[32,33]。

从功能学角度看，衰老过程中大脑自动调节的改变问题仍未得到很好的解决。脑自动调节包括颅内血管的直径改变，以应对平均动脉压的变化，从而在大范围内提供恒定的脑血流量[34]。目前的假设认为，随着年龄的增长，大脑自动调节的改变作为一种"储备"来补偿其他系统的损伤[35]。但是，如果年龄增加的原因不能完全解释自动调节改变，我们还要考虑到在老年患者中既往合并症和强心的治疗对大脑自动调节的不利影响（图 32.2）。此外，老年患者在基础状态下，脑代谢率和脑血流降低约 15%[36]。经颅多普勒（transcranial doppler，TCD）证实了这些生理观察结果，显示颅内动脉速度下降 10%～20%。加上血管内径的降低，导致 CBF 的降低。

一项研究观察了创伤性脑损伤后年龄与脑自动调节（用颅内压 ICP 和 TCD 评估）之间的关系。一方面，作者报道了初始 ICP 与年龄之间的联系，年龄更大的患者具有更低的 ICP，TCD 似乎不受年龄的影响。另一方面，老年患者大脑自动调节明显改变。这与不良预后有关，尽管此类患者初始格拉斯哥昏迷评分（Glasgow Coma Scale，GCS）[37]更好。

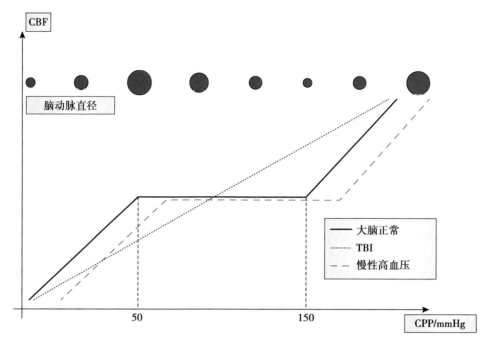

图 32.2 脑自动调节:慢性高血压患者脑自动调节曲线右移。TBI,创伤性脑损伤;CPP,脑灌注压;CBF,脑血流量

32.3.2 神经系统功能性改变

衰老是一种生理性的改变,这种变化不仅与神经元、血管和结缔组织的结构变化有关,而且与神经细胞的改变有关。神经传导中断涉及多种机制。在细胞水平,氧化应激的长期后果可以导致内源性调节系统的缺陷[38-40]。氧自由基和脂质过氧化作用削弱和改变细胞膜作为屏障的功能和神经信号传递功能。

老年患者的神经递质和神经递质受体也减少,突触后酶降解增加[41]。乙酰胆碱和多巴胺合成减少主要分别出现在额叶和扣带皮质[42-45]。某些条件或疾病会加剧这种现象。例如,阿尔茨海默病的特点是胆碱酯酶增加,而帕金森病的特征是黑质神经元中多巴胺合成的减少。炎症感染也通过降低神经递质受体的数量(如 NMDA 受体)[46]在神经传递的改变中发挥作用。DNA 修复机制在衰老过程中逐渐下降[47]。因此,它们不能有效地纠正 DNA 氧化损伤,这是自发突变和凋亡的最终原因。所有这些结构和功能的神经改变都发生在反应性较低和不丰富的血管网络中,使得老年人大脑对缺血和氧化应激特别敏感。

32.4 老年患者治疗的特殊性

老年人神经重症监护的原则与年轻人是一样的。治疗策略是防止血管功能障碍引起的神经元坏死或凋亡。大脑神经元由于能量储备低,对缺血特别敏感。梗死区外周神经元因缺氧和营养供应不足而停止活动。神经元在"缺血半暗带"区域的存活将主要依赖于良好监护管理和治疗,以避免继发性脑损伤。

32.4.1　脑血流动力学

32.4.1.1　颅内高压

急性颅内高压是由颅内容量增加引起的。这种增加可能与组织体积膨胀（脑水肿）、颅内膨胀过程（特别是硬脑膜与颅穹窿和肿瘤粘连引起的硬脑膜下血肿）或由于循环紊乱或脑脊液分布异常引起的急性脑积水有关。这些机制通常是交织在一起的，尤其是在创伤性脑损伤患者中。

与年轻人相比，老年人的初始临床表现不同。GCS 虽然是最广泛用于确定 TBI 严重程度的临床评估，但在老年人中可能具有误导性。一方面，有痴呆病史的老年人在基线[48]时 GCS 可能异常。另一方面，年龄相关性脑改变导致的脑萎缩可能会延迟颅内出血的临床表现，从而延迟颅内高压的诊断。在年龄大于 60 岁的患者[49]中，由于脑损伤的症状不典型，频繁进行检查而导致脑损伤明显增加。目前的建议是 ICP 高于 22mmHg 需要治疗干预[50]。由于上述原因，在老年人[51]中，这一阈值可降低至 18mmHg。

颅内高压的治疗依赖于继发性脑损伤的监护治疗，特别注意维持脑灌注压（cerebral perfusion pressure，CPP），CPP 是由平均动脉压（mean arterial pressure，MAP）和颅内压（intracranial pressure，ICP）之间的差值定义的。因此，CPP 优化涉及 MAP 控制和 ICP 监测，可提高重度颅脑损伤老年患者的疗效[52]。在急性治疗的初始阶段使用渗透治疗减少脑血容量，在副癌性脑水肿中很少使用糖皮质激素，脑脊液的手术引流或血肿的手术清除可以控制 ICP。手术干预的方法可能会影响疗效。一项使用倾向评分的回顾性队列研究显示，与接受开颅血肿清除术治疗的患者相比，接受去骨瓣减压治疗的患者 6 个月预后更差[53]。

32.4.1.2　大脑自我调节和血流动力学目标

要达到良好的存活和预后，推荐 CPP 目标值为 60～70mmHg[50]。这一范围从未在老年人中得到临床验证。然而，这一目标在老年人中的相关性似乎值得怀疑，因为上述生理变化和慢性高血压的发生会改变 CBF 的自动调节。此外，严重 TBI 后，CBF 的自动调节可能发生改变，使 CBF 与 CPP 呈线性依赖。重度 TBI 与其现在的损伤范围之间的关系揭示了 CBF 与 MAP 之间的耦合关系。因此，过高的 MAP 可能导致颅内高压的发展或恶化，特别是动脉粥样硬化导致血脑屏障的改变。相反，在慢性高血压患者中，过低的 MAP 会发生 CBF 严重降低和缺血性脑损伤。

在缺乏老年人特定数据的情况下，CPP 优化依赖于：

- ICP 的控制以避免继发性脑损伤为基础，最终与初始渗透疗法相结合以减少脑容量。
- MAP 的控制基于谨慎的液体治疗和血管升压药物的使用。

似乎很难确定老年人理论上的 MAP 和 CPP 目标。因此，脑监测必不可少，最好是多模式的：ICP 监测、经颅多普勒（TCD），最终是先进的脑监测，如微循环监测、颈静脉氧监测（jugular venous oxygen monitoring，S$_j$O$_2$）和脑氧饱和度和脑组织氧监测（cerebral oximetry, and brain tissue oxygen monitoring，P$_{br}$O$_2$），它们可以监测脑代谢。同样，这些监测仪没有在老年人中进行评估。单独颅内压监测的获益是有限的，因为皮质萎缩降低颅内压。TCD 对于调节到合理的 MAP 和 CPP 目标非常有用。没有研究证明对老年人进行高级监测的价值。

32.4.2　老年患者的镇静镇痛

镇静是治疗严重脑损伤不可或缺的药物。它是为了更好地控制颅内病变和帮助患者适应治疗带来的不适(机械通气、手术)而使用的。它可以减少大脑代谢消耗,从而优化需求和供给之间的平衡。通常情况下,严重的外伤性脑损伤患者在最初的 48 小时内需要镇静。然后根据临床检查和影像学资料重新评估是否继续镇静。在实践中,神经重症治疗中用于老年人的镇静药物与用于年轻人镇静药物差别不大[54]。在 ICP 升高和癫痫持续状态的情况下,异丙酚和芬太尼 / 舒芬太尼是标准镇静镇痛的一线选择。咪达唑仑也是一种很好的替代药物,可与异丙酚联合使用以减少咪达唑仑的组织堆积或减少异丙酚输注综合征(propofol infusion syndrome, PRIS)[55]的发生。

近十年来,右美托咪定作为一种 α-2 肾上腺素能受体拮抗剂,已被广泛应用于预防 ICU 老年患者谵妄。在神经重症治疗中,右美托咪定可能是一个很好的药物,用于治疗停用其他镇静剂时发生的躁动;它还允许更好的神经评估,包括发现局灶性神经缺陷[56]。右美托咪定镇静而不诱发无反应性或昏迷,具有镇痛特性而不影响呼吸驱动。

必须考虑到老年受试者的药代动力学和药效学的特殊性。实际上,亲水物质的分布容积减少了约 25%。血液中白蛋白浓度的下降和其他药物结合蛋白,如 α-1 糖蛋白的增加使得有必要了解所使用药物的物理和化学性质。由于肾小球滤过率降低和肝功能下降,麻醉药的清除率降低。重度颅脑损伤老年患者的镇静应该是滴定式的,以避免镇静镇痛药物在体内的蓄积,这样可能会延误恢复和神经评估。一般来说,随着年龄增加,老年患者在神经重症治疗情况下,对麻醉剂的需求会减少。

32.5　预后和伦理

有明确证据表明,与年轻患者相比,老年脑损伤患者的平均死亡率更高,功能恢复更差,认知恢复更慢。虽然一些研究报告了年龄和结果[57]之间的线性关系,但另一些研究报告了一个拐点(40~50 岁),在这个拐点上死亡率似乎急剧增加[58,59]。无论这种增加是否是线性的,仍然有很大一部分老年患者在脑损伤后可以很好地恢复[60,61]。

在解释老年患者的神经学结果时,必须考虑几个因素。第一个因素涉及照顾者的态度以及患者和家属的意愿,谁更有可能中止维持生命疗法[62]。与年轻患者相比,老年患者在获得脑成像时可能会有更长的延迟,被转移到神经专科中心的可能性更低,由高级(相对于初级)医生诊治的可能性更低[63,64]。第二个因素涉及用于结果评估的工具。例如,格拉斯哥结局量表(Glasgow Outcome Scale, GOS)和 GOS 扩展量表(GOS extended, GOSE)是 TBI 中使用最广泛的功能结局测量方法。GOS 和 GOSE 均未在老年人中得到验证,它们可能不能充分反映该人群的功能损害。在一项多中心研究中,根据与健康相关的生活质量测量,患有严重 TBI 的老年人在 1 年内身体功能有显著改善。GOSE 未检测到这种功能改善[65]。

基于所有这些原因,年龄应仅根据对神经结果有影响的其他相关历史因素来考虑。体弱多病、认知功能、自主意识、患者意愿、亲属意见等因素都应在病历中仔细记录[2,66]。

除了年龄对神经预后的影响外，神经损伤的预后高度依赖于损伤的性质和初始严重程度。例如，在神经重症医学病房中，Kiphuth 等报道颅内出血、吉兰 - 巴雷综合征和重症肌无力脑肿瘤的患者预后不良[5]。

32.5.1　死亡率

当考虑神经重症患者入院后的死亡率时，区分短期死亡率和长期死亡率非常重要。老年人的短期死亡率很高。一些研究报告称，对于重度外伤性脑损伤，该人群的住院死亡率高达 60%～80%[67, 68]。在卒中方面，脑出血的 1 个月死亡率最高（25%～61%），与 SAH 相似（26%～48%）。缺血性脑卒中患者预后较好（9%～19%）[14]。

在法国的一项单中心研究中，研究了 80 岁及以上的内科患者入住重症医学病房后的长期预后，作者报道了昏迷或神经系统疾病入院诊断患者的 1 年死亡率为 60%。这一死亡率与所有年龄类别中相同入院原因所观察到的死亡率（55.5%）没有差异[69]。

关于急性脑卒中患者的长期预后，一项多中心研究报告称，需要机械通气的患者 1 年死亡率极高（77%）。脑出血和蛛网膜下腔出血亚型死亡率较高，分别为 82.7% 和 88.1%。在多变量模型中，与脑卒中亚型相比，年龄＞70 岁与 1 年死亡率不是显著相关因素[70]。

几项研究报告了在首次住院后存活下来的严重 TBI 患者中，老年人的死亡率高于年轻人。然而，这种观察到的死亡率增加可能主要是由于一般老龄化人口中出现的与年龄相关的死亡率[71, 72]。

32.5.2　功能性预后

判断预后的另一种基本方法是关注患者的功能性预后，包括一小部分能够在初始阶段存活的患者预期的自主程度。总体而言，与年轻患者相比，接受神经重症治疗老年患者的功能性预后有所下降。

关于创伤性脑损伤，大多数研究报告显示，老年人比年轻人有更高的风险。因此，Livingston 等报道，60 岁及以上出院的 GOS≤4 的 ICU 患者只有 37% 采用功能独立测量法（Functional Independence Measure, FIM）进行功能改善评估，而在年轻患者中，这一比例达 63%～85%[73]。值得注意的是，与年轻人相比，老年人患创伤后癫痫、卒中和神经退行性疾病的风险更高[74-79]。这种增加可能在很大程度上导致了老年患者 TBI 后自主性的丧失。

Ullberg 等在一份大型瑞典卒中记录中报告了超过 35 000 名卒中患者在 12 个月时对日常生活活动（Activity of Daily Living, ADL）依赖性。与年轻患者相比，75 岁及以上的 ADL 依赖患者比例显著增加（从 15%～20% 增加到 35%～45%）[80]。12 个月时依赖性最强的预测因素是入院时的意识水平、女性、既往卒中史和 ICH 卒中。

动脉瘤性蛛网膜下腔出血的功能预后受初始损伤程度的高度影响。对于分级较差的动脉瘤性蛛网膜下腔出血（WFNS 4 和 5），41.4% 的 60～69 岁患者 6～12 个月预后良好（修改 Rankin 评分≤3），70～79 岁患者为 17%，80～90 岁患者仅为 10%（P=0.002）[81]。

最后，Pirracchio 等报道了老年患者颅内肿瘤神经手术后 1 年的功能预后[82]。1 年时，根据 Karnofsky 表现量表和 ADL 量表，63.6% 的患者被认为有依赖。

结论

对老年患者进行神经重症治疗管理已经变得很普遍，曾经被认为是徒劳的。老年人的解剖和生理特性的知识使我们更好地理解在神经重症治疗中遇到的病理表现。这些特殊性证明了在初始阶段有必要采取特定的监护和治疗策略。神经系统结局，特别是功能结局的问题，必须考虑到合并症、先前的自主性和患者及其家人的意愿。

要点

- 老年患者接受神经重症治疗的比例正在增加。
- 由于生理上的差异，老年患者的神经重症治疗管理与年轻患者有所不同。
- 老年急性神经系统疾病患者的具体管理有待进一步研究。
- 总的来说，神经重症医学病房收治的老年患者的结局很差。

（范震　李洁 译，朱建华 审校）

参考文献

1. Chibbaro S, Di Rocco F, Makiese O, Mirone G, Marsella M, Lukaszewicz AC, et al. Neurosurgery and elderly: analysis through the years. Neurosurg Rev. 2010;34(2):229–34.
2. Guidet B, de Lange DW, Boumendil A, Leaver S, Watson X, Boulanger C, et al. The contribution of frailty, cognition, activity of daily life and comorbidities on outcome in acutely admitted patients over 80 years in European ICUs: the VIP2 study. Intensive Care Med. 2020;46(1):57–69.
3. Darvall JN, Bellomo R, Paul E, Subramaniam A, Santamaria JD, Bagshaw SM, et al. Frailty in very old critically ill patients in Australia and New Zealand: a population-based cohort study. Med J Aust. 2019;211(7):318–23.
4. Whitehouse KJ, Jeyaretna DS, Wright A, Whitfield PC. Neurosurgical care in the elderly: increasing demands necessitate future healthcare planning. World Neurosurg. 2016;87:446–54.
5. Kiphuth IC, Schellinger PD, Kohrmann M, Bardutzky J, Lucking H, Kloska S, et al. Predictors for good functional outcome after neurocritical care. Crit Care. 2010;14(4):R136.
6. Taylor CA, Bell JM, Breiding MJ, Xu L. Traumatic brain injury-related emergency department visits, hospitalizations, and deaths - United States, 2007 and 2013. MMWR Surveill Summ. 2017;66(9):1–16.
7. Korhonen N, Niemi S, Parkkari J, Sievanen H, Kannus P. Incidence of fall-related traumatic brain injuries among older Finnish adults between 1970 and 2011. JAMA. 2013;309(18):1891–2.
8. Hamill V, Barry SJ, McConnachie A, McMillan TM, Teasdale GM. Mortality from head injury over four decades in Scotland. J Neurotrauma. 2015;32(10):689–703.
9. Hawley C, Sakr M, Scapinello S, Salvo J, Wrenn P. Traumatic brain injuries in older adults-6 years of data for one UK trauma centre: retrospective analysis of prospectively collected data. Emerg Med J. 2017;34(8):509–16.
10. Harvey LA, Close JC. Traumatic brain injury in older adults: characteristics, causes and consequences. Injury. 2012;43(11):1821–6.
11. Dams-O'Connor K, Cuthbert JP, Whyte J, Corrigan JD, Faul M, Harrison-Felix C. Traumatic brain injury among older adults at level I and II trauma centers. J Neurotrauma. 2013;30(24):2001–13.
12. Kumar RG, Juengst SB, Wang Z, Dams-O'Connor K, Dikmen SS, O'Neil-Pirozzi TM, et al. Epidemiology of comorbid conditions among adults 50 years and older with traumatic brain injury. J Head Trauma Rehabil. 2018;33(1):15–24.
13. Virani SS, Alonso A, Benjamin EJ, Bittencourt MS, Callaway CW, Carson AP, et al. Heart disease and stroke statistics-2020 update: a report from the American Heart Association. Circulation. 2020;141(9):e139–596.
14. Bejot Y, Daubail B, Giroud M. Epidemiology of stroke and transient ischemic attacks: current knowledge and perspectives. Rev Neurol (Paris). 2016;172(1):59–68.
15. Reeves MJ, Bushnell CD, Howard G, Gargano JW, Duncan PW, Lynch G, et al. Sex differences in stroke: epidemiology, clinical presentation, medical care, and outcomes. Lancet Neurol.

2008;7(10):915–26.

16. Sen A, Jette N, Husain M, Sander JW. Epilepsy in older people. Lancet. 2020;395(10225):735–48.

17. Porter KR, McCarthy BJ, Freels S, Kim Y, Davis FG. Prevalence estimates for primary brain tumors in the United States by age, gender, behavior, and histology. Neuro-Oncology. 2010;12(6):520–7.

18. Dekaban AS. Changes in brain weights during the span of human life: relation of brain weights to body heights and body weights. Ann Neurol. 1978;4(4):345–56.

19. Manolio TA, Kronmal RA, Burke GL, Poirier V, O'Leary DH, Gardin JM, et al. Magnetic resonance abnormalities and cardiovascular disease in older adults. The cardiovascular health study. Stroke. 1994;25(2):318–27.

20. Resnick SM, Pham DL, Kraut MA, Zonderman AB, Davatzikos C. Longitudinal magnetic resonance imaging studies of older adults: a shrinking brain. J Neurosci. 2003;23(8):3295–301.

21. Habes M, Janowitz D, Erus G, Toledo JB, Resnick SM, Doshi J, et al. Advanced brain aging: relationship with epidemiologic and genetic risk factors, and overlap with Alzheimer disease atrophy patterns. Transl Psychiatry. 2016;6:e775.

22. D'Armiento FP, Bianchi A, de Nigris F, Capuzzi DM, D'Armiento MR, Crimi G, et al. Age-related effects on atherogenesis and scavenger enzymes of intracranial and extracranial arteries in men without classic risk factors for atherosclerosis. Stroke. 2001;32(11):2472–9.

23. Vidal JS, Sigurdsson S, Jonsdottir MK, Eiriksdottir G, Thorgeirsson G, Kjartansson O, et al. Coronary artery calcium, brain function and structure: the AGES-Reykjavik study. Stroke. 2010;41(5):891–7.

24. Uspenskaia O, Liebetrau M, Herms J, Danek A, Hamann GF. Aging is associated with increased collagen type IV accumulation in the basal lamina of human cerebral microvessels. BMC Neurosci. 2004;5:37.

25. Hegedüs K, Molnár P. Age-related changes in reticulin fibers and other connective tissue elements in the intima of the major intracranial arteries. Clin Neuropathol. 1989;8(2):92–7.

26. Moossy J. Pathology of cerebral atherosclerosis. Influence of age, race, and gender. Stroke. 1993;24(12 Suppl):I22–3; i31-2.

27. Michel JB, Heudes D, Michel O, Poitevin P, Philippe M, Scalbert E, et al. Effect of chronic ANG I-converting enzyme inhibition on aging processes. II. Large arteries. Am J Physiol. 1994;267(1 Pt 2):R124–35.

28. Mrak RE, Griffin ST, Graham DI. Aging-associated changes in human brain. J Neuropathol Exp Neurol. 1997;56(12):1269–75.

29. O'Rourke MF. Arterial aging: pathophysiological principles. Vasc Med. 2007;12(4):329–41.

30. Thompson CS, Hakim AM. Living beyond our physiological means: small vessel disease of the brain is an expression of a systemic failure in arteriolar function: a unifying hypothesis. Stroke. 2009;40(5):e322–30.

31. Erdincler P, Tuzgen S, Erdincler UD, Oguz E, Korpinar A, Ciplak N, et al. Influence of aging on blood brain barrier permeability and free radical formation following experimental brain cold injury. Acta Neurochir. 2002;144(2):195–9; discussion 9-200.

32. Rinkel GJ, Djibuti M, Algra A, van Gijn J. Prevalence and risk of rupture of intracranial aneurysms: a systematic review. Stroke. 1998;29(1):251–6.

33. Vlak MHM, Algra A, Brandenburg R, Rinkel GJE. Prevalence of unruptured intracranial aneurysms, with emphasis on sex, age, comorbidity, country, and time period: a systematic review and meta-analysis. Lancet Neurol. 2011;10(7):626–36.

34. Asllani I, Habeck C, Borogovac A, Brown TR, Brickman AM, Stern Y. Separating function from structure in perfusion imaging of the aging brain. Hum Brain Mapp. 2009;30(9):2927–35.

35. Perez-Denia L, Claffey P, Kenny RA, Finucane C. 75 is cerebral autoregulation altered in ageing? A review. Age Ageing. 2020;49(Supplement_1):i24-i.

36. Bakker SL, de Leeuw FE, den Heijer T, Koudstaal PJ, Hofman A, Breteler MM. Cerebral haemodynamics in the elderly: the Rotterdam study. Neuroepidemiology. 2004;23(4):178–84.

37. Czosnyka M, Balestreri M, Steiner L, Smielewski P, Hutchinson PJ, Matta B, et al. Age, intracranial pressure, autoregulation, and outcome after brain trauma. J Neurosurg. 2005;102(3):450–4.

38. Li N, Kong X, Ye R, Yang Q, Han J, Xiong L. Age-related differences in experimental stroke: possible involvement of mitochondrial dysfunction and oxidative damage. Rejuvenation Res. 2011;14(3):261–73.

39. Li S, Zheng J, Carmichael ST. Increased oxidative protein and DNA damage but decreased stress response in the aged brain following experimental stroke. Neurobiol Dis. 2005;18(3):432–40.

40. Park L, Anrather J, Girouard H, Zhou P, Iadecola C. Nox2-derived reactive oxygen species mediate neurovascular dysregulation in the aging mouse brain. J Cereb Blood Flow Metab. 2007;27(12):1908–18.

41. Peters R. Ageing and the brain. Postgrad Med J. 2006;82(964):84–8.

42. Ota M, Yasuno F, Ito H, Seki C, Nozaki S, Asada T, et al. Age-related decline of dopamine synthesis in the living human brain measured by positron emission tomography with L-[beta-11C]

DOPA. Life Sci. 2006;79(8):730–6.

43. Uchida S, Suzuki A, Kagitani F, Hotta H. Effects of age on cholinergic vasodilation of cortical cerebral blood vessels in rats. Neurosci Lett. 2000;294(2):109–12.

44. Jolitha AB, Subramanyam MV, Asha DS. Age-related responses of the rat cerebral cortex: influence of vitamin E and exercise on the cholinergic system. Biogerontology. 2009;10(1):53–63.

45. Segovia G, del Arco A, Mora F. Environmental enrichment, prefrontal cortex, stress, and aging of the brain. J Neural Transm (Vienna). 2009;116(8):1007–16.

46. Rosi S, Ramirez-Amaya V, Hauss-Wegrzyniak B, Wenk GL. Chronic brain inflammation leads to a decline in hippocampal NMDA-R1 receptors. J Neuroinflammation. 2004;1(1):12.

47. Hamilton ML, Van Remmen H, Drake JA, Yang H, Guo ZM, Kewitt K, et al. Does oxidative damage to DNA increase with age? Proc Natl Acad Sci U S A. 2001;98(18):10469–74.

48. Bloch F. Is the Glasgow Coma Scale appropriate for the evaluation of elderly patients in long-term care units? J Eval Clin Pract. 2016;22(3):455–6.

49. Salottolo K, Levy AS, Slone DS, Mains CW, Bar-Or D. The effect of age on Glasgow Coma Scale score in patients with traumatic brain injury. JAMA Surg. 2014;149(7):727–34.

50. Carney N, Totten AM, O'Reilly C, Ullman JS, Hawryluk GW, Bell MJ, et al. Guidelines for the management of severe traumatic brain injury, Fourth Edition. Neurosurgery. 2017;80(1):6–15.

51. Sorrentino E, Diedler J, Kasprowicz M, Budohoski KP, Haubrich C, Smielewski P, et al. Critical thresholds for cerebrovascular reactivity after traumatic brain injury. Neurocrit Care. 2012;16(2):258–66.

52. You W, Feng J, Tang Q, Cao J, Wang L, Lei J, et al. Intraventricular intracranial pressure monitoring improves the outcome of older adults with severe traumatic brain injury: an observational, prospective study. BMC Anesthesiol. 2016;16(1):35.

53. Kinoshita T, Yoshiya K, Fujimoto Y, Kajikawa R, Kiguchi T, Hara M, et al. Decompressive Craniectomy in conjunction with evacuation of intracranial hemorrhagic lesions is associated with worse outcomes in elderly patients with traumatic brain injury: a propensity score analysis. World Neurosurg. 2016;89:187–92.

54. Oddo M, Crippa IA, Mehta S, Menon D, Payen JF, Taccone FS, et al. Optimizing sedation in patients with acute brain injury. Crit Care. 2016;20(1):128.

55. Cremer OL, Moons KGM, Bouman EAC, Kruijswijk JE, de Smet AMGA, Kalkman CJ. Long-term propofol infusion and cardiac failure in adult head-injured patients. Lancet. 2001;357(9250):117–8.

56. Lin N, Han R, Zhou J, Gelb AW. Mild sedation exacerbates or unmasks focal neurologic dysfunction in neurosurgical patients with supratentorial brain mass lesions in a drug-specific manner. Anesthesiology. 2016;124(3):598–607.

57. Mushkudiani NA, Engel DC, Steyerberg EW, Butcher I, Lu J, Marmarou A, et al. Prognostic value of demographic characteristics in traumatic brain injury: results from the IMPACT study. J Neurotrauma. 2007;24(2):259–69.

58. MacKenzie EJ, Rivara FP, Jurkovich GJ, Nathens AB, Frey KP, Egleston BL, et al. A national evaluation of the effect of trauma-center care on mortality. N Engl J Med. 2006;354(4):366–78.

59. Mullins RJ, Mann NC, Hedges JR, Worrall W, Helfand M, Zechnich AD, et al. Adequacy of hospital discharge status as a measure of outcome among injured patients. JAMA. 1998;279(21):1727–31.

60. Merzo A, Lenell S, Nyholm L, Enblad P, Lewen A. Promising clinical outcome of elderly with TBI after modern neurointensive care. Acta Neurochir. 2016;158(1):125–33.

61. McIntyre A, Mehta S, Janzen S, Aubut J, Teasell RW. A meta-analysis of functional outcome among older adults with traumatic brain injury. NeuroRehabilitation. 2013;32:409–14.

62. Turgeon AF, Lauzier F, Simard JF, Scales DC, Burns KE, Moore L, et al. Mortality associated with withdrawal of life-sustaining therapy for patients with severe traumatic brain injury: a Canadian multicentre cohort study. CMAJ. 2011;183(14):1581–8.

63. Kirkman MA, Jenks T, Bouamra O, Edwards A, Yates D, Wilson MH. Increased mortality associated with cerebral contusions following trauma in the elderly: bad patients or bad management? J Neurotrauma. 2013;30(16):1385–90.

64. Munro PT, Smith RD, Parke TR. Effect of patients' age on management of acute intracranial haematoma: prospective national study. BMJ. 2002;325(7371):1001.

65. Haller CS, Delhumeau C, De Pretto M, Schumacher R, Pielmaier L, Rebetez MM, et al. Trajectory of disability and quality-of-life in non-geriatric and geriatric survivors after severe traumatic brain injury. Brain Inj. 2017;31(3):319–28.

66. Guidet B, Vallet H, Boddaert J, de Lange DW, Morandi A, Leblanc G, et al. Caring for the critically ill patients over 80: a narrative review. Ann Intensive Care. 2018;8(1):114.

67. McIntyre A, Mehta S, Aubut J, Dijkers M, Teasell RW. Mortality among older adults after a traumatic brain injury: a meta-analysis. Brain Inj. 2013;27(1):31–40.

68. Brazinova A, Mauritz W, Leitgeb J, Wilbacher I, Majdan M, Janciak I, et al. Outcomes of patients with severe traumatic brain injury who have Glasgow Coma Scale scores of 3 or 4 and are over 65 years old. J Neurotrauma. 2010;27(9):1549–55.

69. Roch A, Wiramus S, Pauly V, Forel JM, Guervilly C, Gainnier M, et al. Long-term outcome in medical patients aged 80 or over following admission to an intensive care unit. Crit Care. 2011;15(1):R36.

70. de Montmollin E, Terzi N, Dupuis C, Garrouste-Orgeas M, da Silva D, Darmon M, et al. One-year survival in acute stroke patients requiring mechanical ventilation: a multicenter cohort study. Ann Intensive Care. 2020;10(1):53.

71. Harrison-Felix C, Kreider SE, Arango-Lasprilla JC, Brown AW, Dijkers MP, Hammond FM, et al. Life expectancy following rehabilitation: a NIDRR Traumatic Brain Injury Model Systems study. J Head Trauma Rehabil. 2012;27(6):E69–80.

72. Flaada JT, Leibson CL, Mandrekar JN, Diehl N, Perkins PK, Brown AW, et al. Relative risk of mortality after traumatic brain injury: a population-based study of the role of age and injury severity. J Neurotrauma. 2007;24(3):435–45.

73. Livingston DH, Lavery RF, Mosenthal AC, Knudson MM, Lee S, Morabito D, et al. Recovery at one year following isolated traumatic brain injury: a Western Trauma Association prospective multicenter trial. J Trauma. 2005;59(6):1298–304. discussion 304

74. Annegers JF, Hauser WA, Coan SP, Rocca WA. A population-based study of seizures after traumatic brain injuries. N Engl J Med. 1998;338(1):20–4.

75. Albrecht JS, Liu X, Smith GS, Baumgarten M, Rattinger GB, Gambert SR, et al. Stroke incidence following traumatic brain injury in older adults. J Head Trauma Rehabil. 2015;30(2):E62–7.

76. Kowalski RG, Haarbauer-Krupa JK, Bell JM, Corrigan JD, Hammond FM, Torbey MT, et al. Acute ischemic stroke after moderate to severe traumatic brain injury: incidence and impact on outcome. Stroke. 2017;48(7):1802–9.

77. Fleminger S, Oliver DL, Lovestone S, Rabe-Hesketh S, Giora A. Head injury as a risk factor for Alzheimer's disease: the evidence 10 years on; a partial replication. J Neurol Neurosurg Psychiatry. 2003;74(7):857–62.

78. Perry DC, Sturm VE, Peterson MJ, Pieper CF, Bullock T, Boeve BF, et al. Association of traumatic brain injury with subsequent neurological and psychiatric disease: a meta-analysis. J Neurosurg. 2016;124(2):511–26.

79. Jafari S, Etminan M, Aminzadeh F, Samii A. Head injury and risk of Parkinson disease: a systematic review and meta-analysis. Mov Disord. 2013;28(9):1222–9.

80. Ullberg T, Zia E, Petersson J, Norrving B. Changes in functional outcome over the first year after stroke: an observational study from the Swedish stroke register. Stroke. 2015;46(2):389–94.

81. Goldberg J, Schoeni D, Mordasini P, Z'Graggen W, Gralla J, Raabe A, et al. Survival and outcome after poor-grade aneurysmal subarachnoid hemorrhage in elderly patients. Stroke. 2018;49(12):2883–9.

82. Pirracchio R, Resche-Rigon M, Bresson D, Basta B, Welschbillig S, Heyer L, et al. One-year outcome after neurosurgery for intracranial tumor in elderly patients. J Neurosurg Anesthesiol. 2010;22(4):342–6.

第 33 章　术后患者：择期手术

Gabriella Bettelli

目录

☝ 学习目标

— 本章探讨老年患者择期手术后入住 ICU 的相关问题及管理原则。作为手术整体路径的一部分，讨论了与术前、术中和术后阶段的相互联系。

— 本章目的是让读者了解高龄对手术风险的影响，入住 ICU 的条件，恰当的监护原则，术后最常见需要入住 ICU 处理的并发症以及转出标准。

— 分析最常见需要入住 ICU 的手术类型，并结合最佳监护原则，根据患者的需求、术前功能状态(functional status, FS)、可预见的预后、术后预期的生存质量(quality of life, QoL)，在决定采取何种术后治疗时做出最合适的选择。分析老年患者入住 ICU 的特殊需求，并对文献报道的临床预后和 ICU 的缺点进行分析。

— 最后，讨论了有助于获得最佳临床结果、优化成本 / 效果比和最小化 ICU 住院成本的问题。

33.1 概述：入住 ICU 是临床路径的一部分(表 33.1)

现有数据显示，在过去的几十年里，老年人口增长巨大，对手术、麻醉和重症治疗的日常实践产生了广泛影响[1]。由于临床实践和研究工作的积累，在世界范围内对老年患者进行手术干预的数量及适合接受手术的年龄显著增加，目前对老年人进行的手术涵盖了大多数的维持时间长的手术和侵入性手术[2]，其中许多可能需要术后入住到 ICU。这带来了许多临床、管理、经济和伦理问题。

非紧急手术后入住 ICU 可根据患者术前临床情况和对密切监测或生命功能支持的预期提前规划，或在手术结束时决定(由于术中发生不可预见的事件，或由于术后恢复延迟而无法转移到外科病房)，或在术后几天由于重要功能的意外恶化。

在可行的情况下，应提前做好术后 ICU 规划，综合考虑手术类型、患者临床情况以及对合理的预后预期。

鉴于医学文献提供的证据水平低(患者健康和 FS、临床结果和研究方案中涉及的其他变量存在很大差异等)，各机构间医疗资源可用性的差异以及采用不同的伦理方法，分诊标准很难定义。

表 33.1　入住 ICU 是手术路径的一部分

时间 / 地点	措施	后续处理
术前评估	评估临床病史和体格检查 执行 CGA 评估衰弱 评估 POD 的危险因素	确定直接入住 ICU 的必要性
术中管理	保持正常体温 注意患者体位 适当的通气 避免麻醉过深的麻醉方案 维持血流动力学稳定 减少手术应激 (镇痛、ERAS 策略)	如果术中意外事件发生在未计划入住 ICU 的患者，重新评估是否需要入 ICU 与 ICU 团队认真交接，告知家属术中过程及术后监护计划

续表

时间/地点	措施	后续处理
入 ICU 期间	实施适当的监护 避免使用 BZDP 镇静 每天检查谵妄 确保足够的镇痛 环境舒适和安静	开始治疗并观察效果 ICU 团队重新评估患者的临床状况 决定是否继续或终止 ICU 治疗 通知家属
出 ICU 后	根据患者需要计划术后治疗	个体化合适的治疗病房(中等治疗强度,外科病房,过渡性治疗或其他),与治疗团队仔细交接

CGA,综合老年评估;POD,术后谵妄风险;ERAS,加速康复外科;BZDP,苯二氮䓬类药物。

根据老年患者在医疗、并发症管理和功能损害最小化方面的特定需求进行充分术前评估是术后监护管理的关键。术前通过综合老年评估(comprehensive geriatric assessment,CGA)、衰弱评估和术后谵妄风险(postoperative delirium,POD)收集的数据对于规划合理的ICU 监护至关重要。

在手术中,精心实施旨在维持老年外科患者稳态的基本措施至关重要。其中,手术台上准确的体位以防止呼吸功能不全(多为头低足高体位或需要长时间呼气末正压时)、不使用过高的潮气量[3]、采取措施降低手术应激反应[4]、避免麻醉水平过深、维持血流动力学平稳和控制液体摄入、维持适当的温度和早期发现 POD 征象至关重要。在入 ICU 前应确定患者是否预先表达了拒绝重症治疗的意愿,患者的意愿应得到尊重。

根据患者客观的康复机会、预期结果和可用资源,在团队内部和家庭成员之间讨论监护等级。一旦患者进入 ICU,为了确保最大程度的身体、认知和情绪舒适,应根据患者的神志和精神状态判断是否需要镇静,甚至进一步的有创操作如气管插管等。

应尽快创造条件,让患者与家庭成员或看护者进行简单的人际交流。每天应使用有效的工具评估 POD 的迹象(见下文),如有异常,应立即采取适当的治疗[5]。应避免营养不良和肌肉萎缩或损伤,确保足够的营养支持,并促进主动(尽可能)或至少被动运动。护理对于预防压疮、体位性疼痛和抑郁症以及允许早期重建社交活动过程至关重要。

数日后,在没有恢复迹象的情况下,以团队为基础来讨论如何进行最合适的生命支持强度;这一步骤还应包括家庭成员,同时也需要尊重患者的意愿。转出 ICU 应根据临床恢复情况及过渡病房、术后病房类型和医院设施等方面的可用资源进行规划。

出院后,应根据患者的身体、认知和功能状况规划术后治疗,不要忽视 FKT 治疗、心理支持和关系交流的需要,应持续提供视力和听力的支持。

从组织的角度来看,麻醉-手术-ICU 团队应该提前分享一些基本的方法和问题(手术前收集什么数据,谁负责收集这些数据),以明确患者的风险和功能概况,包括 FS 和QoL 数据。对于老年手术患者,欧洲麻醉学会关于非心脏手术术前评估指南[6]建议收集和登记来自 CGA、衰弱评分和 POD 风险的数据。遗憾的是,这些原则尚未在临床实践中得到常规实施。任何班次的适当交接,以及从不同医疗病房的转移,都是治疗过程的组成部分。

33.2 高龄外科患者的术后并发率和死亡率

33.2.1 老年人手术风险和术后并发症风险

通常认为手术和麻醉是老年患者的主要挑战,因为衰老会使得器官功能恶化、FS降低,以及相关疾病[7]。接受高风险手术的患者占ICU患者的主要部分[8]。然而,对年龄本身在增加手术风险中所起的作用仍然难以评估[9]。

首先,要将与侵入性治疗相关的风险与所有其他风险因素(患者的身体状况、手术团队治疗老年人的经验、可用资源和组织管理方面)分开解释,这在本质上是不可能的。尽管许多单中心研究调查了心脏、骨科或癌症手术的手术风险和术后并发症,比较了年轻患者和老年患者的长期患病率和死亡率,但这些结论不具备指导意义;事实上,少数接受择期手术的老年外科患者也是经过筛选的人群,与普通人群没有可比性。

其次,对更多患者群体进行的更广泛的研究,如基于登记的研究,往往没有考虑共病,这是此类研究不能提供可靠结论的主要原因[10, 11]。最后不能不提,尽管手术和麻醉技术有所进步,但在许多国家,大多数老年人既没有得到适当的术前评估和优化,也没有受益于适当的老年围手术期监护[12-14]。

至于外科手术,有证据表明,长时间侵入性手术的风险会增加,其中心脏[15]、胸部[16]、癌症手术[17]和髋部骨折修复[18]的风险最高。

33.2.2 年龄是主要的危险因素吗

大量研究[19-23]一致认为,与接受手术的年轻患者相比,老年患者术后死亡率较高,围手术期患病率较高。然而,年龄本身似乎并不是主要因素。在许多情况下,在预测死亡率方面,一般的术前条件和患者相关因素被证明比手术类型更重要。更具体地说,与高龄相关的严重全身性疾病是转入ICU和不良结局(如并发症和30天死亡率)的有效术前预测指标。最近的两项前瞻性队列研究调查了衰弱在80岁以下入住ICU患者中的作用[24, 25],报告称衰弱对ICU死亡率和30天死亡率均有负面影响;两项研究都得出结论,由于衰弱评估能够预测这些患者的短期死亡率,因此应在患者中对这种情况进行系统评估。

33.3 如何决定老年人是否入住ICU

33.3.1 缺乏指南和具体的分诊标准

与急诊手术相比,择期手术后的术后患病率和死亡率更低,患者普遍更健康,身体状况更好[26]。尽管如此,决定哪些患者在择期手术后应该接受术后ICU治疗,并量化转入ICU的优点仍然是一项具有挑战性的任务。

年龄本身从来都不是决定因素,实际年龄无法描述患者的情况,而生理年龄也难以定义。SAPS Ⅱ、APACHE或SOFA等评分系统不能体现老年患者可能出现的特定情况,如认知障碍、抑郁、恶病质或衰弱。另一方面,众所周知,老年人群不仅有其自身的临床特点和需求,而且在一般情况和功能概况方面也表现出广泛的个体差异。

欧洲重症监护医学学会（European Society of Intensive Care Medicine, ESICM）在 1994 年发布的指南中建议，病情不稳定或有严重并发症风险的患者应入住 ICU；然而，25 年前在与目前完全不同的人口状况下发布的这些建议基本上是指一般人群，没有考虑到老年人群的特殊性。

到目前为止，还没有具体的指导原则，也没有一个实际用于预测临床结果的评分系统被证明是可靠的预测指标。最近一项关于重大手术后非计划入住 ICU 的危险因素的综述[27]报告称，由于研究设计的异质性，对准入标准进行比较定量分析是不可行的。作者提出，需要进一步研究来明确在美国、英国、亚洲和澳大利亚确定的 3 个独立危险因素（年龄、体重指数和共病程度）的敏感性和特异性，以确定它们是否可以作为计划入住 ICU 和降低计划外入住率的指南。

33.3.2　适当分流的基本原则

尽管目前还没有可靠的、基于证据的老年外科患者入 ICU 分诊标准，但可以根据临床经验、患者 FS 信息和伦理规范找到一些指导原则（表 33.2）。

表 33.2　适当分流的原则

考虑作为入住 ICU 的预测因素	年龄≥85
	多发病
	心脏衰竭
	高 ASA 分级
	近期需要住院
	大手术
评估 FS 和术前 QoL	独立程度
	认知
	情感状态
	营养状况
	家庭支持
	主观的生命质量
	预先意愿
评估衰弱	弗里德指数（表现型理论）
	罗克伍德（赤字累积）
评估 POD 的危险因素	见 ESA POD 指南[5]
让家人参与最终决定	明确预期结果的信息
	追求真诚的对话和相互信任

ASA，美国麻醉医师协会；FS，功能状态；QoL，生存质量；POD，术后谵妄风险；ESA，欧洲麻醉医师协会。

由于术前麻醉会诊中实施 CGA 和 FS 评估的实践仍然很少，因此并没有在所有机构中系统地收集这些要素。尽管在许多情况下和许多机构中经常被忽视，但这些因素在治疗过程中变得至关重要，这时需要根据所获得的结果重新评估治疗方案。

总之，绝不应忽视的是，在分诊过程中，患者本人和家庭成员、监护团队成员（麻醉师、外科医生和重症监护医师）一样充当了重要角色：明确告知他们预期结果，以真诚的方式与他们对话将有助于在相互信任的氛围中采取行动,避免符合转入 ICU 指征的患者被拒绝入住 ICU。

33.3.3　宽松与严格的指征掌握:如何影响选择

由于多方面的原因,ICU 压力在不断增加,其中老年患者的影响持续增加[28]。世界范围内医疗资源的短缺,将最好的治疗留给那些最大生存机会的人的原则最常应用在老年人群。

在严格的指征(有可能会拒绝一些可能受益于治疗的患者进入 ICU)和宽松的指征(没有任何限制标准的老年患者入 ICU,有可能在 ICU 床位短缺后不久就会面临将存活概率更高的患者得不到 ICU 治疗的风险)之间取得平衡是 ICU 团队最困难的任务之一。正如最近 Covid-19 大流行所显示的那样,许多国家和机构的 ICU 床位十分有限,使这一问题变得更具挑战性。最后同样重要的是,重症监护人员的态度,他们的伦理取向,以及当地的文化背景会进一步影响最终的选择。

在讨论紧急手术后或由于病情原因需转入 ICU 时,这种困境可能更加严重;然而,对于 80 岁以上的衰弱、病危或共病手术患者,决定入住 ICU 并非仅在特殊情况下才会发生,因为计划手术是 80 岁及以上老年患者转入 ICU 的主要原因。

管理这种情况的有效原则体现在监护团队内部以及监护团队与患者家属之间的最佳沟通上。监护团队成员之间的最佳沟通旨在增加人际凝聚力,在一个组织良好的团队中工作的感觉,并避免最终影响治疗质量的内部差异。监护团队与患者家属之间的良好、系统的沟通对于了解他们对升级治疗风险的态度以及讨论与入住 ICU 相关的潜在风险(暴露于医院感染、谵妄、LOS 增加和限制探视时间)至关重要。

这些伦理问题是 ICU 临床实践的一个主要方面。Nguyen 等的综述[29]和 B. guide[30]的访谈中对它们进行了精彩解读。

33.3.4　入住 ICU 的优点与风险

文献报道的老年人术后入住 ICU 对改善预后和降低死亡率的效果很难分析,因为各研究之间存在很大的不均质性。从全局角度考虑这些结果并忽略高龄的作用,人们可能会认为,与外科病房相比,术后入住 ICU 可以通过早期发现生命功能恶化、获得严密的监测、呼吸和心血管支持以及更多人手来降低死亡率。

然而,权衡利弊和资源可用性,入住 ICU 不可避免地伴随着诸如活动能力下降、感染并发症风险、液体过负荷、血管事件或谵妄[31]等因素,无论是作为术后并发症还是作为入住 ICU 的后续损伤发生,这对老年人都是极其危险的。多数情况下,老年谵妄是进一步非认知并发症、不良后果和死亡的严重危险因素。此外,即使存活,也极有可能出现永久性认知障碍,生存质量下降,需要住院治疗[5]。

33.4　入住 ICU 的条件

33.4.1　手术前做出决定

老年外科患者术后立即入住 ICU 的优先决定通常发生在预期需要器官支持、密切监测和更多监护人员的患者，或者是根据既定的临床实践，如心脏手术[32]。建议择期手术后入住 ICU 的，其他因素包括 30 天死亡风险高、年龄为 > 80 岁、合并症和手术时间长的侵入性手术[33,34]。

择期手术后让老年患者入住 ICU 的决定也可能发生在麻醉后复苏单元（post-anesthesia care unit, PACU）或术后在外科病房住院期间发生的意外事件。

33.4.2 在 PACU 做出决定

在手术结束时，提示需进入 ICU 的情况包括术中意外事件，如大出血、心律失常（多为心动过速[35,36]）、因意外解剖情况需要延长手术时间、严重低血压或难治性高血压、血流动力学不稳定、呼吸功能不全及麻醉后恢复异常延迟等。为了尽早发现谵妄并发症，患者从麻醉[5]中恢复后，应立即在 PACU 中进行第一次 POD 检查，同时使用 CAM 或 NuDesc 和 RASS 等有效评分。对于那些仅表现出 POD 症状，而器官功能正常或轻微问题的患者，入 ICU 需要仔细考虑和评估，因为该事件本身可能会增加定向障碍、混乱和焦虑不安。

33.4.3 在外科病房中做出决定

术后早期发生重大的心脏、呼吸、肾脏或脓毒性并发症是导致患者从外科病房转至 ICU 的主要原因。这些事件多见于接受长时间侵入性手术的共病、功能障碍和衰弱患者，其主要原因是难以进行适当的分诊、内部流程管理欠佳和资源有限。有证据表明，与非直接转入相比，术后直接入住 ICU 预后更好；然而，许多研究发现术后死亡率、住院时间或成本 / 效益比存在显著差异。此外，在许多情况下，选择是由专家共识决定的，而评估风险的方式并没有具体说明。

33.4.4 关键注意事项

在全球范围内没有研究明确老年患者入住 ICU 的具体指征，并且在临床实践中，各国和医疗机构之间存在很大差异[37]。根据一些研究[36,38]，与直接入住 ICU 相比，术后间接转入 ICU 似乎增加了死亡风险，这个因素比合并症、年龄、性别、手术类型和紧急状况的影响更大。这可能与以下因素有关：缺乏围手术期监护、难以进行适当的分诊、ICU 床位紧张、工作时间和对患者状态的不当评估（如通过电话交流[39]），或发生意外的围手术期事件。这些发现证实了改善老年患者围手术期监护的必要性。

33.5 术后并发症和入住 ICU

老年外科患者需要入 ICU 的最常见围手术期并发症包括心血管（心律失常和心肌梗死）、呼吸系统（肺不张、呼吸衰竭和肺炎）、急性肾损伤、脓毒症和谵妄。根据文献，由于不同的病例组合或不同的研究方案，其频率有很大差异，这可能受到为促进术前患者优化管理而在术前采取预防策略的影响，如康复训练、纠正营养不良、药物调节或 POD 易发危险因素的管理。

33.5.1 心脏并发症

心脏并发症常见于老年重症患者,主要发生在心脏手术和重大非心脏手术后[40]。与患者相关的主要危险因素表现为先前存在的心脏疾病(心绞痛、冠状动脉疾病、充血性心力衰竭多为活动期[41]、心律失常和高血压),这些都在老年患者中有很高的患病率。术中低血压对治疗无反应是术后心脏并发症和死亡的预测因素。

舒张功能障碍在接受心脏手术的患者中很常见,并且与心血管手术的不良预后有关[42,43]。女性患者舒张功能障碍程度较高,不良结局较多,延长 ICU 时间和总住院天数[44]。

心脏并发症的其他重要危险因素包括与共存疾病(呼吸系统疾病、肾脏病和糖尿病)的关联、引发严重手术应激反应[45]的长时间侵入性手术、术中体温过低以及凝血酶原和纤溶因子之间平衡的改变导致冠状动脉血栓形成风险增加[46](框 33.1)。

框 33.1　术后心脏并发症的独立预测因素和危险因素

- 既往存在心脏疾病:
  - 心绞痛
  - CAD
  - CHF
  - 心律失常(主要是心动过速)
  - 舒张功能不全
- 合并症
- 长时间的侵入性手术会引起强烈的应激反应
- 体温过低
- 凝血和纤溶失衡

CAD,冠状动脉粥样硬化性心脏病;CHF,慢性心力衰竭。

在一项对 255 名 80 岁及以上患者的回顾性研究[47]中,手术后入住 ICU 的前两天血管活性药物的需求是院内死亡率的最强预测因素。

33.5.2 呼吸系统并发症

高龄一直被认为是术后呼吸并发症的危险因素,这是由于高龄患者肺储备和呼吸功能的下降,以及呼吸合并症(哮喘、COPD、肺气肿和吸烟所致疾病)的患病率更高。除上述因素外,进一步与患者相关的危险因素包括功能依赖、充血性心力衰竭、阻塞性睡眠呼吸暂停、肺动脉高压、营养不良和肾功能损害。与手术相关的因素包括长时间手术(>3 小时)、手术部位(胸部和腹部)、全身麻醉、输血和残余神经肌肉阻滞。预防措施(戒烟和吸气肌训练)和适当的术中管理(降低潮气量、适当的呼气末正压水平、肺复张和神经肌肉阻断逆转)对降低风险至关重要。

预测术后呼吸并发症最常用的风险评分是评估加泰罗尼亚外科患者呼吸风险(Assess Respiratory Risk in Surgical Patients in Catalonia,ARISCAT)[48](框 33.2)。

框 33.2 术后呼吸并发症的独立预测因素和危险因素

ARISCAT(评估加泰罗尼亚外科患者呼吸风险)2010
- 高龄
- 术前低血氧饱和度
- 术前 30 天发生呼吸道感染
- 术前贫血(Hb ≤10g/dL)
- 手术部位(胸腹)
- 手术时间
- 急诊手术

在最近的一项研究[49]中,老年人群在重大骨科手术后 5 天内间接入 ICU 的患者中,术后呼吸并发症占 11%。在一项前瞻性多中心队列研究[50]中,涉及 63 家欧洲医院和 5 384 名接受全麻或局部麻醉手术的患者,术后呼吸并发症占 4.2%。在出现呼吸道并发症的患者中,住院死亡率明显更高。回归分析确定了 7 个独立的危险因素:术前低血氧饱和度,至少存在一种呼吸道症状,慢性肝病,CHF 史,开胸 / 腹部手术,手术持续时间超过 2 小时,紧急手术。该研究还对预测术后呼吸衰竭的 3 个严重程度进行了区分,准确率为 82%。

33.5.3 术后谵妄

POD 可在术后 3～5 天内发生,可能发生在 PACU(见上文)、术后 ICU 住院期间或外科病房。除术后并发症和 ICU 问题外,上述最近的 ESA 指南[5]中详细介绍了其发展的易感和诱发风险因素,该指南目前正在更新中,预计将于 2022 年发布。POD 在心脏[51]和重大非心脏手术后更为常见,并与死亡率、发病率和长期认知功能障碍增加相关[52,53]。患有 POD 的老年患者预后较差,更可能延长 ICU 和住院时间,延长插管时间。

如第 36 章中所详细描述的,重症患者的谵妄已被证明与重要的临床结局相关,包括长时间的机械通气、LOS、治疗费用、长期认知障碍、出院后需要再住院治疗和死亡率。

总的来说,认知和身体储备较低的患者在应对外部压力时维持正常大脑功能的能力可能会下降,因此,谵妄风险更高。其他导致 ICU 中 POD 风险增加的因素包括机械通气时间延长、脓毒症、药物(机械通气输注苯二氮䓬类药物[54]、抗胆碱能药物[55]、多巴胺和类固醇)改变昼夜节律、感觉剥夺、约束和禁食以及环境不适(灯光和噪声)。

经验证的 ICU 患者谵妄筛查工具(CAM-ICU, ICDSC)改善了诊断,目前推荐将常规谵妄评估作为 ICU 的管理标准。旨在预防 ICU 内 POD 并减少其持续时间和严重程度的措施包括药物预防(减少全身炎症的药物,如类固醇或他汀类药物,抗精神病药物)、选择非苯二氮䓬类镇静机械通气[56]、早期活动[57]、睡眠卫生[58]和集束化镇静[59]。

ICU 内的 POD 治疗还没有找到金标准,因为没有证据支持单一有效的药理学方法。抗精神病药物可引起镇静、呼吸抑制和延长 QT 间期。目前有证据支持右美托咪定用于各种 ICU 患者的预防和治疗,但还需要进一步研究。将药物治疗与非药物措施[60]相结合有望取得最佳效果(见框 33.3)。

框 33.3 谵妄管理的非药物措施
－ 评估、预防和管理疼痛
－ 选择有针对性的轻度镇静，避免使用苯二氮䓬类药物
－ 常规监测谵妄
－ 睡眠卫生
－ 早期活动和锻炼
－ 家庭参与和赋权

33.6 不同类型手术相关的具体问题[60]

33.6.1 心脏手术

一项对 646 名接受心脏手术的八旬老人的研究报告显示，心脏并发症发生率为 15%，住院死亡率高（7.4%），ICU 和住院时间都增加。NYHA Ⅳ级、女性、术前肾衰竭与围手术期发病率相关[61]。

在另一项研究中，调查了接受心脏手术的八旬老人的长期生存率的研究中，住院死亡的危险因素是术前肾功能不全、术后心肌梗死、需要主动脉内球囊反搏的心力衰竭、急性肾衰竭、卒中和超过 48 小时的呼吸依赖。术后并发症和 ICU 再入院是医院死亡、术前合并症和手术改变的更强危险因素[62]。

心房颤动是老年人心脏手术后最常见的术后并发症[63]。据报道，与冠状动脉搭桥手术（coronary artery bypass surgery，CABPG）相比，非体外循环技术（off-pump techniques，OPCAB）可降低这种风险[64,65]。

在接受心脏手术的老年患者中，POD 也很常见。急性肾损伤是八旬老人心脏手术后另一常见并发症。Ried[66]对 598 例（299 名七旬和 299 名八旬）接受择期搭桥、瓣膜或联合搭桥以及瓣膜手术合并体外循环的老年人群进行回顾性研究，两组患者急性肾损伤发生率分别为 21.7% 和 21.4%。最大程度的肾损伤与死亡风险的逐步增加、肾脏替代治疗以及 ICU 和医院住院时间的延长有关。七旬老人的 30 天总死亡率为 6%，八旬老人为 7.7%。

33.6.2 腹部手术

老年和 ASA 水平较高被认为是与腹部手术后并发症相关的独立变量。因此，许多研究报告称，接受腹部癌症手术的老年患者经常出现严重的术后并发症，可能需要入住 ICU[67]。在因相关疾病、综合用药、生理储备减少、衰弱和免疫系统紊乱而致术前风险高的患者中最为常见[68,69]。围手术期风险也因需要长时间手术、大量失液和失血[70]、使用胶体、液体过负荷和需要血管升压药物而增加。主要存在衰弱的情况下，这些危险因素的存在强烈建议直接计划术后入住 ICU。

在为数不多的调查这个问题的研究中[71]，观察到的术后并发症包括呼吸系统（急性呼吸衰竭、肺炎和持续超过 48 小时的机械通气）、心血管系统（急性心肌梗死、心源性休克和卒中）、感染性并发症（脓毒症休克和严重脓毒症）、急性肾损伤和手术并发症（吻合或伤口裂开、手术伤口感染和再手术）。死亡原因是脓毒症休克（肺部、腹部或多个来源）。

预防这些患者的并发症非常重要，不仅因为它可以获得更好的结局并减少住院费用，此外，并发症对生存质量有负面影响，并可能延迟或阻止进一步的癌症治疗。

预防措施包括确定可改变因素和患者身体状态优化，术前纠正贫血，使用目标定向治疗以避免液体过负荷或低血容量，以及在可能的情况下实施 ERAS 策略。

33.6.3　骨科手术

尽管择期重大骨科手术（全膝关节或髋关节置换术、肩、脊柱、足和踝部手术）在有多种合并症的老年患者中并不少见，但是分析老年择期骨科手术后需要入住 ICU 的文献不多。Taylor 和 Gropper[72] 的一项综述发现，在一般人群中肺栓塞和输血相关并发症是骨科手术后最常见的术后并发症。日本一项回顾性研究[73] 分析了八旬老人脊柱手术的并发症，发现 29% 的患者发生围手术期并发症，年龄 > 85 岁、估计失血量 > 500g 和手术时间 ≥180 分与主要并发症显著相关。

在一项纳入 1 259 例患者的研究中，7% 的病例在全髋关节置换术后需要非计划入住 ICU[74]，危险因素为年龄 >75 岁、OSA、肌酐清除率 <60mL/min、既往心肌梗死、ASA >3 级、需要血管升压药物和肥胖。ICU 非计划转入率高，证明了该患者组在分诊过程中的困难和缺陷。

33.7　转出标准

根据指南[75]，应不断评估入住 ICU 患者的状态，以确定可以转出 ICU。理想情况下，当患者不再符合入住标准并满足较低水平监护标准时，就会从 ICU 转出。尽管这些说法看似简单，但患者从 ICU 转到内科或外科病房是最高危的治疗过渡之一，尤其是对老年患者而言，由于缺乏明确和客观的参数来表明哪些患者将继续受益于重症治疗，哪些患者将不会受益，这使得决策变得困难。此外，重症治疗转出实践存在很大的异质性，往往受到制度因素的影响[76]。

管理组织因素会使任务更具挑战性。首先，ICU 与不同类型的术后设置在监测和即时干预方面的可用资源存在明显差距；其次，专业人员之间的沟通障碍无处不在，主要是在大型机构或拥挤的医院；最后，在患者转移过程中缺乏标准化的情况并不少见。不可预见的事件可能会影响转出时间，并迫使"下班后"（夜间）转移；然而，晚间、夜间或周末转出已被证明是增加死亡率和再入院的独立危险因素[77]。

33.8　预后

研究表明，80 岁及以上的择期手术后患者具有"合理"的远期预后。在澳大利亚 - 新西兰重症监护协会[28] 的一项大型多中心队列研究中，计划手术后入住 ICU 的老年患者全球 ICU 和住院死亡率分别为 12% 和 25%，72% 的幸存者出院回家。

一项荷兰单中心队列研究[78] 发现，一年后，四分之三在 ICU 入院前住在家里的患者仍然住在家里，尽管在随访中报告的生存质量明显低于普通人群，但其中只有 10% 的人出现了认知障碍。

加拿大最近的一项研究[79]报道，老年外科患者的 ICU 住院时间中位数为 3.8 天，住院时间为 20.1 天，ICU 死亡率为 18.7%，住院死亡率为 31.6%。

33.9 最终考虑因素

八旬老人的比例正在快速增长，每天都有越来越多的老年患者在择期手术后入住 ICU。

尽管大型研究或随机对照试验并未详尽，也未得到充分证实，但迄今为止，参考点和一般标准已概述，本文文献综述中所述内容可被视为基本指南。许多问题仍然值得进一步研究，从更好地定义分诊标准到最小化 ICU 并发症的方法，从要提供的监护水平到监护退出和转出的标准。

所有这些都提出了从临床到组织、经济、关系和伦理角度的问题。麻醉师、外科医生和 ICU 医师的"老年化"是为老年人提供的治疗质量大幅提高的主要因素之一，我们可以应用本文报道的内容以及未来的研究结果来实现这种"老年化"。这需要改变学习课程，改善医院组织，以及有远见的医疗管理。最近的流行病使这一观点更加令人信服，人们不应将其视为孤立的悲惨事件，而应将其视为当前历史时刻以及未来人类状况衰弱的范例，我们应对此做好准备。

在讨论如何结束自己的生命和拒绝入住 ICU 的选择时，患者的意愿是至关重要的，另一方面，我们所有的医疗保健专业人员都有责任远离偏见、先入为主和年龄歧视，深入研究，提高我们的沟通标准，并细化组织流程。

要点

择期手术后最佳围手术期重症治疗的核心

术前评估

为老年外科患者制定适当的 ICU 治疗计划是一个从手术路径开始的过程，需要进行最佳的、全面的术前评估。对于老年患者，这一步骤应包括临床病史和成人常规体检，以及了解患者功能状态（CGA）和生存质量（QoL）、是否存在衰弱以及 POD 的其他风险因素、预期寿命和任何预先指示的数据。

数据共享和共同管理

了解这些数据对于确定正确的手术方法至关重要，也将有助于 ICU 医师调整重症治疗水平，与亲属沟通，并在提供更好生存机会的需要和避免过度治疗之间取得平衡。

事实上，这些数据的共享只是医疗团队优化操作的因素之一，其他关键问题是术前患者优化（营养不良的纠正、药物调节、心脏和呼吸预适应和抑郁症的治疗）、适当的沟通和激励以及实施基于团队的策略，如治疗过程的管理，不仅需要外科医生和麻醉师参与，还需要护士[80]和老年病医生[81]参与。

预防入住ICU相关并发症

制动、长时间镇静、留置导管、睡眠 - 觉醒节律改变、隔离和环境不适是入住 ICU 的主要不良影响[82,83]。减少 ICU 相关并发症的策略很多，从谵妄预防到最佳护理，包括认知刺激、动员[28]和作业疗法[84]。美国重症医学学会更新了 ICU 疼痛、躁动和谵妄管理的临床实践指南，重点关注"ABCDEF"[85]。

这套措施包括以下内容：

A. 评估和管理疼痛

B. 呼吸试验和自主觉醒

C. 镇静剂的选择

D. 日常谵妄监测

E. 早期活动能力

F. 家庭参与和赋权

（李洁　范震　译，朱建华　叶继辉　审校）

参考文献

1. Blot S, Cankurtaran M, Petrivic M, et al. Epidemiology and outcome of nosocomial bloodstream infection in elderly critically ill patients: a comparison between middle-aged, old and very old patients. Crit Care Med. 2009;37(5):1634–41.
2. Suskind AM, Finlayson E. Thinking beyond age for post-acute care after major abdominal surgery. JAMA Surg. 2016;151(8):766–7.
3. Futier E, Constantin JM, Paugam-Burtz C, et al. A trial of intraoperative low-tidal-volume ventilation in abdominal surgery. N Engl J Med. 2013;369:428–37.
4. Millan M, Espina-Perz B, Caro-Tarrago A, et al. ERAS programs in the elderly patients: is there a limit? Int J Color Dis. 2018;33:1313.
5. Aldecoa C, Bettelli G, Bilotta F, et al. European Society of Anaesthesiology evidence-based and consensus-based guidelines on postoperative delirium. Eur J Anaesthesiol. 2017;34:192–214.
6. De Hert S, Staender S, Fritsch G, et al. Pre-operative evaluation of adults undergoing elective non-cardiac surgery. Updated guideline from the European Society of Anaesthesiology. Eur J Anaesthesiol. 2018;35:407–65.
7. Strom C, Rasmussen LS. Challenges in anaesthesia for elderly – review. Singap Dent J. 2014;35:23–9.
8. Nathanson BH, Higgins TL, Brennan MG, et al. Subgroup mortality probability models: are they necessary for specialized intensive care units? Crit Care Med. 2009;37:2375–86.
9. Ausset S, De Saint-Maurice G, Donat N, et al. Morbidité et mortalité postopératoire du patient âgé. In: Anesthésie, analgésie et réanimation du patient âgé. Rueil-Malmaison: Arnette; 2008.
10. Peterson ED, Cowper PA, Jollis JC, et al. Outcomes of coronary artery bypass graft surgery in 24.461 patients aged 80 years or older. Circulation. 1995;92:1185–91.
11. Finlyson E, Fan Z, Birkmeyer, et al. Outcomes in octogenarians undergoing high risk cancer operation: a national study. J Am Coll Surg. 2007;205:729–34.
12. Partridge JS, Collingridge G, Gordon AL, et al. Where are we in perioperative medicine for older surgical patients? A UK survey of geriatric medicine delivered services in surgery. Age Ageing. 2014;43:721–4.
13. Bettelli G, Maggi S. Risk prediction instruments in geriatric surgery are available but often ignored. Eur J Anaesthesiol. 2017;34(9):634–5.
14. Bettelli G. Perioperative care of older persons: where are we? Acta Biomed. 2020;11,91(2):376–8.
15. Rahman IA, Kendall S. Cardiac surgery in the very elderly: it isn't all about survival. Br J Cardiol. 2020;27:5–7.
16. Allen MS. Thoracic surgery in older patients. Curr Ger Rep. 2017;6(2):1–5.
17. Farrington N, Richardson A, Bridges J. Interventions for older people having cancer treatment: a scoping review. Ger Oncol. 2020;11(5):769–83.
18. Huette P, Abou-Arab O, Djebara AZ, et al. Risk factors and mortality of patients undergoing hip fracture surgery: a one-year follow-up study. Sci Rep. 2020;10:9607.
19. Fogaça de Souza AM, Oliveira Leme FC, Dalla Vecchia Grassi L, et al. Perioperative complications and mortality in elderly patients following surgery for femoral fracture: prospective observational study. Rev Bras Anestesiol. 2019;69(6):569–79.
20. Turrentine B, Wang H, Simpson VB, et al. Surgical risk factors, morbidity and mortality in elderly patients. J Am Coll Surg. 2007;203(6):865–77.

21. Eamer G, Al-Amoodi M, Holroyd-Leduc J, et al. Review of risk assessment tools to predict morbidity and mortality in elderly surgical patients. Am J Surg. 2018;216:585–94.

22. Pelavski A, De Miguel M, Garcia-Tejedor A, et al. Mortality, geriatric and nongeriatric surgical risk factors among the eldest old: a prospective observational study. Anesth Analg. 2017;125(4):1329–36.

23. St-Louis E, Sudarshan M, Al-Habboubi, et al. The outcomes of the elderly in acute care general surgery. Eur J Trauma Emerg Surg. 2016;42:107–13.

24. Flaaten H, De Lange DW, Morandi A, et al. The impact of frailty on ICU and 30-day mortality and the level of care in very elderly patients (>=80 years). Intensive Care Med. 2017;43(12):1820–8.

25. Guidet B, De Lange DW, Boumendil A, et al. The contribution of frailty, cognition, activity of daily life and comorbidity on outcome in acutely admitted patients over 80 years in European ICUs: the VIP2 study. Intensive Care Med. 2020;456(1):57–69.

26. Jung C, Wernly B, Muessig JM, et al. A comparison of very old patients admitted to intensive care unit after acute versus elective surgery or intervention. J Crit Care. 2019;52:141–8.

27. Onwochei DN, Fabes J, Walker D, et al. Critical care after major surgery: a systematic review of risk factors for unplanned admission. Anaesthesia. 2020;75(Suppl. 1):e62–74.

28. Bagshaw SM, Webb SA, Delaney A, et al. Very old patients admitted to intensive care in Australia and New Zealand: a multi-centre cohort analysis. Crit Care. 2009;13(2):R45.

29. Nguyen YL, Angus DC, Boumedil A, et al. The challenge of admitting the very elderly to intensive care. Ann Int Care. 2011;1:29–36.

30. Guidet B (Interview to) Elderly care in the ICU. ICU Management & Practice, 2014–15; 4: 39–40 https://healthmanagement.org/c/icu/issuearticle/elderly-care-in-the-icu-professor-bertrand-guidet.

31. Mahanna-Gabrielli E, Schenning KJ, Eriksson LI, et al. State of the clinical science of perioperative brain health: report from the American Society of Anaesthesiologists Brain Health Initiative Summit. Br J Anaesth. 2019;123(4):464–78.

32. Guidet B, Vallet H, Boddaert J, et al. Caring for the critically ill patient over 80: a narrative review. Ann Intensive Care. 2018;8:114.

33. The Royal College of Surgeons of England and Department of Health. The higher risk general surgical patients: toward improved care for a forgotten group. 2011. https://www.rcseng.ac.uk/library-and-publications/rcs-publications/docs/the-higher-risk-general-surgical-patient/.

34. Smith G, Nielsen M. ABC of intensive care: criteria for admission. Br Med J. 1999;318:1544–7.

35. Reich DL, Bennet Guerrero E, Bodian A, et al. Intraoperative tachycardia and hypertension are independently associated with adverse outcome in noncardiac surgery of long duration. Anesth Analg. 2002;95:273–7.

36. Hartmann B, Iunger A, Rohrig R, et al. Intraoperative tachycardia and perioperative outcome. Langenbeck's Arch Surg. 2003;388:255–60.

37. Jerat A, Laupacis A, Austin PC, et al. Intensive care utilization following major noncardiac surgical procedures in Ontario, Canada: a population-based study. Intensive Care Med. 2018;44(9):1427–35.

38. Gillies MA, Harrison EM, Pearse RM, et al. Intensive care utilization and outcomes after high-risk surgery in Scotland: a population-based cohort study. Br J Anaesth. 2017;118:123–31.

39. Garrouste-Orgeas M, Montuclard M, Timsit JF, et al. Predictors of intensive care unit refusal in French intensive care units: a multiple-center study. Crit Care Med. 2005;33:750–5.

40. Poldermans D, Bax JJ, Boersma E, et al. Guidelines for preoperative cardiac risk assessment and perioperative cardiac management in noncardiac surgery: the Task Force for Preoperative Cardiac Risk Assessment and Perioperative Cardiac management in noncardiac surgery of the European Society of Cardiology and endorsed by the European Society of Anaesthesiology. Eur J Anaesthesiol. 2010;27:92–137.

41. Baquero G, Rich MW. Perioperative care in older adults. J Geriatr Cardiol. 2015;12(5):465–9.

42. Vaccarino V, Badimon L, Corti R, et al. Presentation, management and outcomes of ischemic heart disease in women. Nat Rev Cardiol. 2013;10:508–18.

43. Flu WJ, van Kuijk JP, Hoeks SE, et al. Prognostic implications of asymptomatic left ventricular dysfunction in patients undergoing vascular surgery. Anesthesiology. 2010;112:1316–24.

44. Ferreira RG, Worthington A, Huang CC, et al. Sex differences in the prevalence of diastolic dysfunction in cardiac surgical patients. J Card Surg. 2015;30(3):238–45.

45. Neupane I, Arora RC, Rudolph JL. Cardiac surgery as a stressor and the response of the vulnerable older adult. Exp Gerontol. 2017;87(Pt B):168–74.

46. Vetta F, Locorotondo G. Cardiovascular complications. In: Bettelli G, editor. Perioperative care of the elderly: clinical and organizational aspects. Cambridge University Press, Cambridge; 2017.

47. Ford PN, Thomas L, Cook TM, et al. Determinants of outcome in critically ill octogenarians after surgery: an observational study. Br J Anaesth. 2007;99:824–9.

48. Canet J, Mazo V. Postoperative pulmonary complications. Minerva Anest. 2010;76:138–43.

49. Urban MK, Mangini Vendel L, Lymann S, et al. The need for a step-up in postoperative medical care is predictable in orthopedic patients undergoing elective surgery. HSSJ. 2016;12:59–65.

50. Canet J, Sabate S, Mazo V, et al. Development and validation of a score to predict postoperative respiratory failure in a multicentre European cohort: a prospective, observational study. Eur J Anaesthesiol. 2015;32:458–70.

51. Koftis K, Szylinska A, Listewnik M, et al. Early delirium after cardiac surgery: an analysis of incidence and risk factors in elderly (>=65 years) and very elderly (>=80 years) patients. Clin Interv Aging. 2018;13:1061–70.

52. McPherson JA, Wagner CE, Bohem LM, et al. Delirium in the cardiovascular ICU. Crit Care Med. 2013;41:405–13.

53. Bettelli G, Neuner B. Postoperative delirium: a preventable complication in the elderly surgical patient. Monaldi Arch Chest Dis. 2017;87(2):842.

54. Riker RR, Shebabi Y, Bokesch PM, et al. Dexmedetomidine vs midazolam for sedation of critically ill patients: a randomized controlled trial. JAMA. 2009;301:489–99.

55. Steinberg BE, Sundman E, Terrando N, et al. Neural control of inflammation: implications for perioperative and critical care. Anesthesiology. 2016;124:1174–89.

56. Barr J, Fraser GL, Puntillo K, et al. American College of Critical Care M Clinical practice guidelines for the management of pain, agitation, and delirium in adult patients in the intensive care unit. Crit Care Med. 2013;41:263–306.

57. Schweickert WD, Pohlman MC, Pohlman AS, et al. Early physical and occupational therapy in mechanically ventilated, critically ill patients: a randomized controlled trial. Lancet. 2009;373:1874–82.

58. Flannery AH, Oyler DR, Weinhouse GL. The impact of interventions to improve sleep on delirium in the ICU: a systematic review and research framework. Crit Care Med. 2016; Epub Aug 9

59. Morandi A, Brummel NE, Ely EW. Sedation, delirium and mechanical ventilation: the "ABCDE" approach. Curr Opin Crit Care. 2011;17:43–9.

60. Bannon L, McGaughey J, Verghis R, et al. The effectiveness of non-pharmacological interventions in reducing the incidence and duration of delirium in critically ill patients: a systematic review and meta-analysis. Intensive Care Med. 2019;45:1–12.

61. Shurr P, Boeken U, Litmathe J, et al. Predictors of postoperative complications in octogenarians undergoing cardiac surgery. Thorac Cardiovasc Surg. 2010;58(4):200–3.

62. Zingone B, Gatti G, Rauber E, et al. Early and late outcomes of cardiac surgery in octogenarians. Ann Thorac Surg. 2009;87(1):71–8.

63. Nisanoglu V, Erdil N, Aldemir M, et al. Atrial fibrillation after coronary artery bypass grafting in elderly patients: incidence and risk factors. Thorac Cardiovasc Surg. 2007;55(1):32–8.

64. Athanasiou T, Aziz O, Mangoush O, et al. Do off-pump techniques reduce the incidence of postoperative atrial fibrillation in elderly patients undergoing coronary artery bypass grafting? Ann Thor Surg. 2004;7785:1567–74.

65. Knapik P, Hirnle G, Kowalczuk-Wieteska A, et al. Off-pump versus on-pump coronary artery surgery in octogenarians (from the KROK Registry). PLoS One. 2020;15(9):e0238880. https://doi.org/10.1371/journalpone.0238880.

66. Ried M, Puehler T, Haneya A, et al. Acute kidney injury in septua-and octogenarians after cardiac surgery. BMC Cardiovasc Dis. 2011;11:52.

67. Al-Refaie WB, Parsons HM, Henderson WG, et al. Major cancer surgery in the elderly: results from the American College of Surgeons National Surgical Quality Improvement Program. Ann Surg. 2010;251:311–8.

68. Masoomi H, Kang CY, Chen A, et al. Predictive factors of in-hospital mortality in colon and rectal surgery. J Am Coll Surg. 2012;215:255–61.

69. Law S, Wong KH, Kwok KF, et al. Predictive factors for pulmonary complications and mortality after esophagectomy for cancer. Ann Surg. 2004;240:791–800.

70. Pearse RM, Moreno RP, Bauer P, et al. Mortality after surgery in Europe: a 7day cohort study. Lancet. 2012;380:1059–65.

71. Simões CM, Carmona MJ, Hajjar LA, et al. Predictors of major complications after elective abdominal surgery in cancer patients. BMC Anesthesiol. 2018;18:49.

72. Taylor JM, Gropper MA. Critical care challenges in orthopaedic surgery patients. Crit Care Med. 2006;34(9 Suppl):S191–9.

73. Kobayashi K, Imagama S, Ando K, et al. Complications associated with spine surgery in patients aged 80 years or older: Japan Association of Spine Surgeons with Ambition (JASA) Multicenter Study. Global Spine J. 2017;7(7):636–41.

74. Kamath AF, McAuliffe CL, Baldwin KD, et al. Unplanned admission to intensive care unit after total hip arthroplasty. J Arthroplast. 2012;27(6):1027–32.

75. Nates JL, Nunnally M, Kleinpell R, et al. ICU admission, discharge and triage guidelines: a frame-

work to enhance clinical operations, development of institutional policies and further research. Crit Care Med. 2016;44(8):1553–602.

76. Heidegger CP, Treggiari MM, Romand JA, et al. A nationwide survey of intensive care unit discharge practices. Intensive Care Med. 2005;31:1676–82.

77. Singh MY, Nayyar V, Clark PT, et al. Does after-hours discharge of ICU patients influence the outcome? Crit Care Resusc. 2019;12:156–61.

78. De Rooij SE, Govers AC, Korevaar JC, et al. Cognitive, functional and quality of life outcomes of patients aged 80 and older who survived at least 1 year after planned or unplanned surgery or medical intensive care treatment. J Am Geriatr Soc. 2008;56(5):816–22.

79. Ball IM, Bagshaw SM, Burns KE, et al. Outcomes of elderly critically ill medical and surgical patients: a multicentre cohort study. Can J Anest. 2017;64:260–9.

80. Mick DJ, Ackerman MH. Critical care nursing for older adults: pathophysiological and functional consideration. Nurs Clin North Am. 2004;39(3):473–93.

81. Brummel NE, Ferrante LE. Integrating geriatric principles into critical care medicine: the time is now. Ann Am Thorac Soc. 2018;15(5):518–22.

82. Modrykamien AM. The ICU follow-up clinic: a new paradigm for intensivists. Resp Care. 2012;57(5):764–72.

83. Shigeaki I, Hatakeyama J, Kondo Y, et al. Post-intensive care syndrome: its pathophysiology, prevention and future directions. Acute Med Surg. 2019;6:233–46.

84. Costigan FA, Duffet AM, Harris JE, et al. Occupational therapy in the ICU. Am J Occup Ther. 2019;63(2):191–1986.

85. Devlin J, W, Skrobik Y, Gélinas C., et al. Clinical practice guidelines for the prevention and management of pain, agitation/sedation, delirium, immobility and sleep disruption in adult patients in ICU. Crit Care Med. 2018;46(9):e825–73.

第34章　术后患者：紧急手术

Sara Thietart, Margaux Baqué, Judith Cohen-Bittan, Lorène Zerah, and Jacques Boddaert

目录

😊 **学习目标**

急诊手术在老年患者中很常见,而且死亡率、并发症和发病率都很高。接受急诊手术的老年患者比接受择期手术和年龄较小患者发生并发症的风险更高。

术后并发症不仅包括手术并发症,还包括术后老年综合征。与患者的合并症和术后老年综合征的发生相比,手术干预本身导致的死亡率较低。

本章的目的是识别特定的老年术后并发症,并以老年骨科管理模式为例,探讨改善术后管理质量的措施。

34.1 引言

65 岁以上患者正以前所未有的速度增加[1],预计到 2035 年将比 2010 年增长 15.5%[2]。人口老龄化对包括手术在内的医疗保健服务的需求产生了影响。目前,40%~50% 接受手术患者的年龄≥65 岁[3]。此外,预计在接下来的几十年里,手术需求还将会增加:到 2035 年,血管和癌症手术预计将分别增加 72% 和 56%[4-6]。与择期手术相比,急诊手术比例随年龄增长而增加。90 岁及以上患者急诊手术比例可达 72%[7]。

急诊手术后死亡率高,且因手术类型而异。一项首次对 6 968 例 85 岁及以上患者的研究发现,急诊术后 1 个月内死亡率为 13%[8]。在另一项纳入了接受紧急腹部手术的 65 岁以上享有医疗保险患者的研究中,术后 1 个月内死亡率为 20%,术后 1 年内死亡率为 34%[9]。半数死亡发生在住院期间,90% 发生在术后六个月内[9]。在这项研究中,与死亡率相关的因素为:年龄超过 85 岁、合并症(慢性肾病、慢性心力衰竭、痴呆)、术前 6 个月住院史和术后并发症的发生[9]。最后,在美国进行的一项纳入了 32 135 名受伤老年人的回顾性队列研究发现,在严重损伤[使用国际疾病分类创伤严重度评分(International Classification of Disease Based Injury Severity Score, ICISS)]、严重合并症或功能下降的患者组中,1 年死亡率超过 40%[10]。这些结果凸显了合并症和功能状态对死亡率的附加影响。

老年患者术后并发症较年轻患者多见。80 岁及以上的患者中,估计有 16%~50% 会发生术后并发症[11]。接受急诊手术的老年人比接受择期手术的老年人并发症发生率更高[12]。最常见的并发症包括需要输血的出血、肺炎、心肌梗死、创面感染、脓毒症和呼吸衰竭[8]。由于术后并发症的发生是影响死亡率的一个已知因素[9],因此预防、快速筛查和治疗是优化短期和长期死亡率的主要挑战。

因此,术后管理是影响预后的关键因素。我们将以髋部骨折手术为例来说明这一点。

34.2 髋部骨折手术

髋部骨折是一种常见且严重的损伤,全球每年发病人数有 160 万[13]。它是高死亡率和高病损率的原因。研究显示,髋部骨折患者 6 个月内死亡率为 13%~23%,13% 的患者在术后 6 个月内完全需要辅助行走[10,14]。考虑到老年髋部骨折围手术期遇到的所有因素,我们最近发现,基线特征可以解释 62.4% 的 6 个月内死亡率、12.3% 的围手术期因素和 11.9% 的严重术后并发症[15]。因此,优化管理路径、预防和处理并发症是髋部骨折治疗的基石。

34.2.1　老年骨科术后管理：改善髋部骨折预后

大多数术后并发症是可识别和可逆的。预防、早期筛查和快速治疗可改善髋部骨折术后患者的预后。术后管理的目标详见表 34.1。

表 34.1　老年骨科管理模式的治疗目标

即时管理

早期活动：24 小时内使用扶手椅，48 小时内步行

疼痛管理：强调区域麻醉，使用吗啡和对乙酰氨基酚

谵妄的预防和监测：避免苯二氮草药物戒断，定期使用谵妄评估量表进行筛查

监测并预防便秘和尿潴留

压疮预防：使用压疮风险评估量表、营养检查发现高危患者，必要时使用气床垫

吸入性肺炎的预防：筛查吞咽障碍并调整食物质地

贫血与急性肾损伤的监测及纠正

中期管理

确定跌倒的病因（通常为多病因）：

- 寻找诱发因素

- 寻找促发因子

评估患者的处方：

- 根据患者的合并症启动并滴定疾病，改善治疗

- 评估每种药物的风险 / 收益

- 停用增加跌倒风险的药物

- 根据 Beer 标准去除不适当的药物[16]

营养不良的治疗：营养师随访

强化理疗和康复

根据患者的合并症启动并滴定治疗方案

出院前和长期管理

如有必要，请社会工作者进行评估

制订出院计划：

- 正确选择出院后的恢复场所：康复中心或居家

- 永久或暂时增加家庭护工护理

- 组织患者随访

适应家庭环境

向病人和家属提供有关锻炼活动、营养和药物治疗等的建议

防止早期再入院

34.2.1.1　老年骨科协作模式

许多内科和外科相结合的联合管理模式已被提出[17]。这些模式各不相同，囊括了骨科

住院 - 老年科会诊模式以及综合的骨科 - 老年科管理模式,如图 34.1。

模式 1: 常规骨科住院 - 老年科会诊模式　患者在骨科病房住院,由外科医生负责治疗,每日进行老年医学会诊,有时由物理治疗师、社会工作者和有老年医学经验的护士联合会诊。该模式的主要局限是骨科团队对老年科医师会诊意见遵循的依从性不足,其依从性为 57%~77%[18, 19]。

模式 2: 老年病房术后管理模式　患者在老年病房住院,外科医生及时会诊[20]。老年医学的医生在骨科术后患者管理方面具有优势。

模式 3: 骨科 - 老年科综合模式　患者住在由骨科医生和老年医学医生共同管理的专门病区[21]。双方都对病人的治疗负责[22]。

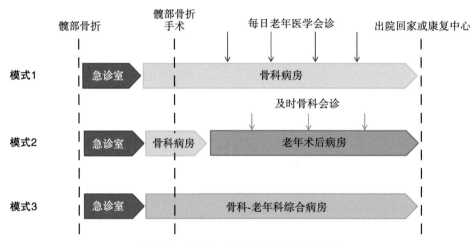

图 34.1　骨科 - 老年科协作的 3 种模式

34.2.1.2　骨科 - 老年科综合管理的成效

目前已发表了许多关于骨科 - 老年科协作模式的研究,但结果各不相同。这种异质性是由于所评价的骨科 - 老年科模式的可变性、患者特征、结果和随机化方法的差异造成的。大多数研究存在较高的偏倚风险[23]。由于不同研究之间的高度变异性,一项评估 3 种协作模式成效的系统性评价受到了很多限制[17]。该荟萃分析显示,尽管住院时间缩短,常规骨科住院 - 老年科会诊模式并未显著降低住院和长期死亡率,也未显著缩短手术准备时间。老年科病房模式虽然可以使住院时间缩短,但研究之间的高变异性使得无法对死亡率进行分析[17]。因此,没有足够的证据可以有力地说明这些老年科 - 骨科干预措施是否对预后产生全面影响。可能某种模式比其他模式更有效,因为有些模式显示可以使长期死亡率和患病率降低[20, 24, 25]。

34.2.1.3　哪种模式最好?

目前还不清楚哪个模型最好,因为很少有研究对各种模式进行比较。

评估常规骨科住院 - 老年科会诊模式的临床试验并未显著降低术后死亡率或患病率[19, 26]。但该模型可降低术后谵妄和认知功能下降的发生率[18, 27]。

一项随机试验显示,与骨科病房住院比较,老年科病房术后管理模式改善了髋关节手术后 4 个月(简易体能测试)的活动能力[28]。一项对 203 例老年科病房住院的髋部骨折患者前瞻性研究中显示,与 131 例在骨科病房住院患者相比,术后 6 个月内死亡率降低 40%,6

个月内再入院率降低 50%，丧失行走能力的患者比例降低 70%[20]。最后，一项荟萃分析评估了 1 072 例患者实施老年科病房术后管理模式的效果，发现其降低了死亡风险［风险比，0.62（95%CI，0.48～0.80）]。[25]

骨科 - 老年科综合管理模式似乎比骨科住院 - 老年科会诊模式更有效[29]。研究表明，该模式缩短了手术准备时间（影响预后的一个重要因素）、住院时间和降低了并发症发生率[30]。Middleton 等人比较了骨科住院 - 科会诊模式和骨科 - 老年科综合病房模式，发现骨科 - 老年科综合模式 30 天死亡率降低 22%、住院时间减少 23%[24]。

34.2.2　老年术后并发症

内科并发症的发生率高于外科并发症。髋部骨折手术住院的老年患者可能会发生 3～5 种并发症，而再次手术或感染的发生率不到 2%[15]。

■ 谵妄

谵妄发生率因研究方法不同而有很大的差异。在进行髋部骨折手术的老年患者中，75 岁及以上患者中的 30%～40% 发生谵妄[31]。术后谵妄与 6 个月内死亡率独立相关，术后谵妄每增加一天，死亡率就会增加[31]。术后谵妄还与发病率、住院时间延长、术后认知障碍风险增加以及日常生活活动受限有关[3, 11]。

为预防不良结局，术后管理的关键是每天多次使用意识模糊评估法（Confusion Assessment Method, CAM）进行早期筛查和及时治疗[3, 32]。一项在 426 例平均年龄 80 岁的住院患者中使用多种措施预防谵妄的临床试验结果显示，谵妄风险得到了降低［风险比，0.60（95% CI，0.39～0.92）]。虽然该试验不是专门针对术后患者进行的，但也可以在髋部骨折手术后使用该干预措施[33]。为了帮助临床医生，欧洲麻醉学会发布了术后谵妄的预防和治疗指南[3]。

■ 功能状态丧失

在管理住院老年患者时，应优先考虑预防功能丧失。这是一种常见的（几乎是全身性的）、严重的以及治疗费用昂贵的并发症，并且与先前的功能状态高度相关。术后功能下降的患者再入院率更高、住院时间更长、术后 30 天内在家居住时间更短[11]。在骨折前独立生活的患者，只有 66% 的患者在骨折后 1 年内至少有一项日常生活活动需要帮助[34]。

预防功能丧失最重要的干预措施是术后早期活动和恢复行走。这需要患者、医生、护士和理疗师共同参与，应该每天进行。早期活动是加速康复外科方案的一部分，这是一种多模式、多学科方法，可以减少住院时间、并发症、再入院率和费用[35, 36]。然后，必须优化贫血、容量管理和疼痛管理，并调整药物治疗，以防止直立性低血压或其他药物相关并发症。

■ 疼痛管理

疼痛可能被低估，因为一些患者不会自发地说出疼痛。由认知障碍、耳聋、失语及构音障碍等引起的交流障碍，使疼痛评估受到限制。疼痛管理不良与谵妄风险增加和恢复缓慢相关[37]。术后疼痛管理应强调区域麻醉、多模式镇痛（包括非药物措施）、谨慎使用吗啡和对乙酰氨基酚[38]。即使在术前痴呆的患者中，也未发现吗啡使用与术后谵妄之间存在关联[39]。

■ 其他并发症

便秘可导致麻痹性肠梗阻和粪便阻塞，引起恶心和呕吐。高达 40% 的患者在髋部骨折手术后发生便秘[40]。它与髋部骨折手术后的不良预后有关。术后尿潴留是谵妄的危险因素，在髋部骨折手术的患者中发生率为 25%[40]。

压疮在髋部骨折手术后很常见,发生率高达 12%[41]。尤其发生在低白蛋白水平和有合并症的患者中,压疮与 6 个月内高死亡率风险相关[41]。

34.3　老年术后管理模式的推广:未满足的需求

美国、澳大利亚、英国、法国、爱尔兰和新西兰学会指南推荐在术后使用老年科管理模式[38,42-47]。根据其复杂性,老年患者的管理必须基于结构化管理路径:从急诊室到手术室,术后病房和康复病房,密切合作,管理并发症、合并症和治疗。应努力将骨科 - 老年科综合管理术后模式推广到其他类型的手术,如心脏、腹部或泌尿外科。紧急腹部手术术前、术中和术后的综合管理正在评估中[48]。老年患者结直肠手术后的强化康复降低了术后并发症的发生率、住院时间和住院费用[36,49]。然而,这些方案中没有系统的老年医学科的参与。

结论

综上所述,老年患者经常接受紧急手术。术后并发症很常见,但通常容易识别并且是可逆的。骨科 - 老年科综合管理模式在骨科手术中的应用已被证明在降低死亡率、并发症、住院时间和改善活动方面有效。有必要将这种术后管理模式推广到并发症和死亡率高的其他手术类型。

实践

临床医生应认识到老年患者的急诊手术具有较高的并发症和死亡风险。这意味着:

1. 早期筛查术后并发症:采用意识模糊评估法(CAM),每日谵妄评估,定期疼痛评估,密切监测血红蛋白、肾功能、急性心力衰竭、便秘、尿潴留和吸入性肺炎。

2. 为防止功能丧失,应早期进行康复治疗。

3. 所有专业的医护人员都应该了解患者的合并症和各种药物,决定继续或暂停用药,并提前评估所有用药的风险 / 收益。

4. 髋部骨折手术后,病人的管理应在老年术后病房或骨科 - 老年科综合病房进行。

5. 其他类型手术未成立术后老年病房,有必要创建类似病房。

6. 对于其他类型的急诊手术,患者应该受益于康复计划和老年医学专科管理,定期进行老年医学科会诊或将患者转移到老年科病房。

要点

- 至少 40% 接受手术的患者年龄在 65 岁或以上。在 90 岁以后进行的手术中,至少 70% 是急诊手术。

- 老年人群急诊手术后死亡率和并发症较高。

- 老年患者术后主要并发症有:谵妄、功能丧失,疼痛,便秘,尿潴留和压疮。这些并发症与死亡风险增加和住院时间延长有关。

- 术后骨科 - 老年科综合管理模式可降低死亡率和发病率。

- 有必要将术后老年科管理模式推广到其他类型的手术。

（王娟娟　李丹辉　译,朱建华　叶继辉　审校）

参考文献

1. GBD. Demographics collaborators (2020) global age-sex-specific fertility, mortality, healthy life expectancy (HALE), and population estimates in 204 countries and territories, 1950-2019: a comprehensive demographic analysis for the global burden of disease study 2019. Lancet. 2019;396:1160–203.
2. THE NEXT FOUR DECADES The Older Population in the United States: 2010 to 2050. 16.
3. Aldecoa C, Bettelli G, Bilotta F, et al. European Society of Anaesthesiology evidence-based and consensus-based guideline on postoperative delirium. Eur J Anaesthesiol. 2017;34:192–214.
4. Jim J, Owens PL, Sanchez LA, Rubin BG. Population-based analysis of inpatient vascular procedures and predicting future workload and implications for training. J Vasc Surg. 2012;55:1394–9; discussion 1399-1400
5. Ellison EC, Pawlik TM, Way DP, Satiani B, Williams TE. The impact of the aging population and incidence of cancer on future projections of general surgical workforce needs. Surgery. 2018;163:553–9.
6. Etzioni DA, Liu JH, Maggard MA, Ko CY. The aging population and its impact on the surgery workforce. Ann Surg. 2003;238:170–7.
7. Blansfield JA, Clark SC, Hofmann MT, Morris JB. Alimentary tract surgery in the nonagenarian: elective vs. emergent operations. J Gastrointest Surg. 2004;8:539–42.
8. Maurer LR, Chetlur P, Zhuo D, El Hechi M, Velmahos GC, Dunn J, Bertsimas D, Kaafarani HMA. Validation of the AI-based predictive OpTimal Trees in Emergency Surgery Risk (POTTER) calculator in patients 65 years and older. Ann Surg. 2020. https://doi.org/10.1097/SLA.0000000000004714.
9. Cooper Z, Mitchell SL, Gorges RJ, Rosenthal RA, Lipsitz SR, Kelley AS. Predictors of mortality up to 1 year after emergency major abdominal surgery in older adults. J Am Geriatr Soc. 2015;63:2572–9.
10. Fleischman RJ, Adams AL, Hedges JR, Ma OJ, Mullins RJ, Newgard CD. The optimum follow-up period for assessing mortality outcomes in injured older adults. J Am Geriatr Soc. 2010;58:1843–9.
11. Zhang LM, Hornor MA, Robinson T, Rosenthal RA, Ko CY, Russell MM. Evaluation of postoperative functional health status decline among older adults. JAMA Surg. 2020;155:950–8.
12. Cooper Z, Scott JW, Rosenthal RA, Mitchell SL. Emergency major abdominal surgical procedures in older adults: a systematic review of mortality and functional outcomes. J Am Geriatr Soc. 2015;63:2563–71.
13. Johnell O, Kanis JA. An estimate of the worldwide prevalence and disability associated with osteoporotic fractures. Osteoporos Int. 2006;17:1726–33.
14. Hannan EL, Magaziner J, Wang JJ, Eastwood EA, Silberzweig SB, Gilbert M, Morrison RS, McLaughlin MA, Orosz GM, Siu AL. Mortality and locomotion 6 months after hospitalization for hip fracture: risk factors and risk-adjusted hospital outcomes. JAMA. 2001;285:2736–42.
15. Zerah L, Hajage D, Raux M, Cohen-Bittan J, Mézière A, Khiami F, Le Manach Y, Riou B, Boddaert J. Attributable mortality of hip fracture in older patients: a retrospective observational study. J Clin Med. 2020; https://doi.org/10.3390/jcm9082370.
16. By the 2019 American Geriatrics Society Beers Criteria® Update Expert Panel. American Geriatrics Society 2019 updated AGS beers criteria® for potentially inappropriate medication use in older adults. J Am Geriatr Soc. 2019;67:674–94.
17. Grigoryan KV, Javedan H, Rudolph JL. Orthogeriatric care models and outcomes in hip fracture patients: a systematic review and meta-analysis. J Orthop Trauma. 2014;28:e49–55.
18. Marcantonio ER, Rudolph JL, Culley D, Crosby G, Alsop D, Inouye SK. Serum biomarkers for delirium. J Gerontol A Biol Sci Med Sci. 2006;61:1281–6.
19. Deschodt M, Braes T, Broos P, Sermon A, Boonen S, Flamaing J, Milisen K. Effect of an inpatient geriatric consultation team on functional outcome, mortality, institutionalization, and readmission rate in older adults with hip fracture: a controlled trial. J Am Geriatr Soc. 2011;59:1299–308.
20. Boddaert J, Cohen-Bittan J, Khiami F, Le Manach Y, Raux M, Beinis J-Y, Verny M, Riou B. Postoperative admission to a dedicated geriatric unit decreases mortality in elderly patients with hip fracture. PLoS One. 2014;9:e83795.
21. Adunsky A, Arad M, Levi R, Blankstein A, Zeilig G, Mizrachi E. Five-year experience with the "Sheba" model of comprehensive orthogeriatric care for elderly hip fracture patients. Disabil Rehabil. 2005;27:1123–7.
22. Friedman SM, Mendelson DA, Kates SL, McCann RM. Geriatric co-management of proximal femur fractures: total quality management and protocol-driven care result in better outcomes for a frail patient population. J Am Geriatr Soc. 2008;56:1349–56.
23. Buecking B, Timmesfeld N, Riem S, Bliemel C, Hartwig E, Friess T, Liener U, Ruchholtz S, Eschbach D. Early orthogeriatric treatment of trauma in the elderly: a systematic review and metaanalysis. Dtsch Arztebl Int. 2013;110:255–62.
24. Middleton M, Wan B, da Assunçao R. Improving hip fracture outcomes with integrated orthogeri-

atric care: a comparison between two accepted orthogeriatric models. Age Ageing. 2017;46:465–70.

25. Moyet J, Deschasse G, Marquant B, Mertl P, Bloch F. Which is the optimal orthogeriatric care model to prevent mortality of elderly subjects post hip fractures? A systematic review and meta-analysis based on current clinical practice. Int Orthop. 2019;43:1449–54.

26. Naglie G, Tansey C, Kirkland JL, Ogilvie-Harris DJ, Detsky AS, Etchells E, Tomlinson G, O'Rourke K, Goldlist B. Interdisciplinary inpatient care for elderly people with hip fracture: a randomized controlled trial. CMAJ. 2002;167:25–32.

27. Deschodt M, Braes T, Flamaing J, Detroyer E, Broos P, Haentjens P, Boonen S, Milisen K. Preventing delirium in older adults with recent hip fracture through multidisciplinary geriatric consultation. J Am Geriatr Soc. 2012;60:733–9.

28. Prestmo A, Hagen G, Sletvold O, et al. Comprehensive geriatric care for patients with hip fractures: a prospective, randomised, controlled trial. Lancet. 2015;385:1623–33.

29. Pioli G, Giusti A, Barone A. Orthogeriatric care for the elderly with hip fractures: where are we? Aging Clin Exp Res. 2008;20:113–22.

30. Friedman SM, Mendelson DA, Bingham KW, Kates SL. Impact of a comanaged geriatric fracture Center on short-term hip fracture outcomes. Arch Intern Med. 2009;169:1712–7.

31. Bellelli G, Mazzola P, Morandi A, et al. Duration of postoperative delirium is an independent predictor of 6-month mortality in older adults after hip fracture. J Am Geriatr Soc. 2014;62:1335–40.

32. Inouye SK, van Dyck CH, Alessi CA, Balkin S, Siegal AP, Horwitz RI. Clarifying confusion: the confusion assessment method. A new method for detection of delirium. Ann Intern Med. 1990;113:941–8.

33. Inouye SK, Bogardus ST, Charpentier PA, Leo-Summers L, Acampora D, Holford TR, Cooney LM. A multicomponent intervention to prevent delirium in hospitalized older patients. N Engl J Med. 1999;340:669–76.

34. Magaziner J, Hawkes W, Hebel JR, Zimmerman SI, Fox KM, Dolan M, Felsenthal G, Kenzora J. Recovery from hip fracture in eight areas of function. J Gerontol A Biol Sci Med Sci. 2000;55:M498–507.

35. Wainwright TW, Gill M, McDonald DA, Middleton RG, Reed M, Sahota O, Yates P, Ljungqvist O. Consensus statement for perioperative care in total hip replacement and total knee replacement surgery: Enhanced Recovery After Surgery (ERAS®) society recommendations. Acta Orthop. 2020;91:3–19.

36. Ljungqvist O, Scott M, Fearon KC. Enhanced recovery after surgery: a review. JAMA Surg. 2017;152:292–8.

37. Vaurio LE, Sands LP, Wang Y, Mullen EA, Leung JM. Postoperative delirium: the importance of pain and pain management. Anesth Analg. 2006;102:1267–73.

38. Mohanty S, Rosenthal RA, Russell MM, Neuman MD, Ko CY, Esnaola NF. Optimal perioperative management of the geriatric patient: a best practices guideline from the American College of Surgeons NSQIP and the American Geriatrics Society. J Am Coll Surg. 2016;222:930–47.

39. Sieber FE, Mears S, Lee H, Gottschalk A. Postoperative opioid consumption and its relationship to cognitive function in older adults with hip fracture. J Am Geriatr Soc. 2011;59:2256–62.

40. Teng M, Zerah L, Rouet A, Tomeo C, Verny M, Cohen-Bittan J, Boddaert J, Haddad R. Fecal impaction is associated with postoperative urinary retention after hip fracture surgery. Ann Phys Rehabil Med. 2020;64(6):101464.

41. Magny E, Vallet H, Cohen-Bittan J, Raux M, Meziere A, Verny M, Riou B, Khiami F, Boddaert J. Pressure ulcers are associated with 6-month mortality in elderly patients with hip fracture managed in orthogeriatric care pathway. Arch Osteoporos. 2017;12:77.

42. Overview. Hip fracture: management. Guidance. NICE. https://www.nice.org.uk/guidance/cg124. Accessed 13 Apr 2021.

43. Fracture de l'extrémité supérieure du fémur – La SFAR. Société Française d'Anesthésie et de Réanimation. 2017.

44. Association of Anaesthetists of Great Britain and Ireland, Griffiths R, Alper J, et al. Management of proximal femoral fractures 2011: Association of Anaesthetists of Great Britain and Ireland. Anaesthesia. 2012;67:85–98.

45. New Zealand Guidelines Group. Acute management and immediate rehabilitation after hip fracture amongst people aged 65 years and over. Wellington: New Zealand Guidelines Group; 2003.

46. Hip Fracture Clinical Care Standard. Australian Commission on Safety and Quality in Health Care. https://www.safetyandquality.gov.au/publications-and-resources/resource-library/hip-fracture-clinical-care-standard. Accessed 13 Apr 2021.

47. Orthogériatrie et fracture de la hanche. In: Haute Autorité de Santé. https://www.has-sante.fr/jcms/c_2801173/fr/orthogeriatrie-et-fracture-de-la-hanche. Accessed 13 Apr 2021.

48. Burcharth J, Abdulhady L, Danker J, et al. Implementation of a multidisciplinary perioperative protocol in major emergency abdominal surgery. Eur J Trauma Emerg Surg. 2019. https://doi.org/10.1007/s00068-019-01238-7.

49. Launay-Savary M-V, Mathonnet M, Theissen A, Ostermann S, Raynaud-Simon A, Slim K, GRACE (Groupe francophone de Réhabilitation Améliorée après Chirurgie). Are enhanced recovery programs in colorectal surgery feasible and useful in the elderly? A systematic review of the literature. J Visc Surg. 2017;154:29–35.

第 35 章　谵妄

Silvia Giovannini , Fabrizio Brau , and Vincenzo Galluzzo

目录

⚙ **学习目标**
- 了解谵妄的流行病学、预后和死亡率方面的相关性,尤其是入院后和入住 ICU 期间。
- 了解谵妄的病理生理基础,包括危险因素和诱发因素的重要性。
- 认识谵妄的临床特征,尤其是老年人以及主要的鉴别诊断。
- 寻找谵妄的原因并确定具体治疗方法。
- 了解谵妄的非药物和药物治疗之间的差异。

35.1 引言

谵妄是一种常见的疾病,在医院中影响老年和高龄患者,尤其是认知障碍患者。它的特点是思维混乱,注意力不集中,意识水平改变。精神错乱在急性期表现为一个不稳定的过程,由于其临床特征的可变性,可能会漏诊。事实上,它可以表现为高活动型或低活动型形式,医生也可以观察到混合形式。

住院老年患者出现意识混乱状态的原因是他们的日常生活被中断、环境改变和定向障碍。睡眠不足、未经治疗的疼痛、药物和包括导尿管在内的医疗器械是谵妄的诱发因素。

所有谵妄风险和诱发因素评估不当均可能导致治疗延后,可能会使谵妄患者出现更长的住院时间和更高的死亡风险[1],尤其是在 ICU。

预防谵妄是临床医生处理的基本目标。早期活动、减少身体约束、使用助听器和视觉辅助设备以及改善环境、促进睡眠可能是谵妄非药物治疗的一些策略。

疼痛评估是治疗过程中的一个重要步骤。

最后,在谵妄的急性期,通常需强制使用抗精神病药物治疗。

35.2 定义和分类

谵妄可以定义为一种病情波动性大的中枢功能不全,多发生于急性临床疾病的患者,尤其是认知障碍患者。

根据第五版《精神障碍诊断与统计手册》(DSM-5),谵妄可以分为:

- 注意力障碍(即引导、集中、维持和转移注意力的能力下降)和意识障碍(对环境的定向力降低)。这种混乱状态在短时间内(通常是几小时到几天)形成,表现为基础注意力和意识的急性改变,并在一天中病情易波动。

- 认知障碍(例如记忆缺陷、定向障碍、语言、视觉空间能力或感知)。

这些障碍不能用另一种先前存在的、已明确的或正在进展的神经认知障碍来更好地解释,也不能在意识程度严重降低的情况下发生,如昏迷。

患者病史、体格检查或实验室检查结果表明,这种障碍是疾病的直接后果。

精神错乱的患者也可表现出行为障碍,其常见特征表现为精神活动异常、情绪障碍和睡眠中断,但这并不是谵妄的基本诊断标准,谵妄表型分别是高活动型和低活动型[2]。

高活动型谵妄患者表现出欣快和激动,伴有精神运动表现。治疗不合作,对药物治疗效果差。这种混乱状态与住院、环境改变、未经治疗的疼痛和医疗器械有关。

低活动型谵妄患者往往表现为注意力水平低下,白天嗜睡。典型的特征是对外部刺激反应低下。低活动性谵妄通常源于急性疾病,它不需要药物治疗,但对潜在急性疾病的治疗是解决谵妄的根本,值得注意的是这种形式的谵妄与较高的死亡率有关。

混合型包括上述两种部分症状。情绪表现涉及幻觉、恐惧和妄想。

35.3 流行病学

精神混乱的状态主要发生在住院期间。谵妄导致住院时间延长,增加住院医疗费用[3]。所有的住院患者都有可能具备发生谵妄的风险,尤其是术后患者[4]。在住院的高龄患者中,三分之一的患者在住院期间可能会出现混乱状态。老年患者谵妄的发生率从重大择期手术后的25%到髋部骨折修复手术或其他高危手术后的50%[2]。在急诊科就诊的老年人中,约有10%~15%谵妄表现出与主要疾病相关[5]。谵妄的发生率在ICU中显著增加,并且在ICU期间持续存在[6]。此外,谵妄与ICU短期预后[7]相关,使ICU住院期间和住院后死亡风险增加了3倍[8]。

大多数长期治疗患者都很虚弱,谵妄常见于发生急性疾病后的患者,而临终关怀状态的患者更是十分常见。

35.4 发病机制

谵妄的病理生理学机制尚不完全清楚,但关于病因目前有一些理论。我们可以通过3种机制来解释谵妄是如何发生的:神经传递的改变、炎症、危险因素及诱因之间的联系。

神经递质同时作用于大脑皮质下和皮质区域。神经影像学和体感诱发电位显示了皮质下区域(如脑桥网状结构、基底神经节和丘脑)在精神混乱状态发作中的作用。事实上,注意力和唤醒是由脑干介导的。此外,受皮质下病变相关影响的患者,如帕金森病或皮质下卒中,易患谵妄。另一方面,脑电图显示,谵妄与皮质功能改变有关,即主导的α节律减慢和非生理性的慢波活动的开始。注意力是由皮质功能决定的,尤其是在额叶,因此,我们推测注意力不集中的谵妄患者可能是改变了这些区域的通路。

乙酰胆碱也参与谵妄的发病机制。我们知道这种神经递质是如何在阿尔茨海默病中发挥重要作用,与胆碱能神经元缺失有关。一些抗精神病药物和心血管药物,如氯氮平、奥氮平和阿托品,表现出抗胆碱能活性;在治疗剂量下,老年人的血清浓度可能会增加[9],这可能解释了为什么服用多种药物的阿尔茨海默病老年人出现谵妄的风险较高。此外,在某些谵妄的诱发因素下,如缺氧和低血糖,乙酰胆碱的合成减少也会增加谵妄的风险。然而,抗胆碱能抑制剂并不能预防谵妄[10]。

其他神经递质,如多巴胺、γ-氨基丁酸(gamma-aminobutyric acid, GABA)、谷氨酸、褪黑素、生长抑素、内啡肽、血清素、组胺和去甲肾上腺素的血清浓度发生了变化。针对这些分子的药物会产生类似谵妄的症状。这些神经递质最常见的病理生理机制是:多巴胺、谷氨酸或去甲肾上腺素的合成增加;褪黑激素降低;以及GABA、血清素和组胺浓度的过量或不足,这影响着患者的临床症状[11]。

然而这些通路的改变都不可能单独解释谵妄的临床表现。谵妄的发病涉及多种机制才是更合理的解释。

炎症在特定的情况下发生,如感染、癌症、手术或跌倒后。白细胞介素和TNF-α水平在谵妄发作期间升高,尤其是在高活动型患者中。此外,炎症可能会改变血脑屏障,从而促进细胞因子和药物对中枢神经系统的影响。

不同的临床因素可能参与谵妄的发病机制。首先,我们必须考虑使患者处于易感风险的那些主要危险因素(框35.1)。与谵妄相关的最常见慢性疾病是痴呆、其他脑功能障碍和癌症晚期。在急性疾病中,我们必须注意到卒中、髋部骨折和脱水。抑郁症、毒品和酒精成瘾是导致谵妄的其他危险因素。存在多种疾病和服用多种药物的高龄患者,更容易出现并发症。营养不良和骨骼肌减少症会使功能状态恶化。一般来说,衰弱的人对外源性因素的耐受性降低,包括谵妄,这些因素决定患者的不良预后。

当存在危险因素的人群合并诱发因素时,会导致谵妄的发生。在框35.2中,高龄患者中所有公认的诱发因素,无论是出院还是住院期间,药物是谵妄发作的最常见原因。抗精神病药物对解决急性精神运动障碍有效,但同时也会增加谵妄的风险。镇静催眠药、肌松剂和阿片类药物会引起精神混乱。一般来说,谵妄的风险随着处方药物数量的增加而增加。在急性疾病中,包括发热、感染、心力衰竭、低氧血症和电解质紊乱。如果疼痛未经治疗或治疗不足,也可能会诱发谵妄。住院会改变患者日常生活,尤其是对于自主活动减少和认知障碍的患者。环境的改变是谵妄发生的基础,应考虑与其他患者共用病房以及睡眠不足。最后,同样重要的是,身体约束和所有医疗器械,如导尿管、鼻胃管、中心静脉和外周静脉导管、氧气设备和气管切开术的使用都会导致谵妄。

框35.1 谵妄的危险因素

高龄	营养不良
脑部疾病	肌肉衰减征
痴呆	虚弱
脑肿瘤	**肿瘤晚期**
脑卒中	**髋部骨折**
共病	脱水
多药治疗	抑郁症
功能状态降低	酗酒

框35.2 高龄患者谵妄的诱发因素

药物	低血糖症
镇痛药(阿片类药物、非甾体抗炎药)	镇静催眠药(巴比妥类、苯二氮䓬类)
抗生素和抗病毒药物(头孢菌素、青霉素、氟喹诺酮类、利奈唑胺、甲硝唑、氨基糖苷类、异烟肼、利福平、磺酰胺类、阿昔洛韦)	肌松剂
	其他药物(锂、二硫仑、吩噻嗪、胆碱酯酶抑制剂)
抗惊厥药(卡马西平,左乙拉西坦、苯妥英、丙戊酸钠)	**药物副作用**
	丙戊酸引起的高氨血症
苯海拉明	血清素综合征
多巴胺激动剂(左旋多巴、普拉克索、罗匹尼罗、金刚烷胺)	**滥用药物和毒药**
	乙醇
胃肠道药物(止吐药、洛哌丁胺、东莨菪碱、组胺~2受体阻滞剂)	致幻剂
	海洛因

其他（一氧化碳、甲醇、乙二醇）	**心肌梗死**
疼痛	**急性器官衰竭**
发热	**头部受伤**
感染	**严重创伤**
肺炎	**住院治疗**
尿路感染	髋关节手术
脓毒症	大手术
抗抑郁药（米氮平、选择性血清素再摄取抑制剂、	环境改变
三环类抗抑郁药）	睡眠不足
抗组胺药	身体约束
抗精神病药物	**医疗器械**
心血管药物（阿托品、β 受体阻滞剂、抗心律失	导尿管
常药、可乐定、地高辛、利尿剂）	外周静脉导管
皮质类固醇类	中心静脉导管
脑炎	鼻导管
脑膜炎	氧气设备
腹部感染	气管造口术
低氧血症	监控设备
电解质紊乱	**尿潴留**
低血糖症	**便秘**
低血容量	

35.5　临床表现

　　谵妄的诊断十分困难，因其表现形式复杂多样，通常需要经验丰富的临床医生。在年轻患者中，更容易发现潜在疾病；但对于老年患者，除行为障碍外，急性疾病的自身特征可能不会表现出来。如前所述，谵妄可表现为低活动型或高活动型[12]。第一种是老年人最常见的临床表型，其特征是嗜睡、清醒时无法保持警觉以及精神运动功能下降，这些变化可能与抑郁或疲劳混淆；因此，经常得不到诊断。另一方面，高活动型表现为烦躁不安、警觉性增强以及经常出现幻觉等症状。此外，患者可能会从低活动型演变成到高活动型（混合型）。因此，要将其与精神病和情绪障碍区分，混合型的诊断对临床医生来说十分具有挑战。谵妄的特征是急性发作和注意力紊乱。谵妄的最初表现之一是意识水平的改变和注意力不集中（如容易分神）。然而，评估谵妄患者的注意力并不简单，特别是在急性事件发生前的认知状态未知情况下，医护人员的作用通常很重要，尤其评估患者谵妄前的功能水平。这种混乱状态的发作通常是突然的，发生在数小时或几天内；一个关键点是症状呈波动性表现，在 24 小时内有显著变化，表现为清醒和谵妄交替出现。出现症状最糟糕的时刻是晚上或夜间，而在日间通常是清醒状态。这些症状的波动给临床医生评估谵妄带来困难。谵妄患者也很容易分神，无法执行复杂任务，并且不能遵循谈话主题，思维混乱，言语变现为不流畅、语无伦次和杂乱无章。其他迹象可能包括时空定向障碍、记忆改变、精神运动躁动、知觉改变、睡眠 - 觉醒周期改变和情绪不稳定。感知改变可能是视觉、听觉或体感幻觉，对物体或人几乎没有洞察力或误解（即将一个人或物体误认为另一个人或另一个物体）。谵妄之前通常会出现前驱期，包括易激惹、情绪改变、烦躁不安、睡眠 - 觉醒节律改变以及对声音或光线过敏。

35.6　诊断

寻问谵妄病史是诊断的基础。在第一次评估中，必须调查先前存在的认知状态和心理状态的变化。寻找谵妄的可能原因并评估每一种急性症状，如疼痛或排尿困难，这一点很重要。调查过去数小时或数天内出现的症状 / 体征、药物或近期变化和既往病史，评估既往发作和并发症也很重要。据估计，在 70% 的患者中，临床医生无法识别谵妄。谵妄的诊断主要靠临床诊断，通过采集病史和认知评估很难，评估量表可能有助于临床诊断。

35.6.1　体格检查

体格检查需排查任何可能的病因，如感染、脱水、局灶性神经系统变化或体温变化。对无法配合的患者进行完全客观的评估可能很复杂。此外，注意老年人的生理变化也很重要，这可能会改变常见疾病的临床表现。感染，如脓毒症，其表现为温度低于 38.5℃；急性冠脉综合征，其可能出现无胸痛；或伴有任何听诊或影像学变化的肺炎。此外，患有谵妄的老年人无法诉说疼痛。尽管神经体格检查可能会因注意力不集中和意识改变而影响，但可能会发现新发的局灶性神经体征，如脑神经或视野改变，或多节段疾病，如肌阵挛或震颤。一些特定的体征，如多灶性肌阵挛、扑翼样震颤或体位性动作震颤，通常与致谵妄的代谢 / 毒性因素相关。

35.6.2　评估量表

为了获取正确的诊断，必须考虑谵妄的各个方面。因此，使用评估量表可能会有帮助。有几种评估量表，既可用于识别谵妄，也用于判断其严重程度。在识别量表中，最为人所知的是意识模糊评估法（Confusion Assessment Method, CAM）[13]，其中一些变量根据不同场所进行调整并得到验证（例如 ICU 的 CAM-ICU，急诊室的 CAM-ED 和 B-CAM 以及疗养院的 NH-CAM）。3D-CAM 仅需要 3 分钟完成，可以评估谵妄的主要和次要临床特征。另一个快速简单的测试是基于 4 个项目的 4AT 量表，其目的是识别谵妄。评估谵妄严重程度的工具包括谵妄指数、记忆谵妄评定估量表和谵妄评定量表。每种量表都有优势和局限性，因此由经验丰富的临床医生选择量表是很重要的。

35.6.3　诱发因素

谵妄患者的初步评估中寻找其潜在因素至关重要。重要的是识别危及患者生命的情况，并排除混杂因素或可能的诊断。谵妄最常见的原因是术后状态、感染（如呼吸道感染、尿路感染）、疼痛综合征、水电解质紊乱、代谢紊乱（如低血糖、尿毒症、肝衰竭）、低灌注状态（如休克）以及某些药物的停药或毒性。

35.6.4 实验室和辅助检查

目前,还没有专门的谵妄诊断检查。如何选择特定检查取决于临床实际情况。它们可能有助于确定谵妄的潜在原因。我们提到一些常见的实验室和仪器检查,通常用于诊断潜在疾病:全血细胞计数;肾、肝和胰腺功能;血清电解质;血糖;炎症标志物;胸部 X 线;心电图;尿常规;以及动脉血气分析,当怀疑感染时需进行标本培养,其他血液检测应结合患者综合考虑,可能包括维生素(如 B_{12})、甲状腺和肾上腺激素、血氨、血浆药物检测和特定传染病(如梅毒)筛查。在某些病例中,如谵妄伴有发热或神经系统症状的患者,可以进行一些检查,如头颅影像学、腰椎穿刺或脑电图。

35.7 鉴别诊断

将慢性精神混乱状态与单纯谵妄区分开来并不容易,因为痴呆可以与谵妄相叠加。然而,谵妄在某些临床特征上不同于痴呆(表 35.1)。谵妄的发病更为渐进和隐蔽,如果存在波动,则非常微妙。路易体痴呆在注意力上有更明显的波动,但视觉幻觉(尤其是动物图像)更频繁和典型。一些精神疾病可与谵妄进行鉴别诊断,如急性精神病或抑郁症。有一种特殊的现象,人们对它的了解还很少,那就是日落综合征,这是痴呆症患者的典型症状,这种恶化发生在晚上,可能会与谵妄相混淆。

表 35.1 谵妄和痴呆之间的主要临床差异

	谵妄	痴呆
急性发作	急性(小时 / 天)[a]	渐进、潜伏(月 / 年)
注意力	受损(波动)[a]	稳定
定位	受损(但波动)	止常全晚期(波动较小)
白天期间	波动	无明显变化
意识	从嗜睡到高度警觉	正常到后期
幻觉	视觉(听觉)	有时
记忆力	常见受损	显著障碍
语言	言语混乱、不合逻辑、语无伦次	失语症
错觉	常见	常见

[a] 谵妄标记

35.8 预防

预防是避免谵妄发作的一个基本方面,特别是高龄住院患者。一系列广泛的非药物治疗和个体化方法可能会减少谵妄的风险,这些策略旨在提供支持和康复性治疗,预防认知和身体衰退,并最大限度地减少或消除诱发因素。以下描述了一些有助于降低谵妄风险的干预措施,也可以在 ICU 住院期间应用。

一些专门针对住院患者的流程,包括缩短在急诊室的停留时间,防止功能状态下降的患者摔倒,以及为住院谵妄患者创建专门的病房。此外,在某些情况下(例如髋部骨折术后状态),老年医学诊室在康复过程中可能很重要。目前还没有药物可以预防谵妄,但有几种药物治疗谵妄可能有效。其中包括抗精神病药、右美托咪定、褪黑素和褪黑素受体激动剂、加巴喷丁类药物和胆碱酯酶抑制剂。然而,我们建议关注多组分、非药物干预措施,以降低危险因素和减少谵妄的发生率。

实践

为了防止谵妄,我们可以提出一些策略:
- 尽量避免使用一些可能导致谵妄发生的仪器设备(例如留置导尿管)。
- 去除诱发因素、物理约束、留置导管、视、听功能受损的情况,尽快治疗疼痛。
- 尽可能限制固定(如术后卧床),鼓励早期活动(甚至从术后第一天开始),并启动运动康复服务。
- 通过限制夜间医疗和护理干预,减少噪声和任何睡眠障碍源,避免睡眠剥夺,促进生理睡眠,尤其是住院患者。
- 避免或密切监测可能促进谵妄发作的药物(如苯二氮䓬类药物、阿片类药物、抗抑郁药、多巴胺激动剂)。
- 确保足够的水分摄入。
- 通过定期的家庭探访,促进适度的认知刺激,特别是对认知障碍患者(但不建议过度刺激)。
- 使用时空定向工具,例如提供时钟和日历等工具。
- 确保可方便获得无威胁性的个人物品。

35.9 治疗

谵妄的治疗包括两个主要部分:支持治疗和潜在病因的评估。

35.9.1 病因治疗

一旦确定了谵妄的潜在原因,就需要进行治疗。潜在疾病的治疗可能是药理学的或非药理学的,但需针对性治疗,如疼痛的止痛药、感染的抗生素治疗、脱水的补液、促进药物清除或解毒药。

35.9.2 支持性治疗:非药物治疗

非药物治疗是谵妄治疗的一线选择。这种类型的干预包括重新时空定位和行为实践,例如,允许家人尽快接触患者,或展示患者家中的日历、时钟和物品。有听力或视觉障碍的患者佩戴助听器或眼镜是很重要的;和精神错乱患者的沟通也很重要,让他们放心和平静下来,尝试重新定位,并解释他们在哪里以及发生了什么。这些患者需要接受一些特殊交流：平和而安静的讲话、默默地坐在患者身边、保持眼神交流、微笑和表现出友好。另一方面，肤浅、敌对、草率、轻率或粗暴的态度很可能会适得其反。如果身体约束是确保患者安全的唯一可用方式，则允许临时使用。因此，建议尽可能提高患者的行动能力和自主性，减少卧床时间并放置个人物品。其他需要考虑的相关因素包括良好的环境照明，最好是白天的自然光，而在夜间限制光源和噪声是很重要的。音乐和强光疗法是非药物方式改善睡眠质量的其他策略。为了实现这些目标，"谵妄室"越来越普遍，而且是专门为这类患者创建的。尽管有相互矛盾的数据，但似乎非药物干预可以减少谵妄的持续时间和发生率[14,15]。

35.9.3　支持性治疗：药物治疗

药物治疗基于症状治疗（表 35.2）。药物需要在高活动型的谵妄患者中使用。对于低活动型谵妄患者，在使用抗精神病药物或精神兴奋剂方面尚未达成一致。

表 35.2　治疗老年人谵妄的主要抗精神病药物

药物治疗	剂量	作用机制	关注	老年医学方面的考虑
氟哌啶醇	**口服**：初始 0.5～0.1mg（可每 30 分钟重复一次） **注射/静脉注射**：0.125～0.25mg（可每 30 分钟重复一次） 最大值：5mg/天 **维持剂量**：在接下来的 24 小时内，多次注射半负荷剂量，随后在 48～72 小时内逐渐减量	阻断大脑多巴胺受体 D_2	锥体外综合征（肌张力障碍、运动障碍、帕金森综合征、静坐障碍、吞咽困难）是与剂量相关的 QT 延长，心律失常和心搏骤停 肺炎 白细胞减少症和血小板减少症抗精神病药物恶性综合征；癫痫发作 血糖、血脂和体重增加，电解质（低钠血症/SIADH） 性功能障碍 体温过低 **帕金森病和路易体痴呆症不适用**	Beers 标准：高危药物治疗（脑血管意外、认知能力下降和死亡率增加的风险）
利培酮	**口服**：0.5～1mg，每 4 小时，最大值 2～3mg/天	对 5-HT_2、多巴胺 -D_2、α_1、α_2 肾上腺素能和组胺能受体的拮抗作用 对 5-HT_{1a}、5-HT_{1c}、5-HT_{1d} 和多巴胺 -D_1 的亲和力低	锥体外综合征（肌张力障碍、运动障碍，帕金森病、静坐不安、吞咽困难）与剂量有关 QT 延长、心律失常和心搏骤停 肺炎 白细胞减少症和血小板减少症抗精神病药物恶性综合征 血管性水肿 血糖、血脂与体重增加直立性低血压、晕厥、跌倒 性功能障碍 体温过低	Beers 标准：高危药物治疗（脑血管意外、认知能力下降和死亡率增加的风险）

续表

药物治疗	剂量	作用机制	关注	老年医学方面的考虑
喹硫平	**口服/鼻胃管**：初始，12.5～25mg 一次/每天两次。根据反应，逐渐滴定	5-IIT$_2$、多巴胺 -D$_2$、α$_1$、α$_2$ 肾上腺素能受体、组胺能受体、多巴胺 -D$_1$ 的拮抗作用	锥体外综合征（肌张力障碍、运动障碍、帕金森综合征、静坐障碍、吞咽困难）与剂量有关 QT 延长、心律失常和心搏骤停 白细胞减少症和血小板减少症 恶性抗精神病药综合征 直立性低血压 晕厥、跌倒 性功能障碍 血糖、血脂和体重增加 抗胆碱能综合征（便秘、尿潴留、口干、视力模糊）	Beers 标准：高危药物治疗（脑血管意外、认知能力下降和死亡率增加的风险）可用于帕金森病，安全性更高
奥氮平	**口服/注射**：2.5mg，每天一次	对 5-HT$_{2a}$、5-HT$_{2c}$、多巴胺 D$_{1～4}$、组胺 H$_1$、α$_1$ 肾上腺素受体具有强烈的拮抗作用。中度拮抗 5-HT$_3$、毒蕈碱 M$_{1～5}$	锥体外综合征（肌张力障碍、运动障碍、帕金森综合征、静坐障碍、吞咽困难）与剂量有关 QT 延长、心律失常和心搏骤停 白细胞减少症和血小板减少症 抗精神病药物恶性综合征 直立性低血压，晕厥、跌倒 性功能障碍 血糖和血脂参数和体重增加 抗胆碱能综合征（便秘、尿潴留、口干、视力模糊） 超敏反应	Beers 标准：高危药物治疗（脑血管意外、认知能力下降和死亡率增加的风险）

抗精神病药物

使用这些药物治疗谵妄是不符合规定的。这类药物对兴奋型谵妄患者有效，可以防止患者伤害自己。最常用的药物是氟哌啶醇[16]，可以口服或非肠道给药，也可以肌肉内或静脉内给药；然而，后者在需要快速起效的患者中，需注意多源性室性心动过速和猝死的风险。氟哌啶醇的初始剂量必须较低（0.25～0.5mg），每 30 分钟重复一次，直到达到镇静状态或每天最多 5mg。然而，从未接受过抗精神病药物治疗的老年患者需要 3～5mg 的最大初始日剂量。应在接下来的 24 小时内给予维持剂量，相当于负荷剂量的一半，可能会在后续 48 小时内持续起效。

连续或预防性服用氟哌啶醇是不可取的。无论如何，氟哌啶醇的给药时间应尽可能短，因为痴呆症患者的死亡率和卒中风险增加。强效抗精神病药物，如氟哌啶醇，会使锥体外系效应和急性肌张力障碍的风险增加。这些效应是剂量依赖性的，每天剂量大于 4～5mg 时就会发生。此外，尤其是在老年患者中，这种药物会在体内蓄积，药物过量会产生副作用。因此，不建议将其用于帕金森病患者。喹硫平、利培酮和奥氮平等非典型抗精神病药物的副作用较少，疗效相似[17]。然而，氟哌啶醇仍然是使用最广泛的药物，因为其使用具有更多的临床经验[18]。但是，一些证据似乎表明，抗精神病药物可能会延长谵妄的持续时间。

苯二氮䓬类药物

不建议将这类药物作为治疗谵妄的一线药物。苯二氮䓬类药物，如劳拉西泮，具有快速起效的药理作用。然而，它们会导致谵妄恶化、异常躁动和过度镇静，尤其是对老年人。但是由酒精或药物戒断、癫痫发作或禁用抗精神病药物引起的谵妄，在这种情况下，我们建议考虑低剂量的劳拉西泮（0.5mg），重要的是，老年患者长期使用苯二氮䓬类药物治疗时，我们需要注意戒断综合征的风险。

其他

过去还研究过其他药物，如胆碱酯酶抑制剂、丙泊酚、右美托咪定、选择性血清素再摄取抑制剂和可乐定。研究结果相互矛盾，对于它们在谵妄治疗中的应用还没有达成共识。

35.9.4 特殊情况：临终患者

姑息治疗中谵妄很常见；超过 80% 的绝症患者出现谵妄，无论是高活动型还是低活动型。重要的是，让患者和家人共同制定治疗目标，评估患者及其家人的需求，并共同讨论可能的医疗治疗的强度和合理性。如前所述，谵妄的病因通常是可以识别和消除的，但在某些情况下，特别是在姑息治疗环境中，它可能会导致侵入性手术的实施。非药物治疗也是这些患者的一线推荐方法[19]。镇静药物的使用，会影响与家人的互动。在这种情况下使用的药物主要是抗精神病药物，尤其是氟哌啶醇。如果需要镇静，劳拉西泮是一线药物，起始剂量为 0.5～1mg，口服或非肠道给药，起效快，易于滴定。

35.10 预后

老年人和高龄患者极易因谵妄而出现更严重的后果：死亡风险增加、认知能力下降、住院时间延长。谵妄可能是住院后 6～12 个月死亡率的独立危险因素[20]。此外，谵妄后遗症可能会持续很长一段时间。一些研究表明，即使在 12 个月时，也会出现一定程度的认知功能障碍，尤其是存在潜在认知障碍的情况下。此外，尽管谵妄一直被认为是一种短暂和可逆的，但在某些情况下，谵妄也可以持续很长时间，甚至几个月。而一些研究表明，大约 20% 的患者在急性事件发生后的最初几个月内症状完全缓解。最后，临床表现的严重程度和结果之间的相关性尚未得到明确证实。一项研究表明，股骨骨折手术后老年患者出现严重谵妄的死亡率较高，并需入住养老机构[21]。

> **结论**
>
> 谵妄是老年患者急性疾病的常见并发症，预后差和死亡率高。由于痴呆症、功能状态下降或共病的发病率较高，老年人和高龄者更容易发生谵妄。在具有危险因素的老年人群中预防谵妄的作用不容低估。必须寻找谵妄发作的所有可能的诱因，以采取适当的方法来解决诱因，一些降低谵妄风险的干预措施可以应用于医院的每个部门，包括 ICU。谵妄的治疗涉及诱因的解除以及谵妄本身的非药物和药物治疗。

要点

- 谵妄主要影响既往有认知障碍的老年住院患者。
- 谵妄与住院时间延长和死亡风险增加有关。
- 未经治疗的疼痛、感染和大手术可能会引发谵妄。这个弱势人群对医疗器械的使用容忍度较低。
- 在社区居民和住院患者的治疗过程中，对潜在病因的治疗都是最基本的。
- 药物治疗谵妄本身决不能是老年谵妄患者康复的唯一策略。
- 对于临床医生来说，预防老年和高龄患者的谵妄至关重要。在 ICU 也应考虑营造利于患者时空定位的环境，维持生理性睡眠，避免身体约束和促进早期活动。

（董进中　樊恒 译，朱建华　叶继辉 审校）

参考文献

1. Slooter AJ, Van De Leur RR, Zaal IJ. Delirium in critically ill patients. Handb Clin Neurol. 2017;141:449–66. https://doi.org/10.1016/B978-0-444-63599-0.00025-9.
2. Marcantonio ER. Delirium in hospitalized older adults. N Engl J Med. 2017;377(15):1456–66. https://doi.org/10.1056/NEJMcp1605501. PMID: 29020579; PMCID: PMC5706782.
3. Caplan GA, Teodorczuk A, Streatfeild J, Agar MR. The financial and social costs of delirium. Eur Geriatr Med. 2020;11(1):105–12. https://doi.org/10.1007/s41999-019-00257-2. Epub 2019 Dec 21
4. Schubert M, Schürch R, Boettger S, Garcia Nuñez D, Schwarz U, Bettex D, Jenewein J, Bogdanovic J, Staehli ML, Spirig R, Rudiger A. A hospital-wide evaluation of delirium prevalence and outcomes in acute care patients - a cohort study. BMC Health Serv Res. 2018;18(1):550. https://doi.org/10.1186/s12913-018-3345-x. PMID: 30005646; PMCID: PMC6045819.
5. Elie M, Rousseau F, Cole M, Primeau F, McCusker J, Bellavance F. Prevalence and detection of delirium in elderly emergency department patients. CMAJ. 2000;163(8):977–81. PMID: 11068569; PMCID: PMC80546.
6. McNicoll L, Pisani MA, Zhang Y, Ely EW, Siegel MD, Inouye SK. Delirium in the intensive care unit: occurrence and clinical course in older patients. J Am Geriatr Soc. 2003;51(5):591–8. https://doi.org/10.1034/j.1600-0579.2003.00201.x.
7. van den Boogaard M, Schoonhoven L, van der Hoeven JG, van Achterberg T, Pickkers P. Incidence and short-term consequences of delirium in critically ill patients: a prospective observational cohort study. Int J Nurs Stud. 2012;49(7):775–83. https://doi.org/10.1016/j.ijnurstu.2011.11.016. Epub 2011 Dec 22
8. Ely EW, Shintani A, Truman B, et al. Delirium as a predictor of mortality in mechanically ventilated patients in the intensive care unit. JAMA. 2004;291(14):1753–62. https://doi.org/10.1001/jama.291.14.1753.
9. Chew ML, Mulsant BH, Pollock BG, Lehman ME, Greenspan A, Mahmoud RA, Kirshner MA, Sorisio DA, Bies RR, Gharabawi G. Anticholinergic activity of 107 medications commonly used by older adults. J Am Geriatr Soc. 2008;56(7):1333–41. https://doi.org/10.1111/j.1532-5415.2008.01737.x. Epub 2008 May 26
10. Tampi RR, Tampi DJ, Ghori AK. Acetylcholinesterase inhibitors for delirium in older adults. Am J Alzheimers Dis Other Dement. 2016;31(4):305–10. https://doi.org/10.1177/1533317515619034. Epub 2015 Dec 8
11. Maldonado JR. Neuropathogenesis of delirium: review of current etiologic theories and common pathways. Am J Geriatr Psychiatry. 2013;21(12):1190–222. https://doi.org/10.1016/j.jagp.2013.09.005.
12. Peterson JF, Pun BT, Dittus RS, Thomason JW, Jackson JC, Shintani AK, Ely EW. Delirium and its motoric subtypes: a study of 614 critically ill patients. J Am Geriatr Soc. 2006;54(3):479–84. https://doi.org/10.1111/j.1532-5415.2005.00621.x.
13. Marcantonio ER, Ngo LH, O'Connor M, Jones RN, Crane PK, Metzger ED, Inouye SK. 3D-CAM: derivation and validation of a 3-minute diagnostic interview for CAM-defined delir-

ium: a cross-sectional diagnostic test study. Ann Intern Med. 2014;161(8):554–61. https://doi. org/10.7326/M14-0865. Erratum in: Ann Intern Med. 2014 Nov 18;161(10):764. PMID: 25329203; PMCID: PMC4319978.

14. Hshieh TT, Yue J, Oh E, Puelle M, Dowal S, Travison T, Inouye SK. Effectiveness of multicomponent nonpharmacological delirium interventions: a meta-analysis. JAMA Intern Med. 2015;175(4):512–20. https://doi.org/10.1001/jamainternmed.2014.7779. Erratum in: JAMA Intern Med. 2015 Apr;175(4):659. PMID: 25643002; PMCID: PMC4388802.

15. Kang J, Lee M, Ko H, Kim S, Yun S, Jeong Y, Cho Y. Effect of nonpharmacological interventions for the prevention of delirium in the intensive care unit: a systematic review and meta-analysis. J Crit Care. 2018;48:372–84., ISSN 0883-9441. https://doi.org/10.1016/j.jcrc.2018.09.032.

16. Girard TD, Exline MC, Carson SS, Hough CL, Rock P, Gong MN, Douglas IS, Malhotra A, Owens RL, Feinstein DJ, Khan B, Pisani MA, Hyzy RC, Schmidt GA, Schweickert WD, Hite RD, Bowton DL, Masica AL, Thompson JL, Chandrasekhar R, Pun BT, Strength C, Boehm LM, Jackson JC, Pandharipande PP, Brummel NE, Hughes CG, Patel MB, Stollings JL, Bernard GR, Dittus RS, Ely EW, MIND-USA Investigators. Haloperidol and ziprasidone for treatment of delirium in critical illness. N Engl J Med. 2018;379(26):2506–16. https://doi.org/10.1056/NEJMoa1808217. Epub 2018 Oct 22. PMID: 30346242; PMCID: PMC6364999.

17. Gilchrist NA, Asoh I, Greenberg B. Atypical antipsychotics for the treatment of ICU delirium. J Intensive Care Med. 2012;27(6):354–61. https://doi.org/10.1177/0885066611403110. Epub 2011 Mar 25

18. Inouye SK, Westendorp RG, Saczynski JS. Delirium in elderly people. Lancet. 2014;383(9920):911–22. https://doi.org/10.1016/S0140-6736(13)60688-1. Epub 2013 Aug 28. PMID: 23992774; PMCID: PMC4120864.

19. Clegg A, Siddiqi N, Heaven A, Young J, Holt R. Interventions for preventing delirium in older people in institutional long-term care. Cochrane Database Syst Rev. 2014;1:CD009537. https://doi.org/10.1002/14651858.CD009537.pub2.

20. McCusker J, Cole M, Abrahamowicz M, Primeau F, Belzile E. Delirium predicts 12-month mortality. Arch Intern Med. 2002;162(4):457–63. https://doi.org/10.1001/archinte.162.4.457.

21. Marcantonio E, Ta T, Duthie E, Resnick NM. Delirium severity and psychomotor types: their relationship with outcomes after hip fracture repair. J Am Geriatr Soc. 2002;50(5):850–7. https://doi.org/10.1046/j.1532-5415.2002.50210.x. PMID: 12028171

第 36 章 大流行期间重症治疗的后勤挑战和制约因素

Sigal Sviri, Michael Beil, Yoram G. Weiss, Arie Ben-Yehuda, and P. Vernon van Heerden

目录

😊 **学习目标**

－ 大流行期间,新冠发病率持续增高,医疗需求增加,讨论医院和 ICU 在治疗过程中面临的主要挑战。

－ 讨论新冠期间医疗资源配置灵活调整的重要性。

－ 理解新冠期间国家、地区和机构优先排序的重要性。

－ 讨论增加可用性人员和医疗设备的方案。

－ 医护人员安全、防护和减少过度疲劳的重要性。

－ 提高入住 ICU 前及转出 ICU 后综合救治的能力。

－ 改善老年新冠患者的分诊制度。

－ 根据过去的经验为将来可能发生的应急事件做预案。

36.1 引言

在医疗领域,如果伤亡人数或患病数量超过可用医疗资源,我们称之为"灾难性事件"[1]。一辆公共汽车的炸弹爆炸造成 20 名受害者,这可能是一件短暂的突发事件;但当许多病例都是由 COVID-19 引起的病毒性感染并且导致呼吸衰竭,这就是一个持续性的紧急事件[2,3]。医疗卫生系统规划者非常熟悉在自然事件(地震或洪水)或恐怖袭击后可能发生的急性病例激增的情况,尽管此类事件可能暂时使卫生系统难以承受,但很快就会在几天或几周内结束[1,4]。但是,我们通常不擅长应对和规划医疗资源迅速被消耗,并且持续时间很长(几周和几个月)的医疗局面[5],不幸的是,我们正在面临这样的困境。本章将重点讨论大流行下重症治疗实践中的后勤挑战,以及如何应对这些挑战。表 36.1 总结了主要挑战和建议的解决方案。

表 36.1 主要挑战及解决方案

	挑战	解决方案
灵活性	患者数量突然指数级增加 病例数猛增及区域封锁导致医疗资源负荷过重 设备和人员需求的变化 个人防护装备供应量的不确定性	在短时间内灵活提高接收患者数量的能力 根据病例数激增的数量来增加或减少专用床位及人力资源 更新实施管理层的快速计划和定期的多学科会议 整合关于疾病机制和证据的新知识(例如,侵入性干预的要求,动态更新治疗方案)
国家优先级	保护医疗保健系统	封锁措施 疫苗接种程序
区域优先级	为 COVID-19 和非 COVID-19 患者提供充分的医疗救治 分流调节医疗负荷	COVID-19 专用病房或医院 将患者转移到负荷较轻的中心
机构优先级	COVID-19 患者专用区域 为 COVID-19 和非 COVID-19 患者提供充分的医疗救治	扩大重症监护设施、床位、设备和人员 减少非必要医疗服务

续表

	挑战	解决方案
设备	在短时间内采购和生产大量设备 从其他国家竞买	快速决策 专用资金(政府支持、国家 资金、医院资金分流、捐赠) 规划未来需求
人事及职业疲劳	ICU护士和医生不足 需要维持标准护理 ICU与非ICU医护混合团队工作 工作时间长 工作条件艰苦 高负荷 高死亡率	进行额外的培训项目和持续更新进修课程 ICU护士与非ICU护士混编 招聘和培训非ICU医师和护士 降低护患比例 支持团体 心理支持 定期更换团队 照顾医护子女 积极的反馈和认可 加班给予奖金
员工安全	对员工及其家属来说风险极高 因暴露和疲劳/过度劳累而缺勤	提供持续充足的个人防护装备 定期员工PCR检测 优先接种疫苗
ICU前和ICU后护理	社区患者负荷大 减少住院 扩充急症床位	增加家庭护理能力 增加新冠感染后呼吸和身体康复项目
老年患者	对预后不佳或容易出现并发症的老年患者进行分诊	将基础原发病和衰弱评分纳入分类决策 ICU限时治疗 收住高依赖病房
资源限制	ICU资源短缺而社会需求增加	在广泛共识的基础上制订和实施机构和国家分诊指南
未来	从COVID-19的经验中学习 为下一次大流行做准备	定义成功与失败 总结经验 强调重症治疗的重要性,增加ICU床位 增加训练有素的医疗和护理人员 定期培训及进修课程 ICU收治极限

36.2　灵活性

　　在任何紧急情况下,制订再多的计划也不能预见所有可能发生的情况。正如一句古老的谚语所述,"在战争时期,最好的计划都无法在第一颗子弹中幸存"。卫生保健系统的首要任务之一是预警,并灵活应对大流行期间预期病例的高负荷[6,7]。如果发生炸弹爆炸,在患者开始到达医院之前,预警期可能很短(几个小时)。但在COVID-19大流行期间,预警期可能较长,因为我们能够先了解世界其他地区的情况,并在我们提供服务的地区做出相应的规划。医疗保健系统还需要统筹资源来应对发病率的增加和减少,因为病例数可能呈波浪形,因此要根据需求增加或减少资源[8,9]。

在 COVID-19 大流行前,我们都有几周的时间为即将到来的情况做准备。我们要应对的规模是不确定的,特别是在 2020 年春季的第一波大流行期间。这就引出了第二个重要的问题——医疗体系必须灵活应对这些状况[10,11]。我们可能计划治疗数千名机械通气患者,但只接收了数百名,反之亦然。这种疾病的未知发病率引起很多不确定性,使得世界各地的呼吸机供应商无法满足需求,一些国家的工厂被重新用于制造这些设备[12-15]。

36.3 优先级

为了在疫情大流行期间更好地规划安置患者,必须有一个资源优先支配的排序。国家层面必须做出决定,是通过封锁和宵禁来限制疾病的传播,还是继续保持企业营业和经济活力[16]。各国还必须妥善处理入境人员,制订入境条件以及如何处理新入境者(如隔离的地点和时间)等问题[17]。有些国家之所以能成功减少感染患者,是因为严格封锁,限制入境,并采取广泛的"检测和追踪"程序,以确定病例及其接触者[18]。所有这些措施都需要资源及经济成本,以此来减少医疗系统的负担和生命安全[19]。而另一些国家则采取了不同的方法,倾向于让医疗系统负担过大,甚至以更大的生命代价来保持经济增长。

大流行期间国家需优先考虑的另一个方面是资源管理,例如较富裕的国家以投入大量财力为代价,为机械通气呼吸机、个人防护装备和疫苗等医疗设备支付高额溢价,但也有很多无力支付的国家。与此相反的是,人们愿意将重症患者从一个可用资源较少的国家转移到资源较多的邻国,例如,在大流行最严重的时候,法国、荷兰和德国之间的病例转移就体现了这一点。

在国际上也有资源优先支配的例子,例如大量经济资源被用于快速开发 COVID-19 疫苗,以造福全人类。

城市或州/省一级区域优先事项规划,决定集中资源用于 COVID-19 患者的定点救治,这也就是说,并非每家医院都必须能够接收需要严格隔离和重症监护的新冠患者[20]。一些医院可以设立为 COVID-19 定点医院,拥有所需的设备和人员来接收大量此类病例,而其他患者可以转移到周围的医院[21]。这种方法为提供氧气、药物和个人防护装备的后勤工作变得更为容易,但同时也为将患者从更远的地方运送到区域 COVID-19 中心增加了部分负担。在有些情况下,新的 COVID-19 医院是重新建立的,例如,中国武汉在几周内就建立了一家 1 000 张床位的医院来处理 COVID-19 病例。这种办法的好处除了集中资源外,还在于能够继续在"非定点(unaffected hospitals)医院提供其他疾病的医疗救治(如不取消择期手术或癌症治疗),还能为医疗机构提供持续收入。

本章的重点是地方或机构优先分配资源以应对 COVID-19 大流行。参与医院管理、部门重组和科室(ICU)重组,以及在每个处理 COVID-19 患者的医疗机构内进行床位扩张[22]。

医院管理层有两个重要事项,首先决定在大流行期间保留哪些服务,然后提供充足的资源以扩大医院的重症治疗能力。重症治疗能力的提升受益于医院管理层和广大民众的支持,重症治疗对于救治 COVID-19 重症患者至关重要,重症患者需要密切监测和早期识别,需要各种形式的氧疗,包括机械通气、体外膜氧合(extracorporeal membrane oxygenation,ECMO)以及其他的器官支持[23]。提供这些基础设施、空间、床位和设备需要高额的费用,其费用来自现有资金、从其他服务中挪用的资金或由资助机构提供的新预算[24]。管理层还必须监督 COVID-19 患者临床管理的许多方面,例如,成立一个委员会专门审查来自医院的信息,并就目前可接受的治疗方法提供建议。

由于全球需求的增加,在为新成立的 ICU 提供监护仪和呼吸机等设备,医院有时候也难以找到能够提供相应的供应商[25]。购买设备不仅要考虑到当前的需求,而且还要考虑到"疫情过后",即在大流行过去后,这些设备在未来将如何利用,因此要负责任地购买设备,而不是惊慌失措地抢购。许多情况下,必须认识到 ICU 不管从开始建立或现有 ICU 迅速扩张,都需要大量的设备和人力。

根据个人经验及对欧洲 ICU 的调查,在机构层面上的一个共同认识是,一旦设备需求得到满足,主要的缺口就是训练有素的重症监护护士。虽然曾经处理急症患者的护士(如复苏室和手术室护士)被征召来帮助护理 COVID-19 患者,但还是无法像受过重症监护培训的同事那样为重症患者提供相同水平的服务,他们还需要时间才能融入重症监护治疗团队,并熟悉设备和程序[26]。当非急症护士(如来自皮肤科)被征召到重症治疗室时,这种缺陷就更加明显。很难提供与大流行前相同水平的重症治疗服务,更多的原因与护理人员有关。通常情况下,每个护士照顾的患者数量将增加(护理每一位患者时间减少,工作人员疲惫),ICU 护士可能已经从常规病房调到护理 COVID-19 患者。因此,这降低了对非 COVID-19 患者的护理水平,导致所谓的"附带"伤害。

大多数医院为应对护理人员短缺,除了从其他地区抽调护士和降低 ICU 的护士与患者的比例外,还为非 ICU 护士制订了紧急培训计划(课程和在职培训),并重新雇用离职或退休的护士。此外,还增加了辅助人员的使用,以减轻护士的工作量,如实习护士和助手[27]。在新的 ICU,团队成员之间默契合作需要时间积累,只有这样团队才能顺利运作,也就是说,团队的所有元素可能都到位了,但需要时间磨合,才能很好地合作。从中得到的教训是,即使在非大流行时期,也需要不断培训和更新护理人员的重症治疗知识,这样就有了一个已知的训练有素的医护人员储备,可以在紧急情况或灾难时期使用。当然,在未出现紧急事件时,这些储备人员可以被安排到平时的工作岗位。

重症监护医生的短缺也因疫情大流行而呈现,医生轮班时间延长,收治患者数量急剧增加,因此只能使用非专科医生,以及更多地使用其他人员,如实习医师或医学生。在许多医疗机构中,需要来自所有其他专业的住院医务人员在 ICU 工作。

医院不得不为医护人员提供额外的支持服务,来应对 COVID-19 重症患者的紧张工作环境、高发病率及高死亡率,如疲劳和创伤后应激障碍的咨询服务[28-30]。工作人员必须应对患者高死亡率的情况(例如 50% 的 COVID-19 机械通气患者死亡,远高于普通重症患者),同时要面临感染病毒的风险增加,并目睹他们的家人、朋友和同事也生病[31]。

在大流行期间[32],医疗机构的资源使用发生了明确的演变,从不确定将接收多少病例和需要什么资源来处理这些病例,到最终认识到必须提供一切资源来支持一线工作人员,例如咨询服务和其他心理支持。

必须在现有的 ICU 或新成立的 ICU 中设立特殊区域,以便能够在完全隔离的预防措施下治疗 COVID-19 患者。对任何人来说,在任何时间内穿着全套个人防护装备工作都是一项挑战。另外,还需要注意未经过系统培训的 ICU 人员以及 ICU 医护侵入性手术的日常感染控制程序,如中心静脉导管插入、气管插管及气管造口术等[26]。此外,还需要额外的特殊资源以便在封闭的 COVID-19 ICU 的"内部"和"外部"环境之间进行通信,例如通信设备等。

额外的辅助人员必须被招募来处理大量的重症患者及悲痛的亲属,如牧师、社会工作者和心理学家[31,33]。这些额外的人力资源都付出了经济代价,有时还影响了他们的正常服务。另外,还有些支持服务人员必须寻找及招募为受大流行影响的患者提供支持,如实验室人员、文书人员、处理医疗设备的医疗工程人员、呼吸技术人员等。

上述所有人力资源都有突然重大缺勤的情况,或者是因为生病,或者是因为在工作中或在工作环境之外暴露而需要隔离,这些都必须加以管理和弥补。这要求在管理人力资源和支出方面具有极大的灵活性,疫情期间还需要更多资源用于 COVID-19 常规聚合酶链反应(PCR)检测[34,35]。

人力资源管理又出现了几个未知及难以提前计划的问题:

1. 期待来自不同专业背景的医务人员共同管理 COVID-19 患者,以及建立有效医疗团队所需的时间。

2. 儿童保育安排,医护人员需要照看因为学校或幼儿园关闭而不得不在家的孩子。

3. 需要承认医护人员额外的辛勤工作,通过不定期支付奖金予以补助,例如在几个欧洲国家就是这么实施。

COVID-19 患者在 ICU 的日常管理不管是过去,还是现在都是一个挑战,他们需要更多的时间、耐心和资源。例如,获得专家会诊(外部远离污染区的专家有更多时间参加会诊),或进行超声心动图等床边检查(需要单独的机器,需等待其他非 COVID-19 患者检查完毕时,以便机器可以清洁和净化)。

36.4　COVID-19 患者 ICU 前和 ICU 后

整个医疗系统还必须寻找资源,以应对受大流行影响的其他 3 个特殊患者群体:

1. 在家生病,不能或不愿来医院治疗的患者。许多这样的患者由家庭护理人员照顾,医生和护士去家中探望。他们还需要氧疗(通过氧气瓶或氧气浓缩器提供)、药物、影像检查和实验室检测等资源[36]。据估计,在以色列第三波大流行最严重的时候,有 1 000 多名这类患者在家里接受治疗。

2. 从急性 COVID-19 中恢复并需要在医院或专门机构进行长时间机械通气和康复的患者[37,38]。

3. 还有一部分患者,最高条件的呼吸机机械通气仍无法满足氧合需求,最终接受 ECMO 治疗[39]。这是一项极其耗费医疗资源的医疗技术。

在为大流行做预期准备时,没有预料到这些患者群体。

重症患者在 ICU 入院前和出院后也明确需要支持。这种治疗如果在医院的普通病房,无论是内科病房还是外科病房,都给他们增加了额外的负担。

36.5　资源受限时

本章不关注患者分诊的问题（见第 16 章）；但是，在资源有限的背景下需要谈及这个主题。当不可能增加资源来满足需求时，或是在极端情况下，必须减少需求来适应当前资源。这可以通过建立一个分诊系统来实现，将最可能从重症治疗受益的患者挑选出来，而不是那些预后更有限的患者[9,40,41]。有鉴于此，许多国家机构或重症医学专业的高级机构制订了大流行期间使用的分诊指南[42,43]。但是，在大众媒体上有一些争论，认为这些指南不应该基于年龄或残疾等因素。我们等待对这些准则进行政治和法律审查。

预后不确定的老年患者

1. 即使在非疫情大流行时期，是否让老年患者接受重症监护的决定也具有挑战性；然而，有证据表明，与年轻人群相比，老年人在重症监护可能获益更多[44]，实际年龄本身并不是确定重症治疗获益的最精确预测因素[45]。年龄的增加与多病共存相关，而多病共存又与死亡率的增加有关[46]。衰弱是评估重症疾病期间脆弱性和功能储备的另一个重要参数，也与死亡率增加有关[47-49]。

2. 大流行期间医疗资源有限，年轻患者竞相争抢最后一张病床，年龄、多发病和衰弱等问题对分诊决策变得更加重要[50,51]。

3. 对于这种困境，一个可能的解决方案是一个有时限的治疗，在特定的时间点重新评估患者对重症治疗的反应，然后相应地确定进一步支持的水平[52]。

4. 然而，在严重的资源限制时期，在 ICU 进行长时间的救治可能不再可行，应考虑在其他病房进行治疗，如高依赖病房（high dependency unit，HDU）。

36.6　疫情后

由于一些国家继续采取封锁措施，另一些国家采取广泛接种疫苗，因此大流行在许多区域逐渐减弱。疫苗是一种最宝贵的医疗资源，需优先确定哪些人群首先接种疫苗，采购足够的疫苗及高效运输疫苗，并在每个国家推广疫苗接种程序[53,54]。

人们很容易将大流行归结为一次糟糕的经历，这一经历已经或即将成为过去。然而，这不仅仅是一次糟糕的经历，我们应该吸取在疫情大流行期间服务管理和资源分配方面的教训，居安思危，思则有备，并为下一次大流行病做好充足的准备[55]。

> **要点**
>
> 　　疫情大流行下重症治疗面临的后勤挑战包括：医疗保健系统、医院和 ICU 在增加和减少需求方面的灵活性；保护国家和地区医疗保健系统；确保为 COVID-19 和非 COVID-19 患者提供护理，并分配足够的设备和人员来满足需求。老年患者的分诊决定需要包括多种疾病发病率和衰弱评分。培训和保护员工至关重要，必须处理日益严重的疲劳加班等问题。根据过去的经验为未来做计划是至关重要的。

（李丹辉　王娟娟　译，朱建华　审校）

参考文献

1. Farmer JC, Carlton PK Jr. Providing critical care during a disaster: the interface between disaster response agencies and hospitals. Crit Care Med. 2006;34(3 Suppl):S56–9.
2. Bauer J, Brüggmann D, Klingelhöfer D, Maier W, Schwettmann L, Weiss DJ, et al. Access to intensive care in 14 European countries: a spatial analysis of intensive care need and capacity in the light of COVID-19. Intensive Care Med. 2020;46(11):2026–34.
3. Yang CJ, Tsai SH, Chien WC, Chung CH, Dai NT, Tzeng YS, et al. The crowd-out effect of a mass casualty incident: experience from a dust explosion with multiple burn injuries. Medicine. 2019;98(18):e15457.
4. Wax RS. Preparing the intensive care unit for disaster. Crit Care Clin. 2019;35(4):551–62.
5. Remuzzi A, Remuzzi G. COVID-19 and Italy: what next? Lancet. 2020;395(10231):1225–8.
6. Coccolini F, Sartelli M, Kluger Y, Pikoulis E, Karamagioli E, Moore EE, et al. COVID-19 the showdown for mass casualty preparedness and management: the Cassandra syndrome. World J Emerg Surg. 2020;15(1):26.
7. Sellers D, Ranse J. The impact of mass casualty incidents on intensive care units. Aust Crit Care. 2020;33(5):469–74.
8. Mangunta VR, Patel D. The era of mass casualty events: perspectives on care paradigms from a critical care Anesthesiologist. Mo Med. 2019;116(1):49–52.
9. Maves RC, Downar J, Dichter JR, Hick JL, Devereaux A, Geiling JA, et al. Triage of scarce critical care resources in COVID-19 an implementation guide for regional allocation: an expert panel report of the task force for mass critical care and the American College of Chest Physicians. Chest. 2020;158(1):212–25.
10. Harris G, Adalja A. ICU preparedness in pandemics: lessons learned from the coronavirus disease-2019 outbreak. Curr Opin Pulm Med. 2021;27(2):73–8.
11. Machi D, Bhattacharya P, Hoops S, Chen J, Mortveit H, Venkatramanan S, et al. Scalable epidemiological workflows to support COVID-19 planning and response. medRxiv. 2021; https://doi.org/10.1101/2021.02.23.21252325.
12. Iyengar K, Bahl S, Raju V, Vaish A. Challenges and solutions in meeting up the urgent requirement of ventilators for COVID-19 patients. Diabetes Metab Syndr. 2020;14(4):499–501.
13. Suzumura EA, Zazula AD, Moriya HT, Fais CQA, Alvarado AL, Cavalcanti AB, et al. Challenges for the development of alternative low-cost ventilators during COVID-19 pandemic in Brazil. Rev Bras Ter Intensiva. 2020;32(3):444–57.
14. Truog RD, Mitchell C, Daley GQ. The toughest triage - allocating ventilators in a pandemic. N Engl J Med. 2020;382(21):1973–5.
15. King WP, Amos J, Azer M, Baker D, Bashir R, Best C, et al. Emergency ventilator for COVID-19. PLoS One. 2020;15(12):e0244963.
16. Alfano V, Ercolano S. The efficacy of lockdown against COVID-19: a cross-country panel analysis. Appl Health Econ Health Policy. 2020;18(4):509–17.
17. Besley T, Stern N. The economics of lockdown. Fisc Stud. 2020;41(3):493–513.
18. Ferraresi M, Kotsogiannis C, Rizzo L, Secomandi R. The 'Great Lockdown' and its determinants. Econ Lett. 2020;197:109628.
19. Di Domenico L, Pullano G, Sabbatini CE, Boëlle PY, Colizza V. Impact of lockdown on COVID-19 epidemic in ?le-de-France and possible exit strategies. BMC Med. 2020;18(1):240.
20. Roadevin C, Hill H. How can we decide a fair allocation of healthcare resources during a pandemic? J Med Ethics. 2021:medethics-2020-106815. https://doi.org/10.1136/medethics-2020-106815.
21. Adam EH, Flinspach AN, Jankovic R, De Hert S, Zacharowski K. Treating patients across European Union borders: an international survey in light of the coronavirus disease-19 pandemic. Eur J Anaesthesiol. 2021;38(4):344–7.
22. Yoram G, Weiss IB, Alon R, Adar Y, Lavi B, Rothstein Z. Long-term hospital management in the presence of COVID-19: a practical perspective. Journal of. Hosp Adm. 2020;9(3):18–23.
23. Emanuel EJ, Persad G, Upshur R, Thome B, Parker M, Glickman A, et al. Fair allocation of scarce medical resources in the time of Covid-19. N Engl J Med. 2020;382(21):2049–55.
24. Bartsch SM, Ferguson MC, McKinnell JA, O'Shea KJ, Wedlock PT, Siegmund SS, et al. The potential health care costs and resource use associated with COVID-19 in the United States. Health Aff. 2020;39(6):927–35.
25. Ranney ML, Griffeth V, Jha AK. Critical supply shortages - the need for ventilators and personal protective equipment during the Covid-19 pandemic. N Engl J Med. 2020;382(18):e41.
26. Bruyneel A, Gallani MC, Tack J, d'Hondt A, Canipel S, Franck S, et al. Impact of COVID-19 on nursing time in intensive care units in Belgium. Intensive Crit Care Nurs. 2021;62:102967.

27. Casafont C, Fabrellas N, Rivera P, Olivé-Ferrer MC, Querol E, Venturas M, et al. Experiences of nursing students as healthcare aid during the COVID-19 pandemic in Spain: a phemonenological research study. Nurse Educ Today. 2021;97:104711.

28. González-Gil MT, González-Blázquez C, Parro-Moreno AI, Pedraz-Marcos A, Palmar-Santos A, Otero-García L, et al. Nurses' perceptions and demands regarding COVID-19 care delivery in critical care units and hospital emergency services. Intensive Crit Care Nurs. 2021;62:102966.

29. Azoulay E, De Waele J, Ferrer R, Staudinger T, Borkowska M, Povoa P, et al. Symptoms of burnout in intensive care unit specialists facing the COVID-19 outbreak. Ann Intensive Care. 2020;10(1):110.

30. Dewey C, Hingle S, Goelz E, Linzer M. Supporting clinicians during the COVID-19 pandemic. Ann Intern Med. 2020;172(11):752–3.

31. Thusini S. Critical care nursing during the COVID-19 pandemic: a story of resilience. Br J Nurs. 2020;29(21):1232–6.

32. Wahlster S, Sharma M, Lewis AK, Patel PV, Hartog CS, Jannotta G, et al. The coronavirus disease 2019 pandemic's effect on critical care resources and health-care providers: a global survey. Chest. 2021;159(2):619–33.

33. Montauk TR, Kuhl EA. COVID-related family separation and trauma in the intensive care unit. Psychol Trauma. 2020;12(S1):S96–s7.

34. Treibel TA, Manisty C, Burton M, McKnight LJ, Augusto JB, et al. COVID-19: PCR screening of asymptomatic health-care workers at London hospital. Lancet. 2020;395(10237):1608–10.

35. Oster Y, Wolf DG, Olshtain-Pops K, Rotstein Z, Schwartz C, Benenson S. Proactive screening approach for SARS-CoV-2 among healthcare workers. Clin Microbiol Infect. 2021;27(1):155–6.

36. Luks AM, Swenson ER. Pulse oximetry for monitoring patients with COVID-19 at home. potential pitfalls and practical guidance. Ann Am Thorac Soc. 2020;17(9):1040–6.

37. McWilliams D, Weblin J, Hodson J, Veenith T, Whitehouse T, Snelson C. Rehabilitation levels in patients with COVID-19 admitted to intensive care requiring invasive ventilation. An observational study. Ann Am Thorac Soc. 2021;18(1):122–9.

38. Candan SA, Elibol N, Abdullahi A. Consideration of prevention and management of long-term consequences of post-acute respiratory distress syndrome in patients with COVID-19. Physiother Theory Pract. 2020;36(6):663–8.

39. Dreier E, Malfertheiner MV, Dienemann T, Fisser C, Foltan M, Geismann F, et al. ECMO in COVID-19-prolonged therapy needed? A retrospective analysis of outcome and prognostic factors. Perfusion. 2021;36(6):582–91.

40. Booke H, Booke M. Medical triage during the COVID-19 pandemic: a medical and ethical burden. J Clin Ethics. 2021;32(1):73–6.

41. Ehni HJ, Wiesing U, Ranisch R. Saving the most lives-a comparison of European triage guidelines in the context of the COVID-19 pandemic. Bioethics. 2021;35(2):125–34.

42. Iacorossi L, Fauci AJ, Napoletano A, D'Angelo D, Salomone K, Latina R, et al. Triage protocol for allocation of critical health resources during Covid-19 pandemic and public health emergencies. A narrative review. Acta Biomed. 2020;91(4):e2020162.

43. Vincent JL, Creteur J. Ethical aspects of the COVID-19 crisis: how to deal with an overwhelming shortage of acute beds. Eur Heart J Acute Cardiovasc Care. 2020;9(3):248–52.

44. Sprung CL, Artigas A, Kesecioglu J, Pezzi A, Wiis J, Pirracchio R, et al. The Eldicus prospective, observational study of triage decision making in European intensive care units. Part II: intensive care benefit for the elderly. Crit Care Med. 2012;40(1):132–8.

45. Daubin C, Chevalier S, Séguin A, Gaillard C, Valette X, Prévost F, et al. Predictors of mortality and short-term physical and cognitive dependence in critically ill persons 75 years and older: a prospective cohort study. Health Qual Life Outcomes. 2011;9:35.

46. Nunes BP, Flores TR, Mielke GI, Thumé E, Facchini LA. Multimorbidity and mortality in older adults: a systematic review and meta-analysis. Arch Gerontol Geriatr. 2016;67:130–8.

47. Guidet B, de Lange DW, Boumendil A, Leaver S, Watson X, Boulanger C, et al. The contribution of frailty, cognition, activity of daily life and comorbidities on outcome in acutely admitted patients over 80 years in European ICUs: the VIP2 study. Intensive Care Med. 2020;46(1):57–69.

48. Fronczek J, Polok K, de Lange DW, Jung C, Beil M, Rhodes A, et al. Relationship between the clinical frailty scale and short-term mortality in patients ≥ 80 years old acutely admitted to the ICU: a prospective cohort study. Crit Care. 2021;25(1):231.

49. Maltese G, Corsonello A, Di Rosa M, Soraci L, Vitale C, Corica F, et al. Frailty and COVID-19: a systematic scoping review. J Clin Med. 2020;9(7):2106.

50. Hussien H, Nastasa A, Apetrii M, Nistor I, Petrovic M, Covic A. Different aspects of frailty and COVID-19: points to consider in the current pandemic and future ones. BMC Geriatr. 2021;21(1):389.

51. Jung C, Flaatten H, Fjølner J, Bruno RR, Wernly B, Artigas A, et al. The impact of frailty on sur-

vival in elderly intensive care patients with COVID-19: the COVIP study. Crit Care. 2021;25(1):149.

52. Bruce CR, Liang C, Blumenthal-Barby JS, Zimmerman J, Downey A, Pham L, et al. Barriers and facilitators to initiating and completing time-limited trials in critical care. Crit Care Med. 2015;43(12):2535–43.

53. Herlitz A, Lederman Z, Miller J, Fleurbaey M, Venkatapuram S, Atuire C, et al. Just allocation of COVID-19 vaccines. BMJ Glob Health. 2021;6(2):e004812.

54. Wouters OJ, Shadlen KC, Salcher-Konrad M, Pollard AJ, Larson HJ, Teerawattananon Y, et al. Challenges in ensuring global access to COVID-19 vaccines: production, affordability, allocation, and deployment. Lancet. 2021;397(10278):1023–34.

55. Arabi YM, Azoulay E, Al-Dorzi HM, Phua J, Salluh J, Binnie A, et al. How the COVID-19 pandemic will change the future of critical care. Intensive Care Med. 2021;47(3):282–91.

第九篇　展望未来

第 37 章　老年重症医学的未来挑战

Hans Flaatten, Bertrand Guidet, and Hélène Vallet

目录

❖ 我们不能用制造问题的思维方式来解决问题。

Albert Einstein

37.1　引言

近年来,我们对老年以及高龄 ICU 患者越来越关注,这一趋势反映在发表的相关论文数量上。在 PubMed 中列出的包含 "old" 和 "intensive care" 关键词的论文中,从 2010 年开始呈指数增长趋势(图 37.1),说明这一主题受到越来越多的关注。当然,并非所有这些论文都是纯科学报告,还包括各种类型的出版物,包括社论、最新技术和综述,但它们都无疑说明对老年重症患者关注度的增加。随着老年重症患者数量的增加,可以预见这一趋势在未来几十年内很可能会持续。诚然,我们仍有很多需要学习和改进的地方,以便提供更好的ICU 医疗服务。

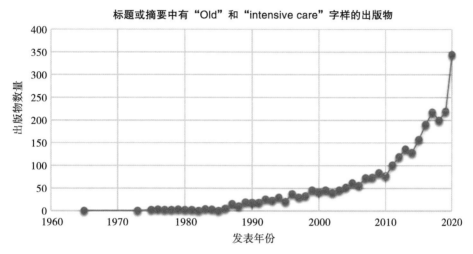

图 37.1　PubMed 关于高龄重症患者出版物的搜索结果

37.2　未来老年 ICU 的组织形式

目前在全球范围内,尽管有些学者发表了关于新型 ICU 组织形式的一些经验[1],但对于大多数老年重症患者,医疗活动仍在综合 ICU 内。最近,关于这一问题的讨论再次被提出,但由于许多原因,大多数医院并没有太多其他选择去改变现状,仍是将老年重症患者送入综合 ICU 治疗[2]。目前我们有几种组织形式可以应用来满足这一群体的特殊需求,我们熟知的单独设立的老年 ICU 只是其中之一。

表 37.1 呈现了 3 种不同的 ICU 组织形式,可以提高对这一特殊群体的医疗质量:A 型代表传统的组织形式,即在成人综合 ICU 内进行全面整合;B 型是在综合 ICU 内设置一个专门收治老年患者的"子单元",即老年 ICU 病人在一个专门的区域接受治疗,部分由专门人员负责,而这也只能在较大的医疗单位才可进行,因为只有那里的空间和人力资源才能支撑起这样的组织架构;C 型是一个完全独立的老年 ICU。表格显示了这三种模式的优点和缺点:

表 37.1 不同模式老年 ICU 的优缺点

类别	优点	缺点
A	更为熟知 相比 BC 方案较为简易 各医护人员的专业涉猎较为均衡 无需重组 ICU 架构	老年重症医学的专业性相对较弱 常需老年科医生会诊 影响对老年群体的关注度以及相关专业知识的发展 需要为老年重症患者制订专门的诊疗计划
B	可在现有基础上建设,无需单独再设场地 专业的老年重症医学团队(包括 ICU 医生、护士和老年科医生)可只安排日间工作	规模较小的 ICU(＜20 张床)可能难以实现 需要在 ICU 单独划分一个区域 常无法对老年重症患者给予 7×24h 不间断的专业监护
C	为老年患者提供更专业的治疗 促进老年医学和重症医学的跨专业合作 可设计专门贴合老年人特点	如果只安排老年科医生,他们需要再接受重症医学培训,或需要 ICU 医生的持续支持 对于 ICU 医生的吸引力不如 A 和 B 方案

A,传统 ICU;B,杂交 ICU;C,老年 ICU。

老年患者转出 ICU 之后的治疗也需要引起我们重视。为老年人提供重症治疗的单元无论如何都必须有一个配套的老年康复模块,可设在急性老年病科内。如果开始组建医院内的老年病重症治疗体系,发展 ICU 后康复模块应是优先事项(见第 28 章)。

在过去的 20 年里,我们掌握了足够的重症医学知识来治疗重症患者。在大多数医院,从传统的 A 型 ICU 过渡到 B 型或 C 型应该是可行的。今天,特别是在未来几十年里,ICU 收治的老年患者不断增加,是现在启动这种变革的另一个原因。当医院计划扩充 ICU 规模时,也许老年 ICU 是一个有吸引力的选择,因为很快所有 ICU 患者中大约三分之一是 70 岁以上的老人。

37.3 开展多学科合作

重症医学已发展成为医学不同领域的"大熔炉"。最初,通常麻醉科、内科和大多数急诊科医师参与重症患者的治疗,发展至今,介入放射科医生参与重症患者的治疗也具有价值。关于在 ICU 与老年医学的医师合作报道很少,合作存在哪些问题以及如何解决的深入探讨仍然缺失,同样老年科护士和物理治疗师如何参与也尚未可知。特别是 ICU 老年患者病情好转将要转出 ICU 的阶段,应该在 ICU 里就与老年病医生建立必要的沟通[3]。无论之后去哪里继续后续的康复治疗,应在 ICU 内就开始判断 ICU 后的康复路线。

从 ICU 入院开始,老年病学专家和临床药师就可以对老年人的药物治疗做出重要指导。老年患者经常患有多种疾病并使用多种药物。来自 VIP2 研究的数据说明了老年患者入住 ICU 时合并症和每日用药数量的情况[4]。在该研究中,40% 患者有 5 种或更多合并症,68% 患者每天有 5 种或更多药物处方,说明该群体有众多的并存疾病和服用多种药物。在这一领域老年医学专家利用他们的专长为 ICU 医师提供帮助。

37.4　根据 2017 研究议程，现在我们身在何处？

2017 年发表了一篇关于老年患者研究现状的论文，发现十个临床领域研究内缺乏或缺失高质量的数据[5]，简述于表 37.2。其中仅衰弱和脓毒症在几篇独立的研究论文进行了论证，而其余研究尚不充分，有些甚至根本没有相关研究。因此，该列表仍可指导未来十年的重要研究领域。

图 37.2 间接说明了其中一些还有待我们探索的研究项目，图中描述了一些医务人员在老年重症患者治疗流程上遇到的问题，以及他们的期望。然而，这些建议的方向很少被深入研究，但另一方面也为未来十年的研究创造了巨大机会。

37.5　老年重症医学的未来变化

老年患者在从入 ICU 前到出院后的整个过程希望能有改善（图 37.2）。简而言之，这些变化包括以下内容：

- 制定全面科学的 ICU 收治指南：由循证医学支持，并被潜在的患者、医护人员、政治家、ICU 工作人员认可。
- 患者照护人员需参与是否入院抉择的过程。
- 在不确定病例中使用限时 ICU 住院试验。
- 老年重症患者使用特定的治疗方案。
- 至少在从 ICU 向病房和康复过渡过程中，要有老年医学专家的参与。
- 出院后为患者及其医护人员提供专业的支持。

其中许多流程需要制定、评估，有些还需要在临床试验中进行验证，被列入先前提及的 2017 年研究项目列表（见表 37.2）。

第一点尤其重要，以便未来切实提高对老年重症患者治疗的关注。图 37.2 流程上的所有相关科室人员均需要在各个方面上进行通力合作。首先最重要的是在这些患者的实际治疗中制定多专业指南，指南制定需与潜在患者（高龄患者）、患者亲属和医护人员以及政府部门密切合作。如今离此目标，差之甚远，在大多数 ICU 甚至连 ICU 医生和老年医学医生间的合作都未曾提及。

这些步骤中的每一步都需要大量研究，也需要制定该领域内多学科合作指南，并且如前所述，我们需要来自不同医疗模式的证据。

总之，未来 10 年我们还需要面临许多挑战。就像 20 年前提出的："老年重症医学的研究前景仍是一片沃土"[6]。

表 37.2　2017 年指定的研究领域[5]

虚弱和肌少症及其对预后的影响	在一些研究中有所涵盖（特别是前者）
对八旬老人入住 ICU 的意见	相关研究缺失
老年医学专家参与评估出入 ICU 的效益分析	相关研究缺失
谵妄非药物干预的效果	相关研究匮乏
转出 ICU 后医护人员的职责	相关研究匮乏

续表

开发专门针对高龄患者的预后评估工具	仅有部分研究
老年脓毒症	在多项研究中均有涉及
成功转出 ICU 后出现的痴呆状况	相关研究匮乏
老年镇静和药代动力学	相关研究匮乏
老年患者的死亡过程	相关研究匮乏

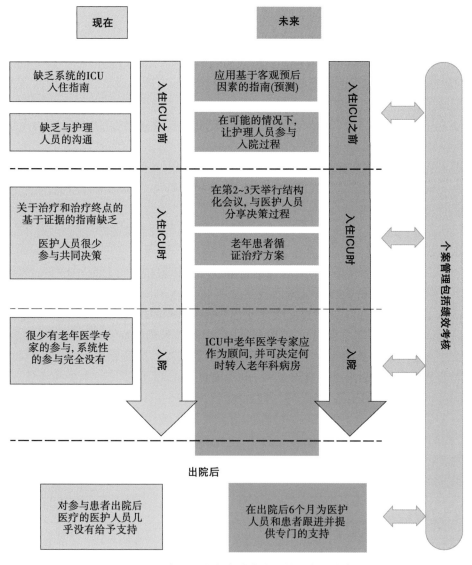

图 37.2　高龄重症患者治疗流程的现在和未来

（缪生辉　译，严静　李莉　审校）

参考文献

1. Zeng A, Song X, Dong J, et al. Mortality in relation to frailty in patients admitted to a specialized geriatric intensive care unit. J Gerontol A Biol Sci Med Sci. 2015;70(12):1586–94.
2. Brummel NE, Ferrante LE. Integrating geriatric principles into critical care medicine: the time is now. Ann Am Thorac Soc. 2018;15(5):518–22.
3. Philp I. The contribution of geriatric medicine to integrated care for older people. Age Ageing. 2015;44(1):11–5.
4. Guidet B, de Lange DW, Boumendil A, et al. The contribution of frailty, cognition, activity of daily life and comorbidities on outcome in acutely admitted patients over 80 years in European ICUs: the VIP2 study. Intensive Care Med. 2020;46(1):57–69.
5. Flaatten H, Lange DW, Artigas A, et al. The status of intensive care medicine research and a future agenda for very old patients in the ICU. Intensive Care Med. 2017;43(9):1–10.
6. Nagappan R, Parkin G. Geriatric critical care. Crit Care Clin. 2003;19:253–70.

索引